물리치료 케이스파일

신경계 재활

PHYSICAL THERAPY

CASE FILES®

NEUROLOGICAL REHABILITATION

McGraw Hill

Physical Therapy Case Files: Neurological Rehabilitation, 1st Edition

1 2 3 4 5 6 7 8 9 10 HM 20 19

Original: Physical Therapy Case Files: Neurological Rehabilitation, 1st Edition © 2014
By Annie Burke-Doe
ISBN 978-0-07-176378-3

This authorized Korean translation edition is jointly published by McGraw-Hill Education Korea, Ltd. and Hakjisa Medical. This edition is authorized for sale in the Republic of Korea.

This book is exclusively distributed by Hakjisa Medical.

When ordering this title, please use ISBN 978-89-6069-852-9

Printed in Korea

물리치료 케이스파일

신경계 재활

PHYSICAL THERAPY CASE FILES® Neurological Rehabilitation

2021년 1월 10일 1판 2쇄 인쇄
2021년 1월 20일 1판 2쇄 발행

지은이 | ANNIE BURKE-DOE
옮긴이 | 김명권
펴낸이 | 김진환
펴낸곳 | 학지사메디컬 HAKJISA MEDICAL
04031 서울특별시 마포구 양화로 15길 20 마인드월드빌딩
대표전화_ 02-330-5188 팩스_ 02-326-0338
등 록 | 2010년 2월 8일 제313-2010-36호
메 일 | hakjisamd@hakjisamd.co.kr
홈페이지 | http://www.hakjisamd.co.kr

ISBN 978-89-6069-852-9 93510

가 격 | 25,000원

· 이 책은 2019학년도 대구대학교 학술연구비 지원에 의한 출판물입니다.

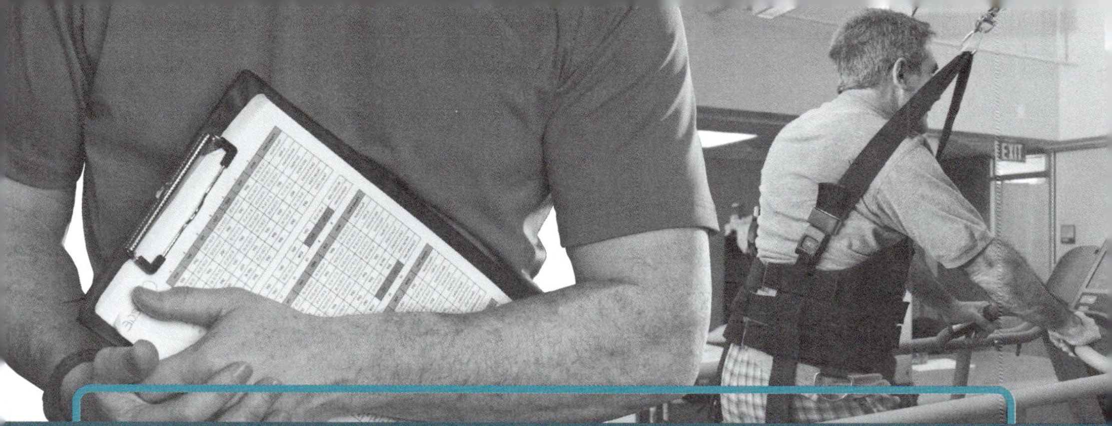

물리치료 케이스파일

신경계 재활

ANNIE BURKE-DOE 저

김명권 역

PHYSICAL THERAPY

CASE FILES®

NEUROLOGICAL REHABILITATION

McGraw Hill

학지사메디컬
HAKJISA MEDICAL

역자 소개

김 명 권

대구대학교 재활과학대학 물리치료학과

역자 서문

물리치료학과 교수로 신경계 물리치료를 교육하면서 '근거 중심 치료(evidence-based practice)'의 중요성을 항상 학생들에게 강조했다. 또한 물리치료 전공 수업에서 임상사례에 대한 공부도 필요하다고 생각한다. '경험'을 통한 치료보다 '근거'에 입각하여 치료하는 것이 물리치료사의 질적 향상, 더 나아가 물리치료 학문 발전에 중요하기 때문이다. 근거 중심 치료는 물리치료 교육 현장뿐만 아니라 임상에서도 많이 강조가 된다.

많은 물리치료학과 학생들은 학교에서 배운 지식을 임상에서 치료방법으로 접목함에 있어 어려움을 호소한다. 치료경험 부족으로 인해 임상사례에 대한 낮은 이해도를 높이는 데 이 책이 기본서로 활용되기를 바란다.

이 책은 질환에 대한 정의, 치료목표, 환자 관리, 진단, 치료, 임상 권고 순서로 진행되며, 신경계 질환에 대한 전반적인 재활방법을 소개하고 있다.

이 책의 번역을 통해 물리치료학과 학생 및 물리치료사들의 참고도서로 소개할 수 있도록 많은 도움을 주신 학지사메디컬 김진환 사장님과 편집부 직원들께 감사드리며 이 책이 나오기까지 함께 노력한 대구대학교 신경물리치료연구회 신영준, 최은홍, 최유원, 이시아, 윤다은, 김현우, 배혜인, 김동현, 문가영, 채지수 선생님께 진심으로 감사한 마음을 전한다.

2020년 12월

김명권

감사의 글

많은 전문가들의 도움으로『물리치료 케이스파일: 신경계 재활(Physical Therapy Case Files: Neurological Rehabilitation)』이 완성되었습니다. 이 책이 완성되도록 헌신해 주신 저자들에게 깊은 감사의 말을 전하고 싶습니다. 그리고 책을 제작하는 데 도움을 주신 분들은 기고자 목록에 명시함으로써 감사의 마음을 대신합니다.

『물리치료 케이스파일』 제작에 큰 지지를 해 주신 Erin Jobst에게 감사의 말을 전합니다. 그녀의 도움이 없었다면 아마 이 책이 세상에 나오기는 어려웠을 것입니다. Erin Jobst에게 나를 소개해 준 McGraw-Hill의 편집장 Joe Morita에게 큰 빚을 졌습니다.

마지막으로 책 작업 동안 가족에 소홀했던 점 진심으로 미안한 마음을 가지고 있으며, 나를 위해 헌신하는 사랑하는 남편 Dan에게 진심으로 감사한 마음을 전합니다.

Annie Burke-Doe, PT, MPT, PhD.

시리즈 소개

물리치료학문이 계속적으로 발전을 하고 있고 이에 따라 신입 물리치료사에 대한 교육의 중요성이 강조되고 있다.

학생들은 기초 지식뿐만 아니라 물리치료 모든 영역에 대한 이해도 필요하다.

근거 중심 치료(evidence-based practice)는 최상의 근거 자료와 임상의의 전문지식이 결합된 것을 의미하고 환자 평가와 치료에 관한 의사결정에 중요한 근거자료로 쓰인다.

근거 중심 치료는 물리치료 교육과 임상에서 강조된다.

그러나 학생들에게 가장 어려운 점은 학교에서 배운 지식을 기반으로 물리치료 진단을 개발하고 근거 중심 치료를 적용하는 것이다.

모든 진단 및 치료 접근법에 대해 경험 많고 박식한 강사가 학생들의 임상실습을 지도하며, 학생들은 그 훈련을 '자기-주도적인 독립적 독서'를 통해 보완하는 것이 이상적이다.

임상 교육에 대한 확실한 대체 수단이 있지는 않지만, 임상실습 로테이션이 모든 물리치료 범위들을 다루기는 현실적으로 어렵다. 이 외에도, 임상 강사가 시간을 들여 학생들의 근거 중심 치료, 중재의 적용을 지도하는 것도 항상 가능하지는 않다. 아마도 효과적인 대안은 진단 및 치료에 대한 '구조적 임상 접근법'을 토대로 고안된 '임상사례 연구들'을 활용해서 가르치는 것일 것이다. 『물리치료 케이스파일(Physical Therapy Case Files)』 시리즈를 쓰던 당시에는, 기존 문헌을 활용하고 참고해서, 삽화로 설명된(illustrated) 검사나 치료를 뒷받침해 주는 '사례 연구들'이 담긴 '물리치료 교본'은 없었다.

나의 교수 경험을 토대로, 개인 환자 치료 경험들, 동료와 내가 함께 겪은 경험들 그리고 특정 개념을 설명해주는 사례 연구를 찾기 위해 수많은 교본과 웹사이트를 검색해서 얻은 결과를 토대로 한 다양한 가상의 사례들을 고안한 적도 있었다. 이 접근법에는 두 문제가 있었다. 첫째, 내 경험이나 동료의 경험 둘 다 너무나 다양한 환자 진단, 검사, 중재들을 모두 아우르지는 못했다는 것이다. 둘째, 개인 환자 경험이나 전문성에 기반을 두지 않은 가상의 사례를 고안하는 데는 엄청나게 많은 시간이 든다는 것이었다.

내 경험으로 볼 때, 많은 임상사례들의 활용이 포함된 자세한 사례 연구들을, 수업 시에 즉석에서 떠올리기는 어렵다. 『물리치료 케이스파일』 시리즈의 두 가지 목표는 개인 물리치료 임상 분야 내의 수많은 실제적 사례 연구들이 들어있는 자료를 제공함으로써, 물리치료를 가르치는 교육자가 직접 가상의 사례를 만들어낼 필요성은 최소화하고, 학생이 개별 환자의 관리에 근거를 적용할 수 있는 능력은 최대화시켜준다는 것이다.

『물리치료 케이스파일』 시리즈의 각 편 내의 사례들은, 독자가 책을 순서대로 읽든지, 아니면 현재 관심사에 따라 필요한 부분만 임의로 선택해서 읽도록 구성되어 있다. 3부에 '사례 번호'와 '건강 상태(알파벳순)'에 따라 정리된 사례 목록이 있으며, 이를 통해 독자는 특정 분야에 대한 자신의 지식을 검토할 수 있다. 때로 다른 사례와 비교해서 어떤 사례에는 특정 건강 상태 혹은 임상시험에 대한 더 간단한 설명들도 포함될 수 있다. 이런 상황에서 독자는 더 자세한 설명이 있는 사례를 참고해야 할 것이다.

모든 사례는 WHO의 ICF 체계와 미국 물리치료협회의 『물리치료사 지침서』에서 자주 등장하는 용어를 사용하고 있으며, 조직적이고 세심히 계획된 형식을 따른다. 중복과 각 사례의 분량을 줄이기 위해, 의도적으로 각 사례 내에 ICF 체계를 제시하지는 않았다. 그러나, 섹션 제목과 각 사례에 사용된 용어는 '평가, 목표 설정, 중재 과정' 그리고 '임상적 추론이 개인의 활동과 참여를 향상시키는 데 어떻게 활용될 수 있는지'에 대해 독자를 지도할 수 있는 방향으로 선택되었다.

각 사례의 첫 페이지는 환자와 만나서 일련의 개방형 질문들을 하는 것으로 시작된다. 사례 후에 제시되는 논의는 7개 섹션으로 구성되어 있다.

1 '**주요 정의**'에서는 독자의 사례 이해에 도움이 되도록 관련된 용어를 제공한다. '**목표**'에서는 교수 목표 혹은 최종 행동 목표들이 제시된다. 이 '목표'에는 독자가 사례를 읽고 난 후 증명해야만 하는 지식, 기술, 혹은 태도 등이 요약되어 있다. '**물리치료 시 고려사항**'은 사례에 제시된 환자의 물리치료 관리와 관련된 물리치료 관리 계획, 목표, 중재, 예방법, 잠재적 문제에 대해 간단히 제시된다.

2 '**건강 상태의 이해**'에는 의학적 진단에 대한 간단한 설명이 나온다. 이 섹션의 의도는 종합적으로 다루는 데 있지 않다. 독자의 배경 및 맥락 이해를 위해 해당 증상에 대한 병인, 발병학, 위험요인, 역학, 의학적 관리가 제시된다.

3 '**물리치료 환자/고객 관리**'는 환자 관리에서 물리치료사가 하는 역할이 요약되어 있다. 이 섹션은 물리치료사의 역할이, 어떻게 환자 관리에 관여된 다른 의료인들의 역할을 보완시켜 주거나 물리치료사가 다른 의료인에게 의뢰하는 일 등을 자세히 설명한다.

4 '**검사, 평가 및 진단**'은 독자에게 차트 리뷰에서 얻은 정보를 조직하고 해석하는 법, 환자 증상에 영향을 주는 약 부작용에 대한 인식, 주관적 평가와 신체검사를 구조화하는 방법을 알려준다. 환자에게 시행 가능한 평가도구와 특별 검사들이 모두 제시되어 있지는 않다. 각 결과 측정치나 특별 검사에 대한 신뢰성, 타당성, 민감성, 특이성이 논의된다. 필요한 경우, 결과 측정치에 대한 임상적으로 유의미한 차이(minimum clinically important difference, MCID)가 제시되는데 그 이유는 이것이 임상의의 평가 결과가 환자의 기능이나 삶의 질 측면에서 가치 있다고 결론내리기

전, 중재에 반응하는 데 요구되는 최소한의 변화 수준을 결정하는 데 도움을 주기 때문이다.

5 **'치료 계획과 중재'**는 환자 상태에 대한 몇 가지 물리치료 중재들에 대해 설명한다. 이 섹션과 이전 섹션의 장점은 각 사례는 모든 결과 측정치, 실행 가능한 특별 검사, 치료 중재를 낱낱이 제시하지는 않는다는 것이다. 오히려, 몇 가지의 결과 측정치나 검사 기법 및 중재만이 선별되어 제시되어 있다. 이 부분은 물리치료사가 자신의 임상적 추론을 사용해서, 관리 중에 환자에게 적용 가능한 가장 적절한 검사와 중재를 직접 결정하는 현실적인 환자-치료사 상호작용과 최대한 유사하게 제시한 것이다. 선택된 각 중재의 경우, 동일 진단을 받은 이들에게 사용하도록 뒷받침하는 근거가 제시된다. 중복을 줄이고자 유산소 운동과 저항운동에 대한 표준 지침은 포함시키지 않았다. 그 대신에, 독자는 ACSM(미국스포츠의학회)(저자: Goodman and Fuller & Paz and West)이 출판한 지침을 참고해야 한다. 표준 지침에서 벗어난 특이 사례를 위해, 특정 지침들은 포함되어 있다.

6 **'근거 중심 임상적 추천'**에는 환자 상태에 대한 진단도구나 치료 중재에 대한 최소한의 세 가지 임상 권고들이 포함된다. 공저자의 개인적 임상 경험을 넘어서 각 권고의 질을 향상하려면 각 권고는 SORT(Strength of Recommendation Taxonomy, 추천 분류의 장점)를 사용해 등급이 매겨져야 한다.

개별 연구들의 질 그리고 근거에 기반한 권고의 수준을 평가하는 데 사용되는 100여 개 이상의 근거-등급 체계가 있다. SORT 체계는 여러 의학 저널(American Family Physician, Journal of the American Board of Family Practice, Journal of Family Practice, and Sports Health)에서 사용되고 있다.

SORT 체계는 두 가지 이유로 선택되었다: SORT은 간단하고, 등급은 환

자 중심적 결과들을 토대로 한다. SORT 시스템은 근거의 세 수준만 가지고 있다: A, B, C

A 등급 권고는 일관된 양질의 환자 지향적 근거에 기반한다(예: 체계적 문헌고찰, 양질의 연구들의 메타분석, 양질의 임의적 통제 실험, 양질의 진단적 코호트 연구).

B 등급 권고는 일관되지 않거나 제한적 질적 수준의 환자 지향적 근거에 기반한다(예: 체계적 문헌 검토, 질 낮은 연구나 일관되지 않은 결과를 가진 연구들의 메타분석).

C 등급 권고는 동의, 질병 중심의 근거, 일반적인 관행, 전문가의 의견 또는 사례 시리즈에 기반한다(예: 합의 지침, 중간 수준 혹은 생리적 결과만 사용한 질병 중심의 근거). 각 사례의 공저자는 각 권고나 결론에 대해 SORT 지침에 기반해 등급을 매겼다. 각 진술에 대한 등급이 검토되었고, 때로 편집자들이 고친 부분도 있다. 사례 내에서 각 임상 권고의 핵심 문구들은 굵은 글씨로 쓰여 있다. 이로서 독자는 인용된 근거가 어디에 있는지 쉽게 찾아볼 수 있다.

7 '**종합 질문과 정답**'에는 내용 이해를 강화하거나, 환자 사례에 대한 새롭지만 관련된 개념을 자세하게 설명하거나 소개하기 위한, 2~4개의 다지선다형 질문들이 들어 있다. 필요한 경우, 왜 대안들이 최선의 선택이 아닌지에 대한 자세한 설명도 제시된다.

나는 이런 현실적 사례 연구들이, 다양한 환경과 환자들에 대한 일상적 물리치료에 '근거'를 적용하는 것을 돕는 새 자료가 되기를 바란다. 근거기반 환급 지침들의 질과 효과 그리고 도입을 촉진하기 위해, 근거기반 의료가 지속적으로 요구되는 이 시점에서 근거기반 권고를 가진 사례들은 부가적 이익을 줄 것인데, 그 이유는 물리치료사는 의료서비스에 대한 환급율의 감소 위협에 직면하게 되어, 자신의 서비스를 지지할 근거를 증명해야만 하기 때문일 것이다.

나는 물리치료 교육자들, 물리치료를 배우는 저학년 학생들, 임상 물리치료사, 전문 임상에 대한 공인 자격증을 준비 중인 전문가들 모두 '학급 기반 지식'을 '근거기반 평가와 중재'에 적용하는 데 이 책이 도움이 되기를 바란다.

Erin E. Jobst, PT, PhD

차 례

SECTION I

개요

Introduction

신경계 질환 물리치료에 관한 연구가 흥미롭고 역동적인 이유는, 이 분야는 계속적으로 발전하며, 개인, 개인의 건강 상태, 회복 관련 맥락적 요인들과 관련된 틀이 항상 필요하기 때문이다. 학생들은 재진 환자들이 더 높은 수준의 기능을 하게 된 것으로 흥분을 느끼기도 하지만, 동시에 병리학, 치료법, 중재를 배워야 하는 과도한 의무들로 인해 힘들어한다. 종종 너무나 많은 것들을 기억해야만 할 때, 학생은 가장 최근의 근거에 따라 각 개인의 독특한 증상 그리고 임상의가 가진 기술을 차분하게 제대로 평가할 여유가 없게 된다.

이 책은 학생과 교수 모두에게 도움을 주는 다른 접근법을 제공한다. 각 임상사례는 질병과 중재들을 완전히 숙지하는 것을 주 목표로 삼고, 이러한 지식의 적용법을 탐구하게 하기보다는 근거 활용을 위한 지침으로서 그리고 실무자가 전문지식을 임상적 의사결정에서 사용하는 법을 설명해주는 현실 사례의 예로서 사용되고 있다. 이 책에는 신경계 질환, 나이, 인지능력의 수준, 치료분야가 각기 다른 이들이 등장하는 31개 사례가 제시된다. 각 사례는 근거기반 검사와 측정도구, 중재 사용에 대해 다루고 설명하며, 등급이 표시된 임상적 권고로 마무리를 한다.

연속된 사례들은 독자가 C7 신경학상 수준에서 완전한 척수손상을 가진 환자가 중환자실(사례 14), 재활병동(사례 15) 그리고 마침내 외래 물리치료 클리닉(사례 16)에서 치료받는 과정을 추적하도록 해 준다. 『물리치료 케이스파일: 신경계 재활』을 출판하며 여러 의료기관의 학생과 강사들이 이 책을 통해 '신경계 질환 물리치료'와 '근거기반 치료를 적용하는 법'을 즐겁고 효과적으로 배우기를 바란다.

SECTION II

31개 사례 시나리오

Thirty-One Case Scenarios

알츠하이머병

Alzheimer's disease

Annie Burke-Doe

CASE 1

가족의 요청으로 신경과에서 85세 노년 여성의 단기기억(short-term memory) 소실을 평가하였다. 최근에 그녀는 오래 전부터 살던 집 근처에서 집을 찾지 못해 오는 길을 해맨 경험을 겪었다.

딸에 의하면 그녀는 2년 전 남편이 사망한 후부터 인지기능에 문제가 발생하였으며, 이 문제가 슬픔과 우울감으로 인한 것이라고 하였다. 또한 어머니가 최근 3개월 동안 여러 번 넘어졌으며 피로감을 이전보다 더 많이 느낀다고 하였다.

인지검사를 시행해 본 결과, 환자는 날짜와 달에 대한 지남력(orientation)에는 문제가 있었으나, 요일과 계절에 대한 점은 잘 기억했다. 그녀는 국가, 주, 도시의 이름은 말할 수 있었지만, 현재 검사를 받고 있는 병원의 이름은 기억하지 못했다. 그녀는 3개의 단어를 말한 후, 즉시 상기할 수 있었지만, 집중하지 않은 상태로 5분이 경과한 후에는 해당 단어를 상기하지 못하였다. 그녀는 "세계(world)"라는 단어를 거꾸로 읽었을 때 첫 세 글자를 정확히 말할 수 있었다. 그녀는 손목시계, 펜, 스웨터의 이름은 댈 수 있었지만 버튼, 소매 또는 옷소매의 이름을 댈 수 없었다. 그녀는 시계를 정확히 그릴 수 있었지만, 시계바늘을 9시 15분으로 맞추는 것은 할 수 없었다. 먼 쪽 하지에서 가벼운 촉각(light touch)과 진동 감각(vibration)의 둔화 및 약간의 불안정한 보행을 제외하고는 일반적인 신경학적 검사에서 특이한 점은 발견되지 않았다.

환자는 물리치료 평가와 치료를 권고받았다.

- ▶ 환자의 신체 상태를 기반으로, 이후 활동 제한에 영향을 미치는 인자는 무엇인가?
- ▶ 어떤 검사를 우선적으로 해야 하는가?
- ▶ 재활에 대한 예후는 어떠한가?
- ▶ 인지기능장애의 결과 측정에 가장 적절한 것은 무엇인가?
- ▶ 물리치료를 방해하는 발생 가능한 문제점은 무엇인가?

주요 정의

- **명칭실어증**(이름 못대기증, anomia): 사물의 이름을 대지 못함
- **실행증**(apraxia): 동작을 수행할 신체적 능력을 가지고 있음에도 불구하고, 학습된 목적이 있는 동작들을 실행 또는 수행하지 못함
- **우회적 표현**(circumlocution): 우회적 또는 간접적으로 말함; 생각을 표현하는 데 필요한 것보다 더 많은 단어들을 사용함
- **치매**(dementia): 사람의 관계와 일상생활의 수행에 지장을 줄 정도로 심각한 지적 기능의 감퇴
- **불안반응**(sundowning): 하루 중 늦은 시간에 또는 늦은 밤에 나타나는 혼란 상태(state of confusion)

목표

1. 알츠하이머병(Alzheimer's disease)에 대해서 설명한다.
2. 알츠하이머병의 진행에 따른 기능적인 변화에 대해서 설명한다.
3. 인지기능 저하를 측정하기 위해 신뢰할 수 있고 타당한 결과 측정도구에 대해서 설명한다.
4. 알츠하이머병 환자의 물리치료 평가에 포함될 적절한 구성요소에 대해서 설명한다.

물리치료 시 고려사항

알츠하이머병으로 인한 낙상, 전반적인 운동 및 균형 문제, 지구력 감소와 같은 과거력(history)을 가진 치매 환자를 관리하는 데 고려할 점:

▶ **일반적인 물리치료 계획/목표**: 비인지적 기능(noncognitive function)뿐만 아니라, 정서, 성격, 행동의 변화를 포함한 인지상태를 평가한다; 근력, 관절가동범위, 균형의 증가 또는 감소를 최소화한다; 기능적 움직임을 촉진한

다; 낙상 위험을 감소시킨다.

- **물리치료 중재**: 기능적 움직임훈련(functional mobility training), 균형훈련, 보행훈련, 정상적인 움직임 촉진, 치료적 운동, 지구력훈련, 환자/가족/보호자 교육
- **물리치료 시 주의사항**: 낙상(falls)
- **물리치료를 방해하는 요인**: 동반질병의 존재(presence of comorbidities), 이차적 손상, 점진적으로 악화되는 인지상태, 불안행동 및 불안반응(sundowning)

건강 상태의 이해

알츠하이머병은 치매의 가장 높은 빈도의 원인으로서, 미국에서만 추산 500만 명, 전 세계적으로 1,700만 명의 사람들이 이 질환을 앓고 있다. 베이비붐 세대가 늙어감에 따라 그 수는 2030년까지 770만 명, 2050년까지 1,100~1,600만 명에 이를 것이다.

노화는 알츠하이머병의 주요한 위험요인이며, 다른 요인들로는 가족력과 유전적 변이가 있다. 알츠하이머병으로 의심되는 환자 663명의 요인 분석에서 기억, 언어 그리고 행동이 알츠하이머병에서 나타나는 주요한 인지적 결함인 것으로 밝혀졌다. 병은 일반적으로 서서히 시작되며, 경한 기억장애에서부터 심각한 인지 소실에 이르기까지 이 질환의 징후들은 여러 해에 걸쳐 점진적으로 나타난다.

2011년 미국국립노화-알츠하이머연구소(National Institute on Aging-Alzheimer's Association workgroup)에서는 알츠하이머병을 진단하기 위한 가이드라인을 개발하였다. 이 연구소에서는 알츠하이머병 발병 단계에 더한 새로운 모델을 제시하였다.

병의 임상적 단계는 다음과 같다: (1)알츠하이머병의 증상이 나타나기 전 단계(임상 전 단계) (2)경도 인지손상(mild cognitive impairment, MCI) 그리고 이어서 (3)알츠하이머병 치매의 최종 진단. 현재 알츠하이머병의 단계 중 긴 '증상 발현 전' 단계는 바이오마커(biomarkers)와 역학적 요인 그리고 증상 발현 전부터 MCI를 지나 알츠하이머병에 이르기까지 병 진행의 위험도를 가장 잘 예측하는 신경심리학적 요인들을 결정하기 위하여 연구되고 있다. MCI는 기억상실(amnestic)과 비기억상실(nonamnestic) 2개의 하위 유형으로 나뉜다. 기억상실 MCI의 경우 환자와 그의 가족들은 심해진 건망증 증세를 쉽게 알아차린다. 그리고 환자에게서 나타나는 기억상실이 일반적인 노화에 따라 발생하는 건망증과 비교하였을 때 두드러지게 나타난다는 것을 감지한다. 비기억상실 MCI는 기억과 관련 없는 기능 소실이 약간 나타나는 것이 특징이며, 주의 집중, 언어 사용 또는 시공간적 기술(visuospatial skill)에 문제가 나타난다.

알츠하이머병 환자들의 뇌에 나타나는 가장 빈번한 병리학적 특징은 세포 밖에 베타 아밀로이드 단백질(beta amyloid protein)이 널리 퍼진 반점으로 나타나며, 또한 반점의 베타 아밀로이드 단백질은 신경세포를 손상시키고, 신경염 반점을 유발하는 요소들을 포함하고 있다.

피라밋신경세포(pyramidal neuron)의 세포내 변화는 과인산화된 타우 단백질 집합체(hyperphosphorylated and aggregated *tau* protein)가 신경섬유농축제(neurofibrillary tangle, NFT) 형태로 세포내에 축적되어 있다. 아밀로이드판(amyloid plaques)과 세포내 섬유농축제(tangle)는 해마(hippocampus)에서 가장 먼저 나타나고 서서히 뇌 전체로 퍼지게 된다. 시간이 경과함에 따라 신경세포(neuron)와 시냅스(synapse) 소실이 뇌 전체에 광범위하게 나타나게 된다.

알츠하이머병의 기억장애(memory dysfunction)는 새로운 정보 학습에 대한 장애를 나타내고, 이는 종종 단기기억(short-term memory) 소실로 나타나는 것이 특징이다. 병의 초기 및 중기 단계에서는 예전 오래된 기억을 상기

해내거나 잘 학습된 내용들은 보존되어 있는 편이나 최근에 습득한 정보를 유지하는 능력은 떨어지고, 시간과 장소에 대한 점진적인 지남력 장애는 학습의 손상과 밀접한 관련이 있다. 병의 말기에는 예전에 잘 기억해냈던 정보들까지도 기억하지 못하는 증상이 명확하게 관찰된다.

언어기능 손상과 과제수행기능(예: 과제를 순차적으로 수행하는 능력)의 손상 역시 알츠하이머병의 주요한 특징 중 하나이다. 언어 기억능력 감퇴는 종종 자연스럽게 대화하는 상황에서 단어를 떠올리는 것이 어려운 형태로 가장 먼저 나타나며, 결국 어휘능력 감퇴, 우회적 표현(circumlocution) 그리고 단어를 찾기 위해 말을 멈추는 증상 등이 나타난다.

대응 이름대기검사(confrontational naming tests)에서 나타나는 명칭실어증(이름 못대기증, anomia)은 사물 전체(예: 스웨터)보다 사물의 일부분(예: 스웨터 안의 버튼)에서 잘 나타난다. 추상적 사고(abstract thinking), 조직화(organizing), 계획(planning) 그리고 문제해결(problem solving) 능력의 장애와 같은 문제점이 뚜렷하게 나타난다. 예로 사회적으로 부적절한 행동을 자주 한다거나 감정 조절을 잘 못하고, 과제 시작의 어려움을 호소하고 과도한 고집을 보이는 증세가 흔하게 나타난다.

과제수행기능 손상은 대다수의 알츠하이머병 환자에게서 나타나며, 특히 비교적 경증 치매(mild dementia)를 나타내는 사람에게서 잘 나타난다. 거의 모든 알츠하이머병 환자들은 병이 진행됨에 따라 결국 실행증(행위상실증, apraxia)으로 발전된다. 가장 흔한 유형은 생각을 적절한 행동으로 옮기는 것에 문제를 나타내는 관념실행증(관념운동행위상실증, ideomotor apraxia)이다. 공간 지남력 장애, 오른쪽과 왼쪽에 대한 지남력 장애 그리고 계산불능증(acalculia)뿐만 아니라 실인증(agnosia)과 같은 복합적인 문제점도 나타난다.

기본적인 시각 처리 과정의 문제 역시 발생하며, 이는 차를 운전하거나 기타 복잡한 일상생활활동에 영향을 미칠 수 있는 대조(contrast), 공간 빈도(spatial frequency), 움직임 추적(motion detection) 그리고 사람-사물 구분

능력(figure-ground discrimination) 결함으로 이어지게 된다. 알츠하이머병과 연관된 비인지적 또는 행동적 징후는 대개 보호자에게 더 큰 부담과 스트레스로 작용된다.

알츠하이머병으로 인한 성격 변화는 흔하게 나타나며, 질병 초기에는 불안한 증상보다는 수동적이고 냉담한 성격 변화를 나타낸다. 한 후향평가(retrospective review)에서는 사회생활 위축, 기분 변화, 우울증이 환자 중 70% 이상에서 나타났다고 하였으며, 이는 알츠하이머병 진단을 받기 전 평균 2년 이상의 기간 동안 지속되었다고 보고하였다. 불안반응(sundowning) 또는 '불안반응증후군(sundowning syndrome)'은 오후 또는 저녁에 행동학적 징후들이 나타나거나 악화된다. 관련된 징후들로 공격성, 초조함, 망상, 지남력 장애의 증상 악화 그리고 이리저리 헤매는 행동(wandering) 등이다. 불안반응은 하루 주기 리듬의 장애와 호르몬 요인들과 관련된 것일지도 모르며 치료방법으로 낮에는 밝은 빛을 적용하고 저녁에는 멜라토닌(melatonin)으로 치료한다.

우울증 증상은 알츠하이머병 환자[간이정신상태검사(mini-mental state examination, MMSE) 평균 점수 17.8점] 2,345명 중 36% 이상에서 관찰된다. 불안 증상은 알츠하이머병 환자의 약 37%에서 관찰된다. 파국 반응(catastrophic reaction)은 눈물을 글썽이거나, 공격적인 행동 그리고 반대 행동이 특징인 단기간의 격렬한 감정적 폭발로서, 이는 알츠하이머병 환자들의 증가된 불안과 관련이 있다. 정신병(psychosis)과 초조함 증상은 질병 과정 중 나중에 발생할 수 있고, 증세 악화와 관련이 있다. 알츠하이머병의 또 다른 문제는 환자가 자신의 병을 잘 알아채지 못한다는 것이다. 이는 개인의 인지 혹은 기능적 장애를 원인으로 본다. 초기와 중기 단계의 알츠하이머병 환자 중 30~50%에서 질병에 대한 이해력 부족이 나타난다.

대부분의 질병 과정 동안, 알츠하이머병은 신체적·신경학적 검사에서 불리한 결과를 나타내지는 않는다. 질병의 후기에 경축(rigidity)과 같은 추체외로

징후들(extrapyramidal signs)과 보행장애가 나타날 수도 있다. 현재, 알츠하이머병에 대해 식약처에서 승인한 단 두 가지 치료약은 콜린에스테라아제 억제제(cholinesterase inhibitors)(donepezil, rivastigmine, galantamine)와 NMDA 수용체 길항제 메만틴(N-methyl-D-aspartate receptor antagonist memantine)이다. 이러한 약물들은 질병의 진행을 멈추거나 제한할 수 없다. 이러한 약물들은 일시적으로 독립성을 유지할 수 있도록 하는 증상치료 그리고 보호자의 부담을 감소시키는 데 보조적인 역할을 할 뿐이다. 현재 알츠하이머병을 완치시킬 수 있는 치료제는 없다.

물리치료 환자/고객 관리

알츠하이머병 환자 중 MCI를 나타내는 경우 전신 약화증세, 기능적 움직임장애 그리고 낙상 위험 증가를 나타낸다. 치매 환자는 인지손상으로 인해 일상생활 독립성이 떨어진다. 물리치료사는 알츠하이머 환자의 삶의 질 향상을 위한 보호자 전략 그리고 환자 교육에 관한 의학적 관리에 중요한 역할을 차지한다. 환자, 가족, 의사, 간호사, 직장 동료, 작업치료사가 치료 계획과 방향이 일치하기 위해서는 반드시 협업하여야 한다. 인지손상 환자들을 치료하고 연구하는 치료사들은 노인학(gerontology), 의사소통 기술, 신경학적 기능 평가에 대한 연구가 도움이 될 것이다.

신경심리학검사는 인지손상의 특성과 정도를 알아보기 위한 알츠하이머병 평가에 사용된다. 이러한 검사들은 대개 신경심리학자에 의해서 실시되고 있으나 훈련된 건강관리 전문가에 의해서 실시될 수도 있다. 간단한 정신상태검사인 MMSE는 초기 인지손상 유무검사에 흔하게 사용이 된다. 더 유용한 측정도구로는 정신상태간이검사(Short Test of Mental Status, STMS), Montreal 인지평가(Montreal Cognitive Assessment, MoCA)가 있다. STMS는 대략 5

분 정도가 걸리는 간단한 검사이다. 이는 환자의 지남력(orientation), 집중도, 즉각적인 회상능력(immediate recall), 연산(arithmetic), 관념(abstraction), 해석능력(construction), 정보, 지연 회상능력(delayed recall)(보통 3분 뒤에 검사)을 검사한다. STMS 사용 연구에서 치매는 컷 오프(cut off) 점수 29점 이하에서 민감도 92%, 특이성 91%를 나타내었다. 치매 환자를 대상으로 한 다른 연구에서는 STMS가 인지기능을 평가하는 다른 잘 알려진 표준화된 검사에 비해 86.4%의 민감도, 93.5%의 특이성을 나타내었다. MoCA는 또 다른 간단한 인지측정도구이다. 이는 30개의 질문으로 구성되어 있으며 평가시간은 대략 10분 정도가 소요된다. 지남력, 단기기억, 과제수행기능, 언어능력, 시공간능력(visuospatial ability)과 같은 다른 종류의 인지기능을 평가한다. 277명의 성인을 대상으로 한 연구에서 MCI를 진단하기 위한 MoCA의 민감도, 특이성은 각각 90%, 87%이다. 비슷한 연구에서 알츠하이머병을 진단하기 위한 MoCA의 민감도, 특이성은 각각 100%, 87%를 나타냈다.

알츠하이머병 환자들의 치매 증상은 발병 후 서서히 나타난다. 인지기능장애, 학습장애, 최근에 배운 정보를 다시 떠올리는 것의 어려움과 같은 특징을 나타낸다. 치매는 기능적 활동 질문(Functional Activities Questionnaire, FAQ)과 같은 도구 사용으로 진단이 가능하다. FAQ는 10가지 복잡하고 어려운 순서의 활동들의 수행 정도를 평가한다. 진단적 도구로 사용되고 정상인과 치매 환자 간 구별되는 특이성(81% 대 92%)을 나타냈고 이는 도구적 일상생활수행능력(Instrumental Activities Living Scale)(85% 대 57%)보다 훨씬 민감도가 높았다.

물리치료사는 보행, 자세 조절, 비정상적 운동성을 나타내는 알츠하이머병 환자의 치료 상담을 종종 받는다. 이러한 문제점들은 중추신경계 장애를 가진 환자의 첫 번째 징후 중 하나이다. 매년 환자의 낙상 발생률은 40~60%로 인지가 정상 노인과 비교 시 거의 두 배에 가까운 수치이다. 심지어 간단한 이중과제 활동(예: 인지 과제를 하는 동안 걷기)은 낙상의 경험이 있는 인지장애 노인 환자의 집중도를 떨어뜨려 정상 노인에 비해 자세 안정성이 떨어뜨린다. 치매 노인의 89% 정도가 어느 정도의 이동성 장애를 경험하였다고 한다.

검사, 평가 및 진단

물리치료사는 검사 동안 기능적 문제, 특정하게 나타나는 장애(disability)를 야기시킬 수 있는 손상(impairment)을 확인하여야 한다. 또한 손상의 예후를 결정하고 어떤 추가적인 기능적 검사가 수행되어야 하는지를 결정하기 위해 질병의 단계를 확인하여야 한다. 자세, 관절가동범위, 근 수행능력(muscle performance), 보행, 균형, 자세 조절과 같은 검사를 시행하여야 한다. 평가 동안 기능적 활동 수행 정도를 관찰하는 것이 반드시 필요하다. 왜냐하면 환자들은 검사 요구사항을 실행하는 데 어려움을 겪기 때문이다. 알츠하이머병 환자들은 대개 감정, 성격, 행동의 변화를 나타낸다. 환자들이 어떻게 대화를 위해 노력을 하는지에 대한 관찰이 필요하다. 환자들이 익숙해 하는 일상생활활동들을 파악하는 것은 치료사와 보호자의 치료 전략을 계획하는 데 도움이 된다. 치료사는 보조장비의 현재 사용이나 필요성에 대해서 평가하여야 하고, 주변 환경에서 활동의 장애요인과 가정에서의 장애요인이 없는지 평가하여야 한다. 보호자는 가까운 미래에 발생될 환자들의 기능적 변화들과 현재 기능적 소실을 대체하기 위한 방법들에 대해서 교육받아야 한다.

치료 계획과 중재

물리치료의 일차적 목표는 기능적 독립성의 최대화, 보조장비가 있거나 없는 상태에서 앉기나 일어서기, 모든 이동에서의 안전 인지 그리고 이차적 손상의 최소화이다. 초기 단계에서 환자들은 외관상 건강해 보이나 쉽게 넘어지고 그로 인해 정형외과적 부상이나 다른 형태의 부상을 겪기 쉽다. 중재는 환경 안에서 기능을 유지하는 것에 초점을 맞춘 환자의 요구에 근거하는 것이다. 물리적 중재는 걷기, 일상생활동작 수행, 춤추기, 원예 활동, 유산소 운동, 지적 활동에 참여하기, 사회 활동에 참여하기 등이 포함된다.

인지기능 감소는 신경 가소성(neuroplasticity), 인지기능 강화에 도움이 되는 종합적인 인지자극을 통해 치료가 가능하다. 이는 기능적 독립성 향상에도 도움이 된다. 인지능력과 신체적 기능이 더 악화되는 중간 단계의 알츠하이머병 환자들은 더 많은 보호자의 도움이 필요할 것이다. 감각과 인지 변화가 나타난 환자들은 더 밝은 조명, 구두 지남력(verbal orientation), 신체적 도움, 일관된 위치에 가구 배치, 단순한 구조의 복도, 문, 창문, 코너를 구분하기 위한 대조적인 색 사용과 같은 환경 수정이 도움이 된다. 환자의 인지상태가 점점 나빠짐에 따라 치료사, 가족, 보호자들은 감정적인 대화 기술뿐만 아니라 비언어적(nonverbal), 손을 사용한 신호 등도 훈련하여야 한다. 진동(rocking)과 같은 진정 기술(calming techniques), 음악 사용, 마사지와 같은 치료적 접촉은 치매 환자에게 약간의 치료적 도움이 된다. 치료사들은 불안과 불안반응 같은 원치 않는 행동과 연관된 어려움을 조절하는 방법을 보호자에게 교육하여야 한다. 조용하고 반복적인 과제 제공, 아침 일찍 운동 시작, 거주하는 방의 실내 채광을 밝게 하기, 외부 자극(예: 텔레비전 소음)을 줄여주기 등도 도움이 된다. 최근 연구에서는 알츠하이머병 환자의 행동학적 문제에 관하여 부정적으로 대하는 것을 최소화하고 최소한의 도움으로도 일상생활이 가능하도록 집안 환경을 바꾸는 것 등에 관한 보호자 교육도 필요하다고 하였다.

환자의 안전을 스스로 지킬 수 있는 능력을 최대한 만드는 것이 장기간 돌봄 시설보다 집에서 생활이 가능하도록 하는 데 가장 중요한 요소이다. 자주 길을 잃어버리는 것들이 종종 치매 환자들의 가장 큰 문제 중 하나이다. 안전 귀가 프로그램(Safe Return Program)은 알츠하이머협회에 의해 후원을 받는 세계적인 서비스로 치매 환자들이 안전하게 가정으로 돌아갈 수 있도록 경찰과 시민들이 서로 협력하는 프로그램이다. 안전 귀가는 환자가 집으로 안전하게 귀가하고 환자 발견이 쉽도록 수신자 부담 전화번호와 등록된 환자들의 신분을 확인할 수 있는 품목(지갑, 보석류, 옷 상표)들의 정보를 제공한다.

알츠하이머병의 관리에서 신체적 운동과 사회 활동이 영양공급과 건강 유지만큼이나 중요하다. 물리치료사는 안전한 환경에서 과제 수행을 할 수 있도록 계획된 하루 계획이 잘 수행되도록 도와야 한다. 신체적, 인지기능이 떨어짐에 따라 매일 하던 일상생활에 적응하는 것이 환자 참여 유지에 필수가 될 것이다. 치료 중재, 문제해결, 치료 계획을 수정할 때는 팀 구성원들과의 충분한 협응이 필요하다.

근거 중심 임상적 추천

SORT: 추천 분류의 장점

A 일관된, 양질의 환자 지향적 근거

B 일관되지 않거나 제한된 질적 수준의 환자 지향적 근거

C 동의, 질병 중심의 근거, 일반적인 관행, 전문가의 의견 또는 사례 시리즈

1. 알츠하이머병의 인지기능 상태와 예후를 예측하는 데 질병의 현재 상태가 고려되어야 한다. **A 등급**
2. 물리치료사는 치매 환자의 기능손상 정도를 설명하기 위해 기능적 활동 질문(Functional Activities Questionnaire, FAQ)을 사용할 수 있다. **A 등급**
3. 감정적 비언어적 대화와 진동(rocking)과 같은 진정 기술(Calming techniques), 음악은 알츠하이머병 환자가 생활하는 데 도움을 준다. **C 등급**
4. 보호관찰(custodial care) 기술, 행동학적 문제 관리, 가정환경 수정(home

modification) 방법에 대한 교육이 알츠하이머병 환자 보호자에게 제공되면 환자의 행동학적 문제 감소와 가정에서의 보호자의 도움이 덜 필요하게 되었다고 보고하였다. **A 등급**

종합 질문

1.1 다음 중 알츠하이머병 환자에게서 나타나는 가정 흔한 병리적 특징은 무엇인가?

A. 세포외 타우 단백질, 신경염판, 신경원섬유매듭

B. 세포내 알파 아밀로이드 단백질, 신경염판, 신경원섬유매듭

C. 세포내 베타 아밀로이드 단백질, 신경염판, 신경원섬유매듭

D. 세포외 베타 아밀로이드 단백질, 신경염판, 신경원섬유매듭

1.2 물리치료사가 언어 사용, 조심성 결핍, 약간의 인지기능 감소 증상을 나타내는 환자를 치료하고 있다. 이 환자는 알츠하이머병의 어느 단계를 의미하는가?

A. 잠복기 알츠하이머병

B. 기억상실 경도 인지손상

C. 비기억상실 경도 인지손상

D. 알츠하이머병

정답

1.1 **D.** 알츠하이머병 환자에게서 나타나는 가장 흔한 병리학적 특징은 신경염판(neuritic plaque)이라 불리는 퇴행성 신경요소들이 차지하고 있는 판(plaque)과 분산된 판 안에 세포외 베타 아밀로이드 단백질이 들어 있다는 것이다. 피라밋신경세포의 세포내 변화는 과인산화된 타우 단백질 집합체가 신경섬유농축제 형태로 세포내에 축적되어 있는 것이다.

1.2 C. 비기억상실 경도 인지손상은 기억과 관련이 없는 인지기능 감소가 특징이다. 조심성(attentiveness), 언어 사용, 시공간(visuospatial) 기술 결핍을 나타낸다.

뇌혈관사고

Cerebrovascular Accident

Sharon L. Gorman / Elizabeth A. Holt

CASE 2

12주 전 왼쪽 기저핵(바닥핵, basal ganglia)에 허혈성 뇌혈관사고(CVA) 병력을 가진 41세 오른손잡이 남성이 외래 물리치료를 받으러 내원하였다. 환자는 뇌졸중 발생 후 1주일간 입원 치료를 받은 후 퇴원했다. 재가 방문 물리치료를 12회 받았고, 외래로 12회의 물리치료를 추가로 받았다. 기능은 이전보다 많이 호전되었으나 여전히 피로감을 호소하였고 균형감각과 오른쪽 상하지 근력약화 증상을 호소하였다. 그가 제안 받은 뇌졸중 관리법으로는 와파린(warfarin)을 사용하여 심방세동(atrial fibrillation)을 치료하고 비타민 K가 높은 식이요법을 시작하는 것이었다. 그는 비타민 K가 풍부한 식이요법이 와파린의 효과를 감소시킴으로써 허혈성 뇌졸중 위험을 증가시킨다는 사실을 모르고 있었다. 콜레스테롤 수치가 높은 상태이고 수면 중 무호흡(sleep apnea) 증상도 있었다. 그의 마지막 외래 물리치료 방문 이후 3주가 지났다. 그는 피로감 때문에 장거리 보행이 어려웠고 달리기와 취미 활동이었던 야구를 하는 것에 어려움을 겪고 있었으며, 정확하고 일관되게 공을 던지거나 치지 못했기 때문에 외래 물리치료를 다시 받게 되었다. 그가 현재 희망하는 사회 활동 참여는 강아지와의 산책, 두 자녀와 스포츠 활동을 함께 하는 것이다.

- ▶ 환자의 건강 상태에 어떤 위험요인이 영향을 미쳤는가?
- ▶ 환자의 신체 상태를 기반으로, 이후 활동 제한에 영향을 미치는 인자는 무엇인가?
- ▶ 어떤 검사를 우선적으로 해야 하는가?
- ▶ 가장 적절한 물리치료 중재는 무엇인가?
- ▶ 환자의 상태에 가장 적합한 결과 측정방법은 무엇인가?

주요 정의

- **기저핵**(바닥핵, basal ganglia): 움직임의 시작과 조절을 돕는 두 개의 주요 입력 핵[줄무늬체(striatum)와 시상밑핵(subthalamic nucleus)]과 두 개의 주요 출력 핵[흑색질(substantia nigra pars reticulata]과 창백핵(internal globus pallidus)으로 구성되어 서로 연결된 깊은 피질하핵 조직
- **허혈성 뇌졸중**(ischemic stroke): 색전(embolus) 또는 혈전(thrombus) 때문에 막힌 동맥에 의한 뇌 순환 장애
- **비타민** K(vitamin K): 혈액응고에 필요한 지용성 비타민

목표

1. 와파린과 비타민 K가 풍부한 음식의 동시 적용이 일으키는 약물-음식과의 상호작용이 뇌혈관사고 위험을 어떻게 증가시키는지에 대해서 설명한다.
2. 뇌졸중 후 기능상에 문제가 없는 환자들의 신체검사 도식(schema)에 대해서 설명한다.
3. 뇌졸중 후 신체적 기능이 좋은 환자에게 사용이 가능한 결과 측정법에 대해서 설명한다.
4. 스포츠 재활 원리를 뇌졸중 후 환자 관리에 포함시켜 설명한다.
5. 뇌졸중 후 환자 관리 계획을 설계할 때 고려해야 할 신경 가소성(neuroplasticity) 원리에 대해서 설명한다.

물리치료 시 고려사항

기저핵 문제로 인한 뇌졸중 환자를 관리하는 데 고려할 점:

- **일반적인 물리치료 계획/목표**: 활동과 참여를 증진시킨다; 손상측 힘을 증가시키고 근긴장도를 정상화한다; 관절가동범위(ROM), 근력 및 유산소성 기능 용량의 손실을 예방하거나 최소화한다; 삶의 질을 향상시킨다.
- **물리치료 중재**: 신경근 재교육(neuromuscular re-education); 과제 지향

적 운동(task-specific therapeutic exercise); 환자 안전

▶ **물리치료 시 주의사항**: 심혈관 상태 확인; 마비측 관절 보호; 감각이 떨어지는 피부 보호

▶ **물리치료를 방해하는 요인**: 신체적 요구 증가로 인한 다른 뇌졸중 위험; 높은 수준의 스포츠 활동에서 균형을 잃는 것

건강 상태의 이해

뇌졸중은 뇌혈관사고(cerebrovascular accidents, CVA)의 일종으로 미국에서 세 번째로 높은 사망 원인이며 다른 어떤 질병보다 더 심각한 장애를 남긴다. 뇌졸중은 24시간 이상 신경기능장애가 지속되는 뇌혈관 문제가 원인인 급성 뇌질환이다. 미국에서는 뇌졸중으로 매년 75만 명 이상의 환자가 발생한다. 출혈성 뇌졸중(hemorrhagic stroke)이 20%를 차지하는데 고혈압(HTN), 동맥류파열 또는 동정맥기형(arteriovenous malformation)이 그 원인이 된다. 혈전에 의해 발생하는 허혈성 뇌졸중은 뇌졸중의 80%를 차지한다. 허혈성 뇌졸중의 잠재적인 원인은 죽상경화판, 고혈압 또는 뇌 산소 공급을 방해하는 색전증이 포함된다.

뇌졸중은 아프리카계 미국인, 히스패닉, 아시아인, 태평양 섬 주민, 55세 이상, 남성, 심혈관발작 또는 일과성허혈발작(TIA) 병력이 있는 사람에게서 많이 발생한다. 고혈압, 심방세동(atrial fibrillation), 고콜레스테롤, 당뇨병, 죽상동맥경화증(atherosclerosis), 흡연, 앉아 있는 생활방식, 비만 및 과도한 알코올 섭취 등이 위험요인이 된다. 이러한 위험요인은 의학적 관리 또는 생활방식 변경을 통해 예방이 가능하다.

미국에서는 젊은 층에서의 뇌혈관사고 발병률이 점점 증가하고 있다. 1994~1995년에서 2006~2007년까지 10년 동안 35~44세 남성에서 뇌졸중 발병률

이 47% 증가하였다. 한편 통계에 따르면 노인층에서의 뇌졸중 발생이 치료, 예방의 향상으로 감소하였다.

와파린(warfarin)과 비타민 K의 상호작용은 위험한 응고항진성(hyper-coagulability) 상태를 유발하여 허혈성 심혈관발작을 유발시키는 요인이 될 수 있다. 와파린은 경구용 항응고제(혈액희석제)로 혈액응고능력을 감소시킨다. 와파린은 가장 흔히 처방되는 약물 중 하나이다. 혈전형성 위험이 높은 사람들은 폐색전(pulmonary emboli) 및 정맥혈전증(venous thromboses)을 예방하기 위해 만성 항응고제(chronic anticoagulation)를 사용한다. 와파린을 주로 사용하는 질환은 다음과 같다: 심부정맥혈전증, 폐색전증, 급성 심근경색, 심박세동 환자(심방에서의 혈전형성과 속발성 색전 가능성 감소), 인공심장판막 환자. 혈액응고는 12가지 이상 요소의 상호작용을 필요로 하는 복잡한 과정이다. 와파린은 응고의 연속 단계에서 여러 가지 비타민 K 의존요소를 억제함으로써 혈액을 얇게 만드는 역할을 한다. 반면에 비타민 K는 혈액의 여러 응고인자를 활성화시켜 응고를 촉진한다. 따라서 비타민 K가 풍부한 식이요법은 와파린의 영향을 중화시킬 수 있어 심혈관발작, 심근경색, 폐색전증 및 심부정맥혈전증을 일으킬 수 있는 색전 또는 혈전을 유발할 수 있다. 와파린 사용 안내서에는 잎이 많은 녹색 채소와 다른 비타민 K 섭취를 피하라는 경고 문구가 포함되어 있다(**표 2-1**).

표 2-1 • 비타민 K가 포함된 음식

진하고 잎이 많은 녹색 채소	케일(kale) 시금치(spinach) 상추(lettuce) 근대(swiss chard) 방울양배추(brussels sprouts) 브로콜리(broccoli) 양배추(cabbage)

또한 약물 정보에는 "식이요법과 체중 감량을 계획 중이면 의사와 상담하십시오."라고 되어 있다. 비타민 K가 풍부한 식품의 소량으로는 와파린 효과를 변화시키지 않지만 환자는 매일 비타민 K 섭취량을 모니터링하고, 남성의 경우 120μg/d, 여성은 90μg/d를 초과하지 않도록 권고된다. 또한 와파린을 복용하는 사람들은 매일 비타민 K의 지속적 섭취를 유지해야 한다고 권고한다. 와파린을 복용하는 사람들은 녹색 잎이 많은 채소를 많이 섭취하는 등 건강한 생활방식을 이끌어 낼 수 있다. 그러나 종종 그들은 약을 복용하면서 주어진 주의사항을 잊어버리고 의사나 약사에게 진찰받는 것을 소홀히 한다. 와파린을 복용한다고 해서 녹색 채소를 먹지 않도록 해야 한다는 것은 아니다. 그러나 시간이 지남에 따라 비타민 K 복용이 일정하게 증가한다면, 약이 혈전형성을 효과적으로 예방할 수 있도록 의사가 와파린의 용량을 늘려야 한다.

환자의 심혈관발작이 발생된 위치는 장애를 이해하는 데 중요하다. BG의 주된 역할은 움직임을 조절하는 데 있다. 이 핵은 근긴장도, 협응, 운동 조절, 자세 안정성, 비정상/관계없는 운동 패턴의 변화에 관여한다. BG 손상(예: 파킨슨병, 헌팅톤병 또는 국소 혈액공급 폐색)은 여러 종류의 운동장애를 초래한다. 환자는 운동 시작이나 운동 프로그램 변경이 매우 어려울 수 있다. BG는 움직임에 관련된 일차적인 근육(prime mover)들이 작용되기 전에 활성화가 일어나며, 그들의 역할은 정해진 반응을 생성하는 움직임의 연속동작을 시작하게 하거나 부드러운 움직임에 영향을 준다. 자세 안정성에 대한 BG의 중요한 역할은 이 핵이 손상되면 알 수 있다. 환자는 자세를 조절하거나 수정하는 능력이 감소하고, 눈을 감으면 균형을 맞추기가 어려워지고, 자세반사(postural reflex)가 없어질 수 있다. BG 병변이 있는 환자는 비정상적인 "움직임 덩어리(motor chunking)"가 나타날 수 있다. 즉, 이 환자들은 운동을 순서대로 구성하기가 어려우며, 손상되지 않은 사람과 비교했을 때 학습된 운동 기능 동안 반응시간이 길어진다. 따라서 BG가 손상된 환자는 큰 대뇌혈관이 손상된 뇌졸중 환자보다 운동장애는 경미할 수 있지만, 운동 시작의 어려움, 느린 반응, 달리기, 점프, 던지기 같은 복잡한 운동 수행의 어려움을 나타낸다.

물리치료 환자/고객 관리

뇌졸중 발생 시 나이가 회복에 영향을 미치는데, 뇌졸중 발생 연령이 낮을수록 신경 가소성이 증가된다. 중재를 선택할 때 환자마다의 특징과 특이성을 고려할 필요가 있다. 젊은 환자들은 이전 기능 수준보다 더 높은 수준의 기능으로 돌아가길 원할 수 있으며, 그들의 기능을 향상시킬 중재를 제공하는 것은 물리치료사의 책임이다. 가능한 강한 강도로 중재를 수행하고 변화를 유도하기에 충분한 반복을 하는 것이 가장 중요하다. 젊은 환자의 뇌를 적극적으로 치료하면 더 많은 기능적 이득을 얻을 수 있다.

현재 환자는 BG에 뇌졸중이 발생한 후 3개월이 지났으며, 오른쪽 근력약화와 균형능력이 떨어지며, 특히 복잡한 움직임 패턴과 움직임 시작과 관련하여 운동 조절장애/움직임장애를 나타낸다. 그는 뇌 병변이 있었지만 기능적인 움직임은 어느 정도 가능했다. 이 환자는 당시 가족과 함께 살고 있었고 자신의 일상생활 참여 제한에 관하여 불만이 있었다. 그는 일상생활 대부분을 독립적으로 수행할 수 있었으나 피로감을 많이 호소하였다. 그의 기능에 큰 문제가 나타나지 않아서 버그균형척도(Berg Balance Scale), 뇌졸중 움직임 재활평가(Stroke Rehabilitation Assessment of Movement, STREAM), POMA(Performance Oriented Mobility Assessment) 또는 티네티 균형평가도구(Tinetti Balance Assessment Tool) 같은 표준화된 평가에서는 큰 차이를 발견하지 못하였다. 그래서 치료사는 이 환자를 중년의 운동선수처럼 운동조절과 움직임장애 평가 후 치료했다. 중재 전·후 변화를 보기 위해 뇌졸중 환자들에게는 잘 사용하지 않는 평가방법들을 사용하였다.

검사, 평가 및 진단

환자는 오른쪽 좌골신경통과 왼쪽 족저근막염(plantar fasciitis) 및 간헐적 요통 병력이 있었다. 그의 CVA 위험요인으로는 고콜레스테롤, 비만, 심방세동이다. 그는 피곤하면 두통, 오른발 발처짐(foot drop), 오른쪽 저림감(numbness) 및 따끔거림(tingling) 등의 신경학 증상을 호소하였다. 증상을 악화시키는 요인은 수면 부족이었고 증상을 호전시키는 요인은 수면과 휴식이었다. 그는 피로감을 느끼거나 보행 패턴이 나빠지는 것을 느낄 때 증상을 줄이기 위해 15~20분 동안 앉아 쉬었다. 그러나 오후 9시면 체력이 소진되고 오른쪽 약화를 비롯한 신경학적 징후가 증가하기 시작했다. 그는 뇌졸중 전에 정부 기관의 청구부서에서 고객 서비스 관리자로 근무했고 작업시간 내내 책상에 앉아서 컴퓨터로 작업했다. 현재 그는 일하고 있지 않으며 앞으로 9개월 동안 휴직을 계획하고 있다. 환자의 목표는 딸의 야구 팀 코치 역할을 하는 것, 강아지와 산책하는 것, 가족과 다시 운동을 하는 것이다.

환자의 과거 병력에는 심방세동, 고콜레스테롤혈증(hypercholesterolemia), 고혈압, 비만(체질량지수 40.3kg/m^2)이 있었다. 환자는 어지러움, 시력장애, 연하장애(dysphagia), 구음장애(dysarthria), 오심/구토 또는 실신발작(syncopal episodes)을 보이지는 않았다. 환자는 와파린(Coumadin, 하루 9mg/9년), 판토프라졸(Protonix, 식도염을 위해 40mg), 아스피린, 엽산(2mg), 심바스타틴(고콜레스테롤혈증을 위해 40mg)을 복용하고 있다. 주요 수술로는 22년 전 우측 반월판(meniscus) 재건수술을 하였으며 4년 전에는 우측 십자인대 재건수술을 시행했다. 그는 뇌졸중 이후 약 13kg이 줄었고, 근육 증상이나 양쪽의 저린감/따끔거림은 없었으며, 장과 방광 문제도 없었다.

물리치료사에 관한 계통별 고찰에서는 CVA의 경우 심혈관 및 폐기능에 문제가 없는지 확인하는 것이 필요하다고 한다. 초기 검사 당시의 그의 활력징후는 혈압 130/90mmHg(고혈압 전 단계), 심장박동수 70회/분(정상) 및 호흡

수 15회/분(정상)를 나타냈다. 환자의 오른쪽 마비, 오른쪽 좌골신경통 및 왼쪽 족저근막염을 동반한 요통 증상, 균형과 보행장애, 오른쪽의 저린감과 따끔거림, 상하지 근약화 때문에 추가 검사가 필요했다. 환자의 피부는 문제가 없어서 피부계통에 대한 추가 검사는 진행하지 않았다. 정신은 명료했고, 사람, 장소, 시간에 대한 지남력이 있었으며, 인터뷰 중 인지장애와 관련된 증상이나 징후가 없었기 때문에 환자의 인지에 대한 추가 검사는 시행하지 않았다.

치료사는 환자의 신체검사를 관찰을 통하여 시작하였다. 앉은 자세에서 환자는 몸통을 앞으로 구부정한 자세를 취하였고, 전방 골반경사와 큰 복부 둘레를 나타내었다. 그가 검사실로 들어갈 때, 치료사는 환자의 보행 패턴을 관찰했다. 그는 입각기(stance phase) 동안 약간의 트렌델렌버그 증상(Trendelenburg sign)이 나타났으며, 유각기(swing phase) 중 오른쪽 발목 발등굴곡의 감소에 따른 발가락 클리어런스(clearance) 감소를 나타내었다. 다음으로 치료사는 기능적 움직임 분석을 실시하였다. 스쿼트(squat)를 실시하였는데, 그것은 야구 지도에 필요한 동작이었기 때문이다. 환자는 눈에 띄는 편차 없이 그리고 균형을 위해 상지 지지가 필요 없이 선 자세에서 스쿼트를 잘 수행하였다. 그런 다음 치료사는 보다 어려운 과제를 선택했다. 우측 상지의 기능적 운동 분석을 위해 던지기를 한 후 정확도를 검사하였다. 치료사는 환자가 트램폴린으로 얼마나 정확하게 던졌는지도 평가하였다(**그림 2-1**). 환자는 바닥에 기울어진 형태의 트램폴린으로부터 3m 떨어져서 섰다.

그는 트램폴린 중간에 표시된 23×23cm 정사각형 모양의 0.45kg 플라이오볼(PlyoBall)을 던졌다. 정확도는 20회 시도 동안 목표물을 얼마나 정확하게 맞출 수 있는지에 대한 능력을 측정하였다. 이 기능적 움직임 분석은 기능적 던지기 수행 지수(Functional Throwing Performance Index, FTPI)와 유사하다.

FTPI는 1.2m의 높이에서 30×30cm 크기의 목표물을 향해 고무공을 던지는 테스트이다. 환자는 4.5m 거리에서 30초 동안 목표물 안으로 얼마나 많이 던지기를 성공하는지에 대한 정확도를 평가하는 것이다. 치료사는 클리닉이

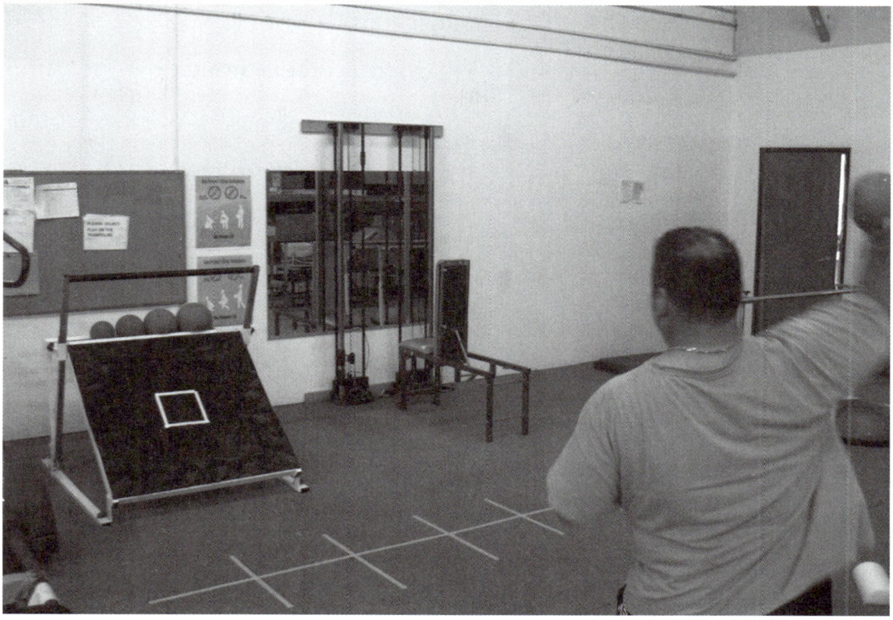

그림 2-1 던지기 정확도 측정방법

라는 제한된 공간에서 트램폴린 던지기의 정확성을 사용한 평가도구를 만들었다. 또한 이 과제는 환자의 던지기 능력을 향상시키기 위한 치료적 운동의 기초를 형성할 수 있다. 초기 검사에서 환자의 던지기 정확도는 20회 중 4회였다.

치료사는 환자지향기능척도(Patient Specific Functional Scale, PSFS)검사를 시행했다. PSFS는 표준화된 자가보고 결과 측정법으로 환자가 뇌혈관사고를 당한 후 잘 수행할 수 없다고 느끼는 5~7개의 항목을 선택한다. 점수는 1~10점까지 점수가 매겨지며, 1점은 현재 환자가 과제를 수행할 수 없다는 것을 나타내며, 10점은 환자가 뇌혈관사고 이전과 마찬가지로 업무를 잘 수행할 수 있음을 나타낸다. 계통별 고찰 연구에서는 PSFS는 급성 요통 및 목기능장애를 비롯한 근골격계 질환을 앓고 있는 많은 사람들에게 신뢰도가 높은 평가방법이다.

근골격계와 신경재활 프로그램 간에 유사성이 있기 때문에 신경기능장애가 있는 환자는 PSFS를 환자중심결과측정법(patient-centered outcome measure)으로 활용하면 도움이 될 것이다. PSFS는 환자에게 재활에서 과제의 중요성을 인식시키고 환자에게 적합한 활동을 결정하는 데 도움이 될 수 있다. 환자는 PSFS 검사를 통해 중요한 활동들을 평가하고, 치료적 운동/중재가 이러한 항목을 다루는 경우 환자는 재활을 통한 수행력이 향상될 수 있다. 그리고 특정 과제를 재교육하는 동안 신경 가소성(neuroplasticity)을 극대화하는데 도움이 될 것이다.

표 2-2는 환자들의 PSFS 항목 및 점수들을 보여준다. 환자가 현재 뇌졸중 발병 이전보다 어려움을 호소하는 활동들은 보행, 균형, 미끄러지기, 달리기, 공 던지기, 공을 치기 위해 야구 방망이를 휘두르는 것이다.

치료사가 선택한 두 번째 결과척도는 상위수준움직임평가도구(High-level Mobility Assessment Tool, HiMAT)이다. HiMAT는 외상성 뇌손상을 가진 환자들에게 신뢰도와 타당도가 높고, 신경학적 증상이 있는 환자들에게 내적 타당도가 높다. HiMAT는 각 항목에 대한 시간 또는 거리 측정값을 사용하여 점수가 매겨지며, 이 값은 서열로 변환되어 기록된다. 가장 높은 점수인 5는 과제 항목을 완료하는 데 걸리는 '정상적인' 시간 또는 거리를 나타내지만, 가장 낮은 점수인 1은 증가된 시간 또는 감소된 거리를 나타내므로 성능이 저하되었음을 나타낸다. 환자가 항목을 성공적으로 완료할 수 없는 경우에는 0점을 준다. 이 클리닉에서는 14개의 계단을 이용한 평가를 시행할 수 없기 때문에 '계단 올라가기'와 '계단 내려가기' 항목으로 수정하여 시행하였다. 대신에 환자는 (1) 비마비측 다리를 먼저 올려놓기와 (2) 마비측 다리를 먼저 올려놓기와 같은 2가지 조건에서 20cm 높이의 계단을 14번 올라가는 것을 두 번 시행하였다. 14번 계단을 오르는 것을 완료하는 데 걸리는 시간을 평균 계산하여 기록하였다. **표 2-3**은 환자의 HiMAT 수행 결과를 보여준다. 전반적으로 환자는 걷기와 같은 동작은 잘 수행했지만 달리기와 건너뛰기와 같은 더 높은 수

표 2-2 • 환자별 환자지향기능척도 결과

	뛰기 (Running)	던지기 (Throwing)	균형 (Balance)	방향 전환 (Shuffle)	걷기 (Walking)	치기 (Hitting)
초기평가	4	4	5	5	7	4
환자 2	4	5	5	5	7	4
환자 3	5	6	6	6	7	5
환자 4	5	6	6	6	6	6
환자 5	6	7	7	7	7	7
환자 6	7	7	6	6	6	7
환자 7	7	8	8	8	8	8
환자 8	7	8	7	8	8	8
환자 9	7	8	8	8	8	8
환자 10	7	9	8	9	9	8
환자 11	8	9	8	9	9	8
변화(물리치료 시작부터 퇴원까지)	4	5	3	4	2	3

준의 동작은 제대로 수행하지 못했다.

검사 시점에 치료사는 초기 검사 중에 발견된 비정상적 동작 수행 수준에 영향을 주는 잠재적인 손상에 대한 몇 가지 가설을 설정했다. 환자의 움직임과 활동 수준 결손에 영향을 주는 이러한 손상을 제외시키기 위해 손상수준검사(impairment level testing)가 수행되었다.

정적균형검사로는 롬버그검사(Romberg test)와 샤펜드롬버그검사(Sharpened Romberg test)를 했다. 롬버그검사는 선 자세에서 발을 붙이고 팔을 가슴 위에 교차시킨 상태에서 60초 동안 수행하는데, 먼저 눈을 뜬 상태에서 검사를 시행하고 눈을 감고 또 검사를 시행한다. 과도한 몸통의 흔들림이나 스

표 2-3 • 환자별 상위수준움직임평가도구 결과

항목	초기검사	환자 4	환자 8	환자 11	변화(물리치료 시작부터 퇴원까지)
걷기(Walk)	3	1	2	3	0.46s
뒤로 걷기 (Walk backward)	3	2	3	3	0.57s
발가락 걷기 (Walk on toes)	3	3	3	3	0.59s
장애물 건너기 (Walk over obstacle)	2	2	2	3	0.88s
뛰기(Run)	1	1	1	1	0.23s
뛰어넘기(Skip)	1	1	1	1	1.96s
앞으로 뛰기(마비측) Hop forward(affected)	1	1	1	1	12.39s
마비측으로 뛰기 Bound(affected)	2	2	3	3	13cm
비마비측으로 뛰기 Bound(less-affected)	2	2	3	3	11cm
마비측으로 올라서기 Step-up(affected)	23.96s	20.14s	15.83s	16.58s	6.47s
비마비측으로 올라서기 Step-up(less-affected)	21.61s	19.02s	16.50s	16.09s	4.08s

테핑 전략(stepping strategy)을 사용하게 되면 측정을 멈추고 그 시간을 측정한다. 20초 미만일 경우 낙상 위험은 3배 증가한다. 환자는 눈을 뜬 상태와 감은 상태에서 60초 동안 롬버그검사를 수행할 수 있었다. 샤펜드롬버그검사는 롬버그검사를 약간 수정한 것으로, 환자가 팔을 가슴 위로 교차시킨 상태에서 60초 동안 한쪽 발뒤꿈치와 다른 쪽 발가락이 닿아 일렬로 서기(heel-to-toe stance)를 한다. 환자는 60초 동안 눈을 감은 채 검사를 실시한다. 과도한 몸통의 흔들림이나 스테핑 전략을 사용하게 되면 측정을 멈추고 그 시간을 측정

한다. 샤펜드롬버그검사는 60~64세 여성들에서 눈 떴을 때 56.4초, 눈 감았을 때 24.6초의 평균값을 나타냈다. 이 환자는 눈을 뜬 상태에서 60초 동안 샤펜드롬버그검사를 수행했다(정상). 눈을 감았을 때는 균형을 잃어 왼쪽 발을 앞으로 내딛을 때까지 약 4초 동안만 자세를 유지하였다. 환자는 눈을 감은 상태에서 샤펜드롬버그검사에 어려움이 있었기 때문에 물리치료사는 물리치료 전반에 걸쳐 이 검사로 환자를 재평가했다.

환자는 상지와 하지에 통증 없이 전 범위 관절가동범위로 움직임이 가능했다. 그러나 근육길이검사에서 양측에 단축된 근육들을 찾았다; 이상근(궁둥구멍근, piriformis), 슬건근(뒤넙다리근, hamstring)(70° 이상 하지직거상 시), 대퇴사두근(넙다리네갈래근, quadriceps), 장경인대(엉덩정강근막띠, iliotibial band). 이렇게 단축된 근육은 움직임 또는 활동 제한을 가져올 수 있다.

맨손근육검사(Manual muscle testing, MMT)가 시행되었다. 환자의 왼쪽 상지와 하지근력은 정상(5/5 등급)이었다. 오른쪽 상지의 중간과 아래 승모근(등세모근, trapezius)(4/5)과 견갑외전근(어깨벌림근, shoulder abductors)(4/5)에서 근약화가 관찰되었다. 환자는 또한 오른쪽 하지의 근위(몸쪽, proximal)와 원위(먼쪽, distal) 부위의 근약화를 나타내었다. 오른쪽 엉덩관절의 벌림과 폄은 4/5 등급이었고, 발바닥 굽힘과 발등 굽힘은 4/5 등급, 엄지발가락 폄은 3/5 등급이었다. 몸통 중심근력(core strength)은 골반경사 정도를 가지고 검사하였고 4/5 등급이었다. 악력은 악력계(grip dynamometer)로 측정하였고 연령기준치(age-matched value)와 비교했을 때 양쪽 다 정상이었다. 환자의 오른쪽 근약화는 초기 검사 중 기능적 움직임 평가에서 문제를 야기할 수 있다. 최근 연구에 따르면 맨손근육검사에서 3등급 이상을 나타내는 경우에는 악력계검사가 크게 신뢰되지 않는다고 한다. 이 환자는 자신의 근력이 얼마나 강한지에 대한 평가가 필요했기 때문에 휴대용 힘 측정계 근력검사를 사용하여 보다 정확한 결과를 얻는 것이 더 적절할 수 있다.

환자가 감각이상을 호소했기 때문에 치료사는 추가 검사를 실시했다. 고유수용성 감각검사와 가벼운 촉각은 양쪽 하지에서는 정상을 나타냈다. 또한 환자는 발뒤꿈치-정강이검사(heel-to-shin test)와 손가락-코닿기검사(finger tip-to nose movements)에서도 정상을 나타냈다. 이 감각검사는 환자의 활동과 움직임 제한에 영향을 주는 고유수용성 감각, 가벼운 촉각, 비균형 협응 결핍과 같은 요소들을 제외시키기 위함이다.

물리치료 진단은 41세 남성이 3개월 전 왼쪽 기저핵의 뇌혈관사고 후 균형, 오른쪽 상하지 근력, 양쪽 하지근육길이, 던지기 정확도에서 결함이 있음을 나타냈다. 환자는 강아지를 데리고 산책하는 것과 아이들과 함께 야구를 하는 것에 어려움이 있었다. 그는 야구 코칭을 다시 하기 위해 기본적으로 필요한 공 던지기, 방망이 휘두르기, 방향을 갑자기 바꾸는 것 등의 동작이 어렵다고 하였다. 회복을 방해하는 요인으로는 허리통증, 오른쪽 좌골신경통(sciatica) 및 왼쪽 족저근막염으로 인한 통증 등이다.

치료 계획과 중재

신경 가소성은 상황에 따라 중추신경계가 변화하고 적응하는 능력을 말한다. 신경 가소성 원리에 따르면 중재는 환자의 특정한 결핍을 해결하는 것을 목표로 하여야 하며, 뇌의 가소성을 일으키기 위해서는 특수한 활동들을 훈련하는 것이 필요하다. 운동의 강도와 반복 횟수는 가소성 증가에 영향을 미친다. 신경 가소성 원칙을 보면 운동 특이성, 강도가 가소성에 큰 영향을 미친다고 하였다. 운동 특이성은 환자의 활동을 향상시킬 목적으로 장애 치료에 효과가 있는 중재가 필요함을 의미한다. 반복은 학습 효과를 최대한 높이기 위해 운동 과제 반복을 극대화하는 것이다. 강도란 각 세션마다 그리고 세션 간 강도를 높이기 위해 일관된 재검사가 실시되어야 하고, 환자의 수행에 따라 최대화되도록 해야 한다.

예상된 목표는 환자와 협력하여 3주 만에 달성했다. 여기에는 다음 내용이 포함된다: (1)야구 코칭으로의 복귀를 용이하게 하기 위해서는 피로감 없이 1시간 이상 걷기 및 서 있는 동작 수행이 가능한 능력; (2)이전 수준의 기능(prior level of function, PLOF)으로 돌아가기 위한 가정 운동 프로그램(home exercise program, HEP)을 독립적으로 수행하기. 6주 내에 예상되는 결과에는 다음의 내용이 포함된다: (1)기능적 활동 및 오락 활동을 수행하는 능력을 향상시키기 위해 오른쪽 상하지 근력이 MMT 5/5등급으로 증가된 근력; (2)환자의 삶의 질을 향상시키기 위해 선택한 각 활동에 대해 PSFS 점수 8점 이상으로 향상; (3)야구를 코치할 수 있는 능력을 향상시키기 위한 환자의 균형과 움직임을 향상시키기 위해 HiMAT 점수 항목당 최소 1점 이상 증가.

치료 기간은 1주일에 1~2회, 총 6주였다. 환자의 나이가 얼마나 젊은지, 치료에 대한 동기 부여가 얼마나 높은지, 뇌손상 이전에 기능 수준이 얼마나 높았는지 등이 환자의 예후에 큰 영향을 미친다고 한다. 치료사는 적절한 중재방법을 정하기 위해 HiMAT, PSFS, 던지기 정확도, 샤펜드롬버그검사를 실시하였다. PSFS는 환자의 동기 부여와 신경 가소성에 도움이 될 수 있는 활동 결정에 도움을 줄 수 있는 평가방법이다. HiMAT와 샤펜드롬버그검사는 환자의 장애에 맞춘 중재를 결정하는 데 도움이 되는 평가방법이다.

각 세션은 슬건근(뒤넙다리근, hamstring)의 유연성을 높이고 수행력을 향상시키기 위해 심혈관 준비운동으로 시작했다. 환자의 심혈관 위험요인 때문에 준비운동은 유산소 운동 세션으로 시작했고 물리치료가 끝난 후 HEP로 전환된 후에도 준비운동으로 유산소 운동을 시행했다. 치료사는 유산소 운동 전후 환자의 혈압과 심박수를 측정하여 운동에 적절한 생리반응을 확인했다. 그는 유산소 운동 장비인 엘립티컬 기계(elliptical machine)에서 5~10분 동안 저항 없이 중등도로 운동을 수행하였다.

치료 중에는 짧은 하지근육의 선택적 신장 운동도 포함된다. 신장은 근육통

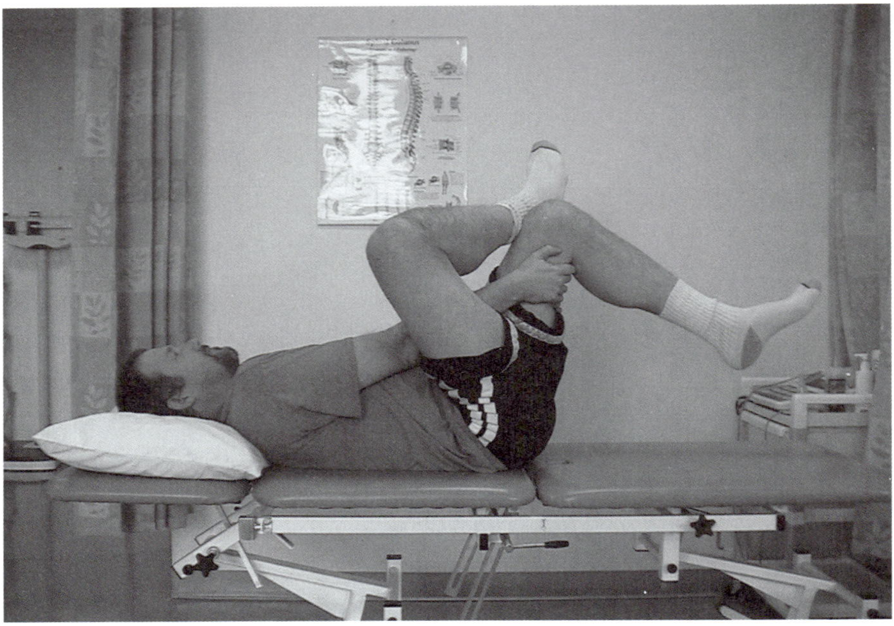

그림 2-2 오른쪽 이상근 신장 자세

증 위험을 감소시키지 않고 부상을 예방하거나 스포츠 수행을 향상시키지 않지만, 기능적 수행과 움직임 수행을 향상시키고 근육길이를 더 많이 확보하기 위해 시행하였다. 슬건근 신장은 바로 누운 자세에서 하지직거상을 사용하여 수행되었다. 비복근(장딴지근, gastrocnemius), 가자미근(soleus) 신장은 환자가 무릎을 완전히 펴고 약 20° 발목 발등 굽힘하여 경사판에 서서 수행되었다. 이상근(궁둥구멍근, piriformis) 신장은 바로 누운 자세로 수행되었다(**그림 2-2**). 처음에 치료사는 신장을 치료 세션에 포함시켰다. 2~3회 방문 후 환자는 운동 자세, 운동 지속시간, 신장 운동의 양/질에 대한 이해를 하였다. 따라서 이러한 신장은 후기 세션에서는 검사를 통해 환자의 HEP로 전환되었다.

하지 치료적 운동은 이 환자의 중재와 치료 계획의 핵심이었다. 특수한 운동 프로그램이 환자의 균형, 지구력, 힘, 중심 안정성(core stability) 및 운동 프로그램 변경능력을 향상시키기 위해 사용되었다(**표 2-4**). 상지 플라이오메트릭훈련이 포함되었다.

플라이오메트릭훈련은 근수축의 속도와 힘을 향상시키고 스포츠 관련 활동의 성능을 향상시키기 위해 근육의 급격한 신장과 수축의 빠르고 강력한 움직임을 이용한다. 플라이오메트릭훈련은 상지의 고유수용성 감각 및 운동 감각을 향상시킨다. 머리 위로 던지기의 플라이오메트릭훈련은 수행력(performance) 향상에 도움이 된다. 어깨의 고유한 구조를 통해 수행력을 향상시키고 부상 위험을 줄이기 위해 머리 위 운동의 동적 안정성을 훈련해야 한다. 던지는 능력이 손상되었고, 딸의 소프트볼 팀 코치가 되기 위해서는 공을 던지는 능력이 필요하다는 환자의 목표가 있었기 때문에 상지 플라이오메트릭 훈련은 동기 부여를 주기에는 충분했다.

환자는 7주 동안 11회 물리치료실을 방문한 후에 퇴원했다. 그는 6개의 목표 중 5가지를 충족했다. 그는 HEP를 독립적으로 하고, 소프트볼 코치를 위한 활동을 60분 이상 할 수 있었다. 환자는 HiMAT의 각 항목에서 1점씩 점수 향상을 나타내지는 못했다. 그는 소프트볼을 던지는 능력과 방망이를 정확히 휘두를 수 있어 소프트볼 코치 능력이 크게 향상되었다. 그는 소프트볼 코치를 계속 할 것이고, 건강과 기능의 향상과 유지를 위해 체육관에서 운동을 하고 있다고 하였다. 환자의 던지기 정확도는 치료 기간 동안 많이 향상되었다. 11번 방문하는 동안 던지기 정확도가 4/20에서 11/20로 3배 정도 증가하였다.

PSFS에 대한 점수는 치료 기간 동안 많이 개선되었으나(**표 2-2**), 허리통증(4번 방문), 오른쪽 이상근통증 및 왼쪽 족저근막통증(6번 방문)으로 인해 점수가 약간 떨어졌다. 정형외과 장애가 있는 환자의 경우, PSFS에서 최소 감지 가능 변화(minimal detectable change)는 각 항목에 대해서는 3점 또는 전체 평균에 대해서는 2점 변경되었을 경우이다. 이 환자는 PSFS의 항목 전체에 걸쳐 최소 감지 가능 변화를 초과했다.

HiMAT의 재평가는 4, 8, 11번째 방문 때 시행하였다. 환자는 초기 검사

표 2-4 • 환자별 치료적 운동 중재

	환자1	환자2	환자3	환자4	환자5	환자6	환자7	환자8	환자9	환자10
1/2 폼 롤러에 두발을 나란히 해서 서기 (Tandem stance on 1/2 form roller)	30초씩 2세트	X	X	X	X	X	X	X	–	–
20cm 높이 계단 오르기 (Stepping over 8-in step)	30초씩 2세트	X	X	X	X	X	X	X	X	X
플라이오메트릭 박스 점프하기 (Plyometric box jumps)	30번 반복	X	X	X	X	X	X	X	X	–
풀리를 이용하여 머리 위로 바깥돌림하기 (Overhead external rotation with pulley)	1kg× 30초	–	–	X	X	–	2kg×30 반복	X	X	X
각 발을 앞뒤로 번갈아 가면서 걷기 (Walking sideways while alternating each foot front to back)	5바퀴	–	–	X	X	X	X	X	X	X
스포츠밴드로 저항을 가한 채 조깅하기 (Jogging with sports cord resistance)	–	–	–	3바퀴	X	–	X	X	–	–
짐볼 위에 교각자세를 한 채 무릎을 굴곡/신전하기 (Bridge curls and jack knives over inflatable ball)	각 20개	–	X	–	X	X	X	X	X	–
런지하며 걷기 (Lunge walks)	–	–	–	–	X	X	X	–	X	–

표 2-4 • 환자별 치료적 운동 중재(계속)

	환자1	환자2	환자3	환자4	환자5	환자6	환자7	환자8	환자9	환자10
야구 스윙 (Baseball swings)	–	4kg 10번 스윙	X	X	X	X	X	X	X	–
부풀린 공 깎아치기(Chops) (양팔은 나선형과 대각선으로 움직이기)	–	4kg 10번 반복	X	–	X	X	–	X	X	–
박스 위에서의 훈련(Box drills) (뛰기, 방향 전환, 페달 뒤로밟기, 노래방)	–	–	–	–	–	–	3바퀴	X	–	X
운동 프로그램의 빠른 변화가 주어지는 장애물 코스 (Obstacle course requiring rapid changing of motor program)	–	–	–	–	–	–	X	X	–	–
상지와 상부 몸통 고정, 엉덩관절과 무릎은 90도 굽힌 상태로 복부 운동 (Abdominal exercise with fixed upper extremity/upper trunk and a flexion of hip/knees to 90°)	–	–	–	–	–	X	X	X	–	–

한바퀴(one lap) = 20m

"–" 해당날짜에 이 항목을 수행하지 못하였음을 의미

"×" 해당날짜에 이 항목을 수행하였음을 의미

표 2-5 • 환자별 눈 감고 샤펜드롬버그검사를 한 결과(초)

	검사 시 왼쪽 발을 앞에 놓음	검사 시 오른쪽 발을 앞에 놓음
초기 검사	4	0
환자 2	50	0
환자 3	15	13
환자 4	NT	NT
환자 5	NT	NT
환자 6	7	5
환자 7	2	6
환자 8	6	7
환자 9	12	23
환자 10	20	25
환자 11	30	36
변화 (초기부터 퇴원시까지)	26	36

NT, 측정 불가(not tested)

에서 퇴원까지 HiMAT의 모든 항목에서 일관된 개선을 보였다(**표 2-3**). 환자는 개별 HiMAT 항목에서 실제 시간/거리가 향상되었지만, 11번의 치료 세션 동안 전체 HiMAT 점수가 향상되지는 않았다. 드러난 시간 점수와 거리가 서열척도로 변환되면 서열 점수가 변화될 만큼 유의하지 않으므로 그의 전체 HiMAT 점수는 동일하게 유지되었다. 이 환자에게서 HiMAT는 (바닥 효과로 인해) 변화를 포착하지 못했을 수도 있지만, 중재, 운동 및 HEP를 개발, 발전, 수정하는 데 있어 치료사에게 매우 유용했다.

HiMAT는 매우 높은 수준의 스포츠와 같은 활동을 포함하도록 개발되었기 때문에 다른 결과 측정보다 환자가 더 많은 도전을 통해 강도를 향상시키고,

그의 회복에서 신경 가소성 역할을 잠재적으로 극대화할 수 있다. 마지막 방문 시 MMT를 통해 근력을 재검사하여 환자에게 남아 있는 근력 결손이 없음을 확인했다.

치료사는 눈을 감고 샤펜드롬버그검사로 환자의 수행능력을 정기적으로 검사하였다(**표 2-5**). 환자는 왼쪽 발을 앞으로 했을 때와 오른쪽 발을 앞으로 했을 때 각각 26초와 36초로 상대적인 향상을 나타냈다. 이러한 결과는 가장 낮은 연령별 표준(60~64세에서 24.58초)을 사용 시 왼쪽 발을 앞으로 했을 때와 오른쪽 발을 앞으로 했을 때 모두 정상적인 결과를 나타낸다. 젊은 사람들의 뇌졸중 발병이 늘어남에 따라 향후 연구에서는 남성과 여성을 대상으로 연령대가 더 낮은 젊은 연령 집단에서 연령에 맞는 기준을 개발해야 할 것이다.

근거 중심 임상적 추천

SORT: 추천 분류의 장점

A 일관된, 양질의 환자 지향적 근거

B 일관되지 않거나 제한된 질적 수준의 환자 지향적 근거

C 동의, 질병 중심의 근거, 일반적인 관행, 전문가의 의견 또는 사례 시리즈

1. 물리치료의 다른 영역에서 표준화된 평가척도가 뇌졸중 후 기능 수준에 대한 평가에 유용할 수 있다. **C 등급**
2. 상위수준움직임평가도구(HiMAT)는 높은 움직임 수준 수행의 신경학적 상태를 가진 환자의 능력을 정량화하는 데 사용할 수 있는 11가지 과제 결과 측정법이다. **B 등급**
3. 신경 가소성 원리를 치료 계획에 포함시키면 뇌졸중과 같은 신경학적 문제를 가진 사람들의 회복을 극대화한다. **B 등급**

종합 질문

2.1 다음 중 와파린 복용 환자가 먹어도 되는 음식은 무엇인가?

A. 방울양배추

B. 케일

C. 녹색 피망

D. 버터 양상추

2.2 기저핵손상으로 인한 뇌졸중을 진단받은 62세의 여성 환자로, 남편과 함께 취미 활동으로 춤을 다시 배우고 싶어한다. 다음 중 신경 가소성 원리를 치료 계획에 반영하지 않은 것은 무엇인가?

A. 계단 보행 동안 음악을 사용함

B. 보행훈련 동안 간헐적으로 보폭을 크게 하라고 명령함

C. 각 세션마다 속도를 조금씩 증가시키면서 앉았다 일어나기 훈련

D. 발가락 올리기를 각 세션별로 10회 반복 수행

정답

2.1 **C.** 녹색 피망은 초록색이지만, 와파린을 복용하는 사람들이 피해야 할 유형인 비타민 K가 많이 함유된 짙은 녹색 잎이 많은 채소(A, B, D)로 분류하지는 않는다.

2.2 **D.** 각 세션마다 운동의 강도를 일관되게 유지하는 것은 신경 가소성 원리와 일치하지 않는다. 환자가 수행 속도의 변화가 주어지면서도 일관되게 운동을 하려면(C) 강도를 기반으로 한 신경 가소성의 적응을 나타낼 수 있다. 중요한 것은 활동 중 음악을 사용하는 것은 그녀의 목표와 관련이 있다는 것이다(A). 운동 특이성은 증가된 보폭길이에 중점을 두고 설명할 수 있다(B).

파킨슨병: 진단

Parkinson's Disease: Diagnosis

Heather Scott David

CASE 3

오른쪽 상지에 떨림 증상을 나타내는 70세 남성은 8년 전 병원에서 파킨슨병으로 진단받았다. 그는 현재 경축(rigidity), 자세 불안정, 낙상(fall), 의자에서 일어나는 것에 대한 어려움을 호소한다. 그는 모든 이동과 침상 활동, 앞바퀴가 달린 워커(front-wheeled walker) 등으로 실내 이동하는 것에 약간의 도움이 필요하다. 그는 보행 시 보통 종종걸음(festinating gait)을 하고 보행을 멈추기 위해서는 보호자의 도움이 필요하다. 그는 현재 아내와 함께 살고 있고 남편의 일상생활을 최대한 많이 도와주고 있다. 지난 3개월 동안 환자는 여러 번 넘어졌고 이동이 어려워 그의 취미인 지역 내 클럽에서 매주 열리는 카드게임에는 현재 참여하지 못하고 있다. 그는 스스로 바닥에서 일어나지 못할 때도 있어 부인이 911이나 이웃에 도움을 요청하기도 하였으나, 낙상으로 인해 심한 부상을 당한 적은 없었다. 그는 가면형 얼굴(masked face)과 저긴장증(hypotonia)을 나타내고, 의사소통에도 어려움을 호소했다. 또한 연하곤란(dysphagia) 증세도 나타내고 있다. 이 환자는 8년 동안 카비도파/레보도파 [carbidopa/levodopa(Sinemet)]를 복용하였으며, 약효 지속시간이 점점 줄어들고 있다.

▶ 이 진단은 어떤 검사의 증상과 연관되어 있는가?

▶ 기능적 움직임, 균형, 보행 측정에 가장 적합한 방법은 무엇인가?

▶ 물리치료를 방해하는 합병증은 무엇인가?

주요 정의

- **연하곤란**(삼킴곤란, dysphagia): 삼킴장애. 경축과 움직임 감소로 인해 파킨슨병 환자에게서 흔하게 나타남
- **종종걸음**(festinating gait): 짧아진 보폭과 빠른 속도가 특징인 파킨슨병 환자의 일반적인 보행 패턴
- **발성과소**(발성부전, hypophonia): 음성 생성 감소로 인하여 속삭이는 듯이 말하는 증상
- **가면형 얼굴**(masked face): 파킨슨병 환자의 경축 증세로 인한 얼굴 표정 감소, 표정 감소(hypomimia) 증상
- **온/오프현상**(ON/OFF phenomenon): 약물 투약 후 증상의 일시적 개선과 약효의 급격한 감소를 뜻하는 것으로, 레보도파(levodopa)의 장기간 사용 시 빈번히 발생함
- **경축**(rigidity): 관절가동범위 전반에 걸쳐 일관되게 나타나는 수동적 신장에 대한 저항으로 인해 근긴장이 증가된 상태로, 양방향에 걸쳐 나타나며, 속도에 의존적이지는 않음. 납관형(leadpipe)과 톱니바퀴형(cogwheel) 경축이 있음
- **떨림**(tremor): 신체의 저빈도 불수의적 진동을 말하는 것으로, 파킨슨병 떨림은 휴식 시 신체 반쪽에서 나타나며, 대부분 손에서 나타남

목표

1. 파킨슨병의 주요 증상을 설명한다.
2. 파킨슨병의 직접 · 간접적 장애를 설명한다.
3. 국제기능장애건강분류(ICF)에 근거하여 파킨슨병 진행이 신체구조와 기능장애, 활동 제한 및 참여 제한에 대하여 설명한다.
4. 파킨슨병 환자의 활동 제한과 참여 제한을 평가하기 위해 신뢰할 수 있고 타당성 있는 검사방법을 설명한다.
5. 물리치료검사와 중재에 영향을 줄 수 있는 약물 부작용을 확인하고, 가능한 치료 방안을 설명한다.

물리치료 시 고려사항

보행 불안정, 균형장애, 낙상 경험, 기능적 움직임 감소가 있는 파킨슨병 환자를 관리하는 데 고려할 점:

- **일반적인 물리치료 계획/목표**: 안전하고 독립적인 이동능력 향상; 뒤쪽으로 균형을 잃지 않고 앉은 자세에서 일어나는 능력 증진; 가정에서 독립적인 이동능력 향상
- **물리치료검사 및 측정**: 관절가동범위(ROM), 근력의 평가; 기능적 움직임, 균형, 보행 및 참여 제한에 대한 신뢰할 수 있고 타당성 있는 평가도구
- **물리치료 시 주의사항**: 환자는 항상 낙상 위험이 높으므로 주의; 약물 부작용에 대한 인식
- **물리치료를 방해하는 요인**: 기립성 저혈압(orthostatic hypotension); 약물 투여 시기

건강 상태의 이해

파킨슨병은 파킨슨증(parkinsonism)의 가장 흔한 형태로, 기저핵(basal ganglia)의 이상에 의해 야기되는 질환이다. 파킨슨병은 기저핵의 만성 진행성 신경퇴행성질환(neurodegenerative disease)이다. 병의 원인 중 약 80%가 특발성(idiopathic)으로 나타나고, 나머지 20%는 이차적 파킨슨증(secondary parkinsonism)에 의해서 나타난다. 이차성 파킨슨증은 독성(toxicity), 뇌염(encephalitis), 혈관질환(vascular disease), 종양(tumor), 대사성 원인(metabolic cause) 및 기타 신경퇴행성장애의 결과로 인한 기저핵의 손상으로 인해 발생된다. 파킨슨병 환자의 운동 결핍은 흑질치밀부(substantia nigra pars compacta)의 색소신경세포(pigmented neurons)가 소실된 결과이

다. 흑질(substantia nigra)에서 신경세포(neuron)의 소실은 미상핵(꼬리핵, caudate)과 피각(조가비핵, putamen)[둘을 합쳐 선조체(줄무늬체, striatum)이라고 함]에 대한 신경전달이 감소되고 선조체로부터 도파민 생산능력의 감소를 나타낸다. 파킨슨병의 평균 발병연령은 57세이다. 파킨슨병은 미국에서 80만 명으로 추정되며, 유병률은 10만 명당 350명이다. 파킨슨병 환자의 진행 속도는 다양하지만 발병이 늦을수록 그리고 자세 불안정성이 있는 환자일수록 더 빠른 진행 속도를 나타낸다.

파킨슨병에 대한 최종 진단검사는 없다. 대신 진단은 환자의 임상 증상을 통해 결정한다. 파킨슨병은 네 가지 주요 증상이 있다; 휴식 시 떨림, 운동느림증[극단적인 형태로는 운동못함증(akinesia)], 경축, 자세 불안정성. 파킨슨병의 병리생리학은 기저핵 흑질에서의 도파민 감소와 관련 있다. 도파민 불충분은 기저핵의 직접 및 간접 경로에서의 문제를 초래한다. 기저핵의 직접적인 경로는 시상과 대뇌피질 운동영역으로의 출력을 촉진하는데, 이 경로의 이상은 운동느림증(bradykinesia)의 원인이 될 수 있다. 간접 경로는 움직임 억제를 위해 작용하는데, 이 경로의 이상은 파킨슨병 환자의 떨림(tremor)의 원인이 될 수 있다.

떨림은 보통 환자에게 첫 번째 증상으로 나타나며, 질병 초기 단계에는 신체 한쪽 부위에 떨림이 나타난다. 파킨슨병과 관련된 떨림은 일반적으로 휴식 시에 나타난다. 처음에는 두 번째 손가락 위에서 엄지손가락을 앞뒤로 움직이는 '알약 굴리기(pill-rolling)' 형태로 한 손에 국한되어 나타난다. 떨림은 이완을 통해 증상이 완화되는데, 특히 자고 있을 때는 나타나지 않는다. 운동느림증, 운동감소증(hypokinesia), 운동못함증은 파킨슨병 환자에게 흔히 나타난다. 운동 속도의 감소를 나타내는 경우 운동느림증이라 하고 운동 진폭의 감소를 나타내는 경우 운동감소증이라 한다. 운동못함증은 움직임의 결핍 상태로 "얼었다(freezing)"라고 표현한다. 파킨슨병 환자들은 모든 움직임, 특히 복잡한 다단계(multistep) 운동 계획을 시작하고 실행하는 데 어려움이 있다.

경축(rigidity)은 주동근과 길항근의 수동적 움직임에 대한 저항이 증가된 상태를 말한다. 경축은 사지와 몸통에 영향을 미칠 수 있으며, 파킨슨병 초기 단계에는 어깨, 목, 엉덩이의 근위(몸쪽, proximal) 근육에서부터 원위(먼쪽, distal), 팔다리와 얼굴에 이르기까지 비대칭적으로 나타난다. 경직(spasticity)과는 달리 경축은 근긴장도가 속도 의존적으로 나타나지 않고 일정한 경향을 나타낸다. 경축은 '톱니바퀴형(cogwheel)' 또는 '납관형(leadpipe)'의 두 가지 형태로 나타난다. 톱니바퀴형 경축은 전체 운동범위에 걸친 경련적 저항(jerky catching)과 이완되는 움직임(releasing movements)이 순차적으로 나타나는 것이 특징이고, 납관형 경축은 전체 운동범위에 걸쳐서 균일한 저항이 계속적으로 나타나는 것이 특징이다. 시간이 지남에 따라 경축은 운동범위 소실, 구축, 자세 변형과 같은 문제를 야기할 수 있다. 자세 불안정성은 파킨슨병의 가장 큰 장애 중 하나이다. 파킨슨병 환자의 선 자세 균형능력은 후퇴보행(retropulsion) 또는 당기기검사(pull test)로 평가할 수 있다. 이 검사에서 검사자는 환자의 어깨를 앞 또는 뒤로 빠르게 당긴 후 환자의 균형반응을 평가한다. 자세를 잡기 위해 두 걸음 이상 떼거나 자세반응이 전혀 없는 경우는 비정상적인 자세 조절을 나타낸다고 보아야 한다. 후퇴보행검사(retropulsion test)의 검사자 간 신뢰도는 93%, 민감도는 63%, 특이도는 88%로 보고되었다.

파킨슨병의 4가지 주요증상은 질병 과정의 일차적 징후를 나타내는 손상이다. 또 다른 직접적 손상은 자율신경계, 인지, 심혈관계 질환이다. 간접적인 손상은 질병의 하나 또는 그 이상의 직접적 손상의 영향으로 인한 이차적 손상을 말한다. 파킨슨병의 간접적 손상으로는 자세 변형, 관절가동범위 제한, 구축, 보행이상, 연하곤란(dysphagia), 구음장애(dysarthria) 및 호흡기 장애 등이다. 파킨슨병의 전형적인 자세인 구부정한 자세(stooped posture)는 몸통 신근보다 굴곡근에 영향을 주는 경축으로 인한 간접적인 손상으로 나타난다. 구부정한 자세는 환자의 질량 중심(center of mass)을 앞으로 이동시켜 안정성 한계(limit of stability) 앞쪽에 둠으로써 균형능력의 손상을 야기시킨다. 파킨슨병 환자는 앞으로 옮겨진 질량 중심을 따라잡기 위해 짧아진 걸음 길이(step length)와 점진적으로 증가된 보행속도를 나타내는 종종걸음 패턴(festinating gait pattern)을 나타낸다. 파킨슨병 보행의 또 다른 문제들은 운동못함증, 발을 끄는 보행(short shuffling steps), 엉덩이와 무릎 신전의 감소, 양측 보폭(stride length)의 단축과 연관된 문제들을 나타낸다.

파킨슨병에 대한 치료법은 없다. 중재는 병의 진행 속도를 최대한 지연시키고 간접적 손상을 예방하기 위해 증상을 최대한 잘 관리하는 것을 목표로 한다. 선조체에서 도파민의 생산을 촉진시키는 약물적인 중재는 파킨슨병 증상 관리에 효과적이었다. 도파민은 혈액뇌장벽(blood-brain barrier)을 지나가지 못하기 때문에 도파민의 전구물질인 레보도파가 파킨슨병 치료에 사용되는 주요 약물이다. 레보도파(levodopa)와 카비도파[carbidopa(Sinemet)] 결합물은 혈액뇌장벽을 가로지르는 도파민의 양을 증가시키고 약물의 효과를 증가시킬 수 있다. 레보도파의 투여는 파킨슨병의 진단을 확인하는 데에도 사용될 수 있다. 투여 15~30분 내에 운동느림증 및 경축 같은 운동 증상의 개선을 통해 파킨슨병 진단을 확인하는 데 도움이 될 수 있다. 레보도파는 떨림과 자세 불안정보다는 운동느림증과 경축 감소에 효과적이다. 레보도파의 효과는 치료 시작 후 2년 이내 감소하기 시작하여 증상의 호전을 나타내는 “온(on)” 기간이 짧아지고, 증상이 약물로 개선되지 않는 “오프(off)” 기간이 길어지는 결과를 초래한다. 또한 장기간의 레보도파의 사용은 운동이상증이라고 불리는 팔다리와 얼굴근육의 불수의적이고 비정상적인 움직임의 빈도가 증가하는 합병증을 일으킬 수 있다. 레보도파는 음식과 약물 상호작용이 거의 없다. 그러나 철분과 단백질은 레보도파의 흡수를 방해할 가능성이 있다. 철 보충제는 레보도파 전후 2시간 이내에 복용해야 한다. 레보도파는 메스꺼움(nausea)을 감소시키기 위해 식사와 함께 섭취할 수 있지만, 중추신경계(CNS)로의 레보도파 흡수를 최대한 촉진하기 위해서는 단백질이 많이 함유된 식사는 되도록 피해야 한다. 일부 환자는 중추신경계의 레보도파 흡수를 최대한 촉진하기 위해 식사 사이에 약물을 복용하는 것이 좋다. 메스꺼움 및 운동이상증 외에도 잠재적 합병증에는 자세성 저혈압(postural hypotension), 진정작용(sedation), 악몽 및 환각(hallucination) 등이 나타날 수 있다.

파킨슨병의 외과적 관리에는 전극 삽입을 통한 심부뇌자극(deep brain stimulation, DBS)법이 있다. 심부뇌자극은 대개 양측에서 이루어지며 안쪽 창백핵(내측담창구, globus pallidus interna)이나 시상하부핵(subthalamic nuclei)을 표적으로 한다. 약물 치료에 반응이 없는 진행성 파킨슨병 환자의 떨림을 치료하기 위한 심부뇌자극(DBS)법이 임상적 효과가 있다는 연구 결과들이 있다. 이 외과적 중재는 레보도파에 의한 반응인 운동요동(motor fluctuation)과 운동이상증이 나타나지 않는 파킨슨병 환자의 운동증상 감소에 도움이 될 수 있다.

물리치료 환자/고객 관리

파킨슨병 환자를 위한 물리치료 관리에는 효율적으로 이동하는 방법들을 가르치고, 자세 안정성을 유지 또는 향상시키는 전략을 개발하고, 낙상 예방법에 대해서 교육하는 것이 중요하다.

물리치료사는 근골격계 및 심혈관계에 영향을 미치는 이차적 손상을 관리하기 위한 신체 활동들을 증진시켜야 한다. 물리치료사는 주치의, 신경과 전문의, 작업치료사, 언어치료사 및 기타 관련 보건전문가를 포함한 의료 팀의 일원으로 협업을 해야 한다. 매 치료 시간 동안 물리치료사는 자세성 저혈압과 운동이상증을 포함하여 잠재적 합병증에 대해서 환자들에게 질문하여야 하고 담당의사와 이러한 내용들을 항상 논의하여야 한다. 의사소통과 연하문제에 대해서는 언어병리학자, 우울증에 대해서는 심리학자나 정신과 의사 등 의료 팀의 다른 구성원에게 알려야 할 필요성도 있다.

검사, 평가 및 진단

물리치료검사는 물리치료 진단을 유도하고 적절한 때에 다른 의료 팀 구성원에게 알리는 특정 검사 및 검사 절차로 구성된다. 물리치료사는 파킨슨병 환자에서의 손상과 기능적 움직임 소실을 평가하기 위해 다양한 도구를 사용할 수 있다. 환자의 물리치료 평가는 현재 환자가 갖고 있는 기능적 제한과 경축, 운동느림증, 자세 불안정 같은 손상의 정도, 일상생활동작(ADLs)과 도구적 일상생활동작(IADLs)의 수행을 방해하는 떨림에 초점을 맞추어야 한다.

ICF 모델과 일치하는 참여, 활동, 신체 구조 및 기능 측정을 포함하여 파킨슨병 환자의 운동손상 및 장애를 평가하기 위해 현재 사용되는 등급척도와 결과 측정방법이 많이 있다. 통합 파킨슨병 평가척도(Unified Parkinson's Disease Rating Scale, UPDRS)와 Hoehn과 Yahr 척도(Hoehn and Yahr Scale)는 ICF 모델의 신체 구조 및 기능 영역에 대한 척도이다. Hoehn과 Yahr 척도와 수정된 Hoehn과 Yahr 척도는 모두 병의 진행을 기록하는 데 사용되며 검사자 내 신뢰도는 0.44~0.71이다. Hoehn과 Yahr 척도에서 환자는 1~5등급으로 분류된다. 1단계는 신체 한쪽의 기능적 상실이 거의 없거나 전혀 없고, 5단계는 심한 장애가 있고 침대 또는 휠체어에 국한된 활동을 한다. 통합 파킨슨병 평가척도(UPDRS)는 파킨슨병 환자의 장애 및 장애 수준을 측정하는 데 가장 일반적으로 사용되는 평가도구이다. 이 평가도구는 인지 및 감정 상태, ADL 기능, 운동능력 및 잠재적 합병증을 측정한다. 재검사 신뢰도는 0.89~0.95이고, 일반적으로 질병의 중증도와 약물 치료에 대한 반응을 측정하는 데 사용된다.

Hoeh과 Yahr 척도 및 통합 파킨슨병 평가척도는 장애와 손상 수준과 관련된 파킨슨병의 진행을 확인하는 데 도움이 되는 도구이다. 하지만 물리치료사가 치료 계획을 세우고 물리치료 효과를 문서화하는 데 가장 적합한 척도는 아닐 수도 있다.

표 3-1 • 파킨슨병 환자의 기능적 움직임, 보행 및 균형에 일반적으로 사용되는 평가도구

평가	요구되는 시간 (Time Required)	검사-재검사 신뢰도 (Test-Retest Reliability)	최소 검출 가능 변화 (Minimal Detectable Change, MDC)
버그균형척도 (Berg Balance Scale)	15~20분	0.94	5점
기능적 뻗기검사 (Functional Reach Test)	5분 미만	0.73	보고되지 않음
6분 걷기검사 (Six-Minute Walk Test)	6분	0.96	보고되지 않음
10m 걷기검사 (10-Meter Walk Test)	5분 미만	0.96~0.97	0.18~0.25m/s
일어서서 걷기검사 (Timed Up and Go)	5분 미만	0.85	11초
동적 보행지수 (Dynamic Gait Index)	10분	보고되지 않음	보고되지 않음

물리치료사는 기능적 이동성, 보행, 균형 및 자세 안정성에 대한 여러 가지 신뢰할 수 있는 평가 중에서 선택할 수 있다. **표 3-1**은 파킨슨병 환자에서 보고된 각 검사 수행 시 요구되는 시간, 재검사 신뢰도 및 최소 검출 가능 변화를 보여준다.

균형평가도구는 버그균형척도(Berg Balance Scale)와 기능적 뻗기검사(Functional Reach Test)가 있다. 보행과 기능적 이동 측정에는 6분 걷기검사(Six-Minute Walk Test), 10m 걷기검사(10-Meter Walk Test), 일어서서 걷기검사(Timed Up and Go), 동적 보행지수(Dynamic Gait Index, DGI)가 있다. 버그균형척도는 14개 항목 검사를 사용하여 성인의 정적균형 및 낙상 위험을 측정한 것으로, 점수가 높을수록 균형능력이 좋은 것을 의미한다. 기능적 뻗기검사는 환자가 균형을 유지하면서 손을 뻗어 팔이 움직인 거리를 물리치료사가 측정하는 것으로, 선 자세의 정적균형평가이다.

6분 걷기검사는 환자가 본인의 걸음 속도로 6분 동안 걸을 수 있는 거리를 측정하여 보행 지구력을 측정하는 것이다. 10m 걷기검사는 보행속도 검사이다. 일어서서 걷기검사(TUG test)는 환자가 의자에서 일어서서 3m를 걷고 돌아서서 3m를 다시 되돌아와 의자에 앉는 데 걸리는 시간을 측정한다. DGI는 다양한 내적, 외적 상황에 대해 보행균형을 유지하는 환자의 능력을 평가한다. DGI에는 8개 항목이 포함되어 있다(예: 보행속도의 변화, 머리돌린 채 걷기, 장애물 건너가기). 각 항목은 0~4점 척도이고, 4가 가장 높은 균형 등급이다. DGI는 민감도(sensitivity) 68%, 특이도(specificity) 71%, 준거 점수(cut-off score) 18.5점으로, 넘어지는 사람과 넘어지지 않는 사람 간 충분한 식별 타당도를 갖고 있다.

단순히 신체기능만이 아니라 환자의 사회 참여에 대한 데이터 수집을 위해 많은 자가 보고 참여 측정을 사용할 수 있다. 여기에는 39가지 파킨슨병 설문지(39-question Parkinson's Disease Questionnaire, 39-PDQ), 의료 결과 연구 36항목 약식 건강설문조사(Medical Outcomes Study 36-Item Short-Form Health Survey, SF-36) 및 활동균형신뢰척도(Activities Balance Confidence Scale, ABC)가 포함된다. 39-PDQ는 널리 사용되는 질환별 자가보고 설문지로, 39가지 질문이 다음과 같은 8가지 하위 범주로 나누어져 있다; (1) 이동성(mobility), (2) ADL, (3) 감정 건강(emotional well-being), (4) 신체적 특징(stigma), (5) 사회적 지지, (6) 인지(cognition), (7) 의사소통(communication), (8) 신체적 불편감(bodily discomfort). 운동장애학회팀(Movement Disorder Society Task Force)에서 건강 관련 삶의 질 측정 결과를 검토한 결과, 39-PDQ가 파킨슨병 환자에게 권장되었다. 39-PDQ는 만족스러운 내용과 수렴 신뢰도(convergent validity)를 갖는 것으로 나타났다. SF-36은 환자의 관점에서 삶의 질을 측정하는 데 사용할 수 있는 설문지이며, 파킨슨병 환자의 경우 0.80~0.95의 높은 재검사 신뢰도를 가진다.

SF-36은 다음을 포함한 신체 및 정신 건강의 8가지 영역으로 나뉜다: (1) 신체기능(physical functioning), (2) 사회적 기능(social functioning), (3) 신체적 역할(Role-Physical), (4) 신체통증(bodily pain), (5) 정신 건강(mental health), (6) 감정적 역활(role-emotional), (7) 활력(vitality), (8) 일반적인 건강(general health). 이 설문 조사는 라이센스 구매가 필요하고 완료하는 데 약 10분이 걸리는데, 스스로 시행하거나 숙련된 인터뷰 담당자가 직접 또는 전화로 실시할 수 있다. 마지막으로, ABC 척도는 16개의 기능적 이동성 과제를 수행하면서 본인의 자신감에 대해 자가평가하는 것이다. 각 과제는 0(자신감 없음)~100%(완전 자신감)까지 채점되며 16개 항목의 전체 평균으로 계산한다. 이 검사는 완료하는데 약 10분이 걸리고, 재검사 신뢰도가 0.94로 높게 나왔으며 파킨슨병 환자의 최소 검출 가능 변화(minimal detectable change, MDC)에서 13이 나왔다.

치료 계획과 중재

파킨슨병 환자의 간호를 위한 물리치료 계획은 사례 4에 설명되어 있다.

근거 중심 임상적 추천

SORT: 추천 분류의 장점

A 일관된, 양질의 환자 지향적 근거

B 일관되지 않거나 제한된 질적 수준의 환자 지향적 근거

C 동의, 질병 중심의 근거, 일반적인 관행, 전문가의 의견 또는 사례 시리즈

1. 휴식 시 떨림, 운동느림증, 자세 불안정 및 경축은 파킨슨병의 주요 징후이다. **A 등급**
2. 파킨슨병 환자의 자세 안정성에 대한 효과적인 검사방법으로는 후퇴보행(retropulsion) 또는 "당김검사(pull test)"이다. **B 등급**
3. Hoehn과 Yahr 척도 및 UPDRS는 장애와 손상 수준과 관련하여 파킨슨병 진행을 확인하는 데 도움이 되는 도구이다. **A 등급**
4. 파킨슨병 환자에게 버그균형척도, 10m 걷기검사, 일어서서 걷기검사는 변화에 민감한 균형, 보행속도 및 기능 이동성에 대해 신뢰할 수 있고 타당성 있는 평가방법이다. **B 등급**
5. 39가지 파킨슨병 설문지(39-question Parkinson's Disease Questionnaire, 39-PDQ), 의료 결과 연구 36항목 약식 건강설문조사(Medical Outcomes Study 36-Item Short-Form Health Survey, SF-36) 및 활동균형신뢰척도(Activity Balance Confidence Scale, ABC)는 파킨슨병 환자에게 신뢰도 높고 타당성 있는 평가방법이다. **B 등급**

종합 질문

3.1 초기 파킨슨병 환자의 떨림 증상은 어떻게 나타나는가?

A. 양측성

B. 활동과 함께 증가한다.

C. 휴식 시 나타난다.

D. 레보도파에 의해 개선된다.

3.2 다음 평가도구 중 파킨슨병 환자의 참여 제한(participation restrictions)을 측정하는 데 가장 적합한 도구는 무엇인가?

A. 버그균형척도(BBS)

B. 6분 걷기검사(6MWT)

C. 의료 결과 연구 36항목 약식 건강설문조사(SF-36)

D. 기능적 뻗기검사(FRT)

정답

3.1 **C.** 파킨슨병 환자의 떨림은 대개 휴식 시에 나타나고 활동 시 감소한다. 편측성 떨림은 파킨슨병 초기 징후이다. 그리고 레보도파는 운동느림증과 경축을 개선시키는 데 효과적이나 떨림과 자세 불안정성을 줄이는 데는 효과가 적다.

3.2 **C.** 참여 제한을 측정하는 도구는 환자의 관점에서 삶의 질(신체 및 정신 영역 포함)을 평가하는 SF-36이다. 버그균형척도, 6분 걷기검사 및 기능적 뻗기검사는 파킨슨병 환자에서 흔히 나타나는 직접적인 기능장애(기능 이동성, 보행, 균형 및 자세 안정성)를 측정하는 평가방법이다.

파킨슨병: 치료

Parkinson's Disease: Treatment

Heather Scott David

CASE 4

오른쪽 상지에 떨림 증상을 나타내는 70세 남성은 8년 전 병원에서 파킨슨병으로 진단받았다. 그는 현재 경축(rigidity), 자세 불안정, 낙상(fall), 의자에서 일어나는 것에 대한 어려움을 호소한다. 그는 모든 이동과 침상 활동, 앞바퀴가 달린 워커(front-wheeled walker) 등으로 실내 이동하는 것에 약간의 도움이 필요하다. 그는 보행 시 보통 종종걸음(festinating gait)을 하고 보행을 멈추기 위해서는 보호자의 도움이 필요하다. 그는 현재 아내와 함께 살고 있고 남편의 일상생활을 최대한 많이 도와주고 있다. 지난 3개월 동안 환자는 여러 번 넘어졌고 이동이 어려워 그의 취미인 지역 내 클럽에서 매주 열리는 카드게임에는 현재 참여하지 못하고 있다. 그는 스스로 바닥에서 일어나지 못할 때도 있어 부인이 911이나 이웃에 도움을 요청하기도 하였으나, 낙상으로 인해 심한 부상을 당한 적은 없었다. 그는 가면형 얼굴(masked face)과 저긴장증(hypotonia)을 나타내고, 의사소통에도 어려움을 호소했다. 또한 연하곤란(dysphagia) 증세도 나타내고 있다. 이 환자는 8년 동안 카비도파/레보도파[carbidopa/levodopa(Sinemet)]를 복용하였으며, 약효 지속시간이 점점 줄어들고 있다. 물리치료사는 환자의 초기 평가(사례 3)를 마쳤고 물리치료 계획을 시작했다.

▶ 환자의 질병 상태에 근거해서 물리치료 계획에 대해서 설명한다.

▶ 환자의 진단에 근거해서 적절한 물리치료 중재는 무엇인가?

▶ 물리치료 중재 동안 어떤 예방 조치들이 이루어져야 하는가?

목표

1. 파킨슨병 환자들의 손상, 활동 제한, 참여 제한을 설명하는 물리치료 중재를 확인한다.
2. 파킨슨병 환자들을 위한 적절한 보조장비에 대해 설명한다.
3. 파킨슨병 환자들에게 흔하게 나타나는 자세 불안정과 비정상적인 보행을 치료하기 위한 중재에 대해서 논의한다.

물리치료 시 고려사항

보행 불안정성, 균형장애, 낙상 경험, 기능적 움직임 감소가 있는 파킨슨병 환자를 관리하는 데 고려할 점:

- **일반적인 물리치료 계획/목표**: 안전하고 독립적인 이동능력 향상; 뒤쪽으로 균형능력을 잃지 않고 앉은 자세에서 일어나는 능력 증진; 가정에서 독립적인 이동능력 향상
- **물리치료 중재**: 낙상 예방에 관한 환자와 가족 교육; 증가된 관절가동범위(range of motion); 보행훈련, 균형 운동, 이동훈련; LSVT-Big(Lee Silverman Voice Treatment-Big) 프로그램
- **물리치료 시 주의사항**: 낙상 위험이 높기 때문에 높은 주의가 요구됨; 약물 부작용 가능성을 인지하고 가능한 치료 해결책을 제시
- **물리치료를 방해하는 요인**: 기립성 저혈압(orthostatic hypotension); 약물 투여 시기

치료 계획과 중재

파킨슨병 환자들을 위한 치료 기간, 빈도에 대한 계획은 다음과 같다. 치료 계획에는 측정이 가능하고 치료 시간에 초점을 맞춘 치료 목표(time-specific therapy goal), 예상된 결과, 환자의 퇴원 계획이 반드시 포함되어야 한다. 물리치료 중재에는 운동 학습(motor learning) 능력, 근력, 유연성 그리고 관절가동범위, 기능적 움직임, 균형, 보행, 보조장비 사용 그리고 심폐기능을 향상시키기 위한 다양한 중재가 포함되어야 한다. 중재에는 반드시 환자와 환자 가족의 교육이 포함되어야 한다.

추가적인 물리치료 중재는 리듬청각자극(rhythmic auditory stimulation, RAS), LSVT-Big 프로그램 그리고 체중지지 트레드밀훈련들이 포함될 수 있다.

파킨슨병 환자들에게 관절가동범위 감소, 구부정한 자세, 구축 발생과 같은 손상을 최소화하기 위해 스트레칭이나 관절가동범위 운동들은 도움이 된다. 파킨슨병 환자들의 스트레칭과 관절가동범위 운동 대상 근육은 경축되기 쉬운 고관절굴곡근(hip flexors), 슬관절굴곡근(knee flexors), 족관절저측굴곡근(ankle plantarflexors), 흉근(가슴근, pectoralis muscles) 그리고 경추굴곡근들이다. 파킨슨병 환자들의 특징 중 약해진 고관절(엉덩관절), 슬관절(무릎관절) 신전, 발목 배측 굴곡(발등 굽힘), 견갑골 뒤당김(retraction) 그리고 경추 신전에서의 능동 관절가동범위 감소를 나타낸다. 이에 따라서 약해진 신전근육군의 근력강화 운동이 도움이 된다. 파킨슨병 환자는 경축(rigidity)의 결과로 상부, 하부 체간을 분리해서 움직이는 능력이 부족하므로 치료사는 반드시 축회전(axial rotation) 능력을 향상시킬 수 있는 운동들을 교육해야 한다. 파킨슨병 환자를 대상으로 한 7편의 계통별 고찰 연구에서는 축회전, 기능적 뻗기, 유연성(flexibility), 균형, 근력강화, 보행 그리고 이동성에 관한 다양한 종류의 운동들이 물리적 중재로서 효과가 있다고 하였다. 계통적 고찰 연구에서는 스트레칭, 점진적 운동훈련, 체간 강화 그리고 유산소 운동, 휴식, 강화와 균형훈련, 보행훈련, 기공훈련(qigong), 가정 운동 프로그램과 같은 다양한 운동 중재들이 있다. 앞선 연구에서 운동을 시행한 빈도와 기간은 4~12주 동안 일주일에 1~3시간까지 다양했다. 파킨슨병으로 인한 심혈관기능의 감소는 일상생활의 참여 제한 그리고 기능적 이동의 감소에 영향을 미친다. 자전거 타기와 보행 운동과 같은 유산소 운동을 시행한 파킨슨병 환자는 유산소 운동을 하지 않은 동일 환자에 비해 증가된 산소 소비량을 나타내었다.

유산소 운동이 파킨슨병 환자들의 최대 산소 소비량을 향상시킬 수 있다. 기능적 이동성의 한계를 해결하기 위해서는 운동 프로그램 중 과제 특이성 훈련(task-specific training)이 포함되어야 한다. 다양한 지면에서 반복하여 앉기/서기훈련(sit-to-stand transfer), 계단 오르기, 머리 위로 상지 뻗기 운동 그리고 체간을 분리해서 움직이는 것을 강조한 침대에서 구르기와 같은 훈련들이 도움이 된다. 사실 파킨슨병 환자는 의자에서 일어나는 동작을 어려워한다. 이러한 활동은 교육과 훈련이 필요하다. 치료사는 파킨슨병 환자가 의자에 앉은 자세에서 그의 발에 체중이 가해지고 고관절에 가해지는 부하를 줄이면서 서는 훈련을 시키는 것이 도움이 된다. 그래서 그들이 서는 훈련을 할 때 체간을 앞으로 이동하기가 쉽도록 의자의 끝에 앉도록 한다. 변기, 자동차, 침대, 의자와 같은 다양한 형태의 지면에서 과제훈련을 하는 것은 다양한 환경과 상황에서 기술을 습득하는 능력을 향상시킬 것이다. 기능적 근력훈련과 함께 침대에서의 이동(bed mobility), 이동(transfer), 앉은 자세에서 서기(sit-to-stand), 보행훈련, 낙상 회복을 포함한 기능적 이동과 같은 접근방법은 환자에게 도움이 될 것이다. LSVT-Big 프로그램은 파킨슨병 환자의 움직임 지각(perception)능력을 향상시키는 운동 접근방법이다. 이 운동방법은 LSVT LOUD 프로그램을 토대로 개발이 되었으며 발성부전(hypophonia)의 문제점을 가지고 있는 파킨슨병 환자의 목소리 생성을 증가시키기 위해 사용되어 왔다. LSVT-Big 프로그램은 보통 4주 동안 1주일에 4번, 1시간 동안 수행을 한다. 파킨슨병 환자 60명을 대상으로 한 무작위 대조 실험(randomized controlled trial)에서 LSVT-Big군(앞에서 언급한 기간 동안 시행)이 가정 운동 프로그램군과 걷기 프로그램군과 비교 시 통합 파킨슨병 평가척도(UPDRS) 운동 점수에서 유의미한 증가를 나타내었고 일어서서 걷기검사(TUG test), 10m 걷기검사에서도 향상을 나타내었다.

파킨슨병 환자에게 물리치료 관리 중 보행훈련과 보조장비 처방은 중요한 요소이다. 일반인과 비교 시 흔한 보행에서의 문제점은 감소된 걸음걸이(stride length), 감소된 속도, 비정상적인 카덴스(cadence), 증가된 양하지 지지기(double limb support) 시간, 불충분한 배측굴곡, 불충분한 고관절과 무릎 신전, 보행 중 방향 전환의 어려움, 종종걸음(festinating gait), 동결보행(freezing of gait), 운동과 인지 과제를 같이 시행하는 이중 과제의 어려움이다. 보행훈련은 반드시 환자의 요구(needs)와 그의 생활방식에 맞추어서 해야만 하고 일반인들 사이, 장애물, 문(doorway), 다양한 바닥에서 걷는 훈련도 도움이 될 것이다. 걷는 것에 어려움을 호소하는 파킨슨병 환자들은 낙상 위험을 줄이고 안정성을 향상하고 이동능력을 향상시키는 데는 보조기 사용이 도움이 될 수 있다. 현재 보행에 도움을 줄 수 있는 보조기들이 시중에 많이 나와 있다. 파킨슨병 환자에게 도움이 되는 3가지 종류의 보조장비는 지팡이, 워커, 휠체어이다. 싱글 포인트(single point) 지팡이는 약간의 불균형으로 인한 낙상 예방에는 도움이 되나 순간적인 후방으로의 균형이 무너짐으로 인한 낙상 예방에는 도움이 되지 않는다. 길이가 긴 지팡이(tall walking stick)는 보조장비 사용으로 발생될 수 있는 구부정한 자세를 예방하는 데 도움이 될 것이다. 중등도나 심각한 자세 불안정성을 가진 파킨슨병 환자에게 싱글 포인트 지팡이는 낙상 예방에 도움이 되지 않는다. 이러한 환자는 안전한 보행 보조를 위해 워커의 사용이 필요할 것이다. 표준형 4점 워커는 파킨슨병 환자의 안정적인 보행에 도움이 될 것이다. 그러나 표준형 4점 워커가 순간적으로 후방으로 균형이 무너질 수 있어 낙상 예방에는 도움이 되지 않는다. 그리고 파킨슨병 환자들의 동결보행(freezing episodes)을 심화시킬 수 있다. 앞쪽에 바퀴가 달린 워커(front-wheeled walker) 사용이 이동성, 안정성, 자신감 향상에 도움이 된다고 한다. 그러나 보조장비를 착용하고 보행하는 것이 보조장비 없이 걷는 것과 비교 시 보행속도가 감소되었다. 연구자들은 앞쪽에 바퀴가 달린 워커가 파킨슨병 환자들의 동결보행을 악화시키지는 않는다는 것을 발견하였다. 손잡이 브레이크 기능을 가지고 있는 바퀴가 4개 달린 워커는 보행 시 방향 전환이 쉽도록 도와준다. 하지만 바퀴가 4개 달린 워커는 앞쪽에 바퀴가 달린 워커보다 보행 시 안정성이 떨어진다. 앞쪽에 바퀴가 달린 워커와 바퀴가 4개 달린 워커는 파킨슨병 환자의 동결보행을 악화시키는 것 없이 안정성을 제공하지만 종종걸음을 하는 환자에게는 사실 적절하지 않다. 종종걸음을 하는 파킨슨병 환자는 바퀴가 달린 워커 사용으로 나타날 수 있는 앞쪽으로의 가속도를 조절할 수가 없다. 이는 환자들의 안정성을 떨어뜨리고 결국 낙상 위험을 증가시킨다. 싱글 포인트 지팡이는 순간적인 후방으로의 균형이 무너짐을 예방할 수는 없고, 앞쪽에 바퀴가 달린 워커는 순간적으로 앞쪽 방향으로 가속도가 증가될 수 있기 때문에 안전하지 않다. 환자를 위한 다른 선택사항은 핸들에 브레이크 기능이 있는 워커로 브레이크 기능으로 이동을 조절하는 방법이다. 이러한 방법은 갑작스럽게 앞쪽 방향으로 균형을 잃는 것을 예방할 수 있고 싱글 포인트 지팡이보다는 더 큰 안정성을 제공한다. 수동 혹은 전동 휠체어는 파킨슨병 환자의 기능적 이동을 향상시키는 데 도움이 될 것이다. 하지만 이는 물리적인 도움 없이는 안전한 보행이 어렵다. 전동 휠체어와 소형 오토바이를 안전하게 사용하기 위해서는 어느 정도의 인지능력이 필요하다. 전동 휠체어의 조이스틱(joystick) 민감도와 속도 제한은 떨림과 운동느림증 환자에게는 수정될 필요가 있다.

파킨슨병 환자는 리듬청각자극(RAS), 시각신호(visual cues), 체중지지 트레드밀훈련이 보행기능 향상에 이용될 수 있다. 리듬청각자극은 보행훈련 동안 유용한 도구로서 사용될 수 있다. 리듬청각자극은 환자의 보행 템포를 맞추기 위해 음악이나 메트로놈(metronome)을 활용하여 보행훈련을 시행한다.

파킨슨병 환자의 보행훈련에 리듬청각자극을 이용한 연구에서 대조군과 비교 시 걸음걸이(stride length), 보행속도, 카덴스(cadence)에서의 유의미한 증가를 나타내었다. 파킨슨병 환자의 보행훈련을 돕는 청각신호로는 구두 신호도 포함된다. 보폭(step length)과 팔 흔들기(arm swing)를 크게 하라고 환자에게 구두 지시를 내리는 것이 단기간의 보행 변수(parameter)들의 향상을 나타내었다. 바닥에 표시를 하는 방법, 시각자극을 주기 위해 특별 제작된 지팡이와 워커와 같이 시각신호의 사용이 파킨슨병 환자의 보행기능 향상을 가져온다. 동결보행을 하는 파킨슨병 환자는 손잡이가 곡선 형태인 내번 지팡이(inverted cane), 레이저 빔 기능이 있는 지팡이나 워커 사용이 보행에 도움이 된다. 이와 같은 장비들은 파킨슨병 환자의 동결보행을 극복하는데 도움이 되도록 시각신호를 제공하는 것이다. 파킨슨병 환자를 대상으로 한 시각적 자극 사용 효과에 관한 계통별 고찰 연구에서 바닥에 표시가 걸음걸이 향상에 도움을 준다고 발견하였다. 그러나 보행 보조장비에 전광 빔(light beam), 손전등을 함께 사용하는 것과 같은 시각신호가 보행기능에 도움이 된다는 근거는 아직 부족하다. 최근 파킨슨병 환자에게 체중지지 유무에 따른 트레드밀훈련의 효과에 관한 8편의 무작위 대조 실험의 코크란 고찰(Cochrane review) 연구에서 트레드밀훈련이 보행속도, 걸음걸이, 보행거리에 유의미한 증가를 나타내었으나 카덴스에서는 어떤 차이를 나타내지는 않았다고 한다.

자세 불안정이 파킨슨병 환자의 가장 흔한 특징 중의 하나이다. 자세 불안정은 선 자세에서의 자세 조절 전략의 손상을 의미하고 예상하지 못한 힘에 반응하여 균형 전략을 짜는 것의 손상을 의미한다. 그리고 능동적인 움직임 동안 자세 불안정을 나타낸다. 파킨슨병 환자들은 피드백(feedback)과 피드포워드(feedforward) 자세 전략의 소실을 나타낸다. 균형훈련은 파킨슨병 환자의 자세 안정성을 향상시키는 데 효과적일 것이다. 파킨슨병 환자의 균형훈련에는 환경 조건들의 범위 안에 다양한 움직임 전략을 향상시킬 수 있는 활동들이 포함되어야 한다. 안정성 한계를 향상시키기 위해 환자의 지지면 밖으로 뻗기 동작이 포함이 된 선행적 균형훈련(anticipatory balance activity)은 동요와 함께 적용하는 반작용 균형훈련(reactive balance training)과 혼합하여 할 수 있다. 무작위 대조 실험에서 피드백, 피드포워드 균형능력 향상에 목표를 둔 균형훈련에 참여한 파킨슨병 환자들은 버그균형척도(Burg Balance Scale), 활동 특이적 균형신뢰척도(Activities Specific Balance Confidence Scale), 기능적 이동능력, 족압 중심 이동검사에서 유의미한 향상을 나타내었다. 바로 누운 자세, 앉은 자세, 선 자세에서 관절가동범위 운동과 스트레칭을 수행한 대조군에서는 실험군에 비해 유의미한 차이를 나타내지는 않았다.

낙상은 파킨슨병 환자들의 문제점 중의 하나이다. 낙상과 낙상 위험에 관한 전향적 연구(prospective study)에서 낙상을 당한 적이 있는 파킨슨병 환자의 약 70%가 다시 낙상을 경험한 적이 있다고 하였다. 환자와 보호자는 낙상 이후에 어떻게 일어나는지에 대한 방법을 학습해야 한다. 치료사는 만일 환자가 집에 혼자 있는 동안 사고를 당하게 되면 어떻게 도움을 요청하는지에 대한 방법도 가르쳐야 한다. 만약 낙상으로 인해 부상을 당하게 되면 환자는 혼자 힘으로 일어나려고 노력해서는 안 된다. 혼자 일어나는 대신에 도움을 요청하여야 한다. 만약 환자가 낙상으로 부상을 당하지 않았다면 무릎과 손을 이용하여 기어서 이동할 수도 있고 혹은 네발기기 자세에서 한쪽 무릎서기 자세로 바꾸어서 일어서거나 소파나 의자에 앉을 수 있다. 이와 같은 낙상 회복훈련이 재활에 포함되어야 한다. 보호자는 환자가 넘어졌을 때 안전하게 돕는 방법에 대해서도 배워야 한다. 환자와 가족 교육이 파킨슨병 환자의 재활에 필수적인 부분 중의 하나이다. 물리치료사는 환자, 가족, 보호자에게 질병의 진행 상황, 증상 관리, 움직임 전략, 에너지 보존방법, 일상생활동작 수행 전략, 레크리에이션 활동, 낙상 예방 전략, 낙상 회복 전략을 제공해야 한다.

파킨슨병 환자는 종종 우울증, 불안, 사회적 고립, 조절장애, 장애를 대처하는 것에 대한 어려움 등 심리사회적 문제를 경험한다. 보호자로 활동하는 사람들의 대부분이 가족구성원 중의 하나이고 그중 많은 이들도 심리사회적 스트레스를 경험한다. 유럽협력단(EduPark)은 심리사회적 문제를 설명하는 환자와 보호자를 위한 표준화된 교육 프로그램을 개발하였다. 환자 교육 프로그램 파킨슨(Patient Education Program Parkinson, PEPP)은 환자와 보호자의 삶의 질을 향상시키기 위해 방법과 기술을 제공한다. 물리치료사는 지역에 가능한 협력 단체나 운동 그룹에 대한 정보를 제공할 수 있다. 국제 파킨슨협회에서는 교육 자료, 신문, 협력 단체 위치에 대한 정보를 제공할 수 있다.

근거 중심 임상적 추천

SORT: 추천 분류의 장점

A 일관된, 양질의 환자 지향적 근거

B 일관되지 않거나 제한된 질적 수준의 환자 지향적 근거

C 동의, 질병 중심의 근거, 일반적인 관행, 전문가의 의견 또는 사례 시리즈

1. 운동은 파킨슨병 환자의 신체적인 수행능력을 전반적으로 향상시킨다. **B 등급**
2. 청각신호와 함께 적용한 보행훈련은 파킨슨병 환자의 단기간 보행속도 향상에 영향을 미친다. **B 등급**
3. 균형훈련은 파킨슨병 환자의 자세 안정성을 향상시킨다. **B 등급**

종합 질문

4.1 A 물리치료사가 파킨슨병 환자를 평가하고 있다. 환자는 낙상의 경험이 있고 환자와 보호자는 낙상 예방에 도움이 되는 보조장비에 대해서 궁금해 했다. 평가를 통해 확인된 것은 환자는 균형 감각소실로 약간의 보조가 필요하고 보행 시 동결보행 패턴을 나타냈다. 하지만 그는 종종걸음 패턴은 나타내지 않았다. 어떤 보조장비가 환자에게 가장 적절한가?

A. 앞쪽에 바퀴가 달린 워커

B. 싱글 포인트 지팡이

C. 표준형 4점 워커

D. 내번 지팡이

4.2 물리치료 평가 동안 파킨슨병 환자는 의자에서 일어나기, 변기에서 일어나기 동작이 어렵다고 호소하였다. 이 문제를 해결할 가장 적절한 중재는 무엇인가?

A. 앉은 자세에서 하지근력 강화훈련

B. 균형훈련

C. 다양한 높이에서 앉기–서기훈련

D. 리듬청각자극

4.3 물리치료사가 파킨슨병 환자를 치료하고 있다. 환자는 체중이 많이 감소되었고 그의 가족은 그가 명료하게 말하기와 삼킴기능이 크게 떨어진 점을 걱정하였다. 추가적인 의료 서비스를 추천한다면 어떤 사람에게 의뢰하는 것이 적절한가?

A. 언어병리학자

B. 심리학자

C. 작업치료사

D. 사회복지사

정답

4.1 A. 앞쪽에 바퀴가 달린 워커는 낙상 예방 감소에 도움이 되어 동결보행 환자에게 사용이 가능하다. 하지만 종종걸음 환자에게는 안전하지 못해 추천하지 않는다. 문제의 환자는 종종걸음을 나타내지 않았다. 그래서 앞쪽에 바퀴가 달린 워커가 가장 적절한 보조장비가 된다. 싱글 포인트 지팡이(B)는 균형능력손상을 당한 환자의 낙상 예방에는 사실 충분하지 못하다. 내번 지팡이(D)는 동결보행 환자에게 시각신호 제공을 위해 사용된다. 하지만 낙상 위험 감소에는 충분하지 못하다. 표준형 4점 워커(C)는 동결보행을 악화시킬 수 있고 순간적으로 뒤로 균형을 잃어 넘어지려는 경우에는 표준형 4점 워커가 큰 도움이 되지는 못한다.

4.2 C. 앉기–서기(sit-to-stand) 수행능력을 향상시키기 위한 과제 특이적 기능적 움직임 훈련은 앉기–서기훈련이 효과적일 것이다. 다양한 바닥 높이에서 서는 훈련은 이동능력에 도움이 될 것이다.

4.3 A. 환자의 삼킴능력을 평가하기 위해서는 언어병리학자가 적절하다. 언어병리학자는 흡인폐렴(aspiration pneumonia)을 유발시킬 수 있는 연하곤란(dysphagia)의 가능성을 평가할 수 있다. 또한 언어병리학자는 명료하게 말하는 능력을 평가할 수 있다. 파킨슨병 환자는 종종 음성 생성(speech production)에 어려움을 호소한다.

정상압수두증
Normal Pressure Hydrocephalus

Annie Burke-Doe

CASE 5

78세 남성 환자는 보행에 대한 어려움과 휘청대는 느낌, 소변을 못 참는 증상을 호소하여 신경과 전문의에게 진료를 받았다. 그는 작년부터 기억력이 감퇴되는 증세를 나타냈고, 이로 인해 이전에 해왔던 집안의 재정 관리를 더 이상 하지 못하게 되었다고 한다.

이전의 병력 중 특이한 점은 없었으나 신경학적 검사에서 기억력과 시공간능력(visuospatial skills)손상 및 계산에 어려움을 나타냈다. 또한 다른 신경학적 검사에서 자세반사(postural reflex)가 현저하게 감소하였으며 자석걸음(magnetic gait)이 나타났다. 검사상 치매와 관련된 검사 결과는 나오지 않았다(예: 비타민 B_{12} 결핍증 또는 갑상선 독성). 자기공명영상(MRI)에서 뇌실(ventricles)이 커져 있고 백질이 저밀도의 상태를 나타냈다. 정상 개방 압력으로 요추천자(spinal tap)를 시행하여 뇌척수액(CSF) 35cc를 채취하였다. 뇌척수액 분석 결과는 정상이었다. 그리고 환자의 보행능력은 요추천자 후 일시적으로 개선되었다.

정상압수두증의 진단은 MRI 검사 결과와 보행장애, 인지저하, 요절박(소변못참음, urinary urgency)과 같은 특징적인 세 가지 임상 증상을 근거로 내려졌다. 환자는 병원에 입원하였고, 뇌실복강션트(ventriculoperitoneal shunting, VP shunting)를 시술받았다. 뇌실복강션트의 효과를 확인하기 위해 물리치료사는 환자의 기능적 능력의 변화를 검사하고 물리치료를 시행하였다.

- ▶ 환자의 활동 제한에 영향을 미치는 인자는 무엇인가?
- ▶ 어떤 검사를 우선적으로 해야 하는가?
- ▶ 재활에 대한 예후는 어떠한가?
- ▶ 보행과 균형의 결과 측정에 가장 적절한 것은 무엇인가?
- ▶ 물리치료를 방해하는 발생 가능한 요인은 무엇인가?

주요 정의

- **덩어리처럼 돌기**(EN block turning): 보행 시와 방향 전환 시 몸통회전 능력이 부족하여 몸 전체가 "하나의 덩어리(in mass)"처럼 움직이는 것
- **자석보행**(magnetic gait): 자석처럼 발이 바닥에 붙어 있는 것처럼 걷는 것. 각 발걸음은 레슬링 동작처럼 발을 앞뒤로 움직임
- **정상압수두증**(normal pressure hydrocephalus, NPH): 뇌척수액이 많아져 뇌실이 비대해짐, 때로는 두개내압(intracranial pressure)이 거의 또는 전혀 증가하지 않음

목표

1. 정상압수두증에 대해서 설명한다.
2. 현재 질병의 과거력, 발병 전 기능 수준, 계단, 경사로, 문턱 같은 생활에 방해요소가 될 수 있는 집 또는 직장에서의 요인들이 있는지 확인한다.
3. 보행 및 기능적 이동을 측정하기 위한 신뢰할 수 있고 타당한 결과 측정도구를 알아본다.
4. 정상압수두증 환자 검진을 위한 적절한 구성요소에 대해 토론한다.

물리치료 시 고려사항

보행 불안정, 낙상 병력, 일반적인 운동 및 균형에서의 어려움, 정상압수두증으로 인한 지구력 저하 환자를 관리하는 데 고려할 점:

- ▶ **일반적인 물리치료 계획/목표**: 보행평가 및 뇌실복강션트 시행의 이점 평가; 기능적 독립성과 안정성을 최대화시키고 이차적 손상을 최소화시키는 것
- ▶ **물리치료 중재**: 과제의 안전한 수행, 몸 상태의 예상 방향, 관련 예방책 및 가정 운동 프로그램(치료적 운동, 기능적 움직임훈련, 지구력 회복, 보행훈련)에 필요한 보조 지원 수준에 대한 환자 교육

- **물리치료 시 주의사항**: 움직임에 앞서 요추천자 배출구 고정하기; 낙상 위험을 줄이기 위해 가까이서 감독하기; 활력징후 점검하기
- **물리치료를 방해하는 요인**: 경막하혈종(subdural hematoma), 낙상, 두개내감염(intracranial infections), 뇌졸중, 션트 실패(shunt failure)

건강 상태의 이해

정상압수두증(normal pressure hydrocephalus, NPH)은 뇌척수액의 축적으로 뇌내의 뇌실이 확장되는 것인데, 때로는 두개내압(intracranial pressure, ICP)이 거의 또는 전혀 증가되지 않는 경우도 있다. 뇌질 확장은 뇌 주변으로의 뇌척수액 흐름을 막고 뇌척수액이 지주막과립(arachnoid granulations)과 상시상정맥동(superior sagittal sinus)의 지주막융모(arachnoid villi)를 통한 흡수가 잘 이루어지지 않게 한다. 뇌척수액 흡수가 차단되는 원인에 대해서는 아직까지 명확하지 않다. 결과적으로 두개내압의 초기 상승이 뇌실 확장을 초래한다. 뇌실 확장은 뇌실주위백질(periventricular white matter)의 수축, 팽창하는 뇌의 순응도(compliance)를 떨어뜨리게 된다. 정상압수두증(NPH)은 때때로 외측, 세 번째, 네 번째 뇌실이 막히지 않기 때문에 교통 또는 비폐쇄뇌수종(nonobstructive hydrocephalus)으로 불린다. 정상압수두증의 임상 증상으로는 보행장애, 경도 치매(mild dementia) 및 방광 조절장애 증상이 나타난다.

정상압수두증은 60~70대에 가장 많이 호발하고 60대 미만에서는 잘 나타나지 않는다. 그러나 이차성 정상압수두증(secondary NPH)이 신생아나 젊은 성인층에서 나타난다고 보고되었다. 일부 정상압수두증 환자 중에는 인지기능손상 없이 보행장애만 나타나는 경우도 있어서 정확한 유병률 파악이 쉽지 않다. 보행능력도 정상압수두증의 증상에 따라 영향을 받는다. 초기에는

넓은 걸음(wide-based)과 실조성 보행(ataxic)을 나타낸다. 그러나 다음 단계부터는 보행이 짧고 질질 끄는 발걸음(shuffling steps)이 특징이며, 환자는 얼어붙은(frozen) 것처럼 보일 수 있다. 자세 불안정성 또한 흔히 발생하여 낙상 위험이 증가하게 된다. 보행 중 방향 전환을 어려워한다. 대다수의 환자들이 다리근력의 약화, 피로감 및 감각 변화를 호소한다. 신경학적 평가에서는 하지 신장반사(stretch reflex)와 바빈스키 반사(Babinski's sign)의 증가가 나타날 수 있다. 운동손상은 상지에서도 나타난다[예: 상반운동 반복장애(dysdiadochokinesia)].

인지 감소도 나타나는데 주의력 결핍, 기억력손상, 수행능력장애(전두엽) 가 특징적으로 나타난다. 초기 비뇨기장애는 자발적인 상위 척추 조절 소실로 인해 방광의 과활동성과 배뇨근 불안정성 초래로 소변을 못 참는 증상이 나타난다. 후기에는 요실금 증상도 나타날 수 있다. 주의력, 운동 시작과 수행기능의 결핍과 같은 인지기능 감소 증상들은 전두엽 백질의 압박으로 나타날 수 있다.

진단은 전형적인 징후(sign)와 증상(symptom), 신경영상검사(neuro-imaging studies), 뇌척수액검사, 압력 및 배액(drainage)검사(장기간 또는 지속적)를 통해 결정된다. 요추천자(spinal tap)검사도 시행될 수 있다. 뇌척수액 성분 중 백혈구 수 5/μL 이하, 개방압 200mmH_2O 이하인 단백질과 포도당 농도는 정상압수두증 신경학적 증상의 원인이 될 수 있다. 30~60mL의 뇌척수액을 제거하는 간헐적인 고용량 천자(intermittent high volume tap)로 요추천자 전·후의 신경학적 증상을 비교할 수 있다. 뇌척수액 제거로 증상이 호전되면 뇌실복강션트에 대해 긍정적인 반응을 보일 수 있다.

정상압수두증에 대한 가장 일반적인 치료는 뇌실복강션트이다. 뇌실복강션트에서 카테터는 외측 뇌실 중 한 군데에 배치되고 캡과 밸브는 두피 아래에 부착된다. 튜브는 밸브부터 복부까지 피하에 터널처럼 연결되어 있어 연속배액(drainage) 시 뇌척수액이 멸균된 복강(peritoneal cavity) 내로 들어간다.

뇌실복강션트를 받은 환자의 예후를 결정하는 것은 어렵다. 뇌실복강션트

후 증상 호전을 나타내는 비율은 25~80%까지 다양하다. 증상 호전 정도는 뇌실복강션트를 통한 개인마다 약간 다른 증상 변화, 신경외과 의사의 경력, 수술 전 몸 상태에 따라 달라질 수 있다.

2000년, Vanneste가 수술 결과가 좋을 것으로 예측한 요인으로는 정신장애 전 보행장애 정도, 경도 또는 중등도 정신장애 병력, 알려진 정상압수두증 원인, 1회 또는 수차례의 요추천자 후 상당한 임상적 개선이 있는 경우이다. 수술 결과가 좋지 않은 경우는 중증 치매 증상을 나타내는 경우, MRI에서 광범위한 백질 문제와 함께 현저한 대뇌 위축을 보이는 경우이다.

보행장애와 자세 불균형은 대개 정상압수두증의 첫 징후이며 뇌실복강션트 시술 후 가장 개선될 징후이기 때문에 물리치료사는 다음을 도울 수 있다; (1) 예상되는 정상압수두증의 진단, (2) 뇌척수액 배액 효과가 있는지에 대한 평가, (3) 션트 수술의 장점, (4) 션트 수술 후 개선 과정을 평가하는 것.

물리치료 환자/고객 관리

정상압수두증 환자는 일반적으로 치매, 보행장애 및 실금(incontinence) 증상을 나타낸다. 유일하게 입증된 치료법은 뇌실복강션트의 외과적 삽입이다. 물리치료사는 정상압수두증의 기능 상태 변화를 평가하고 치료하여야 한다. 물리치료의 일차 목표는 기능적 독립성을 극대화하고 이차적 장애를 최소화하는 것이다.

검사, 평가 및 진단

물리치료사는 환자를 만나기 전에 먼저 그의 과거력, 진단검사 결과, 약물 복용 내용, 이전의 기능 수준 및 현재 가장 불편한 점에 대한 정보를 파악하는 것이 중요하다. 현재 질병의 과거력에 관한 정보를 수집할 때, 치료사가 환자, 간병인, 배우자에게 물어볼 수 있는 질문의 예는 다음과 같다. "기능 또는 보행능력이 떨어지는 점을 언제부터 알게 되었나요?", "기능 또는 보행능력이 어떻게 바뀌었나요?", "작년에 넘어진 적이 있나요?", "계단이나 경사로, 문턱같이 활동에 영향을 미치는 환경 조건들이 직장이나 가정에 있나요?"

검사를 하는 동안 물리치료사는 환자의 정신 상태, 자세, 보행, 힘, 균형을 평가하고 기능검사를 수행한다. 정상압수두증 환자에서 보행을 평가할 때 기억해야 할 점은 뇌실복강션트 수술 후 보행 개선이 실금 또는 인지기능 개선보다 보통 앞선다는 점이다. 치료사는 질적 및 양적 척도를 사용하여 환자에게 가장 적절한 보조기구를 결정할 수 있다. 2008년에 Feick 등은 일어서서 걷기검사(TUG)와 Tinetti 보행 균형평가도구(Tinetti Assessment Tool of Gait and Balance)가 환자의 보행 변화 평가에 적절하다고 하였다. TUG는 고령자의 이동성과 균형장애를 확인하기 위해 개발된 신뢰할만하고 타당성 있는 기능적 움직임에 대한 수행 기반 측정법이다. TUG 검사방법은 환자가 의자에서 일어서서 3m를 걸은 후 돌아서 다시 3m를 걸어와 의자에 앉는 시간을 측정하는 것이다. 검사 점수는 대상자가 과제를 마치는 데 걸린 시간으로 평가한다. TUG 점수는 기능적 움직임 수준(시간이 오래 걸릴수록 일상생활활동에 더 의존적), 낙상 위험, 보행속도, 균형, 지역사회에서 활동할 수 있는 능력과 밀접한 상관관계가 있다. TUG 점수는 시간에 따라 환자의 기능적 상태 변화를 반영할 수 있다. 결과 해석은 다음과 같다. 10초 이하는 정상, 20초 이하는 보조장비 없어도 좋은 운동성을 나타냄, 30초 이하는 보행에 문제가 있고, 지역사회에서 보조장비 없이는 안전한 보행을 할 수 없음을 나타낸다. 14초 이상은 높은 낙상 위험도와 상관관계가 있다. Tinetti 보행 균형평가도구는 이동성(mobility)과 낙상 위험에 대한 신뢰할 수 있고 타당성 있는 측정법이다. 척도에는 균형과 보행, 이 두 가지 구성요소가 있다. 균형평가를 위해 앉은 상태에서의 균형, 앉은 자세에서 일어서기(sit-to-stand), 선 상태에서의 균형, 눈 감고 균형 잡기, 360° 돌기, 앉기와 같은 검사를 시행한다. 보행평가를 위해 보행의 시작, 걸음거리, 발걸음의 대칭성 및 연속성, 경로 편차, 몸통 안정성, 보행, 걷는 자세를 확인한다. 균형 및 보행 구성요소의 최대 점수는 각각 16점과 12점이다. 최대 총점은 28점이다. 점수가 높다는 것은 운동성이 좋다는 것을 의미한다. 일반적으로 점수가 19점 미만인 환자는 낙상 위험이 높다.

자세 불균형은 정상압수두증의 첫 징후 중 하나로 간주된다. 균형은 앉은 자세, 선 자세, 보행 중에 평가한다. 균형은 기저면이 좁아지거나 신체동요에 대해 반응하여 점수가 떨어질 수 있다. 롬버그검사(Romberg test), 직렬 걷기(tandem walking), 한쪽 다리로 서기(single leg stance)는 환자의 기저면을 다양하게 하는 평가방법이다. 신체가 움직이는 동작에서 균형을 얼마나 잘 유지하는가를 평가하는 동요 과제(perturbation tasks)도 사용될 수 있다[예: 팔 들기, 몸을 구부려 팔 뻗기(bending-reach), 기능적 뻗기검사(Functional Reach Test), 다방향 뻗기검사(Multidirectional Reach Test)].

치료 계획과 중재

구체적인 물리치료 목표는 평가 이후에 설정하여야 한다. 물리치료 목표는 환자의 현재 상태와 손상 전 기능적 능력에 근거해야 한다. 두통 여부, 근력손상, 관절가동범위, 지구력, 자세, 보행, 독립성 감소와 같은 장애(impairment)의 정도, 기능적 한계에 대한 확인이 목표와 중재를 결정하는 데 필요하다. 정상압수두증 환자 치료에 가장 일반적으로 사용되는 중재는 치료적 운동, 기능적 움직임훈련, 균형훈련, 시각 및 청각신호 피드백을 통한 보행훈련하기(예: 메트로놈에 맞추어서 보행훈련, 장애와 관련된 보조장비의 처방) 등이 있다.

근거 중심 임상적 추천

SORT: 추천 분류의 장점

A 일관된, 양질의 환자 지향적 근거

B 일관되지 않거나 제한된 질적 수준의 환자 지향적 근거

C 동의, 질병 중심의 근거, 일반적인 관행, 전문가의 의견 또는 사례 시리즈

1. 물리치료사는 TUG 평가를 사용하여 기능적 움직임, 낙상 위험, 보행속도, 균형손상 및 고령자의 안전한 지역사회 보행능력을 파악할 수 있다. **A 등급**

2. 물리치료사는 Tinetti 보행 균형평가도구(Tinetti Assessment Tool of Gait and Balance)를 사용하여 기능적 움직임, 보행 편차, 균형손상 및 낙상 위험을 파악할 수 있다. **A 등급**

3. 시각 및 청각신호를 이용한 피드백 정보가 정상압수두증 환자의 보행기능 향상에 영향을 준다. **C 등급**

종합 질문

5.1 물리치료사는 정상압수두증 치료를 위해 뇌실복강션트 시술을 한 지 3일이 되었다. 환자는 고혈압, 심방세동(atrial fibrillation), 고콜레스테롤혈증(hypercholesterolemia), 미만성 죽상동맥경화증(diffuse atherosclerosis)의 과거력이 있다. 환자는 현재 인지 혼란 상태이고, 몸의 왼쪽에 근약화와 감각 상실 및 말하기의 어려움을 호소하였다. 뇌실복강션트 시술 후 다음과 같은 잠재적 합병증은 어떤 임상 증상 및 징후와 관련성이 있는가?

A. 션트 실패

B. 상승된 뇌내 압력

C. 수막염

D. 뇌졸중

5.2 물리치료사가 뇌실복강션트 시술을 받은 정상압수두증 환자의 치료를 하고 있다. 환자는 인지와 지각손상을 보이고, 상지긴장도이상 및 일상생활활동에 어려움을 보이고 있다. 다음 중 누구에게 추가적인 치료를 권하겠는가?

A. 언어병리학자

B. 심리학자

C. 작업치료사

D. 간호 코디네이터

정답

5.1 **D.** 뇌졸중의 주요 증상과 징후는 신체 한 쪽의 근약화와 감각 저하 및 구음장애이다. 어떤 환자는 허혈성 뇌졸중을 포함하여 혈관질환의 위험이 있다. 과거력을 확인할 때는 고혈압, 당뇨, 고콜레스테롤혈증, 흡연, 가족력, 뇌졸중 또는 다른 혈관질환 병력 같은 일반적인 혈관 위험요소가 있는지 물어야 한다. 또한 심장질환, 특히 심방세동은 뇌졸중의 중요한 위험요소이다.

5.2 **C.** 임상 증상이 인지 또는 지각장애, 상지 근약화와 긴장 또는 환자의 독립적 일상생활수행활동능력의 손상을 나타낼 때, 작업치료를 통해 도움을 받을 수 있다. 작업치료사는 상지 부목이나 적응 장비가 필요한 환자들에게도 도움을 줄 수 있다.

콕시디오이데스진균증 수막염

Coccidioidomycosis Meningitis

Delisa Rideout / Terrence M. Nordstrom
Rolando Lazaro

CASE 6

환자는 캘리포니아 컨 카운티(Kern County) 과수원 농장에서 노동자로 일하는 60세 히스패닉계 남성이다. 그의 주 업무는 나무의 가지치기이고, 주로 협소한 공간에서 일하고 있으며 사다리 오르기, 주로 농기구 및 정원 장비를 통해 일하는 시간이 많다. 환자는 심한 두통, 현기증, 구역 및 구토 그리고 걷지 못하는 증상을 호소하여 병원 응급실로 이송되었다. 지난 2개월 동안 그는 만성 기침, 간헐적인 호흡곤란, 전신 쇠약감 및 관절통을 호소하였다. 그리고 신체검사에서 코와 팔에 피부병변을 나타내었다. 혈액검사와 뇌 및 척수의 자기공명영상(MRI)을 포함한 추가적인 의학적 검사에서 환자는 폐렴(pneumonia), 수막염(meningitis) 및 수두증(hydrocephalus)을 발생시키는 콕시디오이데스진균증을 가진 것으로 나타냈다. MRI 스캔검사에서는 제4뇌실(fourth ventricle)의 하반부가 확장된 것을 확인하였다. Cocci 육아종(granulomas)으로 의심되는 낭성병변(cystic lesions)이 C1–C2, C6–C7 및 T6–T7 척수 절에서 확인되었다. 의학적 처치로 항진균제 약물 치료(antifungal medications) 및 뇌실복강단락술(ventriculoperitoneal shunt, VP shunt)을 시행하였다. 입원 3일째 환자는 기능적 움직임, 움직임 및 보행의 문제 때문에 물리치료를 받았다. 입원하기 전에 환자는 집에서 아내와 함께 살았다. 그는 지역사회에서 활동적이었고 약물이나 알코올 남용의 병력은 없었다. 검사 당시에는 장/방광(bowel/bladder)의 문제, 두통, 구토 증상은 없었다. 환자의 모국어는 스페인어이지만 약간의 영어를 말할 수 있었다. 환자에게 자신의 목표에 대해 질문했을 때 "나는 다시 걸을 수 있기를 원합니다."라고 했다. 그는 현재 acetaminophen, bisacodyl 좌약(Dulcolax), chlorhexidine, 국소 clotrimazole(Lotrimin), famotidine(Pepcid), heparin, voriconazole, fluconazole 및 prednisone 약물을 사용하고 있다.

- ▶ 환자의 활동 제한에 영향을 미치는 인자는 무엇인가?
- ▶ 우선적으로 해야 하는 검사는 무엇인가?
- ▶ 보행과 균형을 평가하기 가장 적절한 평가방법은 무엇인가?
- ▶ 물리치료를 방해하는 발생 가능한 문제점은 무엇인가?

주요 정의

- **천정 효과**(ceiling effect): 가장 높은 점수를 나타내는 환자들 중 평가도구가 더 높은 향상을 감지하지 못하는 경우 심리평가적 타당성(psychometric property)으로 향상 정도를 평가하는 것
- **부분-전체 과제훈련**(part-to-whole task practice): 운동 조절과 운동 학습 이론에 기초한 치료적 중재를 구조화하는 방법으로 과제를 몇 가지 작은 요소들로 나누는 것
- **뇌실복강단락술**[ventriculoperitoneal (VP) shunt]: 과도한 뇌척수액에 의해 머릿속압력(intracranial pressure)이 증가된 경우 제4뇌실과 복강 사이 피하지방 밑으로 뇌척수액이 흐르도록 한 배액관

목표

1. 콕시디오이데스진균증이 중추신경계에 영향을 미치는 징후와 증상에 대해 설명한다.
2. 콕시디오이데스진균증으로 인한 이차적인 뇌수막염(meningitis)과 수두증(hydrocephalus)을 앓고 있는 환자의 적절한 물리치료검사에 대해서 설명한다.
3. 콕시디오이데스진균증으로 인한 이차적인 운동장애를 가진 환자에게 적절한 물리치료 중재에 대해서 설명한다.

물리치료 시 고려사항

균형 감각장애, 보행 불안정 및 콕시디오이데스진균증 수막염으로 인한 근약화를 나타내는 환자를 관리하는 데 고려할 점:

▶ **일반적인 물리치료 계획/목표**: 특히 질병 호전 초기 단계에서 활력징후 및 상위 운동신경 징후의 변화가 있는지 확인한다. 비활동으로 인해 나타나는 욕창, 감소된 관절 이동성 및 근약화 등이 나타나지 않도록 해야 하며, 앉은 자세와 선 자세에서의 균형, 기능적 이동 및 보행능력을 향상시킨다.

▶ **물리치료 중재**: 앉은 자세에서의 균형훈련, 기능적 이동성 훈련, 적절한 보조장치를 이용한 보행훈련, 기능 향상을 위한 치료적 운동

▶ **물리치료 시 주의사항**: 증가된 두개내압, 의식 수준의 변화, 낙상 위험 증가

▶ **물리치료를 방해하는 요인**: 활력징후의 악화; 증가된 두개내압의 징후/증상; 욕창의 발생; 낙상

건강 상태의 이해

콕시디오이데스진균증은 계곡 열(valley fever)이라고도 알려져 있으며 흙 속의 균류인 *Coccidioides immitis*의 포자를 흡입함에 의해 발생한다. 이 질병은 주로 미국 서부 지역에서 발생하며, 특히 애리조나, 캘리포니아, 네바다, 뉴멕시코 및 텍사스에서 환자들이 발생한다. 콕시디오이데스진균증의 가장 높은 발병률은 캘리포니아의 컨 카운티(Kern county)이다(155명/10만명). 콕시디오이데스진균증의 대부분은 의학적 처치 없이도 자연스럽게 호전된다고 한다. 그러나 필리핀인과 아프리카계 미국인들은 이 병으로 인하여 증상이 악화되는 경우도 나타난다. 콕시디오이데스진균증은 피부, 폐, 중추신경계(예: 수막), 뼈 및 관절에 영향을 미칠 수 있다. 수막염은 뇌수종으로 이어질 수 있으며 뇌실복강단락술 삽입이 필요할 수 있다. 콕시디오이데스진균증의 징후와 증상은 대개 노출 후 1~3주 내에 나타나며 보통 수주에서 수개월 동안 증상이 지속된다. 징후와 증상으로는 피로, 사지 부종, 발열, 기침, 야간 발한, 관절통증이나 뻣뻣함, 식욕 감퇴, 체중 감소, 목 경직, 정신 상태의 변화, 두통, 구역, 구토, 통증 있는 피부발진이나 병변 등이 나타난다. 진단검사에는 객담배양(sputum culture) 또는 펴바름(smear)검사, 혈청학적 검사(serological testing), 영상검사, 기관지 내시경검사, 골수 및 근육 생검, 요추천자 및 피부검사가 포함된다. 의학적 치료로는 항진균제 약물 치

료(antifungal medications)(국소, 구강 및/또는 정맥 내) 및/또는 외과적 절제술(심각한 피부병변)이 포함된다. 콕시디오이데스 임미티스(*Coccidioides immitis*)를 예방할 수 있는 백신은 아직까지 개발되지 못했다. 의학적 예후는 다양하며 질병의 중증도, 진행 정도, 적절한 의학적 처치, 침범된 해부학적 영역 또는 신체기관과 같은 많은 요인들에 의해 영향을 받는다. 초기의 급성 콕시디오이데스진균증은 증상이 경미하지만, 개인마다 완전히 회복하기까지 수개월 또는 그 이상의 시간이 걸릴 수 있다. 파종성 콕시디오이데스진균증(disseminated coccidioidomycosis)(감염이 폐를 지나 신체의 다른 장기로 퍼지는 가장 심각한 형태의 상태)의 이환율(mobidity)과 사망률에 대한 후향적 조사(retrospective examination)에서 91명의 입원 환자 중 15명이 감염으로 인해 입원 도중 사망했다는 것을 발견했다. 그리고 연구자들은 증상의 호전이 감염 뒤 이차적인 합병증의 해소를 보장하지 않는다고 한다. 급성 감염은 만성화될 수 있고 파종감염(disseminated infection)으로 인한 잔류 판(residual plaques, 결절성 피부병변)의 지속은 초기 진단 및 치료 후 수년간 지속될 수 있다.

물리치료 환자/고객 관리

콕시디오이데스진균증 환자의 재활방법에 대해 설명하는 문헌은 없다. 환자의 증상은 다양하지만, 감염이 신경계에 영향을 끼칠 때 환자는 뇌혈관사고(cerebrovascular accidents, CVA)나 외상성 뇌손상(traumatic brain injury, TBI)과 같은 신경학적 손상을 수반하는 환자들과 비슷한 증상을 나타낼 수 있다. 구균 포자(cocci spores)가 척수에도 존재하기 때문에 환자는 또한 척수손상(spinal cord injury, SCI)과 일치하는 징후와 증상을 나타낼 수 있다. 재활은 뇌실복강단락술 삽입 및 개두술(craniotomy)과 같은 신경외과적인 방법이 있다. 그러므로 수막염증(meningeal inflammation)에 이차적인 신경학적 침범의 정도를 결정하고 뇌실복강단락술 후 합병증에 대해 환자의 상태를 확인하기 위해 포괄적인 신경학적 검사를 실시하는 것이 중요하다. 뇌실복강단락술을 시행한 환자는 지속적으로 의식 수준을 재평가해야 한다.

검사, 평가 및 진단

검사는 환자의 기능적 능력에 초점을 맞추어야 한다. 이는 물리치료사가 환자의 기능을 최대한 향상시키고 보행능력을 정상화시키려는 환자의 목표에 도움이 될 것이다.

일단 치료사는 환자가 무엇을 할 수 있고 무엇을 할 수 없는지 확인했다면, 다음 단계는 그런 활동 제한을 야기시키는 원인이 무엇인가를 생각해야 한다. 상위 운동신경기능장애가 있는 환자의 활동 제한을 유발할 수 있는 잠재적 원인은 근긴장이상, 운동 조절 결핍, 감소된 근력 및 관절가동범위(ROM) 제한 때문이다. 뇌부종(brain swelling)이 있는 경우 활력징후 및 증가된 두개내압(increased intracranial pressure)을 나타내는 증상(두통, 오심, 구토, 인지수준 감소, 동공반응 변화)들이 나타나는지 정기적인 확인이 필요하다. 치료사는 주기적으로 환자의 의식 및 인지 상태 수준을 평가하고 모든 악화징후를 즉시 의료 팀에 보고해야 한다.

이 환자는 침대에서 돌아눕기 위해 침대레일(bedrail)이 필요한 상태이다. 그는 바로 누운 자세에서 앉은 자세로 이동하는데 중등도 보조가 필요했다. 보조는 몸통과 골반에 제공되었고 일어나는 동안 팔로 매트리스를 밀면서 일어나라고 구두 지시를 내렸다. 그는 정 자세로 앉았을 때 두통을 호소했고, 이 두통은 몇 분 후에 가라앉았다. 그의 활력징후는 안정적이었다. 환자는 침대 끝까지 엉덩이끌기(scooting)로 이동하기 위해 최대한의 보조가 필요했으며, 이

때 정적 및 동적 앉은 자세 균형이 좋지 않았고 앉아 있을 때 머리와 몸통을 지탱할 수 있도록 중간 정도의 보조가 필요했다. 앉은 자세에서 환자는 흉추후만증(thoracic kyphosis), 거북목(forward head), 좌측 머리 기울임, 경추 굴곡, 몸통의 좌측 기움 및 양측 익상견갑(scapula winging)을 나타냈다. 검사 중 환자는 경추신전근의 수동 촉진과 함께 30초간의 정좌위 및 정중선 경부 자세(midline cervical posture)를 유지할 수 있었다. 환자는 “앞으로 기울이세요” 또는 “똑바로 앉으세요”와 같은 구두 지시가 요구되었다. 앉은 자세에서 바로 누운 자세로 자세를 변경할 때 환자는 하지와 몸통에 약간의 보조가 필요했다. 환자는 좌측 다리 아래로 오른쪽 다리를 교차하는 것을 보조 받았다. 치료사는 환자의 지구력이 떨어지는 점, 낮은 수준의 기능 수준 및 안전 문제로 인해 기립 균형 및 보행검사를 다음에 실시하기로 결정했다. 치료사는 환자의 증상 진행 상태를 항상 점검하고 물리치료의 효과를 문서화하기 위해 표준화된 기능적 측정방법을 확인하고 실시하는 것이 중요하다. 앉아 있는 동작을 통해 다양한 중재들이 수행될 수 있고 일상생활과 관련된 다양한 기능적 과제를 수행하기 때문에 표준화된 결과 측정방법을 선택하는데 초점을 맞추었다.

수행지향 이동성 평가(Performance Oriented Mobility Assessment, POMA), 버그균형척도(Berg Balance Scale, BBS), 뇌졸중 재활 운동평가(STREAM), 몸통손상척도(Trunk Impairment Scale, TIS), 앉기 자세기능검사(Function in sitting test, FIST) 등이 결과 측정에 사용될 수 있다. 결과 측정방법 중 몇 가지는 환자에게 적절하지 않을 수 있다.

POMA는 앉은 자세의 균형측정 항목을 단 하나만 가지고 있으며, 앉은 자세의 기능 개선을 측정할 만큼 민감하지 않다. 따라서 POMA는 앉은 상태의 기능적인 상태를 확인하는 것에는 적합하지 않은 평가방법이다. BBS의 많은 검사 항목은 환자가 현재 달성하기 어려운 평가들이 있기 때문에(예: 동적인 기립 균형 과제), BBS 평가는 특히 급성기 입원 환자들에게는 적합하지 않은 평가방법이다. STREAM의 앉은 자세 항목은 환자가 수행하는 것에 합리적이지만, 상지의 현저한 저긴장성(hypotonicity) 및 근약화가 있는 환자는 STREAM의 평가 항목 중 일부를 수행하기는 어렵다. 더욱이, 이 결과 측정방법은 이미 검사를 통해 결정된 손상을 강조할 뿐이다. TIS는 초기 검사 시 환자가 달성할 수 있는 것보다 더 높은 수준의 활동 수행의 질적인 측면을 측정하기 때문에 이것 또한 적절하지 못하다. 등 또는 팔을 지지하지 않고 테스트면 모서리에 앉는 시작 자세는 환자가 정적으로 앉은 자세에서 상지의 지지와 보조를 필요로 하기 때문에 가능하지 않다. 결과 측정방법에 관하여 여러 가지 고려사항들을 감안할 때, 치료사는 FIST가 이 환자에게 가장 적합한 도구라고 판단했다. FIST는 2010년에 Gorman과 그의 동료들에 의해 개발되었다. 이것은 병상에서 이루어지는 검사로, 완료하기까지 대략 8~10분 정도의 시간이 소요되고 앉은 자세에서 14가지의 기능적 과제로 구성된다(FIST의 구현 및 채점에 관한 자세한 지침은 http://www.samuelmerritt.edu/fist.에서 확인할 수 있다).

향상된 앉은 자세 균형은 향상된 기능적 이동성 결과와 양의 상관관계가 있으며 초기 균형과 장애는 뇌졸중 이후 회복의 예측인자가 될 수 있다. 특정한 기능적 앉은 자세 균형 활동(예: 지지한 채로 앉은 자세 균형, 정적 앉은 자세 균형, 동적 앉은 자세 균형)은 버그균형척도(Berg Balance Scale), 운동평가검사(Motor Assessment Scale) 및 Rivermead 운동성 지수(Rivermead Mobility Index)와 같이 신뢰할 수 있고 유효한 균형 결과 측정방법과 좋은 상관성을 가진다. 이 환자는 급성기 뇌졸중 후의 증상과 유사성을 나타냈고, 뇌졸중 진단은 FIST에 의해 검증되었다. FIST는 현 환자의 활동 내성과 낮은 수준의 기능적 이동성에 가장 잘 맞는 것으로 보였고, 천장 효과(ceiling effect)를 나타내지 않을 가능성이 높다. 환자는 초기 검사의 몇 가지 항목에서 제한을 나타내어 FIST 상 13/56점을 획득했다(**표 6-1**).

활동검사 후, 치료사는 이 장애가 환자의 감소된 기능적 수행에 기여하는지 확인하기 위해 여러 가지 검사를 수행했다. 상지와 하지의 수동 관절가동범위

표 6-1 • 입원 치료 도중 환자의 앉기 자세기능검사(Function in Sitting Test, FIST) 결과

	항목	초기 검사	2주차	4주차(퇴원)
1	전방으로 살짝 밀기(Anterior nudge)	1 (최대)	4	4
2	후방으로 살짝 밀기(Posterior nudge)	1 (최대)	4	4
3	가쪽으로 살짝 밀기(Lateral nudge)	1 (최대)	4	4
4	정적으로 앉은 상태(Static sitting)	1 (최대)	4	4
5	정좌위로 앉은 상태(Sitting, shake no)	1 (최대)	4	4
6	눈을 감고 앉은 상태(Sitting, eyes closed)	1 (최대)	4	4
7	발을 들어올리며 앉은 상태(Sitting, lift foot)	1 (최대)	4	4
8	뒤에 있는 물체 잡기(Pick up object from behind)	1 (최대)	3	4
9	앞으로 손뻗기(Forward reach)	1 (최대)	1 (mod)	2
10	가쪽으로 손뻗기(Lateral reach)	1 (최대)	1 (min)	4
11	바닥에 있는 물체 잡기(Pick up object from floor)	1 (최대)	3	4
12	뒤로 엉덩이끌기(Posterior scooting)	0	4	4
13	앞으로 엉덩이끌기(Anterior scooting)	1 (최대)	4	4
14	가쪽으로 엉덩이끌기(Lateral scooting)	1 (최대)	4	4
	합계	13/56	48/56	54/56

0, 의존적; 1, 신체적 보조 필요; 2, 상지의 사용 필요; 3, 시간이 늘어남/언어 단서 필요; 4, 정상; 최대, 최대한의 신체적 보조(≥75%); 중간, 중간 정도의 신체적 보조(26~74%); 최소, 최소한의 신체적 보조(≤25%).

Reproduced with permission from Gorman SL. Function in Sitting Test. Available at http://www.samuelmerritt.edu/fist/documentation. Retrieved April 10, 2013.

는 기능적 제한 범위 내에 있었다. 환자는 상지와 하지의 선택적 운동 조절이 가능한 시기부터 도수근력검사(manual muscle testing)에서는 근약화를 나타냈다. 오른쪽 상지와 하지의 점수는 등급(grade) 4/5(good), 좌측 상지는 등급 2+/5(poor+), 좌측 하지의 점수는 등급 2/5(poor)를 나타냈다.

치료사는 또한 O'Sullivan과 Schmidt가 기술한 연구 계획서에 따라 앉은 자세에서 기능적 균형 등급을 평가했다. 환자는 정적·동적 앉은 자세 균형검사에서 열악한(1/4) 상태를 나타내었다. 환자가 앉은 자세에서 균형을 잃었을 때 몸을 뒤로 기대는 경향이 있었다. 추가 검사는 환자의 신경근 징후 및 증상에 따라 수행되었다. 환자는 좌측 상지 및 하지에서 날카로운/둔한(sharp/dull) 감각 감소를 나타내었으며, 이는 근위부보다 원위부에 더 선명하게 나타났다. 그는 또한 왼손 엄지, 무릎, 발목, 엄지발가락의 고유수용성 감각이 감소되었으나 오른쪽 상지 및 하지에는 고유수용성 감각 결핍이 나타나지 않았다. 뇌신경 검사(CNII~XII)에서는 특별한 문제점을 나타내지 않았다.

치료 계획과 중재

치료사는 물리치료로 개선될 수 있는 몇 가지 문제점들을 확인했다. 나쁜 앉은 자세, 앉은 상태의 균형/자세 조절장애, 좌측 상/하지의 약화, 기능적 이동성 감소 등이다.

물리치료 진단은 침상 내 이동성 제한, 이동능력의 감소 및 전신 쇠약 증세(global weakness)로 인한 보행능력 상실(우측보다 좌측에서 더 심함) 및 균형능력 감소를 나타내었다. 콕시디오이데스진균증 수막염(Coccidioidomycosis meningitis) 증세로 독립적인 생활을 하지 못했다.

환자가 2주 동안 달성할 것으로 예상되는 목표는 다음과 같다; (1)앉은 자세에서 바로 누운 자세로의 자세 변화에 최소한의 도움, (2)좋은 정적 및 동적 앉은 상태 균형, (3)좌측 상지 근력 등급 3+/5 및 하지근력 3/5, (4)침대에서 휠체어 또는 의자로 안전하게 이동할 수 있는 중간 정도의 보조(moderate assistance). 4주 후 예상되는 결과는 다음과 같다; (1)욕창의 위험성을 최소화시키는 모든 침상 내 이동을 독립적으로 수행함, (2)이동성을 향상시키기 위해 평평한 표면에서 휠체어/의자로의 이동을 독립적으로 수행함, (3) 병원 안에서보다 휠체어를 더 독립적으로 사용 가능, (4) 가정에서 휠체어로 60m 이상 독립적 사용 가능. 환자의 의욕은 강했고 합병증의 징후와 증상이 없는 것으로 나타났으므로, 물리치료사는 목표 달성을 위한 환자의 예후가 좋다고 했다. 초기 검사에서 그는 FIST의 14개 항목 중 13개 항목을 수행할 수 있었다. 따라서 그는 이 영역에 있어 앉은 자세의 기능을 향상시킬 수 있는 가능성이 높았으며, 이는 다른 기능적 이동성 작업의 개선 잠재성이 있음을 나타낼 수 있었다. 환자는 4주 동안 주당 5회, 하루에 2번씩 총 40회의 물리치료를 받았다.

치료적 운동은 환자의 이동성과 근력을 향상시키기 위해 처방되었다. 점진적인 저항 운동은 도수 저항(manual resistance), 세라밴드(Thera-Band) 및 아령을 사용하여 수행하였다. 환자는 또한 치료 동안 수행된 운동을 보강하기 위해 스스로 수행할 수 있는 운동 프로그램을 처방받았다. 특정 운동에는 둔부 및 하지근력을 향상시키기 위해서 한쪽 다리 교각 운동(single-leg bridging)을 시행하였고 대퇴사두근 근력 향상을 위해 대퇴사두근 등척성 운동 세트(isometric quadriceps sets)와 짧은 원운동 대퇴사두근 강화 운동(short arc quads)을 시행하였다. 그는 어깨 외회전, 외전 및 굴곡에서 상지 이동성과 근력을 개선하기 위해 지팡이를 사용하여 능동 보조 관절가동범위(AAROM) 운동을 교육받았다.

FIST 동안 환자의 앉은 자세 과제 수행능력에 근거하여, 앉은 자세에서의 균형 활동을 치료의 중점으로 두었다. 치료사는 자세 교정, 균형능력, 선 자세 지구력에 초점을 맞추어서 치료를 하였다. 운동에는 경추굴근의 활성화를 위한 턱 당기기(chin tucks) 운동과 날개뼈 접기(scapular pinches) 및 직립 지구력의 향상을 위한 목과 몸통 신전 운동을 실시하였다. 고유감각신경근 촉진 운동(proprioceptive neuromuscular facilitation exercises)은 자세 근육을 활성화하고 앉은 상태의 자세와 균형을 향상시키기 위한 고유감각 입력을 제공하기 위해 수행하였다. 환자가 최적의 자세 정렬 상태로 앉아 있는 동안, 치료사는 고유감각 입력을 높이고 자세 근육의 동시-수축(co-contraction)을 촉진하기 위해 어깨 전체에 접근운동(approximation)을 실시했다. 환자가 치료사로부터 촉각, 구두 피드백을 적게 받고 운동을 수행할 수 있게 됨에 따라 동적 앉은 자세 균형 활동을 시작했다. 바른 자세로 앉기, 체중 이동 그리고 지지면(base of support) 밖으로 뻗기와 같은 활동을 실시했다. 물리치료사는 작업치료사 및 간호 인력과 협력하여 식사, 일상생활과 위생에 관련된 활동, 짧은 시간 동안의 감독 및 보조를 위해 함께 일했다. 처음에는 앉은 자세에서 보조를 제공하기 위해 높은 등받침이 있는 휠체어가 필요했지만 앉은 자세 균형이 개선됨에 따라 물리치료사는 환자의 상태에 맞추어서 보조장비도 바꾸었다.

가정에서의 보조를 줄이기 위해서 침대에서 브릿지(bridging)/엉덩이끌기와 침대에서 구르기와 같은 침대 이동성 훈련도 재활에 도움이 된다. 환자의 힘과 지구력이 감소했기 때문에 재활을 부분작업(part-task)에서 전체작업(whole-task)으로 진행하였다. 치료사는 필요에 따라 환자의 수행을 돕고, 환자가 활동을 수행하기 위한 근력과 운동 조절이 발달함에 따라 보조를 점차적으로 줄였다. 이동성 훈련은 환자가 침대 밖으로 나올 수 있도록 하고, 이동성을 향상시키기 위해 치료 계획에 통합되었다. 환자는 외측으로, 앞쪽으로, 뒤쪽으로 엉덩이 끄는 방법을 배웠다. 엉덩이끌기는 FIST 평가에서 확인된 환자가 잘하지 못하는 영역이었고, 자기 스스로 자세를 재교정하기 위해 필요했기 때문에 운동에 포함시켰다. 환자의 수행능력이 향상됨에 따라 그는 부분적으로 일어서는 단계로 진행했고, 마침내 쪼그려 앉은 상태에서 회전을 이용하여 침대에서 휠체어로 또는 침대에서 일반 의자로 보조 이동할 수 있었다. 치료사는 앉는 자리의 높이나 표면의 차이를 제공하여 운동의 난이도를 증가시켰다.

휠체어훈련 활동은 환자가 휠체어를 사용하여 운동능력을 향상시킬 수 있도록 하기 위해 실시하였다. 처음에 환자는 상승하는 발지지대가 설치된 높은 등받이 휠체어를 제공받았다. 왜냐하면 환자는 몸통 조절능력이 상당히 떨어졌고, 근력이 약화된 좌측 하지의 자세를 잡는 것을 보조하기 위해 발지지대가 필요했기 때문이다. 그는 우측 손과 우측 다리를 사용하여 휠체어를 이동시키도록 지시 받았다. 또한 휠체어 브레이크 잠금 및 잠금 해제와 같은 휠체어 안전성에 대해서도 배웠다. 그의 몸통 이동성, 균형 및 근력이 향상됨에 따라 그는 표준 휠체어로 전환하였다. 환자는 모든 기능이 개선된 모습을 보였으며, 특히 서는 것과 보행기능이 좋아졌다. 환자는 초기 검사 동안 서는 것과 보행에 관한 목표를 가지고 있지 않았지만, 상당한 개선을 통해 보행이 가능했고, 치료 계획에 보행기능 향상을 추가하였다. 치료를 시작하기 전, 더 근력이 약한 좌측 하지의 하중 부하를 증가시키기 위해 선 자세 균형과 보행 전 활동이 수행되었다. 다음으로 측면 체중 이동의 보행 전 과정이 수행되었고, 이어서 좌측의 단일 다리 발디딤이 수행되었다. 환자가 오른쪽 다리를 완전히 디뎠을 때, 왼쪽에서 체중 수용을 용이하게 하기 위한 활동도 수행하였다. 모든 활동은 적절한 양의 부하를 제공하는 운동 학습의 원칙에 따라 진행되었다. 환자는 일주일 전부터 보행훈련을 실시하였다. 환자는 병원에서 퇴원할 때까지 보

표 6-2 • 입원 치료 동안 환자의 기능적 이동성 검사

활동	초기 검사	2주	4주(퇴원)
옆으로 구르기(Rolling side-to-side)	Min A	Min A	I
누운 자세에서 앉기(Sit to supine)	Mod A	Min A	SBA
앉은 자세에서 눕기(Supine to sit)	Mod A	Min A	SBA
침대 가장자리까지 엉덩이끌기 (Scooting to the edge of bed)	Max A	CGA	SBA
회전을 이용하여 휠체어로 보조이동하기 (Squat pivot transfer to wheelchair)	Mod A×2	Min A	CGA
앉은 상태에서 일어나기(Sit to stand)	시도할 수 없음	Min A	CGA

약어: Min A, 최소한의 신체적 보조(≤25%)가 제공됨; Mod A, 중간의 신체적 보조(50%)가 제공됨; Max A, 최대한의 보조가(≥75%) 제공됨; ×2명의 보조가 필요함; CGA, 균형을 위해 보호자의 손에 의한 보조(hands on)가 필요; SBA, 안전을 위한 예비 보조가 제공됨; I, 독립적, 보조가 필요없음

호자의 최소한의 도움(minimum assistance)으로 앞바퀴가 달린 워커(front-wheeled walker)를 이용해 30m 정도 걸을 수 있었다.

병원 퇴원 당시, 환자는 기능적 이동성, 이동 및 휠체어 이동성의 모든 영역에서 개선된 것으로 나타났다. **표 6-1**은 초기 검사, 2주째, 4주째(병원 퇴원)의 FIST 결과를 보여준다. **표 6-2**는 기능적 이동성 영역과 관련된 환자의 진행 상황을 보여준다. 병원에서 퇴원할 때, 환자는 기대했던 모든 목표와 예상했던 결과를 충족했다. 그는 퇴원 후 2주 동안 가정 물리치료와 함께 재활을 지속한 다음 4주 동안 외래 물리치료를 받는 동안 지속적인 호전을 나타냈다. 병원에 처음 입원한 시점으로부터 4개월 후, 그는 직장으로 복귀할 수 있었고 기능적 문제점을 찾아보기 어려울 정도로 호전하였다.

근거 중심 임상적 추천

SORT: 추천 분류의 장점

A 일관된, 양질의 환자 지향적 근거

B 일관되지 않거나 제한된 질적 수준의 환자 지향적 근거

C 동의, 질병 중심의 근거, 일반적인 관행, 전문가의 의견 또는 사례 시리즈

1. 콕시디오이데스진균증 환자에게 항진균제 치료는 선택사항이다. **A 등급**
2. 앉기 자세기능검사(Function in Sitting Test, FIST)는 콕시디오이데스진균증 수막염 환자의 앉은 자세 균형평가에 적합한 도구이다. **C 등급**
3. 앉은 자세 균형의 개선은 기능적 이동성의 향상과 관련이 있다. **B 등급**

종합 질문

6.1 다음 중 앉기 자세기능검사(FIST)를 사용하기에 가장 적합한 환자는 누구인가?

A. 보조장비와 최소한의 신체적 도움으로 보행할 수 있는 환자

B. 우측 하지로 10초 동안 서 있을 수 있고, 좌측 하지로 29초 동안 서 있을 수 있는 환자

C. 접촉 보호 보조를 필요로 하기 전에 침대 끝 부분에서 상지로 지지하여 20초 동안 앉을 수 있는 환자

D. 혼수상태의 환자

6.2 물리치료사는 앉은 자세에서 선 자세로의 이동에 어려움을 겪는 환자를 치료하고 있다. 치료사는 환자에게 이러한 기술의 구성요소를 작은 요소로 나누어서 가르치고 연습시킨 후, 충분히 훈련이 된 다음에는 하나의 완전한 동작으로 연결해서 훈련하였다. 이러한 유형의 훈련을 무엇이라 하는가?

A. 분산 연습

B. 부분-전체 과제 연습

C. 무작위 연습

D. 집중 연습

정답

6.1 **C.** FIST는 서거나 걸을 수 없는 앉은 자세 균형능력이 떨어지는 환자에게 적응증이 된다(A, B). 정적인 앉은 자세 정도만 어느 정도 유지하는 환자는 FIST 검사에서 낮은 수치를 나타낼 수 있다(D).

6.2 **B.** 이 과제에서 사용된 부분-전체 과제 연습(Part-to-whole task practice)은 환자가 전체 운동을 여러 요소로 나누어서 연습을 한 다음 하나로 연결해서 훈련하는 방법이다.

뇌진탕
Concussion

Christopher Ivey

CASE 7

미식축구선수인 22세 남성이 경기 도중 상대방 선수의 머리와 부딪쳐 뇌진탕 진단을 받았다. 머리를 다친 후 바닥에 그려놓은 흰색 선을 따라 걷는 과제를 수행할 때 불균형 증상을 나타냈다. 이 검사는 해당 팀의 물리치료사에 의해 수행되었다. 환자의 증상은 치료사에 의해 수행된 뇌진탕 관련 증상평가, 자세 조절 및 신경인지기능평가에서 뇌진탕손상에 의한 증상과 일치했다. 선수는 경기에 복귀할 수 없었고 다음 경기가 진행되는 동안에 뇌진탕 확진을 받았다.

▶ 가장 적절한 물리치료 목표는 무엇인가?

▶ 물리치료검사와 중재 동안 어떤 예방 조치가 취해져야 하는가?

▶ 물리치료를 방해할 수 있는 가능한 합병증은 무엇인가?

주요 정의

- **뇌진탕**(concussion): 외상성 생체역학적 힘에 의해 유발되어 뇌에 영향을 미치는 복잡한 병리생리학적인 과정
  다음과 같은 공통된 특징들이 나타난다. (1)머리, 얼굴, 목 혹은 신체 다른 부위에 "갑작스러운" 타격을 입어 발생할 수 있다, (2)일반적으로, 자발적으로 복구되는 신경기능의 단기 손상이 빠르게 발병되나 어떤 경우에는 증상과 징후가 몇 분에서 몇 시간에 걸쳐 진행되기도 한다, (3)신경병리학적 변화를 초래할 수도 있으나, 급성 임상 증상은 주로 구조적 손상보다는 기능적 장애를 나타내기 때문에 일반적인 영상진단으로는 이상한 점이 발견되지 않을 수도 있다, (4)의식불명을 수반하거나 수반하지 않을 수도 있는 임상증상을 나타낸다. 임상적 인지증상의 치료는 일반적으로 순차적인 과정을 따라야 하지만, 어떤 경우에는 증상이 연장될 수도 있다.
- **뇌진탕후증후군**(post-concussive syndrome): 뇌진탕 후 발생하는 증상이 3개월 이상 지속되는 경우
- **이차충격증후군**(second-impact syndrome): 이전에 뇌손상을 입어 증상이 남아 있는 사람에게 몇 분 내에 뇌진탕이 발생하는 경우로, 동일한 사건이 이전에 발생했을 가능성이 있음. 혈관충혈(vascular engorgement)은 두개골의 압력을 엄청나게 증가시켜 결과적으로 심각한 뇌손상을 입거나 사망에 이르게 할 수 있음

목표

1. 뇌진탕이 의심되는 환자의 적절한 검사법에 대해서 설명한다.
2. 초기 회복기간 및 장기간에 걸친 회복기간 동안 발생할 수 있는 합병증에 대하여 설명한다.
3. 선수 생활이 가능하다는 것을 평가할 수 있는 신뢰할 만한 평가도구에 대해서 설명한다.
4. 뇌진탕 후 재활의 단계에 관하여 설명한다.

물리치료 시 고려사항

뇌진탕 진단을 받은 환자를 관리하는 데 고려할 점:

- **일반적인 물리치료 계획/목표**: 추가적인 의학적 평가가 필요하다고 판단되는 징후와 증상이 나타나는지 환자의 건강 상태를 점검한다. 각 운동선스의 증상 완화를 위한 재활 진행
- **물리치료 중재**: 뇌진탕후증후군의 징후와 증상에 관한 환자 교육; 충분한 휴식으로 시작하여 유산소 운동, 저항 운동, 스포츠에 특화된 운동(sport-specific exercise), 비 접촉성 훈련(noncontact training drills), 완전 접촉성 훈련(full contact practice) 및 재활운동을 통한 재활 프로그램 실시
- **물리치료 시 주의사항**: 젊은 운동선수들도 기능 회복에 시간이 오래 걸리므로 뇌진탕후증후군 증상이 있는 환자의 재활 강도를 무조건 높이는 것을 권장하지 않는다.
- **물리치료를 방해하는 요인**: 뇌진탕후증후군과 관련된 지속적인 증상이 회복에 영향을 미친다.

건강 상태의 이해

미국에서 스포츠 활동 중 외상성 뇌손상(TBI)을 겪는 사람이 매년 1,600~3,800만 명에 달한다. 이러한 부상의 대부분은 경도 외상성 뇌손상(mild traumatic brain injuries, mTBI)으로 분류되며, 많은 경우 뇌진탕으로 분류된다. 15세 미만의 미국 어린이 10만 명 중 692명에게 발생하며, 연간발생률이 가장 높다. 이러한 유형의 손상을 입고도 별도의 의료 조치를 취하지 않는 인원을 감안하면, 더 많은 사람들이 외상성 뇌손상을 겪는다고 본다. 스포츠 참여자 수가 증가하고 mTBI에 대한 인지도가 높아지면 뇌진탕을 진단받은 환자의 수도 증가할 것이다.

뇌진탕에 관한 병리생리학적 연구는 동물실험으로 많이 연구되었다. 뇌진탕 후 흥분성 신경전달물질인 글루타메이트(glutamate)가 갑자기 방출되면 세프

내 칼륨, 칼슘의 유입이 급격히 감소한다. 손상된 신경세포의 정상적인 안정막 전위를 복원하기 위해 나트륨-칼륨 펌프(sodium-potassium pump)가 과잉 작동하면 뇌의 포도당 대사가 증가된다. 불행히도, 뇌의 포도당 대사의 이러한 증가는 대뇌혈류가 감소하는 동안 발생하여 세포의 에너지 생성에 문제가 발생된다. 또한 칼슘의 유입은 손상된 신경세포내에서 산화 대사(oxidative metabolism)를 방해하여 미토콘드리아 활성을 억제하고 에너지 공급 및 수요의 불일치를 증가시킨다. 이러한 불일치는 이차충격증후군(second impact syndrome)과 같이, 회복 과정에서 두 번째 손상 발생 시 증가될 수 있다. 초기에 포도당 대사(glucose metabolism)가 증가한 이후, 손상된 신경세포에서 포도당이 호기성 대사(aerobic metabolism)가 장기간 감소되며 통상적으로 7~10일간 지속된다. 동물실험에서 뇌진탕 이후 겪게 되는 이러한 신경계의 대사과정들은 구조적인 손상보다는 신경계의 기능적인 변화를 나타냈다. 동물모델 결과는 X-선 또는 자기공명영상이 뇌진탕 진단에 가치가 없다는 결과와 일치한다.

뇌진탕과 관련된 많은 징후와 증상은 모호하다. 뇌진탕의 일반적인 징후와 증상은 **표 7-1**에 설명되어 있다. 4가지 카테고리는 신체적·인지적·정서적, 수면장애를 포함한다. 뇌진탕으로 진단받으면 이러한 카테고리 중 하나 이상의 증상을 경험할 수 있다. 의식소실(loss of consciousness, LOC)이 이러한 유형의 부상으로 발생할 수 있지만, 진단된 뇌진탕의 10% 미만에서 의식소실 증상을 나타낸다.

뇌진탕 증상은 일반적으로 7~10일 이내에 예측 가능한 패턴으로 호전되지만 일부 환자는 지속적인 증상을 나타낸다. 뇌진탕 후 3개월 이상 지속되는 증상은 지속적인 뇌진탕후증후군(post-concussive syndrome)으로 분류된다. 이러한 증상은 모호하고 비특이적(nonspecific)이어서 진단이 어려울 수 있다. 세계보건기구(World Health Organization, WHO)는 머리 부상 후 다음 증상 중 세 가지 이상의 증상이 존재하면 뇌진탕후증후군으로 정의한다. 두통,

표 7-1 • 일반적인 뇌진탕 징후 및 증상

신체적(Physical)	인지적(Cognitive)	정서적(Emotional)	수면(Sleep)
• 두통 • 구역질 • 구토 • 균형능력 문제 • 현기증 • 시각 문제 • 피로 • 빛에 대한 민감도 • 소음에 대한 민감도 • 마비/따끔거림 • 망상 또는 기절	• 정신적으로 "안개가 낀(foggy)" 느낌 • 느려진 느낌 • 집중하기 어려움 • 기억하기 어려움 • 최근 정보 또는 대화를 잊어버림 • 최근 사건에 대해 혼란스러움 • 질문에 천천히 대답 • 반복 질문	• 과민반응 • 슬픔 • 감정적 • 신경질	• 졸음 • 평소보다 적은 수면 • 평소보다 많은 수면 • 잠들기 어려움

현기증, 피로, 과민반응(irritability), 집중이 요구되는 작업 수행의 어려움, 기억상실, 불면증, 스트레스, 알코올, 감정적인 흥분에 대한 내성이 감소된 증상이다.

증상이 여전히 남아 있는 상태에서 경기에 복귀하지 않도록 권고하였다. 뇌진탕 병력이 있는 선수는 재발 위험도가 높다. 반복적인 뇌진탕이 신경계의 인지기능에 영향을 미친다는 것은 권투선수가 계속적인 외부 충격으로 펀치 뇌장애 증후군(punch drunk syndrome, 얼굴 등을 집중 가격 당한 권투선수들이 머리에 그 충격이 쌓여 뇌세포가 손상을 입고 그 후유증으로 사망에까지 이르는 현상)을 겪게 되는 것으로 처음 알려졌다. 또한 파킨슨병(pugilistic parkinsonism, 권투선수 파킨슨병)도 이러한 반복적인 손상 유형과 관련될 수 있다. 반복적인 뇌진탕의 부정적인 신경인지 영향의 증거가 축적됨에 따라, 두부손상으로 인한 점증적인 영향이 권투에만 국한되는 것은 아니라는 점이 밝혀졌다. 만성 외상성 뇌질환(chronic traumatic encephalopathy, CTE)이라는 용어는 축구 및 레슬링을 비롯한 스포츠에서 더욱 널리 사용된다. CTE

의 영향을 보여주는 프로 축구선수의 첫 부검 보고서가 2005년에 발표되었다. CTE는 뇌손상이 누적 발생함에 따라 발병하는 진행성 신경퇴행성질환이다. 초기 징후와 증상은 일반적으로 외상 후 수십 년까지, 일반적으로 50~60세까지 나타나지 않는다. CTE의 발병률 및 유병률은 현재 알려지지 않았는데, 이는 부검을 통해 타우 단백질(*tau* protein)에 대한 뇌조직의 면역염색으로 병을 진단하기 때문이다. 그러나 CTE는 알츠하이머병과 동일한 질병은 아니다. CTE의 전형적인 징후와 증상은 최근 기억력과 일상생활동작의 어려움을 나타낸다. 그리고 우울증, 공격성 및 자살행동과 같은 심리장애 및 행동장애도 나타내고 치매로의 발전 가능성도 있다. CTE 환자 중 일부는 근력약화, 위축(atrophy), 경련(spasticity) 및 근막형성(fasciculation)을 특징으로 하는 근위축성측삭경화증(amyotrophic lateral sclerosis)과 유사한 진행성 운동신경질환인 만성 외상성 뇌근육병(chronic traumatic encephalomyopathy)이 발생하였다.

뇌진탕의 정도를 측정하기 위하여 무려 25개의 기준이 마련되었으나, 아직 타당성이 검증되지 않았다. 현재로써는 이러한 기준들을 바탕으로 뇌진탕을 관리하는 것은 권장하지 않는다. 오히려 뇌진탕의 정도를 바탕으로 한 시간 별 기준보다는 증상을 바탕으로 한 기준이 권장되어야 한다.

물리치료 환자/고객 관리

뇌진탕의 효과적인 관리를 위해서는 여러 분야의 접근법이 필요하다. 평가에 참여하는 의료전문가는 어떤 전문가가 해당 스포츠 행사에 참석했는지에 따라 다르다. 운동선수의 초기 평가는 물리치료사, 운동 트레이너, 의사 또는 응급 의료인이 시행할 수 있다. 뇌진탕 증상의 조기 발견은 필수적이며, 선수는 다친 당일날 바로 경기에 복귀해서는 절대 안 된다. 가능하다면 사전·후 기본적인 신경인지검사(neurocognitive test) 및 균형검사 결과와 비교해야 한다. 선수들은 진단을 확인하기 위해 의사로부터 검사를 받아야 하며 경기 후 병원에서 진료를 받거나 다음날 내원하여 진료를 받는다. 뇌진탕 진단 후 초기 치료 권장사항으로 점진적인 휴식을 강조하며, 활동 복귀는 지켜봐야 한다. 운동선수의 활동 복귀가 안전하게 진행되도록 물리치료사가 종종 개입하기도 한다. 일단 선수가 복귀를 위한 재활 프로토콜을 완수하게 되면 의사가 복귀에 대해서 결정하여야 한다.

검사, 평가 및 진단

부상당한 운동선수에 대한 검사는 운동 트레이너, 의사 또는 물리치료사를 포함한 의료전문가와 초기 부상 후 여러 차례 수행할 수 있다. 대부분의 운동선수들이 해당 경기나 이벤트에서 제외될 것이라는 두려움 때문에 뇌진탕 증상을 의료진에게 알리지 않는 경우가 종종 있어서, 뇌진탕을 발견하는 데 있어 어려움이 있다. LOC는 뇌진탕으로 인한 부상 가능성을 쉽게 식별할 수 있지만 10% 미만의 선수만이 LOC와 관련된 증상이 있다. 이러한 환자의 즉각적인 평가는 경기장에서 일어날 수 있는 1차 조사로 가능하다. 만일 운동선수가 의식을 잃으면서 경추손상이 동반되어 발생할 수 있으므로 적절한 예방 조치를 취해야 한다. 가장 먼저 의식 정도를 판별해야 한다. 글라스고우혼수척도(Glasgow Coma Scale, GCS)는 의식 수준을 평가하는 데 사용할 수 있으며, LOC가 발생하면 지속 시간을 기록해야 한다.

1차 조사는 선수의 호흡 및 순환에 대한 평가로 이루어진다. 일단 운동선수가 의식을 회복하면, 경추에 부상을 입을 때와 같은 심각한 부상이 발생할 확률이 낮다면 추가적인 검사를 받아야 한다. 경기장에서 균형을 잡지 못하거나 휘청거릴 수 있고 운동선수가 의식을 회복하지 못하면 가장 가까운 병원으로 이동해야 한다. 초기 평가에는 선수의 징후, 신경학적 검사 및 인지평가가 포함된다. 일부 평가도구는 다음 사항이 포함된다. 등급 시스템 체크리스트, Maddocks 질문(Maddocks questions), 표준화된 뇌진탕 평가(Standardized Assessment of Concussion, SAC), 발란스 에러 스코어링 시스템(Balance Error Scoring System, BESS) 및 SCAT2(Sport Concussion Assessment Tool 2) 등이다. SCAT2는 원래 SCAT의 업데이트된 버전으로, 종합 평가에서 허용된 대부분의 평가를 포함하고 있다. SCAT2는 의료 전문가가 관리하도록 설계되어 있다. SCAT2에는 등급 시스템의 체크리스트, GCS, Maddocks 점수, SAC 및 BESS에 대한 섹션이 포함되어 있다. SCAT2는 유효성이 검증되지 않았지만 SAC를 계산할 수 있는 부분이 포함되어 있다. 표준화된 뇌진탕 평가는 운동선수가 뇌진탕으로 부상당한 후 정신 상태 변화를 감지하는 데 유효하다. SCAT2는 무료로 다운로드할 수 있다. **표 7–1**은 뇌진탕에서 발생할 수 있는 징후와 증상이 다양하다는 것을 보여준다. 등급 시스템 체크리스트는 검사자가 시간이 지남에 따라 증상을 추적할 수 있게 한다. 선수는 초기 평가 및 각 후속 평가에서 등급 시스템 체크리스트를 작성해야 한다. 증상들은 0~6까지 점수를 매겼으며, 0=증상 없음(not present), 1=경미(mild), 3=중등도(moderate), 6=매우 심각(most severe)을 의미한다.

검사자는 시간, 장소 및 사람에 관한 질문과 같은 지남력 질문이 보다 구체적이고 자세한 기억력 평가와 비교할 때 뇌진탕 평가에 사용하기에 적절치 않다는 점을 인지하여야 한다. 이러한 이유 때문에 Maddocks 질문 및 표준화된 뇌진탕 평가와 같은 간단한 신경심리검사가 실용적이고 효과적인 평가도구로 활용될 수 있다. Maddocks 질문은 스포츠와 현재 진행 중인 경기와 관련된 단기 및 장기기억뿐만 아니라 방향을 평가하는 데 사용되는 질적 방법이다. 선수가 Maddocks 질문에 올바르게 대답하지 못하면 뇌진탕손상을 의심하여야 한다. 특히 현재의 환자에 대해서 사용되는 Maddocks 질문은 "현재 우리가 있는 경기장 이름이 무엇인가요?"이다. 표준화된 뇌진탕 평가는 신경인식을 평가하는 데 사용되는 간단한 검사도구이다. 표준화된 뇌진탕 평가는 관리 또는 해석하기 위한 심리검사 교육이 필요하지 않다. 표준화된 뇌진탕 평가는 수행하는 데 약 5분이 소요된다. 방향, 즉각적인 기억, 집중력 및 지연된 회상이 측정된다. 표준화된 뇌진탕 평가는 다양하게 변형된 질문이 가능하며 연습효과가 거의 없다. 즉, 다양하게 변형된 질문은 사전에 반복적인 검사를 통해 표준화된 뇌진탕 평가에 대한 답변을 암기하는 것을 방지할 수 있다. 평가 결과는 시즌 중 혹은 시즌 초에 수행된 기본 평가 결과와 비교될 수 있다. 표준화된 뇌진탕 평가를 바탕으로 한 기본검사 결과, 점수가 95% 감소 시 뇌진탕에 대하여 민감하고, 76% 감소 시 뇌진탕이 특이적으로 나타나는 것으로 알려졌다.

평형장애는 뇌진탕 환자에게는 흔하게 나타난다. BESS는 관리가 쉽고, 저렴하며, 완료 시까지 약 5~7분이 소요되는 자세 안정성 평가이다. 이는 의료 전문가들이 실험실 외부에서 자세 안정성을 평가하기 위한 저렴하고 객관적인 방법을 제공하기 위하여 개발되었다. 표준화된 뇌진탕 평가와 마찬가지로 BESS 검사의 결과는 기본 평가 결과와 비교할 수 있다. 시험을 수행하는 데 3가지 자세(좁은 이중 다리 자세, 단일 다리 자세 및 나란히 자세)와 두 개의 발판 표면(단단한 표면/바닥과 매체는 고무)이 사용된다. 각 자세는 20초 동안 눈을 감은 상태로 두 손은 고관절에 유지한다. 감점 요인은 눈을 뜨는 경우, 고관절에서 손이 떨어지는 경우, 발의 위치가 바뀌는 경우, 넘어지는 경우, 30° 이상 고관절이 굴곡 또는 외전되는 경우, 움직이기, 발 앞이나 발뒤꿈치 들어올리기 혹은 5초 이상 검사 위치에서 벗어나는 등의 자세 불균형 증상이 나타나는 경우이다. 두 바닥면을 모두 사용하는 경우 최대 60점, 한 면만 사용하는 경우 30점이다. BESS는 동일한 검사를 반복적으로 수행하면 점수가 향상되는 연습 효과가 있는 것으로 여겨진다. 또한 BESS는 대상자의 피로도에 영향을 받을 수 있다. BESS는 뇌진탕 환자의 감각기관 검사에 대해 검증되었다. BESS에 대한 검사자 내 및 검사자 간 신뢰도는 각각 0.6~0.92, 0.57~0.85이다. 검사-재검사 신뢰도는 보통이다. 뇌진탕 후 1일부터 7일까지 BESS의 특이도는 91~96% 범위이다. 그러나 BESS의 감도는 34%로 낮으며, 부상 시기에 그 값은 가장 높다. 따라서 BESS는 뇌진탕이 없어지도록 하는 훌륭한 도구는 아니다. 뇌진탕 후 자세의 안정성이 손상된 선수는 부상 후 3~5일 이내에 그들의 기본 BESS 점수로 돌아간다. SCAT2는 하나의 표면(기본 평가의 표면과 일치해야 함)에서 수정된 BESS를 사용한다. 현재 수정된 BESS에 대해 보고된 신뢰성, 민감성 또는 특이성 연구는 없다.

운동선수의 신경심리(neuropsychological, NP)검사는 인지손상을 확인하고 뇌진탕으로 인한 회복 정도를 확인하는 검사도구로서 1980년대에 개발되었다. 전산 신경심리검사(computerized neuropsychological testing, CNP)가 가능해짐에 따라 NP검사의 사용이 확대되었다. ANAM(Automated Neuropsychological Assessment Metrics), CogState, HeadMinder 및 ImPACT를 비롯한 여러 CNP 검사 프로그램이 현재 사용되고 있다. 운동선수는 물리치료사, 운동 트레이너 또는 소프트웨어에 익숙한 의사와 같은 의료 전문가가 모니터링하는 CNP 검사를 수행할 수 있다. 또한 운동선수는 종이와 연필을 사용해서 신경심리학자가 검사하는 NP 검사를 받을 수 있다. 인지장애는 주관적 증상보다 오래 지속될 수 있으며 NP 검사는 뇌진탕 진단도구로 아직 검증되지는 않았지만 무증상 운동선수의 인지장애 정도를 확인할 수 있다. 검사의 해석은 신경심리학자나 뇌진탕검사 및 관리 경험이 있는 의사에 의해 수행되어야 한다. 뇌진탕 후 CNP를 관리하는 시기와 관련하여 입증된 지침 또는 유효성이 입증된 프로토콜을 작성하려면 추가 연구가 필요하다.

치료 계획과 중재

뇌진탕 후 즉각적인 치료의 중요성을 운동선수뿐만 아니라 코치, 부모, 배우자 및 보모에게 교육하여야 한다. 잠재적인 기능 악화를 나타낼 수도 있는 징후와 증상에 대한 교육도 필요하다. 또한 전형적인 회복 절차에 관하여도 논의되어야 한다. 뇌진탕 환자들 중 치료에 대한 교육을 받은 경우가 교육을 받지 않은 사람들에 비해 수면장애, 불안, 심리적 스트레스 발생률이 낮았다.

현재 뇌진탕 치료를 위한 지침으로는 신체적 및 정신적 휴식을 권장한다. 앞서 언급했듯이, 이른 경기 복귀는 이차충격증후군과 같은 심각한 부작용을 초래할 수 있다. 신체적 휴식은 다른 스포츠 활동뿐만 아니라 다른 유산소 활동 및 근력훈련을 하지 않는 것을 의미한다. 운동선수는 휴식을 취할 때 더 이상 증상이 나타나지 않을 때까지 이러한 활동을 피해야 한다. 그 이후에 신체 활동을 점진적으로 증가시킨다. 체력이 점차적으로 증가하는 동안 증상이 나타

표 7-2 • 등급화된 경기 복귀 프로토콜

재활 단계 (Rehabilitation Stage)	각 재활 단계별 기능적 운동 (Functional Exercise at Each Stage of Rehabilitation)	단계별 재활 목표 (Objective of Each Stage)
1. 무활동	• 완전한 신체적 및 정신적 휴식	회복
2. 가벼운 유산소 운동	• 나이대별 최대 심장박동수의 70%에서 걷기, 수영 또는 고정 사이클링 실시 • 저항훈련 없음	심박수 증가
3. 스포츠 특이적 운동 (Sport-specific exercise)	• 아이스 하키, 축구훈련 실시 • 머리에 충격을 주는 활동 없음	운동량 증가
4. 비접촉성 교육훈련	• 보다 복잡한 훈련 (예: 축구 및 아이스 하키훈련) • 점진적 저항 운동을 시작	운동, 협응력, 인지능력 향상
5. 충분한 접촉훈련	• 의사의 허가 시 정상적인 훈련 활동에 참가	자신감 회복과 코칭 스태프를 통한 기능적 기술 (functional skill) 평가
6. 경기 복귀	• 정상적인 경기 참여	

나면 다시 휴식을 취하는 것이 좋다. 정신적인 휴식을 취하려면 독서, 학업, 비디오 게임, 문자 메시지 및 온라인 작업을 포함하여 집중과 주의가 필요한 활동을 최소화하여야 한다.

경기 복귀에 관한 지침 또한 점진적으로 수행되어야 한다. 표 7-2는 스포츠의학 및 미국 체육연수협회(American Athletic Trainers Association), 미국의학협회(American Medical Society for Sports Medicine)에 의해 제공되는 재활 순서이다. 재활 과정 전체는 약 1주일이 소요되며, 각 재활 단계는 약 24시간이 소요된다. 회복 과정은 젊은 운동선수의 경우 대학생 및 프로 운동선수보다 길며 보다 보수적인 접근방법이 필요하다. 재활 단계에서 통증과 같은 증상이 나타나면 선수는 이전 단계로 돌아가야 한다. 이후 24시간 동안 휴식을 취하고 다음 단계로 진행한다.

근거 중심 임상적 추천

SORT: 추천 분류의 장점

A 일관된, 양질의 환자 지향적 근거

B 일관되지 않거나 제한된 질적 수준의 환자 지향적 근거

C 동의, 질병 중심의 근거, 일반적인 관행, 전문가의 의견 또는 사례 시리즈

1. 뇌진탕으로 진단받은 선수는 같은 날 경기에 복귀해서는 안 된다. C 등급
2. 표준화된 뇌진탕 평가(SAC) 및 밸런스 에러 스코어링 시스템(BESS)과 같은 검사 결과는 손상 전 기본검사 결과와 비교 분석하여야 한다. C 등급
3. 이차충격증후군과 같은 심각한 부작용의 가능성을 줄이기 위해 운동선수는 뇌진탕 회복 초기에 증상을 악화시키는 신체적 또는 정신적 활동을 해서는 안 된다. B 등급

4. 뇌진탕 후 경기에 복귀하는 것은 사람에 따라 다르고 점진적으로 진행하여야 한다. **C 등급**

종합 질문

7.1 뇌진탕에 대한 평가에서 다음 중 어떤 검사를 포함해야 하는가?

A. 시간, 장소 및 사람과 같은 표준 지남력 질문

B. 전산 신경심리검사

C. Maddocks 질문

D. 감각 지남력검사

7.2 물리치료사는 4일 전에 뇌진탕 부상을 입은 운동선수와 함께 일하고 있다. 운동선수는 경기 복귀 프로토콜의 3단계를 마치고 두통이 발생했다. 이러한 상황에서 물리치료사가 이 운동선수에게 시행할 수 있는 것은 무엇인가?

A. 다음날 증상의 재평가를 통해 현재 치료를 계속한다.

B. 선수가 3단계를 멈추고 2단계로 진행하게 한다.

C. 4단계로 진행한다.

D. 선수가 3단계를 멈추고 1단계로 진행하게 한다.

정답

7.1 **C.** Maddocks 질문은 스포츠와 현재 진행 중인 경기와 관련된 단기 및 장기기억뿐만 아니라 방향을 평가하는 데 사용되는 질적 방법이다. 시간, 장소 및 사람과 같은 지남력 질문은 경기 중 선수의 뇌진탕 평가에서 신뢰할 수 없다(A). 전산 신경심리검사 및 감각 지남력검사(B, D)는 뇌진탕에 실용적인 평가가 아니다.

7.2 B. 재활 단계에서 증상이 나타나면 선수는 이전 단계로 돌아가야 한다. 다음 단계로의 진행은 24시간 휴식 이후에 진행한다.

전환장애

Conversion Disorder

Rolando T. Lazaro / Sharon L. Gorman
Anthony R. Novello / Gail L. Widener

CASE 8

25세 여성 환자가 가슴통증, 허리통증, 두통 증상으로 응급실에 내원하였고 입원 후 치료를 계속 받았다. 그녀는 좌측 신체 무감각, 얼얼한(tingling) 증상 그리고 양쪽 시야가 흐릿해짐 증상을 호소하였다. 입원 후에도 증상이 계속 악화되었고 결국 좌측 하지를 전혀 움직일 수 없었고 시력도 완전히 상실되었다. 증상의 진행 상태로 그녀의 병명을 '뇌졸중'으로 진단을 내린 다음, 신경과 의사는 물리치료 평가를 의뢰했다. 이틀 동안 환자의 뇌, 척수의 진단 영상검사를 실시하였고 많은 관련 검사들도 실시하였다. 그러나 모든 신경병리학적 검사에서 음성을 나타내었다. 주치의는 그녀의 현재 문제의 원인을 밝혀내는 것이 어렵다고 하였고 정신과 상담을 받아보는 것을 추천했다. 정신과에서 실시한 평가를 통해 밝혀진 것은 예전에 그녀는 아버지에게 신체적 학대를 받은 경험이 있다는 것이다. 이 당시 의료진은 그녀가 전환장애(conversion disorder)를 앓고 있을 가능성이 있다고 하였다. 현재 그녀는 어머니와 함께 단층집에서 살고 있고 대학교를 다니면서 식료품 가게에서 파트타임으로 일하고 있다. 취미는 사교춤을 추는 것이고 사회 복귀를 위해 열심히 재활을 하겠다고 하였다.

- ▶ 가장 우선적으로 해야 하는 검사는 무엇인가?
- ▶ 보행과 균형평가에 적절한 물리치료방법은 무엇인가?
- ▶ 물리치료를 방해하는 발생 가능한 문제점은 무엇인가?
- ▶ 재활에 대한 예후가 어떠할 것으로 예상되는가?

주요 정의

- **기립보행불능증**(astasia-abasia): 불안정하고, 비정상적인 방법으로 서 있고, 보행을 할 때 비정상적으로 흔들리는 걸음. 움직임 마지막에 균형을 회복하는 경향을 나타내나 쉽게 넘어짐
- **협력 모델**(collaborative model): 환자(가족 및 보호자 포함)가 치료사와 협력하여 목표와 예상되는 치료결과를 결정할 수 있게 하는 치료 목표 설정 접근법; 환자와 치료사 간의 목표 설정에 동의가 요구됨. 협력 모델은 팀 접근방법과는 차이가 있음
- **결과의 지식**(knowledge of results): 운동을 수행한 후에 피드백을 주는 방법. 특정 움직임보다는 운동을 수행한 결과에 대한 정보를 주는 것
- **과제 지향적 접근법**(task-oriented approach): 전반적인 기능적 독립성을 목표로 하는 과제–특이적(task-specific)이고 내용–특이적(context-specific)인 움직임을 재훈련하기 위한 치료적, 기능적 접근; 운동 제어, 운동 학습, 동적 시스템 이론 및 신경 가소성의 개념을 토대로 개발된 접근방법

목표

1. 전환장애의 일반적인 임상 특징을 설명한다.
2. 전환장애로 진단받은 환자에 대한 장애, 활동, 참여 수준을 확인하는 검사에 대해서 설명한다.
3. 전환장애로 진단받은 사람을 위한 적절한 물리치료에 대해 설명한다.

물리치료 시 고려사항

전환장애로 인한 걸음걸이 불안정, 근약화, 실명 및 균형장애 환자를 관리하는데 고려할 점:

- ▶ **일반적인 물리치료 계획/목표**: 기능적 이동성과 보행훈련 활동을 통하여 활동과 사회 참여를 향상시킨다. 다른 전문 건강관리 팀 구성원들과의 협력

▶ **물리치료 중재**: 기능적 이동훈련; 보조장치를 이용한 보행훈련 및 계단 훈련; 운동 조절 향상을 위한 과제 지향적 접근법

▶ **물리치료 시 주의사항**: 물리치료 동안 낙상 위험을 줄이기 위해 환자를 잘 보호해야 함; 환자 및 가족과 친밀관계 유지

▶ **물리치료를 방해하는 요인**: 전환장애의 증상 중 정신적, 심리적 문제

건강 상태의 이해

정신질환 진단 및 통계편람, 4판(Diagnostic and Statistical Manual for Mental Disorders, DSM-IV-TR)에서는 전환장애를 심리적 요인과 관련된 운동, 감각 기능이 감소된 상태로 정의하였다. 증상은 통증에 국한되지 않고 사회 및 직업기능에 임상적으로 중요한 영향을 미치게 된다. 전환장애 환자들의 장애는 세포 또는 조직 수준의 생리적인 문제로 인해 나타나지 않는다. 오히려, 관찰된 장애는 개인의 심리적 상태가 영향을 미친다고 보여지며 환자들의 의식적인 조절 없이도 나타난다. 이는 의도적으로 꾀병을 부리는 사람과는 다르다. 전환장애 환자들은 자신이 장애가 있다고 믿고 있다. 일반적인 증상으로는 근약화 또는 마비, 해부학적 패턴을 따르지 않는 감각장애, 시력이나 청력 상실, 경련과 같은 증상 또는 근긴장이상, 통증, 실성증(aphonia) 등이다. 전환장애 환자는 또한 기립보행불능증(astasia-abasia)을 나타내는데, 이것은 운동실조와 비슷한 불안정한 걸음의 형태로 걷거나 서있을 때 불안정한 특징을 나타낸다. 기립보행불능증을 나타내는 사람은 걷는 동안 휘청거리지만 넘어지거나 다치지 않는다. 왜냐하면 이러한 증상은 균형잡는 것을 도울 수 있는 사람이나 물건이 가까이 있을 때 나타내는 경향이 있기 때문이다.

전환장애의 특징은 징후와 증상을 설명할 수 있는 신경학적 또는 기질적 근거가 없다는 것이다. 심리적 스트레스에 의해서 강화되거나 심리적 갈등이나

욕구의 무의식적인 표현이라고 생각된다. 미국 정신과학회(APA)가 이 질환을 1980년에 전환장애로 바꾸기 전까지 이 질환은 히스테리성 신경증(hysterical neurosis), 전환 유형(conversion type)으로 불렸다. 미국에서는 전환장애의 발생률이 10만 명당 22건이다. 유병률은 일반적인 내과/외과 입원 환자의 1~14%로 보고되었다. 여성(남성의 2배), 신체적·성적 학대를 받은 자, 경제적으로 불우한 환경에서 자란 자, 우울증 및 불안 증세를 나타내는 정신과적 문제를 가진 자 등에서 전환장애 발생률이 높았다. 문헌에 따르면 전환장애로 진단받은 사람의 60%는 2주 이내에 회복하고, 98%는 1년 이내에 회복한다고 한다.

물리치료 환자/고객 관리

전환장애가 있는 환자의 물리치료 관리에 관련된 몇 가지 사례 보고가 있다. 다음은 전환장애 환자 치료에 관한 자료를 기반으로 정리한 주요 권고안이다. 첫째, 물리치료사는 환자와 그의 보호자와 신뢰감과 공감대를 형성하는 데 노력하여야 하며 환자의 활동과 사회 참여를 목표로 한 지원 환경을 조성해야 한다. 물리치료사는 환자가 나타내는 징후와 증상의 심리적인 특성에 관하여 환자와 대립하는 것은 최대한 피하는 것이 중요하다. 장애의 심리적 본질에 대한 대립을 통해서가 아니라, 명시된 모든 장애를 포함하여 상태의 신체적 증상을 언급하는 것이 중요하다. 전환장애 환자에게 모든 증상의 원인은 중추신경계쪽 문제라고 말하거나 단순히 마비된 팔다리에는 운동이 중요하다고 말하는 것은 전반적인 회복에 부정적이다. 성공적인 재활을 위해서는 긍정적인 피드백을 이용한 기능적인 운동 수행이 도움이 된다. 치료사는 환자 치료 동안 병의 증상에 관하여서는 되도록 신경 쓰지 않도록 한다. 예를 들어, 치료사는 침대에서 구르는 동작 수행에 어떤 근육의 사용이 중요한지에 초점을 맞추어서 환자에게 설명하여야 한다.

결과의 지식(knowledge of results) 강조는 치료사로 하여금 환자가 얼마나 작업을 수행할 수 있었는지에 관한 피드백을 제공하는 데 도움을 준다. 위 환자의 경우 치료사는 기능적 운동에 대한 환자의 노력을 확인하고 수행할 수 있는 운동의 양과 관련하여 긍정적인 피드백을 제공했다. 예를 들어, "오른쪽으로 구르는 데 잘했습니다. 당신은 오른쪽으로 갈 수 있었고 지난번에 했던 것보다 도움이 덜 필요했습니다. 잘하셨습니다." 치료사는 명확한 목표를 수립해야 한다. 마지막으로 환자는 보조기 의존도를 최대한 줄여야 한다. 전환장애 환자에게 장기간의 보조기 착용이 기능적 회복에 도움이 되지 않는다. 전환장애 환자는 의학적으로 근력감소, 관절가동범위 제한, 균형장애, 협응능력장애와 같은 생리학적 장애를 나타내지는 않는다. 오히려 전환장애 환자들은 정신적, 감각 문제로 인해 보행능력의 장애를 나타낸다. 이 경우 실명(blindness) 및 편마비 증상도 정신적인 문제로 인해 나타나는 경우가 일반적이다. 보조기의 의존성을 높이는 것은 환자의 이전 수준의 기능을 되찾고 자신의 삶과 환경에 대한 통제력을 강화하려는 궁극적인 목표에 도움이 되지 않는다. 보조기의 장기간 사용은 환자의 심리적인 회복을 방해한다. 심리적인 회복은 기능 회복 및 장애 감소를 의미한다.

검사, 평가 및 진단

차트 검토는 환자의 전문 의료 관리에 관한 정보를 얻는 데 중요하다. 앞선 환자의 경우 신경과전문의, 정신전문의 및 작업치료사를 통해 차트 검토가 이루어졌다. 많은 치료들이 입원기간 동안에 이루어지기 때문에 퇴원 계획 또한 중요하다.

다음으로 침대에서의 움직임, 이동 및 보행 동안 환자의 기능 수행을 검사하는 것이 적절하다. 환자는 침대에서 움직임 동안 주의 감독(supervision)이 필요했고, 앉은 자세에서 일어서기 하는 데 적절한 보조, 보행을 하는 데 두 사람의 최대 도움이 필요로 했다. 환자는 기립보행불능증과 실명 상태였기 때문에 보행 중 두 사람의 보조가 적절하고 안전했다.

장애검사는 기능 수행검사를 따라야 한다. 전환장애가 있는 사람은 진단 자체가 증상에 대한 많은 정보를 제공하지 않기 때문에 다양한 검사를 시행하는 것이 중요하다. 관절가동범위 및 근력검사는 치료 계획과 목표 설정에 중요한 기본 정보가 될 수 있다. 이 환자는 수동 관절가동범위가 정상을 나타냈다. 도수근력검사에서 양측 상지와 오른쪽 하지는 정상 근력(5/5)을 나타내었다. 왼쪽 엉덩이 굽힘근과 무릎 굽힘근은 1/5(Trace)을 나타냈고 왼쪽 무릎 폄근과 배굴근은 0/5(Zero)을 나타냈다. 양측 상지와 오른쪽 하지의 가벼운 촉각(light touch)과 핀을 이용한 표면통증은 정상이었고 왼쪽 하지에서는 감각결손을 나타내었다. 균형능력은 환자의 안전에 영향을 주므로 균형평가는 반드시 이루어져야 한다. 앞의 환자는 앉은 자세에서의 균형능력은 좋았고(머리와 몸통을 돌릴 때 균형을 유지함) 선 자세에서의 균형능력은 좋지 않았다(움직이면 균형이 쉽게 무너짐). 검사에 따르면 환자는 기능적 이동과 보행능력에 제한을 나타내었다. 그리고 근력 및 정적/동적 균형장애, 감각장애가 그녀의 기능적 문제에 영향을 미친다고 판단했다.

치료 계획과 중재

검사 및 평가 후 목표를 세웠다. 협력 모델로서 환자와 그녀의 어머니를 목표 설정에 참여시켰다. 물리치료 중재는 병원 퇴원 전까지 최소한의 보조장비를 통한 독립적인 이동과 보행이 가능하도록 하는 것이다.

중재는 주로 과제 지향적 접근법(task-oriented approach)을 이용한 기능적 움직임에 초점을 맞추었다. 환자는 최대한 치료사의 도움 없이 침대에서 이동할 수 있도록 훈련을 받았고 치료사의 도움 없이 움직이는 것이 환자의 목표 달성에 중요한 부분이라고 강조했다. 피드백은 그녀가 무엇을 잘못했는가에 초점을 맞추기보다는 과제 수행에 초점을 맞추었다. 결과의 지식 피드백을 앉은 자세에서 일어서기 운동에 적용하였다. 치료사는 환자가 과제 수행 시 "덜컥거림(jerky)한 움직임이 나타났다."라는 부정적 피드백보다는 최소한의 도움으로 동작을 성공적으로 수행했다는 긍정적인 피드백을 주는 것에 초점을 맞추어서 재활을 시행했다. 초기에는 안전을 위해 평행봉에서 보행을 시작했으며 점차 전륜 보행기(front-wheeled walker) 그리고 싱글 포인트 지팡이(single point cane)를 사용한 보행으로 기능이 호전되었다. 환자의 치료 목표는 퇴원 시점까지 단지 휴대용 보조기의 도움으로 보행이 가능하도록 기능을 호전시키는 것이라고 환자에게 상기를 시켰다.

전체 입원 기간 동안 일관된 협업 접근법(consistent collaborative approach)이 강조되었으며, 종종 상호 합의된 목표와 치료 계획에 중점을 두었다. 치료사는 치료 계획들이 예상되는 결과와 어떤 관련성이 있을지에 대해서도 항상 고민해야 한다. 치료사는 전체 치료 과정에 신뢰할 수 있는 가족들을 포함시켰다.

환자는 5일 동안 병원에 입원했고, 퇴원 시점에는 침대에서의 활동 및 이동에 주의 감독이 필요했고, 보행은 한 사람의 최소한의 도움(minimum assistance)으로 24m 정도 보행이 가능했다. 그녀는 퇴원 후에도 외래로 물리치료를 계속 받았다.

근거 중심 임상적 추천

SORT: 추천 분류의 장점

A 일관된, 양질의 환자 지향적 근거

B 일관되지 않거나 제한된 질적 수준의 환자 지향적 근거

C 동의, 질병 중심의 근거, 일반적인 관행, 전문가의 의견 또는 사례 시리즈

1. 정신과적 문제와 신체적인 증상과의 연관성에 대한 환자와의 의견 충돌은 물리치료검사 및 치료에는 권장하지 않는다. **B 등급**
2. 치료 계획에 대한 과제 지향적 접근법은 전환장애 환자에게 추천이 된다. 그 이유는 치료 동안 기능과 그 결과를 더 강요할 수 있고 목표 설정에 도움이 된다. **C 등급**
3. 전환장애 환자를 치료할 때 환자의 보조기 의존도를 줄여나가는 게 중요하다. **C 등급**

종합 질문

8.1 다음 중 전환장애 환자에게 가장 적절한 치료 전략은 무엇인가?

A. 환자의 증상 및 징후가 어떤 의학적 근거가 없다는 것을 강조한다.
B. 피드백은 수행의 지식보다는 결과의 지식을 강조한다.
C. 기능 회복을 촉진하기 위해 보조기의 사용을 권장한다.
D. 환자의 동기 부여를 위해 병의 현재 상태에 대해서 강조한다.

8.2 하지를 강화하기 위해 앉기-서기(sit-to-stand)훈련은 어떤 형태의 치료법인가?

A. 수행에 대한 지식
B. 결과 기반 접근법
C. 과제 지향적 접근법
D. 장애 기반 접근법

8.3 전환장애 환자에게 추천하는 치료 목표 설정 접근법은 무엇인가?

A. 환자 및 가족과의 협업

B. 전문가간 팀 합의

C. 치료사의 경험과 전문적인 판단

D. 정신과적 평가에서 파생됨

정답

8.1 **B.** 치료사는 운동 수행의 질보다는 운동 수행 후 결과에 대한 피드백을 제공해야 한다. 병의 증상을 강조하거나(D) 환자에게 증상은 원인미상(A)이라고 설명하는 것은 적절하지 않다. 보조기를 사용하여 안전한 기능적 움직임을 용이하게 할 수 있지만 가능한 한 빨리 보조장치 및 지지장치를 환자에게서 떼는 것을 추천한다(C).

8.2 **C.** 기능적 움직임은 과제 지향적 접근법에 초점을 맞추어서 진행을 한다. 수행의 지식(knowledge of performance)은 환자 피드백 제공방법이다(A).

8.3 **A.** 목표 설정의 협업 모델은 환자가 회복 과정에서 의견을 내고 치료 계획에서 어느 정도 조절할 수 있도록 하는 것이 일차적 방법이다. 전문가 간 팀 합의는 가치가 있을 수 있지만 전환장애 환자의 목표 설정에 접근하는 데 기본방법이 아니다(B). 치료사와 정신과 의사의 판단이 반드시 고려되어야 하지만(C, D), 환자(및 신뢰할 수 있는 가족 구성원)의 참여 또한 권장되어야 한다.

양성 돌발성 체위성 현훈증 – 후방 반고리뼈관

Benign Paroxysmal Positional Vertigo–Posterior Semicircular Canal

Kristen M. Johnson

CASE 9

한 52세 남성이 팔굽혀 펴기를 할 때 발살바(Valsalva)법으로 호흡한 직후 급성 현기증을 호소했다. 지난 5일 동안 메클리진(meclizine, 현기증에 일반적으로 사용되는 약제)을 복용했음에도 불구하고 증상이 3주 이상 지속되어 주치의는 외래 물리치료와 진료를 의뢰했다. 그는 머리를 위쪽으로 움직일 때와 오른쪽으로 돌릴 때 현기증이 유발된다고 해서 머리를 되도록 움직이지 않도록 권유받았다. 그의 직업은 기계 공학자(mechanical engineer)로 책상에서의 업무와 컴퓨터 앞에서 도면 작업 등은 할 수 있었으나 현기증 때문에 자주 휴식을 취해야 하였다. 이 남성은 운전할 때 차선을 바꾸기 위해 머리를 돌렸을 때 현기증 증상이 재발되어 가능한 운전은 하지 않았다. 현재 그는 직장 동료의 차로 출퇴근을 하고 있다. 이 남성은 기혼자로 학령기 아동 3명과 2층 집에서 살고 있다. 잦은 현기증으로 집안일 하는 것이 어려운 상황이다.

- ▶ 가장 적절한 검사는 무엇인가?
- ▶ 어떤 검사를 우선적으로 해야 하는가?
- ▶ 가장 적절한 물리치료 중재는 무엇인가?
- ▶ 재활에 대한 예후가 어떠할 것 같은가?

주요 정의

- **팽대부**(ampulla): 반고리뼈관(semicircular canal, SCC)의 넓어진 부분으로 난형낭(utricle) 근처에 위치하며 감각유모세포(sensory hair cell)를 포함
- **골미로**(bony labyrinth): 뇌척수액(나트륨 비율은 높고 칼륨 비율은 낮음)과 조성이 유사한 림프액으로 가득 찬 뼈의 바깥 부분. 세 개의 반고리관과 와우관 및 전정(vestibule) 포함
- **이석 재배치 절차/반고리관결석 위치 교정술**(canalith repositioning procedure/epley maneuver): 양성 돌발성 체위성 현훈증(benign paroxysmal positional vertigo)의 이석증 치료에 사용되는 임상적 기술
- **반고리관결석**(canalithiasis): 평형석(otoconia)이 반고리관에서 자유롭게 떠다니는 양성 돌발성 체위성 현훈증의 유형
- **팽대부릉**(crista ampullaris): 반고리관 내에서 각 운동을 감지하는 감각 구조[유모세포(hair cell) 포함]
- **마루**(cupula): 반고리관 내에 팽대부릉의 유모세포(hair cell)를 둘러싸고 있는 둥글납작한 젤라틴 덩어리
- **DIX-HALLPIKE 검사법**(DIX-HALLPIKE maneuver): 전방 및 후방 반고리관에서 양성 돌발성 체위성 현훈증을 진단하기 위한 임상적 검사
- **막미로**(membranous labyrinth): 골미로 내에서 유체 및 결합조직에 의해 중단되는 내림프로 채워진 구조, 세 개의 반고리관, 타원주머니(utricle), 둥근주머니(saccule)의 세포막 포함
- **안구진탕증**(nystagmus): 불수의적인 안구의 전, 후 또는 회전 움직임; 회전, 수평, 수직 방향으로 움직임
- **평형석/이석**(otoconia/otoliths): 난형낭 및 구형낭 내의 탄산칼슘결정체(calcium carbonate crystal)로 평형석이 선형 가속(linear acceleration)으로 인해 자극될 때 유모세포를 자극
- **둥근주머니**(saccule): 머리의 수직 병진 운동(vertical translation)을 감지하는 내이의 이석 구조
- **반고리뼈관**(semicircular canals): 각 가속도(angular acceleration)를 측정하는 내이 안의 3개의 유체로 찬 고리(fluid-filled loop), 전방(상층), 후방(하측), 수평(측방)관을 포함
- **타원주머니**(utricle): 머리의 수평 이동(horizontal translation)과 기울임(tilt)을 검출하는 내이의 이석 구조
- **현기증**(vertigo): 움직임에 대한 착각, 회전하고 있다는 감각

목표

1. 전정계 해부학에 대해서 설명한다.
2. 양성 돌발성 체위성 현훈증(benign paroxysmal positional vertigo, BPPV)에 대해서 설명한다.
3. 후방 반고리뼈관 BPPV 평가 및 치료법에 대해서 설명한다.
4. BPPV에 사용이 가능한 약물에 대해서 설명한다.

물리치료 시 고려사항

BPPV 진단을 받은 환자 관리 시 고려할 점:

- **일반적인 물리치료 계획/목표**: BPPV 평가와 치료; 경추 관절가동범위(range of motion, ROM) 제한으로 인한 2차 장애검사
- **물리치료 중재**: 이석 재배치 절차
- **물리치료 시 주의사항**: 환자가 메스꺼움과 구토 증세로 자세 조절이 어려울 수 있으므로 주의관찰이 필요하다. 경추에서 저운동성 또는 과운동성이 있는 환자는 주의한다.
- **물리치료를 방해하는 요인**: 전정억제제 사용, 여러 개의 반고리뼈관에 문제가 발생되는 경우

건강 상태의 이해

양성 돌발성 체위성 현훈증(benign paroxysmal positional vertigo, BPPV)에 대해 이해하기 위해서는 전정계의 기본적인 해부학에 대한 이해가 필요하다(**그림 9-1**). 전정계는 다음 3가지 중요한 기능을 가지고 있다. 머리 움직임

동안 망막중심부의 이미지를 안정화시키고 자세 조절을 도우며 공간지남력(spatial orientation)을 돕는다. 전정계는 머리의 움직임을 감지하는 기능의 유모세포뿐만 아니라 바깥림프액(perilymphatic fluid)으로 차 있는 골미로와 속림프액(endolymphatic fluid)으로 차 있는 막미로로 구성되어 있다. 막미로는 골미로 안에 있으며 측두골의 바위 부분(petrous portion) 안에 위치한다. 막미로는 머리 움직임을 감지하는 5개의 감각 구조를 구성된다. 각 가속도(angular acceleration)를 감지하는 3개의 반고리뼈관(semicircular canals, SCC)과 선형 가속도(linear acceleration)와 정적 머리 기울임(static head tilt)을 감지하는 2개의 이석기관[타원주머니(utricle)와 둥근주머니(saccule)]이 있다. SCC는 동일 평면상의 쌍으로 좌우에 배열되어 속림프액의 흐림에 반응하도록 정렬되어 있다. 각 SCC는 팽대부(ampulla)라고 하는 팽창된 부위가 3개 존재한다. 팽대부에는 마루(cupula)가 있는데 마루는 팽대부릉(crista ampullaris)이라고 불리는 젤라틴 성분의 막(gelatinous membrane)을 포함하며 돌출되어 있는 유모세포가 있다. SCC 내에서 내림프액 유체의 움직임으로 유모세포가 구부러지는 원인이 된다. 이 정보는 SCC의 동일한 면에 위치한 반대 반고리뼈관 유모세포를 자극한다. 예를 들어, 만일 당신이 머리를 왼쪽으로 돌리면 왼쪽 SCC 안에 있는 유모세포의 움직임이 신경 활동을 촉진하고 동일 평면상의 반대 유모세포의 신경 활동은 억제시킨다. 이석기관인 타원주머니와 둥근주머니는 막미로 내에 위치한다. 이 기관은 황반(macula)이라고 불리는 일차 감각기관 안에 유모세포가 있다. 황반의 유모세포는 젤라틴으로 된 이석막에서 돌출되어 있다. 이석은 탄산칼슘결정체로 되어 있으며 마루보다 질량이 더 커서 머리의 선형 움직임이나 중력에 대해서 민감하여 황반을 움직이게 한다. 황반은 중력의 당김과 머리의 선형 운동에 보다 민감하게 한다.

BPPV가 일생동안 발병될 유병률을 2.4%이며 현기증의 가장 흔한 원인이다. 그 추정치는 10만 명당 10.7~64건 정도이다. BPPV는 50, 60대에서 가장 빈번하게 발생한다. 이러한 높은 유병률 때문에 Bhattacharyya 등은 직·간

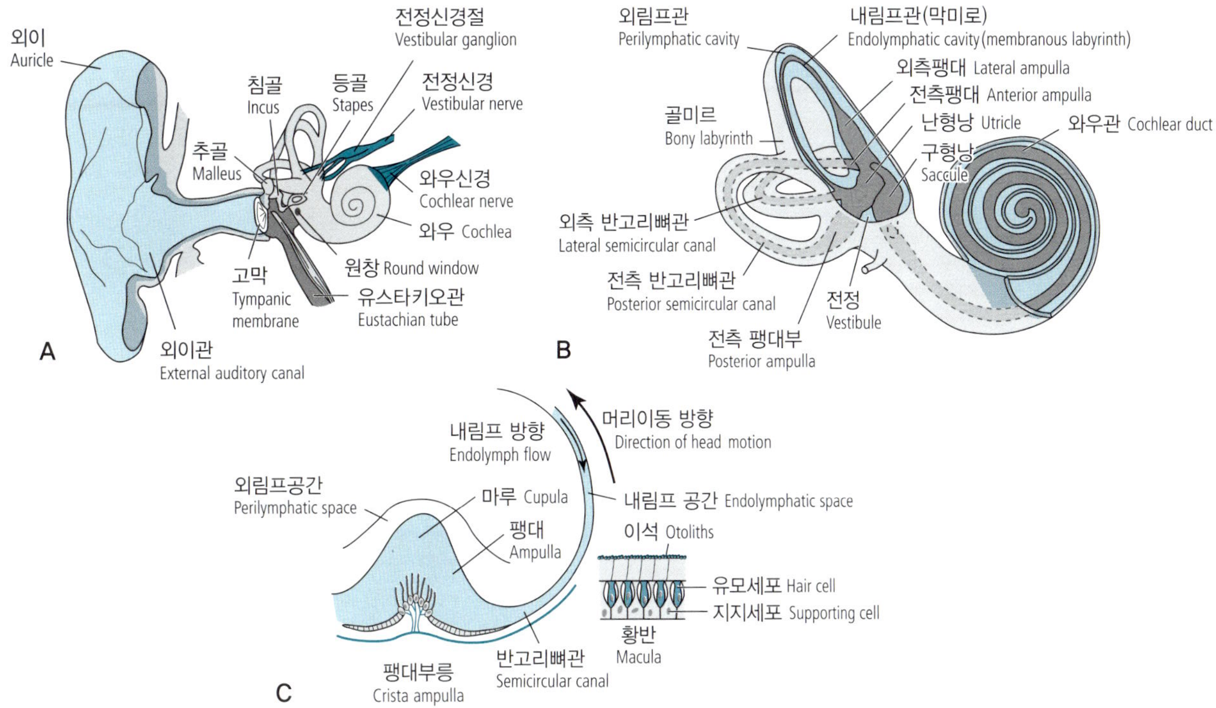

그림 9–1 A 오른쪽 귀의 외이(external ear), 이관(auditory canal), 중이(middle ear) 및 내이(inner ear)와 그 반고리뼈관(semicircular canal). B 내이의 주요 부분. C 반고리뼈관의 특수한 감각 상피인 팽대부릉(crista ampulla).
팽대부는 머리 회전 중 내림프(endolymph)의 변위를 감지한다. 머리 회전 방향은 위쪽을 향하고, 내림프의 방향은 머리 회전 방향과 반대로 흐른다. 황반(macula)은 난형낭(utricle)과 구형낭(saccule) 내에 있다. 유모세포(hair cell)의 끝은 이석과 접촉하고 있다(Ropper AH, Samuels MA의 허락하에 재구성됨. Adams and Victor's Principles of Neurology. 9th ed. New York: McGraw-Hill; 2009, 그림 15-1A, B, D).

접적으로 BPPV의 관리 비용을 계산했다. 그들은 BPPV로 인해 고통 받는 사람들의 86%가 활동에 제한을 받고 있으며 그로 인한 비용이 매년 20억 달러에 달한다는 결과를 내놓았다.

BPPV는 머리 위치 변화에 따른 현기증 증세가 나타나는 것이 특징이며, 자세 조절이 어렵거나 구토 증세가 나타나기도 한다. BPPV 환자는 침대에서 일어나거나 기능적인 활동을 수행하기 위해 자세를 바꿀 때 어지러움 증상을 호소한다. 보통 선반 위 물건을 꺼내거나 머리를 감거나 신발끈을 묶는 동작 등에서 현기증 증세가 흔하게 나타난다. 이 증상은 보통 특발성으로 나타나지만 미로염(labyrinthitis), 말초전정기관의 허혈성 혈관 지배 또는 머리의 외상 후에 발생할 수 있다.

BPPV는 이석기관으로부터 평형모래(otoconia)가 빠져 SCC로 들어가는 말초전정장애이다. BPPV는 이석의 위치에 따라 반고리관결석증(canalithiasis)과 이석증(cupulolithiasis)으로 나눈다. 반고리관결석증이 더 흔히 나타나는 형태이며 SCC 내에서 평형모래가 자유롭게 움직이는 것이 특징이다. 증상을 유발하는 위치로 머리를 움직이면 평형모래는 SCC의 내 림프액 유체(endolymphatic fluid)로 이동해서 마루의 움직임에 영향을 준다. 반고리관결석증이 있는 사람의 경우 어지럼증과 같은 증상은 보통 60초 이내에 사라진다. 일시적인 증상 감소는 내림프(endolymph)의 움직임 감소와 평형모래의 위치와 관련이 있다. 이석증은 1969년 Schuknecht에 의해 최초로 이론화되었다. 평형모래 조각이 마루에 부착되어 있으며 머리가 현기증 증상을 나타내는 위치에 있는 한 팽대정이 지속적으로 편향을 유지함으로 증상이 지속된다. 이석증을 앓고 있는 환자는 그 증상을 나타내는 쪽으로 머리가 움직인 직후 증상을 보고하며, 머리의 위치를 바꾸지 않는 한 그 증상은 유지된다.

물리치료 환자/고객 관리

물리치료사는 BPPV의 진단과 치료에 중요한 역할을 한다. BPPV는 잠재적으로 장애를 일으키는 현기증의 가장 흔한 원인이며, 조기 진단은 신속하고 효과적인 중재를 촉진하고 의료비용을 줄일 수 있기 때문에 물리치료사는 판정 및 치료 절차 모두에 능숙해야 한다. 또한 물리치료사는 장기적인 전정 진통제 사용에 대한 권고와 효과적인 이석 재배치에 대한 인식을 높이기 위해 의료 팀 내의 다른 구성원과 협력할 수 있다. 메클리진(meclizine)과 같은 전정억제약물은 졸음, 어지럼증, 불균형감 등의 부작용을 보이게 되며, 이들 부작용은 낙상 위험을 매우 높인다. 물리치료사의 역할은 BPPV의 정확한 진단을 돕고 환자의 기능적 역량과 삶의 질에 지대한 영향을 줄 수 있는 증상을 해결할 수 있도록 적절한 중재를 적용하는 것이다.

검사, 평가 및 진단

현기증을 호소하는 환자는 다요인 검사를 의무적으로 수행해야 한다. 물리치료사는 증상의 시작 및 지속기간을 포함한 병력의 주요 구성요소를 식별해야 한다. 첫째, 현기증과 어지럼증 등의 기타 증상을 구별하는 것이 중요하다. 수많은 환자들은 그들의 증상을 설명하기 위해 '어지럼증'이라는 단어를 사용한다. 하지만 이 용어는 모호해서 다양한 방식으로 해석될 수 있다. 현기증의 원인을 알아내는 것은 매우 어려울 수 있지만, 물리치료사는 환자가 경험하고 있는 증상들을 구체적으로 식별하고 그 증상이 BPPV에 의해 발생된 진짜 어지럼증인지의 여부를 밝혀야 한다.

어지럼증이 나타나지 않을 때도 돌고 있다는 느낌이 계속 남아 있는 경우 BPPV를 예측하는 것으로 보인다(민감도 59%, 특이도 98%). 그러나 적절한 진단을 내리기 위해서는 자세검사가 필요하다.

BPPV의 검사와 진단에는 각 반고리관의 개입 판정을 위한 여러 번의 자세검사를 시행한다. 현재 환자에게 나타나는 증상의 대부분은 후방 반고리관(posterior semicircular canal)과 관련을 나타내며, 그 증상은 머리를 위쪽과 오른쪽으로 움직일 때 발생하는 것으로 나타났다.

따라서, 이 경우에는 Dix-Hallpike 검사(Dix-Hallpike maneuver)로만 판별 가능하다. 이 검사는 높은 민감도(82%), 특이도(71%)를 보이기 때문에 후방 반고리뼈관 BPPV 진단에 가장 좋은 방법이다. Dix-Hallpike 검사를 시작하기 전에 물리치료사는 이 검사를 시행하는 동안 메스꺼움, 구토, 현기증 등의 부작용이 발생할 수 있다는 사실을 미리 안내해야 하며, 그러한 증상이 일어날 경우 60초 이내에 이 검사를 중단해야 한다. 이 위치검사는 물리치료사가 앉아 있는 환자의 머리를 45° 회전시킨 후 재빨리 환자의 머리와 몸을 눕혀 머리가 수평 아래 20°까지 돌아가도록 하는 방법을 취한다. 환자는 눈을 뜨고 있도록 하며 시선을 어떤 한 물체에 고정시키지 않도록 안내 받는다. 이 검사에서 물리치료사는 환자의 머리를 지탱하면서 환자의 안진 여부를 관찰하고, 환자가 현기증을 느끼면 이야기하라고 한다. 환자와 물리치료사는 60초 동안 이 자세를 유지해야 하며 환자는 다시 앉은 자세를 취하게 된다. 다시 반대쪽으로 머리를 45° 회전시켜서 Dix-Hallpike 검사를 반복한다. 우측 후부 SC에 대한 양성 Dix-Hallpike 결과는 머리를 오른쪽으로 45° 회전시켜서 그 위치를 유지하는 동안 상방(upbeating)이나 회선(torsional) 안진을 수반한다. 또한 BPPV(반고리관결석과 이석증)의 형태를 판별할 수 있다. 그 예로, 우측 후부 SCC 반고리관결석은 상방 안진, 회선 안진과 함께 5~20초의 잠복기를 보이는 현기증과 약 60초 동안의 피로감 등을 통해 진단 가능하다. 만일 증상 지연 효과(20초 후에 발생)를 제외하고 Dix-Hallpike 검사가 시행되고 안진의 방향이 동일하고 그 상태로 유지됐다면, 우측 후방 SCC 이석증을 진단할 수 있을 것이다.

관절가동범위 제한이나 근력약화와 같은 추가적인 증상뿐만 아니라 활동 제한 및 참여 제한 모두 BPPV 진단검사에 포함시킬 수 있다.

치료 계획과 중재

후방 SCC 반고리관결석증에 대한 치료 계획은 평형모래를 이석기관으로 되돌리는 것, 자세 조절을 개선하는 것, 머리의 움직임에 따른 현기증 증상을 감소시키는 것, 정상적인 경추 관절가동범위에 초점을 두어야 한다. 후방 반고리뼈관결석증(posterior SCC canalithiasis)은 BPPV의 가장 흔한 원인이며 치료를 위해 가장 많이 하는 치료방법이 이석 재배치 절차(canalith repositioning procedure, CRP)이다. 치료를 시작하기 전 환자는 메스꺼움, 구토, 현기증 등 중재를 하는 동안 발생하는 부작용에 대한 교육을 받아야 한다.

우측 후방 반고리관결석증 BPPV에 대한 CRP는 4가지 치료 자세를 기억해야 한다.

첫 번째 치료 자세는 물리치료사는 환자를 앉은 위치에서 오른쪽 Dix-Hallpike 위치(머리를 오른쪽으로 45° 회전시킨 상태에서 경추를 20° 늘리는 자세)를 취하도록 하고, 안진 및 현기증이 중단될 때까지 이 자세를 유지하도록 한다(그림 9-2A). 두 번째 치료 자세의 경우, 물리치료사는 환자의 머리를 정 중앙선을 지나 왼쪽 Dix-Hallpike 위치로 회전시키고, 다시 첫 번째 위치와 동일한 정도의 움직임을 유지시킨다. 환자의 증상이 완전히 사라질 때까지 두 번째 자세를 유지한다(그림 9-2B). 세 번째 자세는 환자가 몸을 측면으로 굴려서 코를 바닥쪽으로 향하도록 머리에 움직임을 주는 것이다(그림 9-2C). 세 번째 위치를 하는 동안 물리치료사는 경추 회전을 45°로 유지하고 증상이 끝나면 다시 이 자세를 취하도록 한다. 증상이 사라진 후 최소 20~30초 동안 이 자세를 유지하도록 해야 한다. 네 번째이자 마지막 자세의 경우, 물리치료

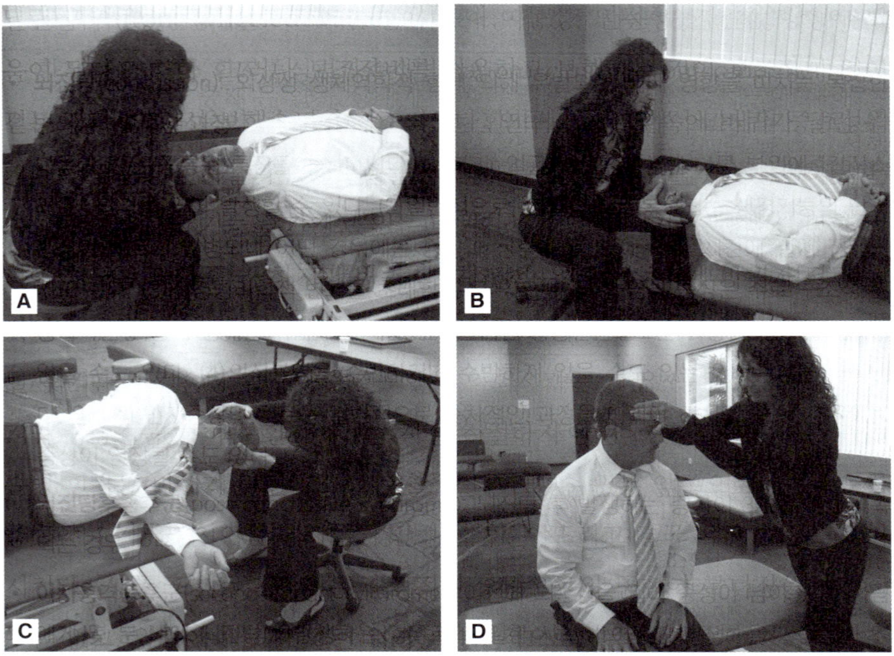

그림 9-2 이석 재배치 절차의 4가지 자세는 우측 후방 반고리뼈관결석 BPPV를 치료하기 위해 이용된다. A 경추를 우측으로 45° 회전시켜 유지하면서 환자를 앉은 자세로부터 눕는 자세로 바꾸도록 하여 환자의 경추를 20° 신장시킨다. B 물리치료사는 환자의 머리를 정중앙선을 지나 왼쪽 Dix-Hallpike 자세(왼쪽으로 45° 회전, 20° 신장)로 회전시킨다. C 환자가 측면으로 몸을 돌리는 동안 치료사는 환자의 얼굴이 바닥쪽으로 향하도록 머리를 움직인다. D 측면으로 누운 자세에서 앉은 자세로 몸을 일으키고, 치료사는 환자의 목을 왼쪽으로 45° 회전시킨 상태로 유지시킨다.

사는 환자의 목을 왼쪽으로 45° 회전시키고(세 번째 위치와 같음), 환자에게 왼쪽으로 누운 자세에서 앉은 자세로 이동하라고 요청한다(그림 9-2D). 똑바로 앉은 후 환자는 천천히 정면을 볼 수 있다. 4가지 동작 수행에 총 2~4분 정도가 소요되고, 한 사이클이 완료되면 환자는 이제 자유롭게 움직일 수 있다.

환자는 BPPV를 위해 전정억제제(vestibular suppressant medications)를 처방받는 경우가 많다. 이 환자는 주치의가 처방한대로 현기증 억제 약물(메클리딘)을 5일 동안 복용하고 있었다. 메클리딘은 히스타민 H_1 수용체의 중추 및 말초길항제이다. 졸음, 불균형, 어지럼증 등 BPPV를 갖는 개개인의 평가와 치료를 방해할 수 있는 부작용을 일으킬 수 있다. 그리고 메클리딘은 중추신경의 보상 작용 및 현기증 회복을 방해할 수 있다. 또한 인지력 저하, 시력 변화, 변비 등을 유발할 수도 있다. 최근 임상 진료 가이드라인에 따르면, BPPV 치료를 위한 전정억제제의 장기 복용은 권장되지 않는다. 물리치료사는 약물이 환자의 상태에 어떤 영향을 주는지 설명하여야 한다.

성공적인 BPPV 관리에는 환자 교육이 반드시 포함되어야 한다. 환자는 필요에 따라 진단, 재발률, 후속 치료 등에 관한 교육을 받을 수 있다. BPPV 치료에서 한 CRP의 성공율이 67~94%로 보고되었지만 초기 평가 및 치료 후 재발 가능성이 있다고 한다. Nunez와 그 동료들은 BPPV의 재발률을 15%로 예측했다. 재발 가능성이 있기 때문에 환자는 추가적인 이차적 장애와 장기간 활동 및 참여 제한을 최소화하기 위한 최선의 건강관리 방법에 대해 교육받아야 한다. 또한 BPPV 진단은 환자를 낙상으로 인한 더 큰 위험에 처하도록 할 수 있기 때문에 환자와 가족들은 이를 고려하여 낙상 위험을 감소시키기 위한 방법에 대해 교육을 받아야 한다. 특히, 환자의 증상이 지속되거나, 청력손실이나 걸음걸이 이상과 같은 비 정형적 증상과 결합되는 경우 추가적인 건강관리 교육을 제공받도록 해야 한다.

BPPV 환자의 추가적인 중재는 경추 관절가동범위의 이차적 손실, 자세 교정 감소, 근육 불균형 등에 대한 치료가 포함되어야 한다. BPPV 진단을 넘어서는 장애의 경우 환자의 활동 제한이나 참여 제한에 큰 영향을 줄 수 있다.

근거 중심 임상적 추천

SORT: 추천 분류의 장점

A 일관된, 양질의 환자 지향적 근거

B 일관되지 않거나 제한된 질적 수준의 환자 지향적 근거

C 동의, 질병 중심의 근거, 일반적인 관행, 전문가의 의견 또는 사례 시리즈

1. 후방 반고리뼈관 BPPV 진단을 위한 가장 표준화된 방법은 Dix-Hallpike 검사이다. **A 등급**
2. 이석 재배치 절차는 전방 반고리관결석에 효과적인 치료방법이다. **A 등급**
3. 전정억제 약물은 BPPV의 장기 관리에 권장되지 않는다. **B 등급**
4. 안전성을 높이고 활동 제한 및 참여 제한을 완화하기 위해 물리치료사는 잠재적인 재발 및 영향에 대한 환자 교육을 해야 한다. **C 등급**

종합 질문

9.1 물리치료사는 후방 반고리뼈관(posterior semicircular canal) BPPV를 확인하려고 한다. 가장 적절한 검사방법은 무엇인가?

A. Dix-Hallpike 검사

B. 구르기 검사

C. Epley 검사

D. Semont 결석유리술

9.2 BPPV 환자 교육에 포함되어야 하는 것은 무엇인가?

A. 낙상 예방 교육

B. 추적 연구의 중요성

C. 재발의 위험성

D. 위의 모든 사항이 포함되어야 함

9.3 만일 BPPV 환자가 메클리딘과 같은 전정억제제를 복용해야 하는 경우, 물리치료에서 다음 중 어떤 것을 수행해야 하는가?

A. 전정억제제를 처방하는 의사와 협업한다.

B. 의사가 처음 결정한 계획대로 따른다.

C. 전정억제제를 사용하는 것에 대한 의견을 의사에게 건의한다.

D. 환자에게 전정억제제를 중단하라고 즉시 말한다.

정답

9.1 **A.** 환자가 증상을 나타내는 자세에서 현기증 및 안진의 증상을 보일 때 Dix-Hallpike 검사를 이용하여 후방 반고리뼈관 BPPV를 진단해야 한다.

9.2 **D.** 현기증, 안진, 자세 조절 불안 등의 증상으로 인해 BPPV 환자의 낙상 위험이 크다. 증상이 재발하는 경우 환자는 언제 어떻게 물리치료사에게 연락해야 하는지를 아는 것도 중요하다.

9.3 **C.** BPPV에 대한 임상실습 지침에서는 전정억제제 사용을 권장한다. 물리치료사는 이 지침에 의거하여 주치의에게 약물 처방에 대해 권고해야 한다. 또한 전정억제제가 BPPV의 효과적인 치료제라고 할 근거는 아직 부족하다.

양성 돌발성 체위성 현훈증 – 가쪽 반고리뼈관

Benign Paroxysmal Positional Vertigo– Lateral Semicircular Canal

Kristen M. Johnson

CASE 10

초등학교 선생으로 정년퇴직한 68세 환자로, 이틀 전 침대에서 일어날 때 어지럼증과 현기증 증상이 있었다고 했다. 그 후 그녀는 샤워를 하는 동안 쓰러졌다. 다행히 다치지는 않았지만 점점 불안정해 가는 자신에 대해서 걱정했다. 셋째 날, 그녀는 자신의 증세가 심해져 911에 전화했고 응급실을 통해 입원치료를 받았다. 모든 신경방사선촬영(neuroradiographic imaging)에서 음성반응을 나타내었다. 그녀의 어지러움 증상은 특히 병원 침대에서 일어나려고 하면 심해졌다. 그녀는 최근에 남편이 사망하여 혼자 살고 있었는데 집으로 돌아간 후 자신을 돌봐줄 사람이 없는 점을 걱정하였다. 그녀는 자신처럼 은퇴한 사람들과 함께 원예와 카드놀이하는 것을 즐겼다. 그녀는 과거력에 유방암을 진단받았고 현재 양쪽 무릎 관절염으로 무릎에 경미한 불편함을 호소하고 있다. 또한 관절염 통증 때문에 처방전 없이 구입 가능한 약(아세트아미노펜)만 복용하고 있다. 이외에 그녀의 과거력에 눈에 띄는 특별한 부분은 없었다.

- ▶ 우선적으로 해야 하는 검사는 무엇인가?
- ▶ 가장 적절한 물리치료 중재는 무엇인가?

주요 정의

- **천향 안진성**(apogeotropic nystagmus): 가쪽 관 BPPV(lateral canal benign paroxysmal positional vertigo)를 가리키는 것으로 지면에서 멀어지는 또는 가장 높은 귀에서의 수평적 안구진탕(nystagmus) 울림
- **중심안뜰**(central vestibule): 모든 3개의 반고리뼈관이 막미로(membranous labyrinth) 내에서 만나는 위치
- **강제 연장 위치 결정**(forced prolonged positioning): 가쪽 반고리뼈관 BPPV를 치료하는데 사용된 임상적 치료법
- **지향 안진성**(geotropic nystagmus): 가쪽 관 BPPV를 가리키는 지면을 향하는 또는 가장 낮은 귀에서의 수평적 안구진탕(nystagmus) 울림
- **구르기 전략/림펄트 전략/바비큐 돌리기 전략**(roll maneuver/lempert maneuver/barbecue roll maneuver): 가쪽 반고리뼈관 BPPV(반고리뼈관결석 형태)를 치료하는데 사용된 임상적 치료법
- **바로 누운 자세에서 구르기 검사**(supine roll test): 가쪽 반고리뼈관에서 BPPV를 진단하는 임상적 검사

목표

1. 뒤쪽 또는 앞쪽 관 BPPV와 가쪽 관 BPPV를 어떻게 구별하는지 설명한다.
2. 가쪽 관 BPPV[반고리관결석(canalithiasis)]에 대한 가장 적절한 평가와 치료를 설명한다.
3. 국제기능장애건강분류(International Classification of Functioning, Disability and Health, ICF)의 활동 제한과 참여 제한 영역에 포함되는 BPPV 진단의 표준화된 방법을 설명한다.

물리치료 시 고려사항

활동 및 참여 제한을 야기하는 가쪽 관 BPPV로 인하여 현기증이 있는 환자를 관리하는 데 고려할 점:

▶ **일반적인 물리치료 계획/목표**: BPPV 증상의 평가와 치료; 보행이상과 자세 조절이상과 같은 이차적 손상 관찰

▶ **물리치료 중재**: 구르기 전략(roll maneuver)/림펄트 전략(Lempert maneuver)/바비큐 돌리기 전략(barbecue roll maneuver); 강제 연장 위치 결정(forced prolonged positioning)

▶ **물리치료 시 주의사항**: 환자는 메스꺼움과 구토와 함께 손상된 자세 조절을 나타낼 수 있으므로 가까이에서 보호하고 관찰하기; 경추의 저운동성(hypo-mobility) 또는 과운동성(hypermobility)을 나타내는 환자 주의

▶ **물리치료를 방해하는 요인**: 전정계 억제 약물의 사용; 다수의 반고리뼈관(semicircular canal) 관련

건강 상태의 이해

기본적인 전정계(vestibular) 해부학과 BPPV를 이해하기 위해서 사례 9를 확인한다.

물리치료 환자/고객 관리

물리치료사의 역할은 BPPV의 정확한 진단을 돕고 환자의 기능적 활동과 사회 활동 참여에 큰 영향을 줄 수 있는 BPPV 증상을 해결하는 적절한 중재를 적용하는 것이다. 가쪽 관 BPPV는 신중한 감별진단을 필요로 한다. 환자 관리는 환자 과거력 조사로부터 시작한다. 만약 증상이 BPPV와 일치한다면, 사례 9에서 설명한대로 Dix-Hallpike 검사를 사용하여 뒤쪽 및 앞쪽 관들을 평가해야 한다. 이러한 검사에서 음성반응을 보인다면 BPPV 평가는 가쪽 관의 잠재

적 관련 여부를 확인해야 한다. 반고리뼈관(semicircular canal) 관련에 대하여, 가쪽 관은 BPPV로 통일해 두 번째로 흔하게 발생하는 위치이다. 더 중요한 것은 뒤쪽 관 BPPV에 대해 평가 후 치료가 된 환자는 시간이 지남에 따라 가쪽 관 BPPV가 나타날 수 있다. 이 현상은 뒤쪽에서 가쪽 관으로 이동한 평형모래(otoconia) 때문으로 소위 관전환(canal switch)이라고 부른다. 환자의 현기증 증상과 자극하는 위치에서 안진의 방향을 이해하는 것은 정확한 감별진단을 하는 데 대단히 중요하다.

검사, 평가 및 진단

현기증을 나타내는 환자의 검사에는 과거력, 과거와 현재 의학적 과거력 평가, 약물 검토, 자세 조절의 검사 등이 포함이 된다. 물리치료사는 사례 9에서 설명한 대로 뒤쪽과 앞쪽 관에 대한 위치검사를 실시하여야 한다. 만약 결과가 음성이면, 치료사는 바로 누운 자세에서 구르기 검사(supine roll test)를 사용하여 가쪽 관을 평가해야 한다. 이 검사를 시작하기 전에 치료사는 환자에게 현기증 증상이 유발될 수도 있다고 미리 알려야 한다. 이 검사를 위한 추가 예방 조치들을 포함하지만, 경추 저운동성(예: 척추측만증, 협착과 같은 장애) 또는 과운동성(예: 다운증후군, 류마티스관절염)이 있는 환자에게는 제한을 두지 않는다.

바로 누운 자세 구르기 검사(supine roll test)는 환자가 바로 누운 자세로 있고, 반면에 검사자는 환자의 머리를 20° 굴곡(그림 10-1A)한 다음 환자의 머리를 한쪽으로 재빨리 90° 돌린다(그림 10-1B). 물리치료사는 안진(nystagmus)과 현기증(vertigo)이 나타나는지를 확인한다. 유발되는 증상들이 진정되면 치료사는 환자의 머리를 중립 위치(neutral position)로 되돌린다(20° 굴곡 유지)(그림 10-1C). 경추 굴곡 20°를 유지하면서 치료사는 반대쪽으로 환자의 머

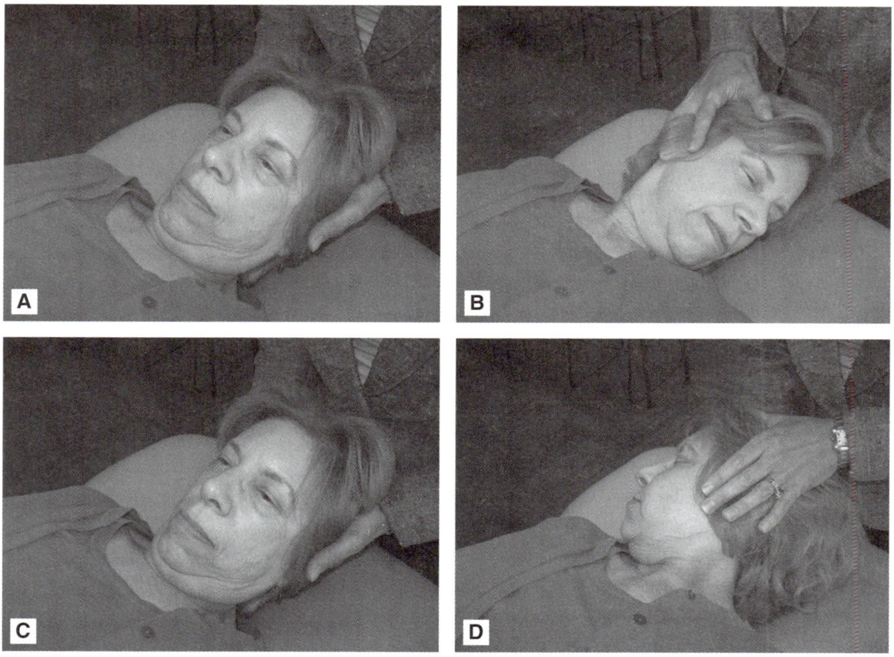

그림 10-1 가쪽 관 BPPV를 진단하기 위해 사용하는 바로 누운 자세에서 구르기 검사(supine roll test). A 물리치료사는 환자의 경추를 20° 굴곡한다. B 재빠르게 한쪽 방향으로 90° 회전하고 안진과 현기증의 불편에 대해 평가한다. C 치료사는 시작 자세로 목을 되돌린다. 그리고 D 환자의 머리를 반대쪽으로 돌리고 다시 안진과/또는 현기증 증상이 나타나는지 확인한다.

리를 90° 회전시키고 다시 안진과 현기증 증상이 나타나는지 확인한다(**그림 10-1D**). 안진, 현기증과 같은 증상이 특히 한쪽 방향 회전에서 심해지는 경향을 나타내는 Dix-Hallpike 검사(사례 9)와 달리 바로 누운 자세 구르기 검사는 두 방향에서 증상이 유발된다. 따라서, 물리치료사는 머리가 왼쪽으로 회전한 다음 오른쪽으로 돌릴 때 안진을 확인하고 비교해야 한다. 바로 누운 자세 구르기 검사 동안 안진의 방향은 지향적(geotropic)(BPPV의 반고리관결석 형태에서 발생하는 것처럼 지면을 향해 떨림)이거나 또는 덜 흔하게 천향적(apogeotropic)(BPPV의 마루결석 형태로 발생하는 것처럼 지면에서 멀어지는 방향으로 떨림)으로 나타난다. 가쪽 관 BPPV에서 안진의 방향은 안진이 두 가지 머리 위치에서 지향성(가장 아래 귀를 향해 울림)을 의미하는 전형적인 방향 전환이 있다. 그러나 환자가 관여된 방향으로 구를 때 안진은 더 강렬하다. 바로 누운 자세 구르기 검사 동안에 문제가 있는 귀는 머리를 돌렸을 때 가장 강한 증상과 안진을 유발하는 방향의 귀로 간주한다. 바로 누운 자세 구르기 검사가 가쪽 관 검사에 선호되는 방법일지라도, 그 특이성(specificity)과 민감도(sensitivity)는 아직 보고되지 않았다. 하지만 바로 누운 자세 구르기 검사는 가쪽 관 BPPV 진단에 좋은 검사방법이라고 보고된다. 물리치료사는 Dix-Hallpike 검사를 사용하여 뒤쪽과 앞쪽 관의 문제를 확인하고 바로 누운 자세 구르기 검사로 가쪽 관의 문제를 확인하여 불필요한 진단검사를 방지할 수 있다.

다른 표준화된 검사방법들은 BPPV 진단에 추가적으로 사용될 수 있다. 환자의 활동 제한 및 참여 제한을 알기 위한 평가방법으로는 기능적 보행평가(Functional Gait Assessment, FGA)와 어지럼증 자가진단이다. 보행의 역동적인 측면들을 평가하기 위해 만들어진 FGA는 환자의 활동 제한을 평가하는 데 사용될 수 있다. 과제는 다음과 같다. 환자에게 편평한 바닥에서 보통으로 그리고 빠른 속도로 걷기, 걷다가 중심축 회전(pivot turn)하기, 수평 방향(horizontal)으로 머리를 움직이면서 걷기, 수직 방향(vertical)으로 머리를 움직이면서 걷기, 눈을 감은 채로 걷기, 뒤로 걷기, 장애물 위를 걷기, 좁은 기저면에서 걷기 그리고 계단 오르내리기 등을 시행한다. FGA는 4점 척도로 이루어졌고(0~3점) 점수가 높을수록 활동의 제한이 있음을 의미한다. FGA는 평가자 간·내 높은 신뢰도가 있다고 보고되었고, 또한 공동사회에 거주하는 노인, 전정기능장애를 가진 환자들의 보행과 균형기능장애 평가에 유용하다고 하였다. FGA 점수가 30점 중 22점 이하이면 공동사회에 거주하는 노인 인구에서 낙상 위험 증가를 예측할 수 있다.

어지럼증 자가진단(Dizziness Handicap Inventory, DHI)은 장애의 자가-

보고 측정으로 만들어졌다. 이 설문지는 25가지 문항과 전정기능장애에 포함된 영향을 측정하는 감정, 기능적, 신체적의 세 가지 범주로 세분화될 수 있다. 각 항목에 환자가 “예”라고 선택하면 4점, “가끔”이라고 선택하면 2점 그리고 “아니요”라고 선택하면 0점으로 점수를 준다. 총점은 0점(인지된 장애가 없음)에서 100점(인지된 장애가 최고)까지의 범위이다. DHI는 내적 일관성(internal consistency)과 신뢰도가 높다고 보고된다. 현재 환자의 경우, DHI로 물리치료 중재의 효과뿐만 아니라 참여 제한을 효과적으로 평가할 수 있다.

치료 계획과 중재

가쪽 관 BPPV는 사례 9에서 설명된 이석 재배치 절차(canalith repositioning procedure, CRP)로는 효과를 나타내지는 않는다. BPPV의 가쪽 반고리뼈관결석과 반고리뼈관돌증(cupulolithiasis)을 치료하기 위한 많은 체위변환 기술들이 있다. 그러나 이 환자의 경우는 왼쪽 가쪽 반고리뼈관결석 BPPV 치료법을 적용하였다. 전정계 해부학에서 가쪽 관 BPPV의 목표는 관에서 중심 연결통로 안으로 평형모래(otoconia)를 이동시키는 것이다. 구르기 전략(roll maneuver)[렘펄트 전략(Lempert maneuver) 또는 바비큐 돌리기 전략(barbecue roll maneuver)으로 불림]은 가쪽 반고리뼈관결석에 대한 치료로 가장 널리 사용되고 있다. 50~100%의 범위로 대략 75% 정도의 효과가 보고되어 있다.

최근 무작위 추출 연구(prospective randomized study)에서 가쪽 관 BPPV를 가진 환자를 대상으로 치료 기간 동안 두 가지 구르기 전략의 최댓값이 거짓(sham) 전략보다 더 좋은 결과를 얻었다(69% 대 35%). 구르기 전략은 환자가 전체 360° 움직이는 것을 포함한다. 치료방법으로는 현기증 증상이 가라앉은 후 각 위치에서 약 10~30초 멈추고 머리와 몸을 90° 돌린다. 이 과정

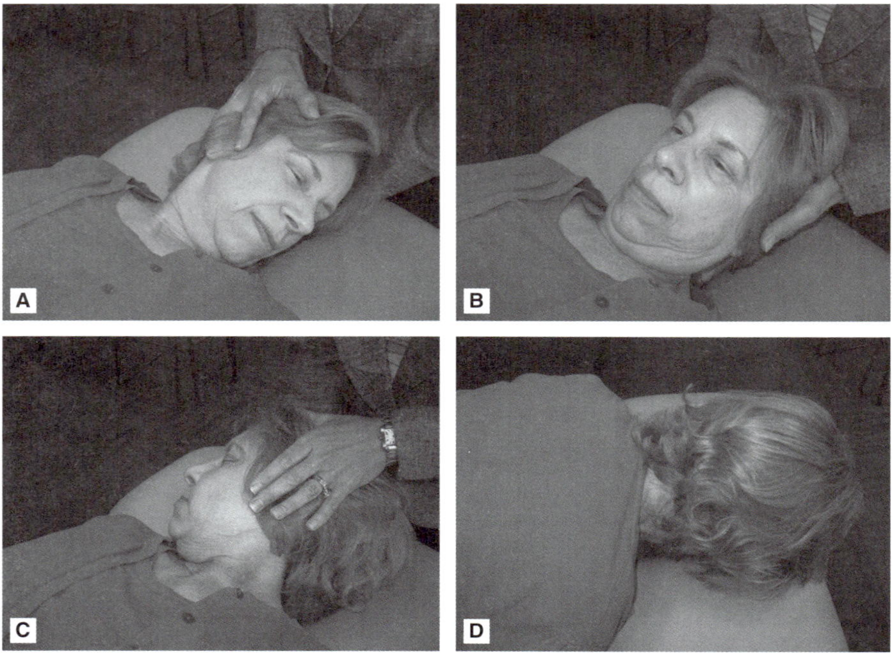

그림 10-2 구르기 전략[림펄트 전략(Lempert maneuver) 또는 바비큐 돌리기 전략(barbecue roll maneuver)이라고 불림]은 왼쪽 가쪽 반고리뼈관결석 BPPV를 치료할 때 사용된다. **A** 환자는 문제가 있는 귀 쪽으로 90° 돌려서 바로 누운 자세를 10~30초 동안 또는 안진 또는 현기증이 사라질 때까지 유지한다. **B** 물리치료사는 환자의 머리를 (더) 침범된 왼쪽 귀에서 반대로 움직이고 환자는 천장을 보는 코를 위로한 바로 누운 자세를 취한다. **C** 치료사는 환자의 머리를 중심선에서 더 침범된 귀의 반대편으로 90° 회전한다. **D** 치료사는 환자를 도와가면서 환자의 머리를 코가 아래쪽으로 향한 자세로 움직이고 환자는 엎드린 자세를 유지한다. 치료사는 환자의 머리를 다시 환자의 왼쪽으로 향하게 움직이고 그림 A처럼 환자는 자신의 등이 닿도록 바로 누운 자세를 취한다.

에서 환자의 머리를 처음 위치로 되돌릴 때까지 계속한다. 구르기 전략의 첫 번째 위치는 바로 누운 자세에서 더 관련된 귀 방향으로 머리를 90° 돌린다(**그림 10-2A**). 10~30초 동안 이 자세를 유지한 뒤에(또는 증상이 가라앉을 때까지), 물리치료사는 침범된 귀에서 반대로 환자의 머리를 90° 움직이고 그리고 환자는 천장을 보는 코를 중립이 되게 한다(**그림 10-2B**). 그 자세를 유지한 다음 물리치료사는 환자의 머리를 침범된 귀에서 반대로 중심선에서 90° 돌린다(**그림 10–2C**). 그런 다음 환자는 엎드려 누운 자세 또는 코를 아래로 한 위치로 유지하고(**그림 10–2D**) 마지막으로 시작 자세로 되돌아 눕는다(**그림 10–2A**).

강제 연장 위치 결정(forced prolonged positioning, FPP)은 가쪽 관 BPPV에 대한 다른 가능성 있는 중재법이다. 많은 연구에서 이 치료가 단독으로 사용되거나 또는 구르기 전략(roll maneuver)과 함께 사용될 때 치료적이고 효과적이라고 한다. 개개인 환자의 사례에서 성공률은 75~90% 사이라고 기록되어 있다. 지향성 가쪽 관 BPPV(geotropic lateral canal BPPV)를 치료할 때, FPP는 환자를 바로 누운 자세로 눕히고 그런 다음 관여되지 않은/덜 관여된 쪽으로 구르게 하고 수면을 취하는 동안 이 자세를 유지하게 한다. 천향성 가쪽 관 BPPV(apogeotropic lateral canal BPPV)를 치료할 때, 환자는 등을 대고 바로 눕고 그런 다음 더 문제가 있는 쪽으로 구르고 수면을 취하는 동안 이 자세로 옆으로 누워서 자세를 유지한다.

BPPV를 가진 환자 중 관절가동범위 감소, 자세 조절 감소와 근육 불균형과 같은 문제가 나타나는 경우 ICF 모델의 신체 구조와 기능 범위 내에서 추가적인 치료가 치료 계획에 포함되어야 한다. 그리고 BPPV 진단 이후의 장애는 환자의 활동 제한과 참여 제한을 야기시킨다. ICF의 모든 세 가지 범위는 중재 동안에 고려되어야 하고 환자의 특수성을 고려한 목표(patient-specific goals)를 최적화하는데 어떻게 상호작용하는지 이해해야 한다.

근거 중심 임상적 추천

SORT: 추천 분류의 장점

A 일관된, 양질의 환자 지향적 근거

B 일관되지 않거나 제한된 질적 수준의 환자 지향적 근거

C 동의, 질병 중심의 근거, 일반적인 관행, 전문가의 의견 또는 사례 시리즈

1. 가쪽 관 BPPV의 진단을 위해 추천되는 임상적 검사는 바로 누운 자세 구르기 검사(supine roll test)이다. B 등급
2. 기능적 보행평가(Functional Gait Assessment, FGA)는 BPPV를 가진 환자들에서 물리치료사에 의해 낙상 위험과 활동 제한을 평가하기 위해 사용될 수 있다. B 등급
3. 어지럼증 자가진단(Dizziness Handicap Inventory, DHI)은 BPPV를 가진 환자들에서 물리치료사에 의해 참여 제한을 평가하기 위해 사용될 수 있다. C 등급
4. 구르기 전략[림펄트 전략(Lempert maneuver) 또는 바비큐 돌리기 전략(barbecue roll maneuver)]과 장시간 두위 고정법(forced prolonged positioning)은 가쪽 반고리뼈관 BPPV에 대한 효과적인 치료법이다. B 등급

종합 질문

10.1 물리치료사는 가쪽 반고리뼈관이 관련된 BPPV를 가진 환자를 평가하고 있다. 이 상태에 대해 가장 좋은 진단 정확도를 가진 전략은 무엇인가?

A. Dix-Hallpike 검사
B. 바로 누운 자세 구르기 검사
C. Epley 검사
D. Semont 결석유리술

10.2 최근 근거–중심 치료(evidence-based practice)에서 가쪽 반고리관뼈관 BPPV 치료에 어떤 방법이 효과가 있는가?

A. 바비큐 돌리기 그리고/또는 강제 연장 위치 결정

B. Dix-Hallpike 검사

C. Epley 검사

D. 답 없음

10.3 전정계 병리를 가진 지역사회에 거주하는 노년층에서 보행과 균형기능장애를 평가할 때 가장 포괄적이면서 표준화된 결과 측정방법은 어떤 것인가?

A. 기능적 보행평가

B. 동적 보행지수

C. 버그균형척도

D. 실행능력 지향형 운동성 평가

정답

10.1 **B.** 바로 누운 자세 구르기 검사(supine roll test)는 물리치료사에 의해 환자가 유발된 검사 위치에서 현기증과 안진의 증상을 가질 때 가쪽 관 BPPV를 진단하기 위해 사용된다. 이 검사는 환자가 중립 위치에 자신의 머리를 놓고 바로 누운 상태를 취한다. 다음에 검사자는 빠르게 환자의 머리를 왼쪽으로(왼쪽 가쪽 관을 검사하기 위해) 또는 오른쪽으로(오른쪽 가쪽 관을 검사하기 위해) 90° 움직이고 안진이 나타나는지 관찰한다. 일단 증상과 유발된 안진이 가라앉으면, 환자의 머리를 중립 위치로 되돌려 움직이고 이 검사를 반대쪽으로 반복한다.

10.2 **A.** 바비큐 돌리기 그리고/또는 강제 연장 위치 결정(forced prolonged positioning, FPP)은 가쪽 반고리뼈관 BPPV를 치료하는 데 효과적인 전략이다. 바비큐 돌리기는 가쪽 반고리뼈관내의 입자를 이동시키거나 재배치하기 위해 노력하면서 환자가 실제로 360° 회전을 해야 한다. FPP는 단독 그리고/또는 가쪽 반고리뼈관 전략과 함께 사용될 수 있다. 지향성 가쪽 관 BPPV를 치료하기 위해서, FPP는 환자가 바로

누워 있고 그런 다음 관련 없는/덜 침범된 방향으로 돌아누워 수면을 취하는 동안 이 자세를 유지한다. 천향성 가쪽 관 BPPV를 치료하기 위해 환자는 등을 대고 바로 누워 있고 그런 다음 관련 있는 방향으로 돌아누워 수면을 취하는 동안 이 자세를 유지한다.

10.3 **A.** 제시된 모든 선택지 간에 중간 정도의 상관관계가 있지만, FGA는 지역사회에 거주하는 노인과 전정기능장애를 가진 개인들에서 보행과 균형기능장애를 평가할 때 가장 유용하다. 30점 중 22점 이하의 FGA 점수는 낙상 위험이 증가된다고 예측한다.

전정신경염

Vestibular Neuritis

Wendy Wood

CASE 11

37세 여성 건설노동자로 메스꺼움(nausea), 구토(vomiting) 그리고 심하게 손상된 균형능력을 동반한 현기증 증세를 호소하였다. 환자는 증상이 심해지면서 보행이 힘들어 바닥을 기어다니곤 했다. 34시간 증상이 지속된 후 그녀의 여동생에 의해 응급실로 이송되었다. 그녀의 이러한 증상 때문에 여동생이 일상생활 대부분을 보조하여야만 했다. 응급실의 의사는 시각검사를 통해 그녀가 안진(눈떨림, nystagmus)이 있다는 것을 확인했다. 뇌의 영상촬영을 실시했으나 특별한 이상이 없는 것으로 확인되었다. 의사는 현기증과 메스꺼움 문제를 해결하기 위해 근육 내 프로메타진(promethazine)을 주입했다. 의사는 구강 항 부정제[antivertiginous, meclizine(Antivert)]를 30일 동안 하루에 3회 복용하도록 처방했다. 그녀의 현기증 증상은 근육 주사 후 1시간 후에 사라져서 일단은 퇴원을 시켰다. 그리고 응급실 의사는 앞으로 2~3일간 "침상 안정(bed rest)"을 권고하였다. 환자는 초기 발병 이후 5일 후 다시 주치의를 만났다. 그녀는 신체의 빠른 움직임을 가질 때 아주 조금의 어지럼증(dizziness)과 진동시각(떨림보기, oscillopsia)은 경험했지만 더 심한 현기증이나 메스꺼움 증상은 없었다고 했다. 그녀는 움직임 동안 어지럼증 증상이 악화되고 균형 감각이 떨어지기 때문에 자신의 머리를 최대한 움직이지 않으려고 한다고 했다. 주치의는 그녀의 질환을 부비강염(sinus infection)으로 진단했으며 치료제로서 안티히스타민(antihistamine)[loratadine(Claritin)]을 처방했다. 2주 후, 그녀의 어지럼증, 운동과민증(intolerance) 및 불균형 증상에는 큰 변화가 없었다. 주치의는 이비인후과 의사에게 그녀의 청각검사(정상 인지)와 비디오안진검사(videonystagmography test)를 의뢰했다. 이 검사를 바탕으로 이비인후과 의사는 그녀를 전정신경염(안뜰신경염, vestibular neuritis)으로 진단했다. 그녀는 한 달 동안 건설 현장에서 일할 수 없어서 재정적인 문제도 발생되었고 운전에 대한 자신감도 사라졌다. 이비인후과 의사는 그녀에게 메클리자인(meclizine) 약 복용을 중단하라고 했고 지속적인 증상으로 인한 균형장애를 치료하기 위해 전정물리치료를 권고했다.

- 어떤 검사를 우선적으로 해야 하는가?
- 환자의 임상검사의 결정적인 요소는 무엇인가?
- 가장 적절한 물리치료 중재는 무엇인가?
- 환자의 재활 예후는 어떠한가?

주요 정의

- **알렉산더 법칙**(Alexander's law): 안진의 빠른 구성요소의 방향을 보면 그 반대 방향으로 볼 때 진폭과 주파수가 증가하고 그 반대의 효과가 있음
- **동적자세검사기**(computerized dynamic posturography, CDP): 균형 또는 중력 중심(center of gravity) 흔들림을 측정하는 검사 장비
- **역동적 보행지표**(dynamic gait index, DGI): 전정기능장애를 가진 환자를 위한 보행 및 낙상 위험 평가
- **동적시력검사**(dynamic visual acuity test, DVAT): 머리를 고정한 자세에서 시력을 측정한 것과 비교 시 머리를 움직이면서 시력을 측정하는 전정기능의 임상검사
- **프렌젤 고글 또는 렌즈**(Frenzel goggles or lenses): 눈을 고정시키는 기능을 차단하는 렌즈로 환자의 눈을 확대하고 비추는 고글; 검사자가 안진처럼 눈 움직임을 명확하게 볼 수 있기 때문에 전정계 평가에 유용함
- **두부충동검사**(head impulse test or thrust test): 환자의 머리를 수평 방향으로 빠르게 움직이는 동안 정지된 표적에 시선을 고정하는 임상검사; 만약 머리 움직임의 끝에서 교정용 신속운동(홱보기, saccade)이 관찰된다면 이 검사는 전정기능 저하에 대한 양성반응이고 전정안구반사(안뜰눈반사, vestibulo-ocular reflex)의 기능이 떨어졌음을 의미
- **안진**(눈떨림, nystagmus): 불수의적인 반사운동(jerk) 또는 앞뒤로 움직이는 안구 움직임; 움직임은 회전, 수평 또는 수직 방향으로 일어남
- **진동시각**(떨림보기, oscillopsia): 물체의 움직임에 대한 환상이 유발되는 것
- **편측성 말초전정기능장애**(unilateral peripheral vestibular dysfunction): 전정신경염(안뜰신경염, vestibular neuritis), 메니에르병(Meniere's disease), 양성자세 현기증(benign paroxysmal positional vertigo, BPPV) 그리고 전정미로(안뜰미로, vestibular labyrinth)의 한쪽 면에 영향을 주는 속귀신경집종(청각신경집종, acoustic neuroma)과 같은 장애; 병리학적 원인은 뇌에 있지 않음
- **현기증**(현훈, vertigo): 움직이고 있다는 환상; 빙빙 도는 느낌
- **비디오안진검사**(videonystagmography, VNG): 전정(안뜰, vestibular)자극에 대한 안구 움직임의 기록

목표

1. 전정계 기능을 설명한다.
2. 전정신경염(안뜰신경염, vestibular neuritis)의 병태생리학 및 징후와 증상에 대해 설명한다.
3. 전정계 장애의 감별진단에 사용되는 전정기능검사에 대해 설명한다.
4. 전정신경염에 대한 적절한 물리치료 중재에 대해서 설명한다.

물리치료 시 고려사항

전정신경염(안뜰신경염, vestibular neuritis)으로 인한 어지럼증과 불균형의 문제를 나타내는 환자를 관리하는 데 고려할 점:

▶ **일반적인 물리치료 계획/목표**: 움직임 민감성 및 어지럼증 감소; 동적 시력(dynamic visual acuity) 개선; 균형, 균형 신뢰성 및 보행 개선; 낙상 위험 감소; 직장 복귀

▶ **물리치료 중재**: 동적 시력(dynamic visual acuity)과 시선 안정화 훈련을 포함한 균형 및 전정 훈련; 움직임 감도 및 어지럼증을 감소시키기 위한 일상화 운동; 자세 조절 운동; 동적 보행훈련; 장애에 대한 환자 교육; 가정 운동 프로그램(home exercise program)

▶ **물리치료 시 주의사항**: 낙상 예방 및 안전 의식; 균형과 어지럼증을 동반한 손상으로 인한 환자의 주의 감독(supervision) 및 보호; 전정 운동의 수행은 약간의 어지럼증을 유발할 수 있다.

▶ **물리치료를 방해하는 요인**: 항어지럼증(antivertiginous) 약물의 과도한 복용 또는 지속된 사용은 현재 증상을 악화시킬 수 있다.

건강 상태의 이해

전정신경염은 말초전정계, 특히 전정와우신경(속귀신경, vestibulocochlear nerve)(뇌신경 VIII)의 전정계 부분에 영향을 미친다. 신경의 와우관(cochlear) 또는 청각 부분에 영향을 미치는 경우 내이염(labyrinthitis)이라고 부른다. 전정계는 감각 기능과 운동 기능을 모두 가지고 있다. 이것은 균형[전정계(vestibular), 시각(vision), 고유수용 감각(proprioception)]을 위한 세 가지 주요한 감각계 중 하나이다. 전정계는 머리의 각도 가속도(angular acceleration) 및 선형 가속도(linear acceleration)를 감지한다. 이 정보는 머리와 신체 위치를 정확하게 평가하기 위해서 사용된다. 전정계의 운동 기능들은 시선 안정성에 대한 머리와 눈의 움직임 조절, 자세 조절의 유지 및 목에 대한 머리의 안정화와 관련된 협응에 중요한 역할을 한다. 전정계의 두 가지 중요한 운동반사로 전정안구반사(vestibuloocular refelx, VOR)와 전정척수반사(vestibulospinal reflex, VSR)가 있다. 전정안구반사는 머리 움직임과 눈의 움직임 협응에 관여한다. 머리가 한 방향으로 움직이면, 눈은 반대 방향으로 같은 각도로 움직인다. 이 반사는 보여진 이미지가 분명한 시각을 위해 망막(retina)의 망막중심오목(fovea)에 안정화하는 데 영향을 준다. 머리의 움직임에 대한 구심성(afferent) 정보는 전정와우신경을 통해 지나가는 전정미로에서부터 뇌의 전정핵으로 전달된다. 핵으로부터의 계획은 정보를 외안근(extraocular eye muscle)으로 전달한다. 그런 다음 머리 움직임에 대응하는 눈의 운동을 만들어 낸다.

전정척수반사는 전정핵으로부터의 신경연접이 균형과 자세 조절에 관련된 항중력근과 연결된다.

뇌는 오른쪽 및 왼쪽 말초전정계(vestibular system)에서 정보를 통합한다. 일반적으로 각 방향에 구심성신경의 긴장성 휴식 흥분률(tonic resting firing rate)이 있다. 전정신경염은 침범된 쪽에 기능 저하를 유발하여 신경 불균형을 야기시킨다. 급성기에 현기증, 안진, 진동시각(떨림보기, oscillopsia), 메스꺼움, 구토 증상이 나타나고 청력상실 또는 이명(귀울림, tinnitus) 그리고 편마비, 구음장애(조음장애, dysarthria) 및 뇌졸중 관련 징후와 같은 다른 신경학적 증상이나 징후는 나타나지 않는다. 혼합된 수평 및 비틀린 안진은 손상되지 않은 신경에서 나타난다. 안진은 눈이 불수의적으로 빠르게 움직이는 것을 말하며 빠르게 눈이 움직이는 방향으로 이름이 불린다. 전정계의 병변은 안진의 느린 단계로 유도하여 왼쪽 전정신경염[왼쪽 전정와우신경(속귀신경, vestibulocochlear nerve)의 기능 저하]은 오른쪽 진동안진(right-beating nystagmus)을 유발한다. 병적인 눈 움직임은 환자에게 매우 혼란스럽고, 어지럼증, 불균형 및 상당히 자주 역겨운 증상을 야기한다. 환자는 병변 쪽으로 넘어지거나 방향을 바꾸는 경향을 가진다. 안진은 프렌젤(Frenzel) 또는 적외선 비디오 고글 같이 시각적인 고정 차단을 한 상태에서 더 쉽게 관찰된다. 환자가 빠른 주기로 움직이는 방향으로 보려고 할 때 안진의 강도가 더 증가한다고 한다(알렉산더 법칙, Alexander's law). 안진은 전형적으로 1~3일 이내에 실내 조명에 의해 해결된다. 그러나 환자는 몇 주 또는 몇 달 동안 어지럼증과 불균형을 경험할 수 있다.

현기증의 주 원인이 되는 질환이 전정신경염이며 20~60세 사이의 성인에서 자주 발병한다. 전정신경염의 원인은 많다. 헤르페스(포진, Herpes) 집단의 바이러스가 주요 원인 중 하나로 간주된다. 보통 환자들은 상부 호흡기감염의 최근 과거력을 나타낸다. 전정신경염은 양성질환이지만, 척추뇌저동맥부전(vertebrobasilar insufficiency, VBI), 메니에르병(Meniere's disease) 및 BPPV와 같은 다른 진단을 고려해야만 한다. 척추뇌저동맥부전은 뇌혈관사고(CVA)의 한 유형으로 보통 갑작스런 현기증이 나타낸다. 일반적으로 복시(겹보임, diplopia), 조음장애, 편마비 및 얼굴 또는 혀 감각마비(numbness)와 같은 다른 신경학적 문제들도 나타낸다. 척추뇌저동맥부전을 진단하기 위해서는 컴퓨터단층촬영(CT)이 필요하다. 또한 메니에르병은 편측성 말초전정

기능장애이다. 전정신경염 환자는 보통 1~3일 정도의 지속되는 현기증을 경험하는 반면에 메니에르병 환자들은 보통 현기증이 몇 시간만 나타낸다. 또한 메니에르병은 청력상실 또는 이명 증상이 나타난다. BPPV에서 현기증은 자세 위치 변화와 관련이 있지만, 현기증 발작(vertiginous spells)은 단지 수 초밖에 지속되지 않는다. BPPV는 청력상실을 일으키지 않는다. '어지럼' 환자의 감별진단에는 귀전문의(otologist), 신경과 의사 또는 이비인후과 의사 같은 전문가들이 포함되어 있다. 의사가 이러한 질환이 중추신경계의 문제와 관련이 있다고 생각되면 CT, MRI 스캔을 처방하게 될 것이다. 혈액검사는 귀의 매독(syphilis)이나 혈관염(vasculitis)을 배재하기 위해 요청할 수 있다. 청력학자(audiologist)는 청력과 전정기능검사를 시행할 수 있다. 전정신경염이 있다면, 관련된 어떠한 청력손상도 없어야 한다. 비디오안진검사(videonystagmography, VNG)를 통해 시각 또는 전정자극에 대한 안구 운동을 측정한다. 이것은 말초의 내이 또는 중추신경계 기능장애가 있는지 여부를 구분하는 데 도움이 된다.

검사에는 안구 운동(ocular mobility), 시선이동안진(눈운동눈떨림, optokinetic nystagmus), 자세 그리고 칼로릭검사(caloric test) 4가지 부분이 있다. 칼로릭검사 동안 따뜻한 물, 그다음 차가운 물을 귀쪽으로 넣는다. 물 대신에 공기를 사용할 수도 있다. 물 또는 공기의 전정자극에 대한 눈의 반응(예: 안진)을 관찰한다. 일반적으로 양쪽에 25% 이상 차이는 편측성 말초전정기능장애를 의미한다. 이같은 "어지럼(dizzy)" 상태의 많은 급성 단계에서 의사들은 증상 완화를 위해 약물을 처방할 수 있고 약은 1주일 미만으로 복용해야 부작용을 최소화한다. 약물 중에는 메클리진[meclizine(Bonine 또는 Antivert)] 및 프로메타진(promethazine) 같은 전정억제제가 포함된다. 글루코코르티코이드(prednisone)와 항바이러스제(acyclovir)는 증상 발병 후 처음 10일 동안 처방될 수 있는 약물이다. 그리고 전정 재활은 회복을 위해 매우 중요하다.

물리치료 환자/고객 관리

물리치료사는 전정장애의 치료에 중요한 역할을 한다. 전정장애의 증상으로는 어지럼증, 움직임 민감도, 낙상의 두려움, 불균형 및 손상된 보행 등을 나타낸다. 물리치료사는 진단을 확인하기 위해 이비인후과 의사 또는 청력학자 같은 건강관리 팀의 다른 구성원들과 협업을 한다. 만약 물리치료사가 뇌병변, 심혈관 문제 또는 다른 진단되지 않은 전정결손 같은 어지러움의 더 심각한 원인이 의심된다면, 의사와 신속한 의사소통이 필요하게 된다. 또한 치료사는 전정계의 손상으로부터 효과적으로 회복하기 위한 전정억제제 약물의 장기간 사용이 부작용을 유발할 수 있다는 내용을 환자에게 알릴 수 있다. 또한 이러한 약물은 어지럼증, 불협응 그리고 환자의 낙상 위험을 증가시킬 수 있는 기면(졸음증, lethargy) 같은 부정적인 영향을 가진다.

검사, 평가 및 진단

현기증을 나타내는 환자의 검사 시 반드시 과거력을 통해 검사를 시작해야 한다. 어지럼증과 불균형을 나타내는 환자의 경우, 물리치료사는 증상 시작 시점, 유발하는 요인 및 정확한 기술 그리고 경험한 어지럼증의 유형과 기간에 대한 설명을 기록하여야 한다. 현기증–전정신경염의 주요 증상–은 정확한 회전 또는 회전 감각을 가리킨다. 그러나 이 용어는 종종 잘못 사용되고 있어 치료사는 환자가 진짜 현기증을 경험하고 있는지 여부를 판단하기 위해 증상을 분명하게 설명할 수 있는 충분한 시간을 환자에게 주어야 한다. 전정신경염은 1~3일 동안 지속적인 현기증을 유발한다. 현기증이 해결되면, 환자는 일반적으로 빠른 움직임, 특히 머리의 움직임과 관련된 불균형과 어지럼증을 나타낸다.

어지럼증 자가진단(Dizziness Handicap Inventory, DHI)은 주관적인 측정법으로 사람의 삶의 질에서 어지럼증과 불안정 정도를 정량화하여 나타내는 데 도움이 된다. 신체적·정서적·기능적 영역의 세 가지 주 영역에 총 25개의 질문으로 구성된 설문지로, 질문은 어지럼증을 보고하는 환자의 사례 기록을 토대로 만들어졌다. DHI는 높은 내부 일관성(internal consistency)을 나타낸다. DHI의 점수가 높을수록 어지럼증과 기능손상이 더 많이 발생한다. 동시타당도(concurrent validity)도 확립되었다. Jacobson과 Newman은 이 도구로 검사를 시행하여 높은 검사–재검사 신뢰도를 나타냈고 임상적으로 유의미한 차이(minimal clinically importance difference, MCID)를 나타내는 18점 변화를 나타냈다.

활동–특이적 균형자신감척도(Activities-Specific Balance Confidence, ABC)는 어지럼증 그리고/또는 균형 결핍을 나타내는 환자를 위해 개발된 또 다른 주관적 결과 측정방법이다. 이 측정은 균형능력에 대한 자신감을 정량화하고 낙상에 대한 잠재적인 두려움을 측정한다. 설문지에는 일상기능과 관련된 16가지 다른 항목이 포함되어 있다. 개인은 각 항목에 대한 환자들의 자신감 정도를 평가하도록 요구된다. Powell과 Myers는 활동–특이적 균형자신감척도가 낙상효율척도(Falls Efficacy Scale, FES)와 비교하여 활동–특이적 균형자신감척도가 높은 내적 일관성과 높은 검사–재검사 신뢰도를 가지고 있다고 확인했다. 활동–특이적 균형자신감척도는 신체적 자기효능감척도(Physical Self-Efficacy Scale) 및 FES 척도와 적당한 상관관계를 보였다. 활동–특이적 균형자신감척도에서 점수가 낮을수록 환자의 이동능력이 떨어짐을 의미하고 낙상이 더 많이 발생하는 것과 관련이 있다. Talley 등은 노인들을 대상으로 활동–특이적 균형자신감척도의 심리측정성 속성(psychometric properties)과 낙상에 대한 두려움의 설문조사(Survey of Activities and Fear of Falling in the Elderly, SAFE)를 비교했다. 두 가지 척도 모두 강한 내적 일관성을 나타냈다(활동–특이적 균형자신감척도의 경우 Cronbach's $\alpha=0.95$, SAFE의 경우 0.82). 마찬가지로 Huang과 Wang은 활동–특이적 균형자신감척도가 FES와 비교했을 때 높은 내적 일관성과 강력한 동시 유효성을 가지는 것을 발견했다. Lajoi와 Gallagher는 활동-특이적 균형자신감척도 67%에서의 차단 점수(cut-off score)가 낙상자를 식별하는 데 있어 87.5%의 특이성과 84.4%의 민감도를 나타냈다고 결론지었다. 2011년, Moore 등은 활동-특이적 균형자신감척도와 다른 다섯 가지의 낙상과 관련 심리적 도구[FES, modified Survey of Activities and Fear of Falling in the Elderly(mSAFFE), Consequences of Falling(CoF), Physical Activity Scale for the Elderly(PASE) 및 the 36-item Short-Form Health Survey] 및 이동성과의 상관관계를 확인했다. 활동-특이적 균형자신감척도는 낙상자와 비낙상자를 구별하고, 낙상 위험을 예측하는 데 도움이 되는데 이 척도의 점수는 환자가 균형훈련 프로그램에 참여한 후 향상되었다. 활동-특이적 균형자신감척도는 균형 자신감과 낙상의 두려움과 관련이 있지만 전정기능장애와 어지럼증과 관련 있는 환자를 평가하는데 유효한 결과 측정방법으로 알려졌다. DHI와 활동-특이적 균형자신감척도는 활동과 참여 제한을 확인하는데 도움이 되는 중요한 주관적인 결과 측정방법이다.

물리치료사는 적절하고 객관적인 조치를 취해야 한다. 어지럼증을 가진 환자에게는 포괄적인 임상검사가 필요하다. 검사의 요소에는 동안신경과 전정안구(안뜰눈, vestibulo-ocular)검사(동적인 시력 포함), 감각검사 그리고 보행, 균형 및 자세 조절검사가 포함된다. 임상검사는 일반적으로 동안신경검사로 시작된다. 중추신경계의 원인으로 인한 어지러움은 예후가 더 좋지 않아 확인하는 것이 중요하며 즉각적인 의료 처치를 시행해야 한다. 안진(눈떨림, nystagmus)은 프렌젤(Frenzel) 렌즈 또는 적외선 비디오 고글을 사용하는 것처럼 시각적인 고정이 차단되었을 경우 더 쉽게 볼 수 있다(**그림 11-1**). 전정신경염과 같은 말초장애에 의해 야기된 안진은 실내조명에서 고정이 억제될 수 있다. 말초전정병변의 경우, 안진은 안진의 빠른 단계의 방향으로 대상자가 주시할 경우 강도가 증가한다. 반대로 중추적 전정기능장애로 인한 안진은 고정이 감소되지 않으며, 환자가 다른 방향을 볼 때 증가할 수 있다. 신속운동(핵

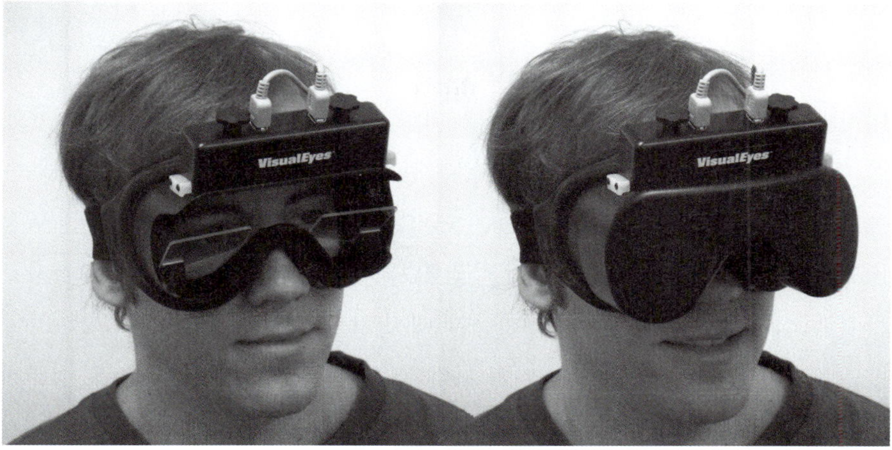

그림 11-1 프렌젤(Frenzel) 고글은 환자의 눈을 확대하고 불을 비추기 위해 착용되고 환자의 눈을 응시하는 능력을 차단한다. 프렌젤 고글은 검사자가 안진 같은 눈의 움직임을 확인할 수 있다. (Micromedical Technologies, 10 Kemp Drive, Chatham, IL 62629에서 제공된 이미지)

보기, saccade) 또는 비정상적인 눈 움직임 또한 중추신경계의 병변이 있음을 의미한다. 의사가 뇌 MRI 시행에서 아무 문제를 발견하지 못하는 경우도 있다. CT스캔은 전정바닥동맥(vestibular basilar artery) 시스템을 시각화하여 나타낼 수 있다. 또한 물리치료사는 머리밀기검사(head thrust test) 또는 머리충돌검사(head impulse test)로 환자의 VOR의 이상유무와 정확성을 평가할 수 있다. 치료사는 쉽게 볼 수 있는 대상에 환자를 고정시켜 머리밀기검사를 시행한다. 치료사가 환자에게 예기치 않은 방향으로 환자의 머리를 빠르게 30° 돌린 후에 눈을 관찰한다. 만약 재고정 단속성 운동(refixation saccade)이 관찰된다면, 머리밀기검사는 양성으로 간주된다. 이것은 감소된 VOR 이점을 나타내며 전정기능 저하와 관련된 말초신경계 병변을 확인한다. 연구에 따른 머리밀기검사의 진단 정확도에 대한 의견은 다양하다. 냉온교대 검사(bithermal caloric testing)와 비교할 때, 특이도는 100%로 보고되었지만, 민감도는 34%에 불과했다. 심한 전정신경마비의 경우에는 머리밀기검사는 매우 민감(87.5%)하였지만 이 검사는 가벼운 또는 중등도의 약화를 정확하게 측정하기에는 유용하지 않았다. 머리밀기검사의 진단 정확도를 향상시키기 위해 여러 가지 전략이 채택되었다. 검사를 머리 추진력의 무작위 진폭으로 수행했을 때, 신속운동은 더 잘 감지되었다. 마찬가지로 높은 가속도에서 검사를 수행하면 결과가 향상된다. 연구자들은 이러한 검사의 반복을 통하여 거짓 부정(false negative)을 최소화하라고 권장했다. 머리가 아래쪽으로 30° 떨어지고 추진력의 시기와 방향이 예측 불가능할 때 민감도는 71%, 특이성은 82%로 향상되었다. 예상할 수 있듯이 환자가 검사 중에 자발적으로 머리 운동을 수행했을 때 머리밀기검사의 정확도가 감소했다.

환자의 동적 시력(dynamic visual acuity, DVA), 균형과 보행을 검사하는 것이 필수적이다. DVA 검사는 VOR의 기능적 검사이다. 동적 시력은 시력검사표를 이용하거나 컴퓨터 프로그램을 사용하여 검사할 수 있다. 전산화된 동적시력검사방법의 정확도는 더 높다. 시력검사표를 사용할 때는 치료사가 2Hz의 주파수로 환자의 머리를 움직이면서 차트 읽기와 머리를 정적으로 유지한 채 읽기를 비교하는 것이다. 정적 시력과 동적 시력 사이에 시력검사표상 두 줄 이상의 차이는 비정상적인 것으로 간주된다. 또한 기본 정적 시력검사는 시각적 진실성(integrity)의 평가이고, 균형의 다른 요소이다. 균형의 다른 주요한 요소는 체성감각(somatosensation)이다. 발과 하지의 손상되지 않은 감각 기능이 균형에 특히 중요하다. 진동, 고유수용기 및 가벼운 촉각을 검사해야 한다. 수많은 균형과 보행검사들이 있다. 롬버그검사와 같은 균형의 정적검사와 버그균형척도(Berg Balance Scale), 동적 보행지수(Dynamic Gait Index)와 기능적 보행평가(Functional Gait Assessment)와 같은 기능적 검사가 포함된다. 이 환자가 이전에 기능의 높은 수준을 보였으므로 동적 보행지수 또는 기능적 보행평가가 적절하다. 이 환자는 또한 전산화된 동적 자세검사기(computerized dynamic posturography)로 검사했다. 손가락-코 협응력(finger to nose coordination)검사는 음성으로 소뇌 부위의 이상은 없었다.

치료 계획과 중재

전정 재활의 목표는 어지럼증을 줄이고, 균형과 보행기능을 향상시키며, 낙상의 두려움을 줄이고, 낙상을 예방하는 데 있다. 사용된 운동의 형태는 환자 개인의 불편한 점과 객관적인 검사의 결과에 따라 다르다. 그러나 전형적인 중재는 동적 시력과 균형의 향상을 위해 적응훈련, 어지럼증 감소를 위한 습관화 운동(habituation exercise), 불안정한 지면에서의 보행훈련, 전정기능장애 및 예후에 관한 환자 및 간병인 교육과 가정 운동 프로그램을 포함한다.

일반적인 동적 시력 또는 시선 안정화 운동은 몇 피트 떨어진 물체에 시선을 고정하면서 30초에서 1분간 환자의 머리를 빠르게 돌리도록 환자에게 지시한다. 환자는 이미지를 분명하게 볼 수 있는 속도로 머리를 돌린다. 환자는 보통 하루에 5~10번, 30초에서 1분 동안 이 운동을 수행한다. 운동 진행은 더 멀리 있는 목표물에 초점을 맞추고, 걷는 동안 운동을 수행한다. 이 운동의 목표는 전정안구 시스템의 적응을 촉진하는 것이다.

전정신경염으로 인한 균형손상을 가진 환자에 대한 적절한 균형 운동이 많이 있다. 치료사는 자세 조절을 유지하면서 환자의 기저면을 점차적으로 좁히도록 환자에게 요청할 수 있다. 한 다리, 직렬 및 롬버그(Romberg) 서기가 그 예이다. 치료사는 환자가 불안정한 표면에 서 있게 하여 운동을 실시할 수 있다. 난이도를 증가시키기 위해 머리 또는 몸을 돌릴 수 있다.

보행은 평평하지 않은 표면부터 경사면으로 단계를 나누어 점진적으로 시행한다. 습관화 운동은 말초전정손상을 가진 개인에게 자주 처방된다. 이러한 운동들은 "덜 어지러움(less dizzy)"이 되게 중추신경계를 훈련하려는 노력으로 어지럼증을 유발할 수 있는 움직임을 반복하도록 훈련한다. 전정장애의 경험이 매우 놀랍고 생명의 위협을 느낄 수 있기 때문에 환자는 현기증을 유발할 수 있는 움직임을 두려워 할 수 있다. 환자들은 이러한 운동들이 치료에 도움이 된다는 확신이 필요하다. 그들은 이러한 움직임이 궁극적으로 증상을 감소시키고 기능을 향상시키는 데 도움이 될 수 있다는 사실을 교육받아야 한다. 운동의 진행은 환자의 특정 요구에 맞게 조정되어야 한다.

다양한 형태의 전정 재활 운동방법들이 전정장애로부터 회복을 촉진하는 것으로 나타난다. 중추 또는 말초기능장애로 진단된 20명의 환자의 후향적 분석(retrospective analysis)에서 Badke 등은 가상현실 프로그램에 참여한 후 균형, 시력 및 보행 안정성에서 유의하게 향상되었다고 보고했다. 동적 보행지수(Dynamic Gait Index)의 점수는 피실험자의 95%에서 향상되었고 58%는 동적 시력의 개선을 보고하였다. 2개월 이상 만성 현기증 증상을 가진 53명의 성인들[메니에르병(Meniere's disease), BPPV, 급성 전정신경염 또는 내이염(labyrinthitis) 또는 두부 외상의 병력으로 인한 환자는 제외]에게서 Cohen과 Kimbell은 가상현실 운동의 간단한 가정 운동 프로그램(5~10분, 하루에 5번 수행하도록 설계되었음)이라 할지라도 30~45일 이내에 현저한 독립성과 현기증이 감소되었다고 보고하였다. 보다 포괄적인 가상현실(VR)과 객관적인 결과 측정을 가진 연구에서 Horak 등은 만성 편측성 말초전정기능장애를 가진 환자들을 세 그룹으로 나누어 무작위 배치했다: (1)시각 안정화, 습관 및 균형 운동을 포함한 가상현실의 맞춤식 프로그램, (2)일반적인 조절 운동 또는 (3) 전정억제 약품.

연구자들은 가상현실 그룹만이 자세 흔들림과 한 다리로 서기를 측정해서 유의하게 감소된 어지럼증과 향상된 자세 안정성을 나타냈다. 다른 두 그룹은 향상이 없었다. 전향적으로 무작위 대조 연구에서 Herdman 등은 편측성 말초전정기능장애가 있는 성인 21명을 대상으로 머리 움직임을 포함한 전정 운동의 노력과 위약 운동(placebo exercise)에서 동적 시력의 변화를 비교했다. 그 결과 머리를 빠르게 돌리고 시선을 안정화시키는 운동을 수행한 그룹만이 예측 가능한 동작과 예측할 수 없는 동작 모두에서 시력의 유의미한 향상을 나타내었다.

Hillier와 McDonnell에 의한 2011년 Cochrance 리뷰에서는 편측성 말초

전정기능장애의 증상에 대한 가상현실의 효능을 지지하는 강한 증거가 있다고 결론지었다. 이 리뷰에서는 1,668명의 피험자를 포함한 27개의 실험 결과를 요약했다. 포함된 시도는 대조군 또는 플라시보 치료 또는 다른 치료(예: 약리적) 또는 가상현실의 다른 형태의 비교와 가상현실을 비교했다. 가상현실은 습관화 운동, 눈과 머리 협응 동작, 균형훈련, 보행훈련과 환자의 장애에 대한 교육의 모든 조합이 포함되어 있다. 저자들은 가상현실 후 3~12개월 동안 증상 해결과 보행, 균형, 시력과 일상생활동작의 주관적 및 객관적 기능이 향상된다는 결론을 내렸다. 가상현실의 부작용은 보고된 바 없다. 하지만 여러 다른 종류의 연구들이 섞인 시도여서 이상적인 빈도, 시기, 강도 또는 특정 가상현실 운동을 지지하는 확실한 증거는 없다.

근거 중심 임상적 추천

SORT: 추천 분류의 장점

A 일관된, 양질의 환자 지향적 근거

B 일관되지 않거나 제한된 질적 수준의 환자 지향적 근거

C 동의, 질병 중심의 근거, 일반적인 관행, 전문가의 의견 또는 사례 시리즈

1. 활동-특이적 균형자신감척도(Activities-Specific Balance Confidence, ABC)검사는 환자 내 또는 환자 간 신뢰도가 우수하며 전정장애를 가진 환자들에게 사용하기 적절한 평가도구이다. **B 등급**
2. 머리밀기검사(head thrust test)는 높은 특이성을 가지기 때문에 물리치료사는 말초전정기능 저하 평가도구로 적절하다. **B 등급**
3. 전정 재활은 전정신경염 같은 편측성 말초전정기능장애 치료에 효과적이다. **A 등급**

종합 질문

11.1 급성(4일) 왼쪽 편측성 말초전정기능장애에서 나타나는 안진에 대한 설명으로 가장 적절한 것은?

A. 안진은 완전히 수직적이고, 고정이 차단되지 않고 실내조명에서 관찰되고, 환자가 위를 볼 때 강도가 증가한다.

B. 안진은 실내조명에서 관찰할 수 없지만, 고정이 차단된 것으로 볼 수 있고, 수평 및 비틀림 혼합된 오른쪽 안진은 환자가 오른쪽을 볼 때 강도가 증가한다.

C. 안진은 실내조명 또는 고정된 차단, 비틀림 왼쪽 박동(beating)에서 관찰되고, 환자가 다른 방향을 볼 때 강도는 증가하지 않는다.

D. Dix-Hallpike 검사에서 환자는 안진이 관찰되지 않는다.

11.2 머리밀기검사(head thrust test) 또는 머리충격검사(head impulse test)의 정신적인 특성을 가장 잘 설명한 것은 무엇인가?

A. 경도에서부터 중등도의 전정기능 저하에 대한 낮은 민감도

B. 심한 전정병변에 대한 높은 민감도

C. 머리를 30° 굽히고 환자가 예측할 수 없는 방향으로 빠르게 밀 때 높은 민감도와 특이성을 나타냄

D. 모두 정답

11.3 습관화 운동(habituation exercise)은 전정 재활의 한 요소이다. 습관화 운동방법으로 옳은 것은?

A. 어지럼증이 완전히 사라질 때까지 머리 움직임을 피한다.

B. 극심한 메스꺼움과 심한 현기증(현훈, vertigo)을 유도하기 위해 빠르고 반복된 머리 운동을 수행한다.

C. 증상이 완화될 때까지 어지럼증을 유발하는 머리와 몸의 움직임을 점차적으로 수행한다.

D. 시간이 지남에 따라 신경계를 둔감하게 만들기 위해 전정억제제를 복용한다.

정답

11.1 B. 편측성 말초전정기능장애(unilateral peripheral vestibular disorder, UPVD)를 가진 환자는 실내조명에서 안진이 억제될 수 있고, 특히 증상은 발병 후 3일 후에 억제될 수 있다. 프렌젤(Frenzel) 고글에 의해 시각적 고정이 차단되면 환자는 안진을 억제할 수 없다. UPVD를 가진 안진은 혼합된 수평 및 비틀림이 있을 것이고 손상받지 않은 귀-이번 경우는 대상자는 왼쪽 UPVD이므로 오른쪽 귀 방향에서 발생할 것이다. Alexander의 법칙에 따르면, 환자가 빠른 단계(이 경우 왼쪽)로 볼 때 안진은 증가할 것이다.

11.2 D. 머리밀기검사(head thrust test)는 냉온교대 검사(bithermal caloric testing)와 비교했을 때 편측성 말초전정기능장애 확인에 34%의 민감도와 100%의 특이성을 가지는 것으로 보고된다. 검사의 민감도는 머리굴곡 30°와 추진력(thrust)의 진폭과 방향에서 무작위로 진행될 때 향상이 된다.

11.3 B. 습관화 운동은 어지러운 환경에 신경계를 적응시킬 목적으로 어지럼증을 유발하는 운동을 반복적이고, 점진적이며, 단계적으로 수행한다.

안면신경마비

Bell's Palsy

Michael Furtado

CASE 12

전직 기술자로 은퇴한 64세 남성이 급성 안면신경마비로 응급실에 내원하였다. 그가 주 호소하는 불편한 점은 오른쪽 얼굴의 처짐, 음식물 씹는 것의 어려움, 얼굴부위 통증 그리고 오른쪽 눈을 깜박이거나 감는 것의 어려움 등이었다. 그는 발병 전에는 건강 상태가 좋았고 특별히 건강에 이상은 없었다. 그의 과거 병력은 고혈압(hypertension), 고콜레스테롤혈증(hypercholesterolemia) 그리고 10년 전 대상포진(shingles)이 있었다. 신경학적 검사 결과 오른쪽 눈 감기, 오른쪽 눈썹 올리기, 우는 표정, 웃는 표정, 찡그리기를 할 수 없었고 오른쪽 얼굴에 약간의 움직임만 있었다. 신경학적 검사에서 오른쪽 얼굴의 가벼운 터치 감각, 턱 반사(jaw reflex), 보기능력과 냄새를 구별할 수 있는 능력은 정상이었다. 환자는 병원에 입원하지 않았고 특수검사 또는 방사선검사를 시행하지 않고 퇴원했다. 안면신경마비(Bell's palsy) 진단은 특발성 징후와 증상의 발현, 다른 신경학적 결손의 부재로 인해 이루어진다. 그는 안면신경 부종과 관련 있는 통증과 염증을 줄이기 위해 이부프로펜(ibuprofen)과 프레드니손(prednison)을 처방받았다. 10일이 지나도 환자는 기능 개선이 되지 않았으며 초기 발병 후 약 5일 동안 얼굴근육약화 증상이 계속 악화되었다고 보고했다. 근전도(EMG)검사에서는 왼쪽 진폭과 비교 시 상대적으로 25%의 운동반응(motor response)을 나타내었다. 의사는 환자에게 물리치료를 의뢰하기로 결정했다. 물리치료사는 안면마비 발병 2주 후 외래 환자 클리닉에서 환자를 평가했다. 현재 그는 아내와 함께 3층 집에서 살고 있다.

- ▶ 위 진단과 연관된 검사징후는 무엇인가?
- ▶ 가장 적절한 물리치료 중재는 무엇인가?
- ▶ 진단의 각 단계에 따른 물리치료 계획을 설명한다.
- ▶ 환자의 재활 예후는 어떠한가?
- ▶ 이 사례에서 가능한 심리학적/심리사회적 요소를 명확하게 설명한다.

주요 정의

- **안면신경마비**(Bell's palsy): 안면신경의 손상 또는 외상 중 하나(어떤 경우에는 둘 다)의 결과로 인한 일시적인 얼굴마비(운동의 완전한 소실) 또는 마비(약화); 급성 말초안면신경마비(acute peripheral facial nerve palsy), 특발성 신경마비(idiopathic nerve palsy)로도 불린다.
- **벨 현상**(Bell's phenomenon): 얼굴의 환측 눈을 감도록 만들 때 안구를 위쪽 그리고 바깥쪽으로 굴림
- **청각과민**(hyperacusis): 특정 주파수의 범위에서 소리에 대해 증가된 감도
- **프레드니손**(prednisone): 염증을 줄이고 면역계를 억제하는 글루코코르티코이드(Glucocorticoid)
- **동조운동**(synkinesis): 안면신경의 비정상적인 재생으로 근육 운동종판(muscle motor end plate)의 교차작용이 나타남(예: 환자가 미소 지을 때 환측의 눈꺼풀이 닫힘)

목표

1. 안면신경마비의 임상 증상, 감별진단, 진단평가 그리고 의료적 중재에 대해서 설명한다.
2. 안면근력검사를 포함하여 물리치료검사의 적절한 구성요소에 대해서 논의한다.
3. 예후에 영향을 줄 수 있는 현재 질환의 과거력, 이전의 기능 수준, 물리치료검사 그리고/또는 심리사회적 요소에서 중요한 사실들을 확인한다.
4. 다양한 상태에서 환자를 치료하기 위한 적절한 물리치료 중재를 설명한다.
5. 안면신경의 기능을 측정하기 위한 평가도구를 확인한다.
6. 건강관리 팀의 역할에 대해 신경학자, 주치의, 이비인후과 의사 그리고 언어병리학자 등과 논의한다.

물리치료 시 고려사항

안면마비/마비 상태/안면신경마비 환자를 관리하는 데 고려할 점:

- **일반적인 물리치료 계획/목표**: 안면 근조직의 유연성 감소를 예방하거나 최소화; 하악관절(temporomandibular joint, TMJ)의 관절가동범위(ROM) 향상; 안면 움직임을 담당하는 근육의 근력, 기능적 능력(capacity) 그리고 협응능력 향상; 이차 손상을 최소화하면서 마비 또는 마비 관리에서 기능적 독립성 극대화; 삶의 질 향상 그리고 사회 활동 참여
- **물리치료 중재**: 도수치료(manual therapy)[관절가동술(joint mobilizations), 근막이완술(myofascial release)], 운동치료(스트레칭, 근력강화, 지구력훈련); 전기치료기기[신경근 전기자극(neuromuscular electrical stimulation) 그리고/또는 바이오피드백(biofeedback)]; 향상된 협응과 타이밍을 위한 신경근 재교육; 가정 운동 프로그램 처방; 상태에 따른 환자 교육; 삶을 질 향상을 위한 재활 보조기구
- **물리치료 시 주의사항**: 활력징후와 신경학적 상태 확인
- **물리치료를 방해하는 요인**: 점진적으로 악화되는 마비, 글루코코르티코이드(glucocorticoid)의 약물 부작용, 청력상실, 심한 통증, 신경상태의 갑작스런 변화(예: 사지근력 약화, 시력상실, 감각 변화)

건강 상태의 이해

안면신경마비는 유양돌기(mastoid) 부위의 통증으로 시작될 수 있는 안면신경의 급성 장애이고 안면의 부분 또는 전체 마비를 나타낸다. 안면신경마비의 주요 병인은 뇌신경(cranial nerve) 신경절(ganglia)에 잠복한 단순 포진 바이러스(herpes simplex virus) 타입(type) 1의 재활성화이다. 정확한 원인은 아직까지 명확하지 않으나 대상포진(herpes zoster), 아데노바이러스(adenovirus), 풍진(rubella) 또는 볼거리(유행성 이하선염, mumps)와 같은 바이러스에 대한 염증반응이나 면역반응에 의한 것으로 생각된다. 라임

병(Lyme disease), 인간 면역 결핍 바이러스(human immunodeficiency virus, HIV), 람세이 헌트 증후군(Ramsay Hunt syndrome), 이하선 종괴(parotid gland tumors), 뇌막염(meningeal) 과정, 뇌졸중 그리고 두개내종양(intracranial tumors) 등도 안면마비와 같은 증상을 유발할 수 있다. 따라서 안면신경마비라는 용어는 징후와 증상이 상태와 일치하고 지속적인 탐구가 임상적 소견의 다른 원인을 규명하지 못하는 안면마비의 경우에 대해 유보되어야 한다.

60년 전, Taverner는 특별한 임상 특징에 근거하여 안면신경마비의 진단을 강조하는 진단기준을 제시하였다. 여기에는 (1)안면의 안쪽에 있는 모든 근육 그룹의 마비, (2)갑작스런 발병, (3)중추신경계(CNS) 질환의 징후 부재, (4)귀 또는 소뇌다리뇌각(cerebellopontine angle) 질환의 징후 부재가 포함된다.

안면신경마비의 연간 발생률은 100,000명당 20~30명이다. 발병률은 70세 이상의 개인과 임신한 여성(특히 임신 후기 그리고/또는 산후 1주일 동안)에서 높게 나타난다. 노령, 임신, 당뇨병이 안면신경마비의 발병위험인자이다. 안면신경마비의 남녀 비율은 대략 비슷한데 여성의 경우 20세 미만에서 높게 나타나고 남성은 40세 이상에서 높게 나타난다. 남녀 모두에서 40대가 평균 호발연령이다. 안면의 왼쪽과 오른쪽은 동일하게 영향을 받는 것으로 나타났다. 환자의 30%에서는 불완전한 편측마비를 나타내고 드물지만 환자의 0.3%에서 양측마비를 나타낸다. 안면신경마비를 가진 환자의 9%는 이전 안면마비 병력이 있었고, 안면신경마비 가족력은 환자의 8%에서 연관 있는 것으로 나타났다.

안면신경마비의 발병은 일반적으로 갑자기 나타나며 징후와 증상은 48시간 이내에 최고조에 달하는 경향이 있다. 가장 흔한 임상 증상으로는 편측 상지와 하부 안면마비, 귀 후부통증, 눈물 감소(decreased tearing), 청각과민(hyperacusis), 미각장애(taste disturbances), 이통(귀앓이, otalgia)이 나타난다. 마비 증상은 보통 이마와 안면 아래 부분에서 나타난다. 만약 마비 증상이 단지 안면의 아래 부분만 나타난다면 중추신경계의 문제가 원인일 수 있다.

안면신경의 손상 정도는 신경이 근위쪽으로 얼마나 손상 받았는지 그리고 신경과 관련된 가지가 관여하는 정도에 달려 있다. 마비 증상의 진행은 보통 발병 후 7~10일이 지나면 멈춘다. 최대 약화는 보통 발병 후 3주까지이다. 환자는 주로 마비측이 무감각하고 손상받은 쪽에 눈을 감거나 웃을 수 없다고 호소한다. 일부 연구자들은 무감각 증세가 삼차 신경과 관련된 이차적인 원인 때문이라고 하고, 다른 이들은 이 증상이 안면근육의 움직임 부족 때문이지 감각신경분포의 직접적인 손상 때문은 아니라고 주장한다.

안면신경마비의 예후는 조기에 완전 회복되는 경우부터 지속적인 마비와 연합운동(synkinesis)과 같은 영구적 후유증을 가진 신경손상까지 다양하다. 예후에 따라 환자는 세 집단으로 분류된다. 집단 1에서는 어떤 후유증 없이 안면운동 기능이 완전히 회복되는 경우이다. 집단 2에서는 안면 운동 기능의 회복이 불완전하지만 일반인들은 어떠한 문제가 있다는 것을 확인하기 어려운 경우이다. 집단 3에서는 미용적으로나 임상적으로 봤을 때 계속적인 신경학적 후유증이 남아 있는 경우이다. 안면신경마비를 가진 대부분의 환자들 예후는 나쁘지 않은데 80~90%는 6주에서 3개월 이내에 완전히 회복된다. 가장 중요한 예후인자는 마비가 불완전한지 완전한지 여부이다. 완전한 안면마비가 발생하지 않은 사람들의 예후는 좋으며 95~100% 정도에서 후유증이 없다. 좋지 않은 결과를 나타내는 요인은 다음과 같다; 청각과민(hyperacusis), 감소된 눈물(decreased tearing), 60세 이상의 나이, 당뇨병(diabetes mellitus), 고혈압(hypertension), 청각장애(severe aural), 앞쪽 안면(anterior facial) 또는 방사통(radicular pain). 60세 이상의 사람은 대략 40% 정도는 완전 회복을 하지만 나머지는 후유증으로 고생을 한다. 반면에 젊은 사람들(30세 미만)은 85~90% 정도가 후유증 없이 완전한 회복을 한다. 완전 회복을 하지 못하는 사람들 중 약 23%는 중등도의 심한 증상, 부분적 운동 회복, 구축 또는 연합운동과 같은 후유증을 나타낸다. 이른 회복은 좋은 예후를 보이는 경우가 많고 늦은 회복은 나쁜 예후를 나타내는 경우가 많다. 만약 회복이 발병 후 1주일

안에 시작한다면, 완전한 회복이 88% 정도 이루어진다. 1~2주 이내에 회복한다면 83%는 완전한 회복을 얻고, 2~3주 이내에 회복을 경험한 사람은 61%가 완전한 회복을 한다. 환자가 발병 후 2~3개월 지나서 부분 또는 완전 회복을 이룰 수 있지만 가능성은 훨씬 떨어진다.

완전한 의학적 진단이 병력과 신체적인 검사에 달려 있기 때문에 안면신경마비의 대부분의 경우에는 필요하지 않다. 그러나 만약 임상결과가 의심스럽거나 또는 마비 증세가 6~8주 이상 지속된다면, 추가 검사를 권장한다. 권장되는 검사실 검사는 환자의 증상에 따라 다르지만 혈청포도당 수치(serum glucose level), 전체 혈액세포 수(complete blood cell count), 뇌척수액 분석(cerebrospinal fluid analysis) 그리고 라임병(Lyme disease)을 일으키는 세균에 대한 HIV와 항체 검사가 가능하다. 안면신경 운동가지의 전기진단검사(electrodiagnostic test)는 기능을 평가하고 결과를 예측하는 데 사용된다. 그러나 신경변성이 자극 부위에 도달할 때까지 특별한 이상 증세가 나타나지 않기 때문에 안면신경마비의 징후 및 증상은 발병 후 4~5일이 지난 후에 나타난다. 병의 초기에는 안면 운동반응이 정상으로 나타나다가 시간이 지남에 따라 급격히 운동반응이 떨어진다. 안면 운동 기능은 반대쪽(손상받지 않은)과 차이가 크게 나타난다. 손상받지 않은 쪽과 비교 시 진폭의 10% 운동반응을 나타내는 것은 회복이 안 좋은 절대적인 값으로 해석한다. 중추신경계의 문제가 없다면 방사선영상에서는 어떤 문제점이 발견되지 않는다. 만일 그렇다면 뇌의 측두골(temporal bone)의 컴퓨터단층촬영(CT) 또는 자기공명영상(MRI)을 권장한다.

안면신경마비에 대한 재활방법도 점점 발전해 왔다. 하지만 현재까지 임상치료 지침에 대한 내용은 없다. 대부분의 환자들이 어떤 치료 없이도 자연스러운 회복을 나타내고 예후 또한 좋아서 치료 지침을 만드는 데 큰 어려움이 있다. 현재 지지되는 의학적 치료로는 글루코코르티코이드(glucocorticoid), 외과적 감압(surgical decompression) 그리고/또는 항바이러스제(antiviral agents)가 포함된다. 비약리적인 중재로는 물리치료 그리고 침술과 같은 방법들이 있다. 관련 연구에서 물리치료가 중재를 하지 않은 상황과 비교했을 때 더 빠른 회복과 줄어든 후유증을 가져올 수 있다고 제시하지만 물리치료의 이점에 대한 부분은 아직까지 명확하지 않다. 앞으로 더 많은 무작위 대조 연구(randomized controlled trials)가 진행되어야 할 것이다. 재활 초기에는 손상된 안구 폐쇄(eye closure)와 눈물 생성(tear production)으로 인한 건조와 찰과상(abrasion)에서 각막(cornea)을 보호하는 것이다. 안약, 연고 그리고/또는 안대는 종종 눈을 보호하기 위해 권고된다. 그리고 치료의 주 목적은 안면신경기능을 향상시키고 더 많은 안면신경손상 가능성을 줄이는 것이다.

2001년 미국 신경아카데미(American Academy of Neurology)는 글루코코르티코이드가 치료에 효과적이고 아씨클로버(acyclovir)와 같은 항바이러스제가 안면신경마비의 치료에 효과가 있다고 발표하였다. 따라서 글루코코르티코이드 치료는 안면신경마비 관리에 가장 보편적인 접근법이 되었다. 메타분석에서 Ramsey 등은 글루코코르티코이드로 치료한 환자들이 그렇지 않은 환자군에 비해 약 17% 더 높은 완전 회복률을 나타내었다고 하였다. 또한 글루코코르티코이드 치료를 통한 회복 확률은 49~97%인데 치료받지 않은 환자의 경우 23~64%로 나타났다. 따라서 글루코코르티코이드로 치료한 환자들의 회복시간은 더 짧다는 것이다. 그리고 항바이러스제는 플라시보(placebo)군과 비교 시 더 좋은 개선 효과를 나타내지는 않았다. 그러나 일부 연구자들은 아직까지도 항바이러스제를 치료제로 권장하며 특히 바이러스 병인이 의심되는 경우에 권장하고 있다. 안면신경감압술(facial nerve decompression), SOOF(subocularis oculi fat) 들기, 눈꺼풀에 삽입된 장치, 측두근의 전위, 안면신경 이식(facial nerve grafting) 그리고 직접적인 눈썹 들기와 같은 외과적 중재는 아직까지 논란의 여지가 있다. 환자가 의료적 치료에 반응이 없고 전기진단검사에서 축삭변성(axonal degeneration)이 90%를 초과한 경우에만 외과적 중재를 고려한다. 안면신경의 외과적 감압술(decompression)은 치료적 효과가 있어 보이나 수술 대상자 선정 및 모집이 어렵다. 또한 의미 있는 추가 부상의 가능성과 관련이 있다. 안면신경검사 또는 지속적인 마비에 의한 확인된 불량한 예후를 가진 개인들은 안면신경감압술과 같은 외과적 중재가 도움이 된다.

물리치료 환자/고객 관리

안면신경마비가 있는 환자들은 각각 다른 진행 단계에서 물리치료를 받을 수 있다. 신경재활 관련 기관에서 외래로 치료를 받는 경우가 가장 흔하다. 일반적인 치료 과정은 안면마비가 발생했을 때 병원 응급실을 방문하여 치료를 받는데 심각한 병적 상태를 제외하고 대부분의 환자들은 퇴원 후 의료적 관리를 위해 외래로 치료를 받는다. 환자는 물리치료, 약물 치료 그리고/또는 증상을 모니터하고 관찰하도록 계속 지시받는다. 또한 어떤 환자들은 연하곤란 또는 언어장애 증상을 나타내는 경우 언어치료를 받아야 한다. 환자가 경험하는 정서적 스트레스를 다루기 위해 심리치료나 정신과적 치료를 받을 수도 있다.

물리치료사는 환자의 장애가 자존감(self-esteem)에 부정적인 영향을 줄 수 있으므로 환자가 좌절을 느끼는 것에 대해 공감해야 한다. 환자는 자신의 외관상의 변화로 인해 사회생활을 피할 수 있으며 자신을 긍정적으로 바라보지 못할 수도 있다. 전체적으로 그들의 참여와 활동은 사회적, 개인적 그리고 직접적인 역할에서 감소될 수 있다. 안면신경마비의 예후가 보통 좋기 때문에 환자들에게 희망적으로 말해 줄 수 있다. 하지만 시간이 지나도 징후와 증상이 남아 있는 경우도 있다는 현실적인 부분도 같이 언급해 주어야 한다. 물리치료사의 역할은 기능 회복을 최적화하고 움직임 손실을 최소화하는 치료 계획을 세우는 것이며, 또한 환자 교육과 심리적인 안정을 주는 것이다. 여기에는 만약 눈쪽 부위가 침범되어 있다면 처방된 약물요법 외에 빛에 노출을 줄이고 안약/

안대를 사용함에 있어서 환자가 느끼는 불편함에 대해서 환자에게 조언하는 것도 필요하다. 치료사는 또한 자세 불균형을 고려하고, 통증과 신경근 재교육에 대한 중재를 제공하고, 향상된 근수축과 안면대칭 촉진, 가정 운동 프로그램 설계 그리고 일어날 수 있는 이차 합병증 예방을 고려하면서 관절가동범위, 힘과 기능적 움직임을 평가해야 한다.

검사, 평가 및 진단

환자의 검사는 다음 정보가 포함된 면담으로 시작한다: (1) 현재 병력(발병 날짜, 상태의 진행), (2) 치료 과정(의사 진료, 의료 권고, 영상진단 그리고/또는 진단검사의 결과), (3) 과거 병력(관련 의료 문제), (4) 사회생활력(직업과 최근 상태, 취미, 결혼 상태, 생활 상황), (5) 심리적 영향(감정 상태), (6) 환자의 목표, (7) 약물 복용 목록. 글루코코르티코이드(glucocorticoid)는 보통 의사에 의해 처방되기 때문에 복용량을 물어보는 것이 중요하며 의사는 환자가 약물 치료를 언제 중지할지에 대한 계획을 설명하는 것도 중요하다. 장기간의 글루코코르티코이드 사용은 고혈당증(hyperglycemia), 감염 위험의 증가, 골다공증(osteoporosis), 부신호르몬(adrenal gland hormone) 생성 억제, 느린 상처 치유 그리고 쉬운 타박상과 같은 부작용을 유발할 수 있다. 환자는 또한 항바이러스제(antiviral medication)를 복용하고 있을 수도 있다. 물리치료사는 특정 항바이러스제의 장기간 복용에 따른 부작용을 조사하는 것이 중요하다. 계통적 고찰(system review)을 통해 환자의 과거력이 치료에 어떤 영향을 미치는지 조사하여야 한다. 우선 시행해야 할 것은 뇌신경기능과 자세 조절을 검사하는 것에 중점을 둔 신경계에 대한 것이다. 특히 환자가 이차 합병증을 호소한다면, 사지의 근력, 감각 그리고 근긴장도검사를 시행한다. 이것은 만약 환자가 특발성 안면신경마비(idiopathic facial nerve palsy)를 경험하고 있는지 또는 환자가 진단되지 않은 중추신경계 또는 의학적 장애를 가지고 있는지를 결정하는 데 중요하다. 만약 물리치료사가 수반되는 장애를 의심하거나 안면신경마비와 일치하는 증상 및 징후를 나타낸다면, 즉시 주치의 그리고/또는 신경과 전문의에게 의뢰할 필요가 있다.

물리치료사는 안면대칭과 안면근육 움직임에 문제가 없는지 확인한다. 임상의는 비디오 또는 사진을 찍어서 대칭 기준선 및 후속 진행을 문서화해야 한다. 안면대칭(즉, 손상된 쪽의 눈썹 들기, 손상되지 않은 쪽 입술의 끌어당기기), 안면 움직임, 연합운동, 눈물 흘리기(lacrimation) 그리고/또는 벨 현상(Bell's phenomenon)을 관찰하고 문서화해야 한다. 감각검사는 특정 양식에 따라 달라진다. 환자가 부족함을 호소하는 외수용감각(exteroceptive sensation)을 검사하는 것이 일반적이다(예: 가벼운 터치, 온도, 통증 감별, 맛). 그러나 안면신경에 영향을 미치는 정확한 안면신경마비는 혀의 전방 2/3 부위에서 미각이 상실된다. 미각에 관한 정보는 문진을 통해 알 수 있지만, 임상의는 다른 중추신경계 증상과 징후에 대한 검사로서 전체 감각을 검사해야 한다.

안면신경마비 환자의 경우, 통증의 가장 흔한 위치는 유양돌기 위, 내이도(internal auditory meatus)에서 안면신경의 출구 지점 그리고 경추 부위이다. 비록 환자 집단에서 신뢰성(reliability) 또는 유효성(validity)에 대해서는 연구되지는 않았지만 시각사상척도(visual analog scale, VAS)와 숫자통증등급척도(numeric pain rating scale, NPRS)가 자주 사용된다. 프레드니손(prednisone)의 효과에 대해 알아본 무작위 통제 시험(RCT)에서 통증 감소 유무를 확인하기 위해 VAS 검사법이 사용되었다. VAS는 훌륭한 검사-재검사 신뢰성을 가지며 NPRS는 VAS와의 좋은 수렴 타당도(convergent validity)를 가진다. 그래서 두 가지 척도 중 하나를 환자 평가에 사용할 수 있다.

관절가동범위는 턱관절기능 평가에 적절하다. 비록 저작근육은 삼차신경(trigeminal nerve)에 의해 주로 신경지배를 받지만, 감소된 안면 움직임[협근(buccinator muscle)의 손상 때문]은 씹는 것을 어렵게 만들 수 있다. 따라서

이 관절의 감소된 움직임은 저운동성을 야기할 수 있다. 하악(mandible)의 내림(depression), 돌출(protrusion) 그리고 외측변위(lateral deviation)를 측정하기 위한 표준화된 검사 절차가 있다. 성인의 기준값은 내림 43cm, 돌출 7cm, 외측변위 9cm이다. 관절가동범위를 측정하는 동안, 물리치료사 또한 턱관절의 움직임과 그 주위 예를 들면, 익상(pterygoids), 턱뼈(masseter)의 근조직의 근막긴장(myofascial tightness)을 평가할 수 있다.

안면근력(facial muscle strength)검사는 체계적인 방법으로 안면의 기능적인 움직임을 평가하기 위해 사용된다. 뇌신경에 의해 신경지배를 받는 근육들은 뼈대가 없기 때문에 다른 근육들처럼, 예를 들면 도수근력검사(MMT)와 같은 방식으로 점수화하지는 않는다. 대신에 근력은 Daniels과 Worthingham의 근육기능검사(Muscle Testing Examination)로 측정할 수 있고 안면근육을 기능적임(functional, F), 기능성이 부족함(weak functional, WF), 비 기능적임(nonfunctional, NF) 또는 결손(absent, 0)으로 분류한다. 일반적으로 "기능적임(F)"으로 분류된 근육은 특정행동을 수행할 수 있고 저항에 대항하여 동작을 유지할 수 있다. "기능성이 부족함(weak functional, WF)"으로 분류된 근육은 특정행동과 기능적 과제수행이 대부분 가능하다. "비 기능적임(nonfunctional, NF)"으로 분류된 근육은 특정행동 또는 과제를 수행하지 못하고 단지 떨림 또는 수축이 유발된다. "결손(absent, 0)"으로 분류된 근육은 근육의 움직임이 거의 없는 것을 의미한다. **표 12-1**은 가장 흔한 안면근력검사 목록이고 손상되지 않은 근육이 수행할 수 있는 특정행동 또는 기능적 과제를 정리한 것이다. 등급을 결정할 때, 치료사는 연합운동, 협응의 부족(예: 질문할 때, 왼쪽 오른쪽 수행에 대한 불능) 그리고 속도(예: 10초 내에 반복 횟수)를 기록해야 한다.

안면신경기능검사는 오래전부터 어려운 영역에 속하였다. 왜냐하면 안면신경 자체의 본질적인 복잡성 때문인데 안면신경이 근기능뿐만 아니라 눈물흘림(lacrimation), 타액분비(salivation), 미각과 같은 다른 기능들도 담당하

표 12-1 • 안면근력검사(FACIAL MUSCLE STRENGTH TESTING)

근육	기능적 활동
전두근(이마근, Frontalis)	눈썹 올리기
추근(주름근, Corrugator)	눈살 찌푸리기, 눈썹을 그리기
안륜근(눈둘레근, Orbicularis oculi)	눈감기
비근근(눈살근, Procerus)	코에 주름 잡기
확대 비근(확대 코근, Dilator nasalis)	콧구멍 벌리기
소근(입꼬리당김근, Risorius)	치아 보이지 않게 미소
대관골근(큰광대근, Zygomaticus major)	치아 보이게 미소, 웃음
구륜근(입둘레근, Orbicularis oris)	입술 오므리기/주름
구각거근(입꼬리올림근, Levator anguli oris)	치아 보이게 미소; 편측(unilateral) = 비웃음

기 때문이다. 따라서 전체적인 안면신경기능의 복합적인 측정은 한 가지 공통 척도로 기능의 다른 형태를 제한하거나 양을 재기 위해 시도되어져야 한다. 재활 목표 설정에 사용된 몇 가지 척도는 다음과 같다: (1)하우스-브랙만 척도(House-Brackmann Scale, HBS), (2)불레스-피쉬 시스템(Burres-Fisch system), (3)노팅엄 시스템(Nottingham system), (4)서니부룩 척도(Sunnybrook scale). 안면 표정의 설명에 대해서는 평가자마다 주관적일 수 있어서, 이러한 척도를 가지고 환자를 평가할 때 관찰자 간의 차이가 있다. HBS는 1983년에 처음 소개되었으며 미국 이비인후과학회(American Academy of Otolaryngology)의 안면신경장애위원회(Facial Nerve Disorders Committee)에 의해 승인되었다. HBS가 임상시험에 채택된 이래로 몇 가지 문제점들이 확인되었다. 예를 들면, HBS는 대단위 규모로 평가하는 도구이기 때문에 안면기능의 미세한 차이를 잘 구분할 수는 없다.

안면신경 복구 및 회복을 위한 새로운 수술 절차가 등장함에 따라 HBS는 작은 변화를 정량화할 만큼 민감하지 않다. HBS의 중간 점수에서의 주관성은 관찰자 사이의 오차를 유발한다. 마지막으로 척도를 매기는 동안 협동운동, 구축 그리고 경련(spasm)과 같은 이차적 결함에 대한 모호성이 있다. HBS의 결점 때문에 추가적인 채점 형태의 수정된 방법들이 개발되었다. 타당성이 연구되었으나 시간과 비싼 장비 요구 같은 이유로 널리 채택되지 않았다. 그러므로 HBS의 사용은 임상에서나 사용이 가능하다. 안면신경마비를 가진 환자의 진행 상황을 기록할 때 기능 향상을 고려하면서 관찰된 미세한 변화와 이차적 결함을 함께 기록하는 것이 중요하다. **표 12-2**는 HBS에서 안면기능의 분류에 대한 설명이다.

평가 시점까지는 많은 검사들이 신체기능과 구조 또는 손상에 초점을 두었다. 안면신경근계통의 장애는 안면의 현저한 외관손상뿐만 아니라 먹고, 마시고 의사소통하는 일상생활동작에서의 어려움을 초래할 수 있기 때문에 안면신경마비를 가진 환자들은 보통 일생생활이나 사회 활동 참여에 어려움을 가진다. 피츠버그 의료센터(Pittsburgh Medical Center)의 안면신경센터(Facial Nerve Center) 임상 연구자들은 안면신경마비 환자들이 어떤 개인적·사회적 장애가 있는지에 대한 조사 연구자료가 부족하다고 인정하였다. 1996년에 그들은 안면불능지수(Facial Disability Index, FDI)를 소개했다. 이것은 안면장애에 대한 질병-특이적인 평가(disease-specific measure)이며, 신체적 불능에 대한 자체 보고 설문지이며 안면신경근기능과 관련된 심리사회적인 요소들이다. 그것은 신체기능과 사회/복지기능 영역으로 세분화된다. 각 영역에서 100점이면 신체기능에서 어려움이 없는 개인이고 그 사람의 일상생활에서 어떤 기능장애를 경험하지 않았다는 것을 나타내는 것이다. 이 도구는 빠르고 실행이 쉽고 점수가 간단하다. VanSwearingen와 Brach는 FDI가 두 영역 모두에 대한 좋은 내부 일관성 점수로 신뢰할 수 있음을 증명했다. 신체기능 하부척도에서 구성 타당도(construct validity)는 안면 움직임의 임상적 신체검사와의 상관관계에 의해 증명되었다. 사회/복지 하부척도에서 구성 타당도는 36

표 12-2 • 안면기능의 분류를 위한 하우스-브랙만 척도(HOUSE-BRACKMANN SCALE)

등급 (grade)	정도 (degree)	설명		
		전체(Gross)	휴식(At rest)	움직임(In motion)
1	정상 (normal)	모든 신경가지에서 정상 안면기능	모든 신경가지에서 정상 안면기능	모든 신경가지에서 정상 안면기능
2	약간 (slight)	닫힌 검사(close inspection) 시 약간의 약화를 나타냄, 약간의 비대칭	정상 긴장도, 대칭적 안면 외관	이마: 좋음에서 중등도 움직임 가능 눈: 최소한의 노력으로 완전히 감음 입: 약간 비대칭
3	중증도 (moderate)	안면의 비대칭이 나타나지만 손상되지 않음. 연합운동(synkinesis)은 눈에 띄지만 심하지 않고, 편측 안면 경련(spasm) 또는 구축(contracture)이 나타남	정상 긴장도, 대칭적 안면 외관	이마: 약간에서 중등도 정도의 움직임이 나타남 눈: 노력으로 완전히 감음 입: 최대한 노력으로 약간의 약화를 나타냄
4	중증도로 심함 (moderately severe)	비대칭성이 손상되고 또는 명백한 안면약화	정상 긴장도, 대칭적 안면 외관	이마: 움직임 없음 눈: 불완전한 감음 입: 최대한 노력하지만 비대칭
5	심함 (severe)	경미한, 겨우 눈에 띄는 움직임 가능	비대칭성 안면 외관	이마: 움직임 없음 눈: 불완전한 감음 입: 약간 움직임
6	완전 마비 (total paralysis)	안면기능 완전히 없음	안면기능 없음	안면기능 없음

문항 단축형 건강조사에 대한 심리사회적 지위와의 상관관계에 의해 증명되었다. 물리치료 클리닉에서 FDI는 안면신경마비 환자들의 활동 제한과 참여 제한을 평가할 때 주로 사용한다.

치료 계획과 중재

치료 과정의 빈도와 선택된 특정 중재는 각 환자의 심각도와 예후에 따라 다르다. 임상의에 의해 수행되는 전기진단검사는 안면신경손상의 형태를 확인할 수 있고, 중재의 특정한 형태를 선택하여 물리치료사에게 안내할 수 있다. 신경손상의 다른 형태는 전도차단(conduction block), 축삭변성(axonal degeneration)과 신경잘림(neurotmesis)을 포함한다. 신경마비(neuropraxia)와 같은 전도차단은 일반적으로 신속하게 회복된다. 축삭변성은 회복하는데 오랜 시간이 걸리는데 신경재생이 근육 재지배 이전에 일어날 필요가 있기 때문이다. 신경잘림은 신경이 완전히 분열(disruption)된 것으로 재생되는 축삭이 기존의 목표 근육에 다시 연결되지 않은 것이다. 가장 심각한 신경손상은 불완전한 회복을 초래한다. 안면신경마비를 가진 환자 중 안면신경마비 급성기 단계의 심한 결손을 가진 사람은 일주일에 3회, 중등도 결손 또는 아급성기의 사람은 일주일에 2회 그리고 최소한의 결손 또는 만성 단계의 사람은 일주일에 1회 물리치료 중재를 받도록 권장된다. 만약 재검사 시 진전이 없다면 추가 평가를 의사에게 의뢰해야 한다.

만약 개인이 휴식 시 심한 비대칭, 최소한의 수의적 움직임이 없고 손상된 기능 같은 심한 결손을 경험하고 있다면, '운동'을 권장한다. 운동에는 턱관절의 가동성 운동, 근육 유연성 운동(처짐 감소 또는 근육길이 연장)을 돕는 테이핑 그리고 능동 보조 관절가동범위(active assisted range of motion, AAROM) 운동이 포함된다. AAROM 운동의 경우, 환자는 중력을 감소시킨 자세(바로 누운 자세)에서 입술 오므리기, 눈감기, 미소와 같은 특정한 동작을 시행하는데 자신의 손을 관련 근육에 위치하여 사용해야 하고 그런 다음 천천히 손을 떼어내고 자세를 유지하기 위해 노력한다. 운동은 벨 현상이 나타나는 것을 조절하도록 환자에게 교육을 시킨다. 환자는 두 눈을 감으려고 노력하면서 물체가 위치한 아래쪽과 환자의 앞쪽에 두 눈을 집중시킨다. 이론적으로 눈을 아래쪽으로 집중시키면 위쪽의 눈꺼풀을 낮추는 것을 돕고 벨 현상을 방지하는 데 효과가 있다. 환자가 이 단계에서 피로해지기 쉽기 때문에 저-강도, 고-빈도 운동의 처방이 효과적이다. 운동 처방은 환자가 부족한 특정 동작을 10회 미만으로, 최대 하루에 3에서 4회로 실시하라고 권고한다. 이 단계에서 환자는 회복의 과정 그리고/또는 안대 같은 수면 보조물의 사용법도 교육받아야 한다.

일단 환자가 연합운동 없이 증가된 수의적인 움직임이 있으면, '촉진 운동(facilitation exercise)'을 시작하는 것이 적절하다. 이러한 운동에는 움직임을 증가시키는 과제와 가동성 향상과 관절 및 근육의 유연성(관절가동술)과 안면 근육 신장 운동(facial stretching exercise)을 위한 도수치료를 포함할 수 있다. 촉진 운동은 손상 받지 않은 쪽의 대칭적인 능동 안면 움직임을 하는 것이다. 예를 들어, 만약 왼쪽이 손상받았다면 치아를 보이며 미소지을 때 오른쪽이 더 높게 볼을 당긴다. 손상받지 않은 쪽의 근육이 수축하면 손상받은 쪽의 근육길이에 영향을 준다.

만약 환자에게 연합운동(synkinesis)의 증상이 나타나지 않고 근력이 최소한의 약한 기능(weak functional, WF)을 나타낸다면, 환자 손을 이용한 저항 운동이 적절하다.

피로는 이 단계에서 중요하지 않고 반복적으로 수행하는 것은 지구력 향상에 중요하다. 치료사는 하루에 두 번 수행되는 10회, 3세트로 운동을 환자 컨디션에 따라 조절할 수 있다. 다양한 굵기의 빨대로 마시는 연습, 다양한 강도로 불기, 눈 감기 등의 기능적인 동작훈련도 회복에 도움이 된다. 이 기간에서 환자는 수면(안대 착용) 또는 식사(침 흘리는 것을 막기 위해 큰 빨대) 같은 일상 과제를 관리하기 위해 추가된 도구와 회복 과정에 대한 지속적인 교육이 필요하다. 회복 단계 내의 어느 시점에서 비정상적이고 과보상된 움직임 같은 부적절한 근육 활동이 연합운동의 유무에 따라 나타날 가능성이 크다. 이런 경우 이완기법(relaxation technique)을 도입하는 것이 좋다. 손상 측의 정상적인 움직임을 촉진하는 것이 중요하며 비정상적인 움직임을 최대한 억제하는 것이 중요하다. 바이오피드백 또는 자가 교정방법으로 거울을 사용하여 환자들에게 피드백을 제공하는 것이 좋다. 환자는 연합운동을 유발하지 않고 가능한 다양한 얼굴 움직임을 수행하도록 훈련을 받는다. 예를 들어, 치아를 보이지 않게 웃는 동작을 취하고 눈을 감지 않도록 유지하는 훈련을 시행할 수 있다. 만약 환자가 미소를 짓는 동안 눈을 감으면 눈을 뜨리고 지시를 내린다. 연합운동을 유발하지 않으면 훈련을 계속한다. 움직임 평가는 양적인 측면보다 질적인 측면에 초점을 맞추는 것이 중요하다. 환자에게 가능한 한 좋은 자세로 여러 번 반복하도록 하는 것이 바람직하다. 근력강화는 환자가 연합운동 없이 기능적 동작이 가능할 때까지 계속 시행하는 것이 좋다.

안면신경마비를 가진 환자에게 물리치료 중재의 임상적 효과를 연구한 무작위 비교 연구(randomized controlled trials)는 거의 없다. 우수한 회복률 그리고 안면신경마비의 단계를 분류하는 어려움과 각 환자마다의 고유한 증상의 이유로 물리치료 중재 효과를 연구하기가 어렵다. 2007년 마니칸단(Manikandan)에 의한 연구에서 59명의 환자들은 두 그룹으로 무작위토 나누었다: 한 그룹은 "전통적인 운동"과 다른 그룹은 2주 동안 하루에 3번 개별적인 안면신경근 재교육(facial neuromuscular re-education)을 받았다. 두 그룹 모두 안면등급척도(Facial Grading Scale)가 통계적인 향상을 나타내었고, 특히 신경근 재교육 그룹은 더 유의하게 향상되었다. 2004년에 버스켄스(Beurskens)와 헤이만스(Heymans)의 연구에서는 안면신경마비를 가진 환자 155명을 대상으로 마임 치료(mime therapy) 후 안면대칭과 기능면에서 유의미한 향상을 나타내었다. 또 다른 연구에서 안면신경마비 치료에 운동이 효과가 있다고 하지만 운동의 형태에 대한 설명은 제한적이다. 개인의 특성에 맞춘 운동치료(individualized therapeutic exercise)가 안면신경마비를 가진 환자에 대한 재활에 도움이 된다고 한다. 치료장비로는 일반적으로 임상환경에서 사용되는 전기자극, 근전도 피드백, 단파투열요법(short-wave diathermy), 초음파(ultrasound) 그리고 레이저와 같은 방법들이 있다. 전기치료는 손상되지 않은 안면신경의 기능을 향상시키기 위해서 임상적으로 사용되어져 왔다. 일반적으로 전기치료는 부적절한 연구방법론, 작은 표본 크기, 정의되지 않은 치료 매개변수 및 일치하지 않는 추적 연구 때문에 아직까지 근거가 부족하다. 현재 안면신경마비의 급성기 단계(발병 후 10일로 정의됨)에서 전기자극을 뒷받침할 근거는 없지만 아급성기 또는 만성 단계에서는 효과가 있다는 연구 결과는 있다. 또한 전기치료가 금기사항이 될 수 있기 때문에 주의하여 사용하여야 한다. 그러므로 치료장비 사용 전 의사와 상의하는 것이 필요하다. 바이오피드백은 근육 활동이 존재할 때 치료적인 효과가 있는 것으로 밝혀졌다. 이것은 촉진 또는 이완을 위해 사용될 수 있다. 연속 모드 단파투열요법 사용의 이점을 뒷받침하는 근거는 아직 없지만 펄스 모드(pulse mode)는 급성기 안면신경마비에서 치유를 촉진할 수 있다. 초음파는 급성기 안면신경마비에 대해 도움이 될 수 있지만 장기적인 효과에 대한 연구는 아직 부족하다.

근거 중심 임상적 추천

SORT: 추천 분류의 장점

A 일관된, 양질의 환자 지향적 근거

B 일관되지 않거나 제한된 질적 수준의 환자 지향적 근거

C 동의, 질병 중심의 근거, 일반적인 관행, 전문가의 의견 또는 사례 시리즈

1. 안면신경마비 환자의 신체적 기능과 사회/복지(social/well-being) 기능에 대한 제한점을 정량화하기 위한 방법으로 안면장애지수(Facial Disability Index)로 평가가 가능하다. **C 등급**
2. 특정 안면근육을 대상으로 한 시작과 촉진 운동은 안면신경마비 환자의 연합운동과 구축을 감소시키고 기능을 향상시킨다. **B 등급**

3. 안면신경근 재교육은 안면신경마비 환자의 대칭적인 움직임을 촉진하고 바람직하지 않은 연합운동 감소에 도움이 된다. **B 등급**

종합 질문

12.1 만약 안면신경마비 환자가 오른쪽에 약간의 안면하수를 가진 전두근, 안륜근 그리고 구륜근의 약한 근력을 나타내고, 웃을 때 눈꺼풀이 아래로 처진다면 HBS 몇 등급으로 분류하는 것이 적절한가?

A. 등급 1

B. 등급 2

C. 등급 3

D. 등급 4

12.2 물리치료사는 3주 전부터 증상이 시작된 안면신경마비 환자를 치료하고 있다. 환자는 휴식 시에도 나타나는 심각한 안면 처짐, 오른쪽 안면의 수의적 움직임이 거의 없음 그리고 수면을 취할 때 오른쪽 눈을 감기가 어렵다고 한다. 이 상황에서 환자의 손상과 기능적인 제한을 향상시키는 최고의 중재 전략은 무엇인가?

A. 전기치료

B. 능동 보조 관절가동범위

C. 초음파

D. 바이오피드백

정답

12.1 C. 환자는 이마, 눈 그리고 입의 움직임이 있지만 약하게 나타난다. 안면 처짐과 미소를 지을 때 눈꺼풀의 움직임은 비대칭적이고 연합운동이 나타난다. 따라서 HBS에서 환자의 최고 등급은 3등급이다.

12.2 B. 이 환자는 안면신경마비의 급성기 단계에 있는 것으로 보인다. 급성기 단계에는 전기자극보다는 운동이 더 효과적이라고 볼 수 있다. 초음파는 급성기 단계에서 유용할 수 있지만, 이 환자는 잠자는 동안 눈을 감기 위한 능력을 향상시키고 안면 처짐을 향상시키기 위해 능동 보조 관절가동범위 회복에 도움이 될 것이다(C). 안면신경의 질과 손상에 대한 추가적인 정보가 없기 때문에 전기치료는 적절하다고 말하기는 어렵다(A). 현재 환자의 능동적인 안면 움직임은 없기 때문에 바이오피드백 치료는 적절하지 않다(D).

경추신경근병증

Cervical Radiculopathy

Annie Burke-Doe

CASE 13

49세 여성이 오른쪽 어깨와 팔꿈치로 방사되는 중증도의 목통증으로 인해 물리치료 클리닉에서 외래로 3주간 치료를 받았다. 그녀는 재채기를 심하게 하고 난 다음부터 목통증이 나타났다고 하였다. 최근에 컴퓨터 작업을 오랫동안 하고 난 다음 증상이 심해졌다고 하였다. 그녀의 과거 병력으로는 18세에 피겨 스케이팅 도중 사고로 경추 디스크 압박이 있었다. 검사실에서 환자는 앉아서 벽에 등을 기대고 자신의 머리 위로 오른팔을 유지시키고 머리를 앞쪽, 왼쪽 방향으로 기울였다.

- ▶ 제시된 사례를 토대로 한 주요 징후와 증상은 무엇인가?
- ▶ 진단에 도움이 될 가장 적절한 자극 유발검사(provocation test)는 무엇인가?
- ▶ 재활에 대한 예후가 어떠할 것 같은가?
- ▶ 경추기능장애에 대한 가장 적절한 물리치료 기능 평가는 무엇인가?

주요 정의

- **경추신경근병증**(목신경뿌리병증, cervical radiculopathy): 경추 부위 신경, 그 뿌리(root) 또는 둘 다의 기능장애를 나타내는 신경학적 상태; 일반적으로 침범된 신경이 지배하는 부위의 감각이상, 근력약화, 반사 변화(reflex change)를 목과 팔에 나타남
- **목 신연검사**(neck distraction test): 자극 유발검사로 경추신경근병증이 의심되는 환자에게 방사선적 증상(radicular symptoms)과 신경압박을 줄여줌; 환자는 바로 눕고 치료사는 환자의 턱과 후두부를 아래로 잡고, 환자의 목을 편안하게 굽히고 점차적으로 신연(distraction) 힘을 적용함; 양성검사는 목을 신연하는 동안 증상이 감소되거나 없어짐
- **스펄링 검사**(Spurling's A test): 자극 유발검사로 경추 척추증(spondylosis), 급성 경추신경근병증(cervical radiculopathy)이 의심되는 환자에게 사용함. 환자는 앉은 자세에서 치료사는 증상이 있는 쪽으로 환자의 목을 외측 굴곡하고 수직으로 과압(overpressure, ~7kg)을 적용함. 환자의 증상이 재현되면 양성 판정
- **상지 긴장검사 A**(upper limb tension test A): 자극 유발검사로 환자의 팔과 목이 증상을 완화하거나 악화되는 자세를 취함. 경추신경근병증이 의심되는 환자에게 사용

목표

1. 경추신경근병증을 설명한다.
2. 경추신경근병증 진단에 도움이 되는 질문에 대해서 설명한다.
3. 환자의 현재 증상이 근골격계가 원인이 아님을 나타내는 근거를 설명한다.
4. 경추의 기능장애를 평가하기 위한 신뢰도, 타당도가 높은 평가도구에 대해서 설명한다.
5. 검사방법에 대해서 논의한다.

물리치료 시 고려사항

경추신경근병증 환자를 관리하는 데 고려할 점:

▶ **일반적인 물리치료 계획/목표:** 통증 완화, 신경기능 개선, 재발 방지

▶ **물리치료 중재**: 도수치료; 경추 견인을 포함한 전기치료; 자세 재교육; 목근육 강화 및 스트레칭; 인간 공학적 환경 개선

▶ **물리치료 시 주의사항**: 자세에 따라서도 변하지 않는 계속적인 통증; 어지럼증(dizziness), 현기증(vertigo), 이명(tinnitus), 오심(nausea), 연하곤란(dysphagia); 경추 회전(rotation) 및 신전(extension) 때 발생하는 시각장애

건강 상태의 이해

경추신경근병증은 경추신경, 신경근(root) 또는 둘 다의 기능장애로 특징지어지는 신경학적 상태이다. 일반적으로 손상을 받은 신경근에서 목과 한쪽 팔에서 통증이 나타나고, 감각소실, 운동 기능 소실 그리고/또는 반사 변화를 동반한다. 경추신경근병증은 50~54세의 나이에 가장 빈번하며, 남성은 100,000명당 약 107명, 여성은 100,000명당 64명의 연간 발생률을 나타낸다. 젊은 성인에서 경추신경근병증은 종종 추간판 탈출증(disc herniation, 20~25%의 경우)의 결과이거나 신경이 나오는 추간공 부딪힘(foraminal impingement)으로 인한 급성 손상의 결과가 원인으로 나타난다. 노인 집단에서는 골극(뼈곁돌기, osteophyte)형성으로 인한 추간공 잠식(foraminal encroachment)(70~75%의 경우), 감소된 디스크 높이, 앞쪽의 구상돌기관절(uncovertebral joint) 그리고 뒤쪽의 돌기사이관절(facet joint)의 퇴행성 변화가 원인으로 나타난다.

방사선적 증상은 무거운 물건 들어올리기, 차량 운전 또는 진동장비(예: 휴대용 압축 공기식 드릴)를 조작하는 것, 신경근 압박 그리고 저산소증 그리고 추간판 탈출증이 원인으로 나타난다. 그리고 흔하지는 않지만 경추돌기사이관절, 거대세포동맥염(giant cell arteritis) 그리고 척수감염(spinal infection)에서의 종양, 넓은 경추활액낭(synovial cyst), 윤활막연골종증(synovial chondromatosis) 등이 원인이 될 수 있다. 경추신경근병증의 일반적인 임상

표 13-1 • 경추신경근병증에서 신경근 등급 관여를 결정하기 위한 근육, 감각, 반사 검사

신경학적 등급 (Neurologic Level)	운동(Motor)	반사(Reflex)	감각(Sensory)
C4	승모근(등세모근, trapezius), 능형근(마름모근, rhomboids)	없음	어깨의 맨 위
C5	삼각근(어깨세모근, deltoid), 이두근(두갈래근, biceps), 상완요골근(위팔노근, brachioradialis)	이두근 건 (두갈래근 건, biceps tendon)	어깨의 모서리에서 팔꿈치까지의 외측 팔
C6	이두근(두갈래근, biceps), 장요측수근신근(긴노쪽손목폄근, extensor carpi radialis longus), 단요측수근신근(짧은노쪽손목폄근, brevis)	상완요골근 (위팔노근, brachioradialis)	전완 외측, 엄지, 검지
C7	삼두근(세갈래근, triceps), 원형회내근(원엎침근, pronator teres)	삼두근(세갈래근, triceps)	중지
C8	골간근(뼈사이근, interossei), 심수지굴근(깊은 손가락 굽힘근, flexor digitorum profundus)		전완의 중간, 약지, 새끼손가락

적 특징은 관련 있는 신경근에서 근육 소모, 운동 약화, 감소된 심부건반사(deep tendon reflex) 그리고 감각 변화를 나타낸다. 통증은 바늘로 찌르는 듯한 통증이라고 설명했으며 기침 시에 증상이 더 심하다고 했다. 증상은 어깨를 지나 팔 아래로 내려가는 방사통을 호소하였다. 종종 무감각(numbness), 저림(tingling) 그리고 통증은 피부분절(dermatome)을 따른다. 각각의 신경학적 등급에 관여되는 운동과 반사, 감각 분포는 **표 13-1**에 나와 있다.

비록 표준화된 방법은 없지만 자기공명영상법(magnetic resonance imaging, MRI)은 뼈질환과 경추신경근병증을 구별하기 위한 방법으로 이용이 되고 있다. 근전도검사(electromyography, EMG) 연구는 환자의 병력과 물리적 검사만으로 경추신경근병증과 다른 신경학적 원인 사이를 구분하기 어려울 때 도움이 될 수 있다. 또한 EMG는 다른 질병을 배제하는 데 사용될 수 있다.

물리치료 환자/고객 관리

경추신경근병증 환자는 일반적으로 편측의 목과 팔 부위 통증을 나타내며, 영향을 받은 신경근 분포에서 무감각(paresthesia), 근력약화 또는 반사의 변화가 나타난다. 두통, 근력손상, 관절가동범위, 지구력, 자세, 보행과 같은 기능적 제한은 치료사의 목표와 중재를 결정하는 데 도움이 된다. 물리치료의 일차적인 목표는 통증 완화, 신경학적 기능 개선 그리고 재발을 방지하는 것이다. 도수치료, 경추 견인, 자세 재교육, 목근육 강화운동, 신장 운동, 전기치료 그리고 인체공학적 환경 수정 등이 물리치료 중재로서 가능하다. 의사의 항염증제와 진통제의 처방도 회복에 도움이 될 수 있다.

검사, 평가 및 진단

환자와 면담하기 전 물리치료사는 환자 병력, 사전검사 결과, 약, 현재 기능 상태에 대한 정보를 받는 것이 필요하다. 질문의 예는 다음과 같다: “당신의 가장 큰 불편함은 무엇인가요[예: 통증, 무감각(numbness), 근력약화(weakness)]?” 그리고 “증상이 나타나는 부위는 어디인가요?” 시각사상척도(visual analog scale, VAS)는 환자의 통증 정도를 결정하기 위해 사용될 수 있다. 또한 해부학적 통증 그림은 치료사가 환자의 통증 양상을 빠르게 검토하는데 도움이 될 수 있다. 추가 질문은 다음과 같다: “어떤 활동과 머리 자세가 증상을 호전시키거나 악화시키나요?” 그리고 “언제부터 증상이 나타났고, 증상의 기전은 무엇이라고 생각하며, 증상을 완화시키기 위해 무엇을 했나요?” 환자의 대답이 치료의 방향을 결정하는 데 도움이 된다. 척추동맥이 증상의 원인인지를 확인하기 위해 치료사는 환자의 증상 중에 어지러움(dizziness), 이명(tinnitus), 현기증(vertigo), 메스꺼움(nausea) 또는 몽롱함(blurred vision)이 나타나는지 물어봐야 한다. 위험신호의 존재 유무는 병력검사 동안에 결정해야 한다. 위험신호는 열, 오한, 설명할 수 없는 체중 감소, 지속적인 야간통증, 이전에 발생된 암 또는 면역억제(immunosuppression)가 있다. 어떤 위험신호가 나타나면 종양 또는 감염과 같은 더 심각한 질병의 가능성을 의사에게 알리고 병원 진료를 받아야 한다.

치료사는 척수에서의 병적인 변화, 척수병증(myelopathy) 증상의 존재에 대해서도 질문해야 한다. 증상은 때때로 파악하기 어렵거나 다른 원인에 기인할 수 있다. 예를 들면, 손 무감각 증상은 말초신경병증 또는 수근관증후군(carpal tunnel syndrome)의 원인으로 나타날 수 있다. 척수병증의 다른 징후는 균형손상과 괄약근(sphincter) 침범이 나타난다.

만성 통증은 일반적으로 경추신경근병증과 관련이 있다. 또 다른 연구자들은 척추통증이 잠재적으로 장애를 유발할 수 있다고 믿고, 이로 인한 공포, 회피와 같은 정신사회적, 인지 그리고 행동적인 요인들이 만성 통증을 더욱 악화시키는 요인이 될 수 있다고 보고했다. 이러한 위험요소를 가진 환자들은 심리 전문가와의 상담을 추천한다.

경추신경근병증의 진단을 위해서는 경추신경 침범 수준, 자세, 관절가동범위, 근긴장, 근력, 반사의 이상 유무를 확인해야 한다. 자극 유발검사는 경추신경근병증 진단에 도움이 된다. 치료사는 머리와 목의 자세를 전면, 옆면 그리고 후면에서 관찰한다. 정상을 벗어난 신체정렬이 척추질환에서 자주 나타난다. 보통 환자는 자신의 목을 경직되게 유지하고 머리의 방향은 손상된 쪽을 향한다. 목의 능동적인 움직임은 보통 감소를 나타내고 목통증은 목 신전(extension), 회전(rotation) 그리고 외측 굴곡(lateral flexion) 시에 유발된다. 증상이 있는 쪽에서 멀어지는 방향으로 외측 굴곡을 할 때 통증이 증가되면 디스크 탈출이 원인일 수 있으며, 증상이 있는 쪽으로 외측 굴곡을 할 때 통증이 증가하면 신경근의 충돌(impingement)이 원인일 수 있는데 이 자세가 신경이 지나가는 구멍을 더 좁게 만드는 자세이기 때문이다.

촉진 시 척추 주변 근육에서 나타나는 압통(tenderness)은 동측 신경의 문제로 나타날 수 있다. 내측 견갑골, 근위부 팔, 외측 상과에 있는 근육, 과긴장(hypertonicity) 또는 경련(spasm)을 나타내는 근육들도 촉진 시 압통을 호소할 수 있다. Letchuman 등은 경추신경근병증은 신경근병증이 나타나는 부위의 압통이 증가되는 것과 관련이 있다고 하였다.

경추신경근병증에서 근육, 감각 그리고 반사검사는 신경손상등급을 확인하기 위해 시행되어야 한다(**표 13-1**). 도수근력검사는 근절(myotomal)에서 미세한 약화를 나타낼 수 있다. 감각검사는 피부절에서 감각손상이 있는지 확인하는 데 도움이 된다. 또한 신경근병증(radiculopathy) 환자는 가벼운 촉지(light touch)와 바늘로 찌르는(pinprick) 자극에 대해 과민증(hyperesthesia)을 나타낼 수 있다. 상지 심부건반사(deep tendon reflex)는 반드시 평가하여야 한다. 반사등급은 정상일 수 있지만 반사의 비대칭은 신경근병증을 암시할 수 있으므로 사지 증상이 존재하는 환자에서 유용한 진단소견이 될 수 있다.

팔 증상을 완화시키거나 악화시키기 위해 환자의 목 그리고/또는 팔을 특정하게 위치시키는 자극 유발검사는 경추신경근병증이 의심되는 환자들에게 사용할 수 있다. 일반적인 유발검사는 상지 긴장도검사 A(Upper Limb Tension Test A, ULTT-A), 경추 신연검사(neck distraction test) 그리고 스퍼링 A 검사(Spurling's A test) 3가지이다. ULTT-A의 경우, 환자는 바로 누운 자세이고 치료사는 환자의 상지와 목을 다음과 같은 순서로 자세를 취한다: (1) 견갑골 하강, (2) 어깨 외전, (3) 전완 회외, 손목과 손가락 신전, (4) 어깨 외측 회전, (5) 팔꿈치 신전, (6) 반대측, 그 다음 동측 경추 외측 굴곡. 환자에게 검사를 통해 증상이 다시 나타나는지 물어본다. ULTT-A는 만약 환자의 증상이 호전되고, 팔꿈치 신전에서 10° 이상의 양측에서 차이가 있거나 증상이 반대측 경추 외측 회전에서 증가되거나 동측 경추 외측 굴곡에서 감소된다면 양성으로 간주된다.

Wainner 등은 세 가지 유발검사를 포함한 임상검사와 경추신경근병증에 대한 자체 보고 측정의 신뢰성 및 진단의 정확성을 평가했다. 경추신경근병증이 의심되거나 수근관증후군(carpal tunnel syndrome)을 가진 82명의 성인에게서 ULTT-A는 높은 민감도(sensitivity, 97%)를 가지지만 특이도(specificity, 22%)는 낮았다. 따라서 이 검사는 가능한 진단에 경추신경근병증을 배재할 것인가를 결정할 때 도움이 될 것이다. 도수 경추 신연검사는 자극 유발검사로 환자는 바로 누운 자세이고 치료사는 목에 부드러운 도수 신연을 제공한다. 이 검사에서 양성반응은 만약 환자의 증상이 신연 동안에 감소되는 경우이다. 이 유발검사는 민감도(sensitive, 44%)보다 특이도(90%)가 더 컸다. 스퍼링 A 검사는 추간공 압박검사(foraminal compression test)이다. 환자는 앉은 자세이고, 치료사는 환자의 목을 증상이 있는 쪽을 향하여 수동적으로 외측 굴곡(lateral flexion)하고 수직방향으로 과압(overpressure)을 가한다. 이 검사는 환자의 통증이 재발되는 경우 양성으로 판정한다. 이런 방식으로, 탈출된 요추 디스크를 가진 환자에서 하지직거상검사(straight leg raise, SLR)에 의해 생성되는 좌골신경통과 유사하다. 스퍼링 A 검사는 급성 경추신경근병증을 진달할 때 매우 특이도(86%)가 높지만 민감도(50%)는 그렇지 않다. 그러므로 선별검사(screening test)로는 유용하지 않지만 경추신경근병증의 진단을 확인할 때는 유용한 검사방법이다.

Wainner 등은 4개 검사 중 3가지 검사 이상에서 양성을 확인하는 것이 단일 검사 시행보다 경추신경근병증 진단에 도움이 된다고 하였다. 네 가지 검사는 ULTT-A 양성반응, 손상측 능동 경추 회전각도 60° 미만, 경추 신연검사 양성반응 그리고 스퍼링 A 검사 양성반응이다.

경추신경근병증 치료 효과를 확인하는 데 유용한 평가방법이 몇 가지 있다. 경추 질환자에 대한 평가는 치료의 방향을 결정하기 위해 치료 전, 치료 중, 치료 후에 시행해야 한다. 목장애지수(Neck Disability Index, NDI)는 목통증이 일상생활에 어떻게 영향을 미치는지 10가지 항목에 대해 자가평가하는 방법이다. 7가지 항목은 일상생활동작(ADL)과 관련이 있고 2가지는 통증 그리고 1가지는 집중(concentration)과 관련이 있다. NDI는 Oswestry 장애척도(Oswestry Disability Questionnaire)의 개정판이고 목통증을 가진 환자들의 일상생활동작에서 감소 수준을 측정할 수 있도록 설계되었다. NDI는 전 세계적으로 연구가 되었고 검증된 평가방법이다. 0.89의 검사-재검사 신뢰도를 나타냈다. Northwick Park 목통증척도(Northwick Park Neck Pain Questionnaire)는 목통증에 영향을 줄 가능성이 있는 활동을 9개의 영역으로 나누었다. 각 영역에는 활동 수행 시 환자의 어려움에 대한 지각 수준을 5가지 형태로 설명하고 있다. 척도의 점수 범위는 0~100%이고 0%는 '전혀 문제없음'을 의미하고 100%는 '심각한 장애'를 의미한다. Northwick Park 목통증척도는 좋은 내적 일관성(internal consistency)을 나타낸다.

치료 계획과 중재

물리치료 목표는 평가 이후에 설정한다. 목표 설정은 개인의 현재 상태와 기능적 능력의 과거력에 근거해야 한다. 경추신경근병증 환자를 치료하기 위해 사용 가능한 중재로는 통증, 염증에 대한 전기치료, 목 가동술(mobilization), 도수치료, 목근육 재교육, 에너지기법, 운동치료 그리고 교육 등이다. 위험신호가 없다면 경추신경근병증을 암시하는 급성 목과 팔통증이 있는 환자들은 일반적으로 진통제, 항염증제 그리고 물리치료로 치료가 가능하다.

2건의 사례에서 환자의 대다수는 도수치료, 근력강화 운동(strengthening exercise) 그리고 경추 견인(cervical traction)으로 기능 향상[NDI와 통증수치평가척도(numerical pain rating scale)에 의해 측정]을 나타냈다.

Cleland 등은 가동술, 경추 견인, 심부목굴곡근 강화(deep neck flexor strengthening) 운동을 함께 적용하는 것이 효과가 있다고 보고하였다. 96명의 성인을 대상으로 한 코호트 연구에서 Cleland 등은 경추신경근병증 환자들이 단기간(28일 이내)의 물리치료로 대부분 호전을 나타내었다고 보고했다. 위 연구에서는 NDI, 환자-특정 기능척도(Patient-Specific Functional Scale, PSFS), 통증수치평가척도(numeric pain rating scale)의 임상적으로 유의미한 차이(minimal clinically important difference, MCID)로 치료에 대한 효과를 설명했다. 그리고 물리치료를 통한 치료적 효과를 정확하게 예측할 수 있는 4가지 변수에 대한 설명도 있다. 변수에는 내원하는 환자들의 최소 50%가 54세 미만, 우세 팔에는 증상 없음, 증상을 악화시키지 않고 아래 보기, 경추 견인, 도수치료 그리고 심부목굴근 훈련(deep neck flexor training)의 동시 적용치료이다. 개별적으로 물리치료를 받는 환자의 전반적인 성공률은 53%인 반면에, 위의 범주 중 3가지 또는 4가지가 해당되는 경우, 기능 호전 가능성은 85% 또는 90%로 증가했다.

수술은 적어도 비수술적 방법으로 치료를 6~12주간 진행한 후에도 호전이 없거나 신경학적 결손이 계속 진행되는 경우 또는 심각한 척수병증이 나타나는 경우 시행한다.

근거 중심 임상적 추천

SORT: 추천 분류의 장점

A 일관된, 양질의 환자 지향적 근거

B 일관되지 않거나 제한된 질적 수준의 환자 지향적 근거

C 동의, 질병 중심의 근거, 일반적인 관행, 전문가의 의견 또는 사례 시리즈

1. 다음 중 3가지 이상이 존재하면 경추신경근병증의 진단 가능성이 높아진

다: 상지 긴장검사 A 양성반응, 손상측 능동 경추 회전 60도 미만, 경추 신연검사 양성반응, 스퍼링 A 검사 양성반응. **B 등급**

2. 물리치료사는 경추통증과 장애의 변화를 평가하기 위해 NDI와 Northwick Park 목통증척도(Northwick Park Neck Pain Questionnaire)를 사용할 수 있다. **A 등급**

3. 경추신경근병증 환자에게 간헐적인 경추 견인, 도수치료 그리고 심부목굴곡근의 강화운동을 함께 적용하는 방법이 통증 감소와 기능 향상에 도움이 된다. **B 등급**

종합 질문

13.1 물리치료사는 자동차 사고로 편타손상(채찍질손상, whiplash injury)을 당한 후 3주가 지난 55세 여성을 치료하고 있다. 환자는 왼쪽 어깨통증과 무감각(numbness)을 호소하고 엄지손가락까지 방사통을 호소했고 목 신전 시 증상이 증가했다. 운동검사에서 왼쪽 어깨의 감소된 어깨 내전 근력(4/5)과 감소된 날카롭고/둔한 감각을 나타냈다. 목신경손상등급은 어디에 해당하는가?

A. C4　　B. C5
C. C6　　D. C7

13.2 목통증이 일상생활동작 수행에 어떤 영향을 주는지 평가하기 위한 가장 적절한 평가도구는 무엇인가?

A. Northwick Park 목통증척도
B. 표준화된 전기생리학적 검사
C. 목장애지수
D. 통증수치평가척도

정답

13.1 B. C5의 신경근은 어깨 감각과 관련 있다. 삼각근에 대한 운동신경지배는 액와신경에 의해 제공되며, 그 신경의 주된 공급은 C5 신경이다.

13.2 C. 목장애지수(Neck Disability Index, NDI)는 목통증이 일상생활에 어떤 영향을 주는지에 관련된 10가지 항목을 평가하는 자가평가도구로서 Oswestry 장애척도(Oswestry Disability Questionnaire)의 개정판이며 목통증을 가진 환자들의 일상생활동작에서 감소 수준을 측정할 수 있도록 설계되었다.

척수손상 – 집중치료실

Spinal Cord Injury–Intensive Care Unit

Heather David

CASE 14

24세 여성이 일주일 전 자동차 사고로 C7 레벨의 완전 척수손상을 입었다. 자동차 사고 직후 척추 수준 C6에서 T1까지의 추궁절제술(laminectomy)과 유합술(fusion)을 시행하였다. 수술 나흘 후, 그녀는 종아리에 심부정맥혈전증(deep vein thrombosis)이 생겼고, 폐색전(pulmonary embolism)을 예방하기 위해 하대정맥 여과기(inferior vena cava filter)를 설치했다. 그녀는 현재 집중치료실에서 치료를 받고 있다. 그녀는 양측 하지, 체간에 손상을 입었고, 상지마비와 감각결손이 있다. 척수쇼크(spinal shock)는 해결되고 있으며, 현재 하지강직, 반사항진(hyperreflexia), 반사성 장 및 방광(reflexive bowel and bladder) 그리고 폐 분비물 제거에 어려움을 호소한다. 그녀의 직업은 초등학교 교사이며 남편과 함께 단독주택에 살고 있다. 그녀는 취미로 농구, 서핑을 즐겨했으며 애완견과 주로 여가시간을 보냈다. 그녀에게 자녀는 없었지만 몇 년 안에 자녀를 가질 계획을 가지고 있었다. 물리치료사는 집중치료실에서 환자 평가 및 치료를 요청받았다.

- ▶ 그녀의 건강 상태를 봤을 때 활동 제한에 영향을 미치는 요인은 무엇이라 생각하는가?
- ▶ 물리치료검사 동안 어떤 예방 조치가 취해져야 하는가?
- ▶ 검사 우선사항은 무엇인가?
- ▶ 가장 적절한 물리치료 결과 측정법은 무엇인가?
- ▶ 물리치료를 방해하는 합병증은 무엇인가?

주요 정의

- **심부정맥혈전증**(deep vein thrombosis, DVT): 일반적으로 정맥울혈(venous stasis), 응고항진성(hypercoagulability) 그리고/또는 정맥벽손상으로 발생되는 혈전(혈액덩어리)에 의한 심부정맥의 부분 또는 완전 폐색
- **하대정맥 여과기**(inferior vena cava filter): 폐색전증을 예방하기 위해 하대정맥에 위치한 혈관 필터
- **폐색전증**(pulmonary embolism): 폐동맥에 박혀서 폐로 가는 혈액공급을 방해하는 혈병이며, 사망에 이르게 할 수 있음. 가장 흔한 원인은 탈락된 심부정맥혈전
- **척수쇼크**(spinal shock): 이완성 근육마비와 척수손상 수준 이하의 반사 결핍; 몇 시간에서 몇 주까지 지속될 수 있음

목표

1. 척수손상의 원인, 발생률 및 유병률을 기술한다.
2. 경우에 따라 운동 수준, 감각 수준, 단일 신경학적 수준 및 부분 보존 구역을 결정하기 위해 척수손상에 대한 미국 척수손상협회(American Spinal Injury Association, ASIA)의 분류 지침을 사용한다.
3. 불완전 척수손상과 관련된 임상 증상을 설명한다.
4. 척수손상을 입은 환자에게 일반적인 일차 및 이차적 장애를 설명한다.
5. 척수손상을 입은 환자를 위해 물리치료 평가와 다른 의료전문가에 의뢰할 잠재적 필요를 설명한다.

물리치료 시 고려사항

근활성화 및 감각의 상실, 기능적 운동성 감소 및 척수손상으로 인한 여러 가지 의료 합병증이 있는 환자를 관리하는 데 고려할 점:

▶ **일반적인 물리치료 계획/목표**: 침대에서의 이동, 휠체어 이동과 같은 기능

적 이동능력 향상; 앉기능력 향상

- **물리치료검사와 측정**: 관절가동범위 및 근력 평가; 기능적 운동성, 균형 및 참여 제한에 대한 신뢰할 수 있고 타당한 도구
- **물리치료 시 주의사항**: 기립성 저혈압(orthostatic hypotension), 자율신경반사장애(autonomic dysreflexia), DVT, 척추 불안정성, 피부쇠약(skin breakdown)
- **물리치료를 방해하는 요인**: 통증, 강직(spasticity), 기립성 저혈압, 자율신경반사장애, 척추 예방(spinal precautions)조치, 관절가동범위 제한, 장 및 방광 관리(bowel and bladder management)

건강 상태의 이해

척수손상은 잠재적으로 마비/불완전 마비(paralysis/paresis), 감각손실, 자율적 활동의 변화 및 반사성 반응의 변화를 야기하는 척수의 신경학적 손상으로 인해 발생된다. 척수손상은 대부분 외상에 의해 발생하지만, 질병, 선천성 기형, 혈관손상, 종양, 감염 및 신경질환의 결과로 발생할 수도 있다. 미국에서 척수손상의 연간 발생건수는 사고 현장에서 사망한 사람들을 제외하면 약 12,000건이다. 2010년 기준 미국에는 약 265,000명의 척수손상 환자가 있다. 척수손상을 입은 사람의 대략 절반이 16~30세 사이이며, 척수손상의 약 80%는 남성에서 발견되며 이 중 젊은 남성들이 대다수이다. 주요 원인은 자동차 사고, 낙상, 총상으로 남성과 여성에서 동일하다. 부상 시 발생하는 척수 조직에 대한 직접적인 외상을 일차 손상이라 한다. 초기 외상에서는 신경학적 손상의 완전성과 상관없이 척수가 완전히 절단되는 경우는 드물다. 이차적 신경학적 조직손상은 초기 손상 이후에 발생하며, 허혈, 부종, 축삭의 탈수초(demyelination of axons), 척수의 괴사 및 반흔조직 형성에 의해 발생할 수

있다. 이차 조직손상은 초기 손상을 넘어 추가적인 운동과 감각 기능 상실의 원인이 된다. 척수에 외상을 입은 지 대략 30~60분 후, 환자는 이완성 근마비와 척수손상 수준 이하의 반사 결핍으로 특징지어지는 척수쇼크 기간을 경험한다. 척수쇼크는 몇 시간에서 몇 주까지 지속될 수 있고, 척수쇼크가 해결될 때까지 예후는 알 수 없다.

척수는 뇌간에서부터 L1 또는 L2 척추 아래까지 확장된다. 척수의 꼬리 끝을 척수원추(conus medullaris)라고 부른다. C1에서 C7까지의 척수신경근은 해당하는 척추체(vertebral body) 위에서 빠져나가는 반면에, C8에서 그 이하의 신경근은 해당하는 척추 수준 아래로 빠져나간다. 태아가 발달하는 동안, 척수는 척추 방향으로 자라고 척수신경은 수평으로 뻗어나간다. 한 사람이 성장하면서 척추의 길이는 늘어나지만 척수는 그렇지 않다. 척추에 비해 상대적으로 짧은 척수로 때문에 척수신경근은 빠져나가기 전에 척추관을 따라 아래로 이동한다. 척추와 척수 사이의 이러한 해부학적 관계로 인해, 골격손상의 척수 수준은 종종 신경학적 손상의 척수 수준과 다르다. 척수원추를 향한 척수신경근 끝은 마미(말총, cauda equina)라고 불린다. 사지마비는 상·하지, 체간 및 골반장기에 운동, 감각 기능의 장애를 초래하는 경수손상으로 인해 발생한다. 양측 하지마비는 척추의 흉추, 요추 또는 천추 부위에 있는 척수관 내의 신경조직에 손상으로 발생된다. 양측 하지마비는 하지, 체간 및 골반장기에서 운동과 감각 기능의 장애를 초래한다. 2005~2010년까지 병원 퇴원 시 척수손상에 있어 가장 빈번한 신경학적 범주는 불완전 사지마비(39.5%)였고, 완전한 하반신마비(22.1%), 불완전 사지마비(16.3%)가 그 뒤를 이었다.

환자의 신경학적 손상 수준은 미국 척수손상연합(American Spinal Injury Association, ASIA)의 분류척도를 사용하여 결정된다. 2006년에 운동 및 감각 기능을 평가하기 위해 ASIA 분류척도의 심리평가적 타당성을 조사하는 체계적 문헌고찰(systemic review)이 수행되었다. 처음 확인된 39개의 연구 중에서 18개의 연구가 저자들에 의해 설정된 기준을 충족했다. 저자들은 ASIA

분류척도 2000년 버전이 이전 버전보다 더 신뢰할만 하다고 하였다. 척수손상 환자를 평가하기 위한 최적 표준의 부족 때문에 기준 타당도가 정립될 수 없지만, ASIA 운동 점수를 기능적 작업 수행, 보행 매개변수, 영상 그리고 전기적 전기생리학적 평가로 비교한 여러 연구에서 높은 타당도를 나타내었다. 이러한 발견에 기초하여, 저자들은 척수손상 후 72시간에 ASIA를 사용해 다른 신경학적 평가와 비교할 것을 권고했다. 저자들은 또한 단일 ASIA 운동 점수 대신에 ASIA 상지 및 하지 운동 하부 점수 보고를 지지했다. ASIA 분류에 최소한의 임상적으로 유의미한 차이를 결정하기 위해 추가적인 연구가 필요하다.

그림 14-1은 척수손상의 ASIA 분류와 ASIA 장애척도이다. 환자의 신경학적 손상 수준을 결정하기 위해 의사는 감각 및 운동검사를 수행해야 한다. 감각검사는 특정 피부절 수준을 나타내도록 결정된 주요 지점에서 날카롭고, 둔하고 가벼운 접촉자극을 구별하는 것을 포함한다. 검사자는 누락(absent), 손상(impaired) 또는 정상적인(normal) 감각 기능을 각각 나타내기 위해 각 테스트 부위에 0, 1 또는 2를 입력한다. 운동검사는 특정 근절 수준을 나타내기 위해 결정된 주요 근육의 도수근력검사를 포함한다. 검사자는 0~5까지의 눈금을 사용하며, 0은 근육수축이 없음을 나타내고 5는 정상적인 근력을 나타낸다. 운동근육의 등급이 3~5인 주요 근육은 그 수준 위의 모든 주요 근육이 5/5 등급일 경우 신경학적으로 온전한 것으로 간주된다. 도수근력검사(manual muscle test)로 특별히 검사될 수 없는 근절로 대표되는 척수 수준의 경우(예: C2-C4와 T2-L1), 감각 수준은 운동근육 수준과 동일한 것으로 간주된다. 또한 ASIA검사에는 항문괄약근이나 심부항문 감각에 자발적 운동 기능이 있는지를 결정하기 위한 직장(rectum) 원위검사가 포함되어 있다. ASIA 분류체계를 이용하여 의사는 신체의 오른쪽과 왼쪽에 대한 운동 수준과 감각 수준에 대한 정보를 얻는다. 단일 신경학적 수준은 모든 운동 및 감각검사가 정상적인 신경분포를 보여주는 가장 아래쪽 수준이다. 검사자는 개인의 단일 신경학적 수준을 ASIA 장애척도(ASIA Impairment Scale, AIS)에서 다섯 가지 범주(A-E)

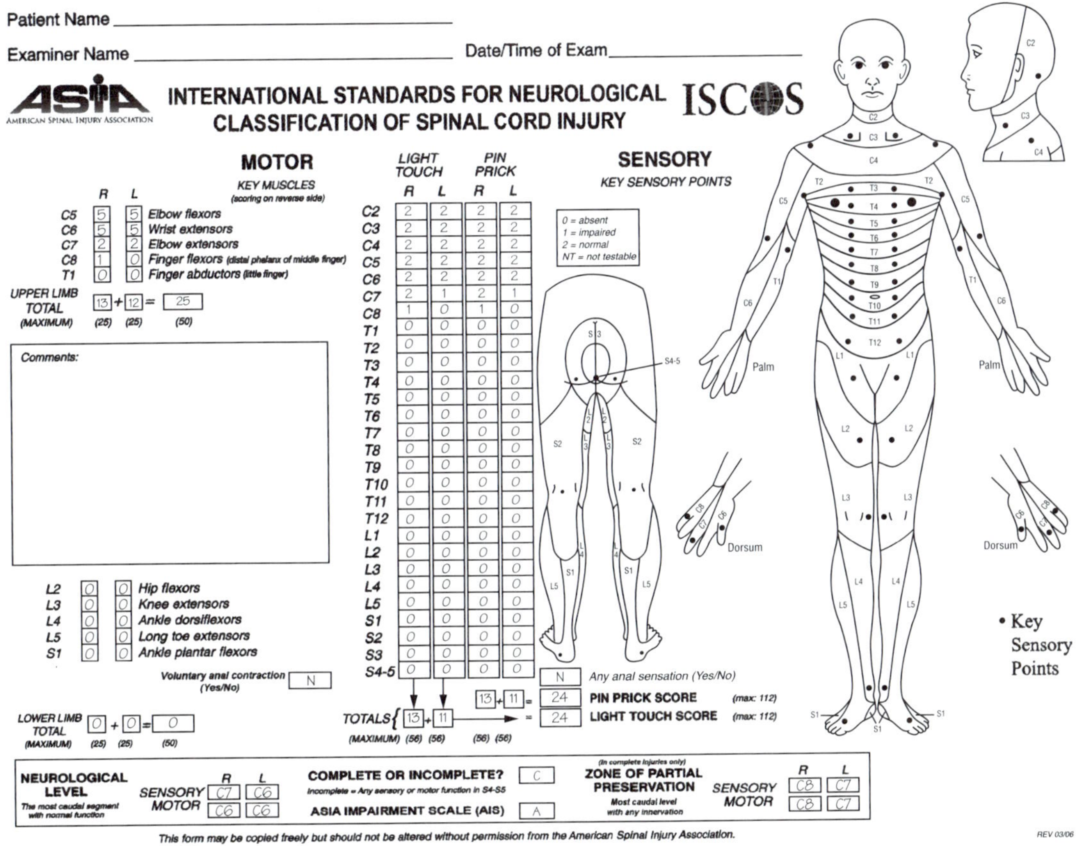

Patient Name ______

Examiner Name ______ Date/Time of Exam ______

ASIA AMERICAN SPINAL INJURY ASSOCIATION

INTERNATIONAL STANDARDS FOR NEUROLOGICAL CLASSIFICATION OF SPINAL CORD INJURY

ISCOS

MOTOR

KEY MUSCLES (scoring on reverse side)

	R	L	
C5	5	5	Elbow flexors
C6	5	5	Wrist extensors
C7	2	2	Elbow extensors
C8	1	0	Finger flexors (distal phalanx of middle finger)
T1	0	0	Finger abductors (little finger)
UPPER LIMB TOTAL (MAXIMUM)	13 (25)	12 (25)	= 25 (50)

Comments:

	R	L	
L2	0	0	Hip flexors
L3	0	0	Knee extensors
L4	0	0	Ankle dorsiflexors
L5	0	0	Long toe extensors
S1	0	0	Ankle plantar flexors

Voluntary anal contraction (Yes/No) N

LOWER LIMB TOTAL (MAXIMUM) 0 (25) + 0 (25) = 0 (50)

SENSORY

KEY SENSORY POINTS

	LIGHT TOUCH R	LIGHT TOUCH L	PIN PRICK R	PIN PRICK L
C2	2	2	2	2
C3	2	2	2	2
C4	2	2	2	2
C5	2	2	2	2
C6	2	2	2	2
C7	2	1	2	1
C8	1	0	1	0
T1	0	0	0	0
T2	0	0	0	0
T3	0	0	0	0
T4	0	0	0	0
T5	0	0	0	0
T6	0	0	0	0
T7	0	0	0	0
T8	0	0	0	0
T9	0	0	0	0
T10	0	0	0	0
T11	0	0	0	0
T12	0	0	0	0
L1	0	0	0	0
L2	0	0	0	0
L3	0	0	0	0
L4	0	0	0	0
L5	0	0	0	0
S1	0	0	0	0
S2	0	0	0	0
S3	0	0	0	0
S4-5	0	0	0	0
TOTALS (MAXIMUM)	13 (56)	11 (56)	13 (56)	11 (56)

0 = absent
1 = impaired
2 = normal
NT = not testable

Any anal sensation (Yes/No) N

PIN PRICK SCORE (max: 112) 13 + 11 = 24

LIGHT TOUCH SCORE (max: 112) 13 + 11 = 24

NEUROLOGICAL LEVEL (The most caudal segment with normal function)	R	L
SENSORY	C7	C6
MOTOR	C6	C6

COMPLETE OR INCOMPLETE? C
(Incomplete = Any sensory or motor function in S4-S5)

ASIA IMPAIRMENT SCALE (AIS) A

ZONE OF PARTIAL PRESERVATION (In complete injuries only) (Most caudal level with any innervation)	R	L
SENSORY	C8	C7
MOTOR	C8	C7

REV 03/06

그림 14-1 미국 척수손상협회의 척수손상 신경학적 분류

Muscle Function Grading

0 = total paralysis

1 = palpable or visible contraction

2 = active movement, full range of motion (ROM) with gravity eliminated

3 = active movement, full ROM against gravity

4 = active movement, full ROM against gravity and moderate resistance in a muscle specific position.

5 = (normal) active movement, full ROM against gravity and full resistance in a muscle specific position expected from an otherwise unimpaired person.

5* = (normal) active movement, full ROM against gravity and sufficient resistance to be considered normal if identified inhibiting factors (i.e. pain, disuse) were not present.

NT = not testable (i.e. due to immobilization, severe pain such that the patient cannot be graded, amputation of limb, or contracture of >50% of the range of motion).

ASIA Impairment (AIS) Scale

☐ **A = Complete.** No sensory or motor function is preserved in the sacral segments S4-S5.

☐ **B = Sensory Incomplete.** Sensory but not motor function is preserved below the neurological level and includes the sacral segments S4-S5 (light touch, pin prick at S4-S5: or deep anal pressure (DAP)), AND no motor function is preserved more than three levels below the motor level on either side of the body.

☐ **C = Motor Incomplete.** Motor function is preserved below the neurological level**, and more than half of key muscle functions below the single neurological level of injury (NLI) have a muscle grade less than 3 (Grades 0-2).

☐ **D = Motor Incomplete.** Motor function is preserved below the neurological level**, and at least half (half or more) of key muscle functions below the NLI have a muscle grade ≥ 3.

☐ **E = Normal.** If sensation and motor function as tested with the ISNCSCI are graded as normal in all segments, and the patient had prior deficits, then the AIS grade is E. Someone without an initial SCI does not receive an AIS grade.

**For an individual to receive a grade of C or D, i.e. motor incomplete status, they must have either (1) voluntary anal sphincter contraction or (2) sacral sensory sparing with sparing of motor function more than three levels below the motor level for that side of the body. The Standards at this time allows even non-key muscle function more than 3 levels below the motor level to be used in determining motor incomplete status (AIS B versus C).

NOTE: When assessing the extent of motor sparing below the level for distinguishing between AIS B and C, the ***motor level*** on each side is used; whereas to differentiate between AIS C and D (based on proportion of key muscle functions with strength grade 3 or greater) the ***single neurological level*** is used.

Steps in Classification

The following order is recommended in determining the classification of individuals with SCI.

1. Determine sensory levels for right and left sides.
2. Determine motor levels for right and left sides.
   Note: in regions where there is no myotome to test, the motor level is presumed to be the same as the sensory level, if testable motor function above that level is also normal.
3. Determine the single neurological level.
   This is the lowest segment where motor and sensory function is normal on both sides, and is the most cephalad of the sensory and motor levels determined in steps 1 and 2.
4. Determine whether the injury is Complete or Incomplete.
   (i.e. absence or presence of sacral sparing)
   If voluntary anal contraction = **No** *AND all S4-5 sensory scores =* **0** *AND deep anal pressure =* **No,** *then injury is COMPLETE. Otherwise, injury is incomplete.*
5. Determine ASIA Impairment Scale (AIS) Grade:
   Is injury Complete? If **YES,** AIS=A and can record ZPP (lowest dermatome or myotome on each side with some preservation)
   NO ↓
   Is injury motor Incomplete? If **NO,** AIS = B (Yes=voluntary anal contraction OR motor function more than three levels below the motor level on a given side, if the patient has sensory incomplete classification)
   YES ↓
   Are at least half of the key muscles below the single neurological level graded 3 or better?
   NO ↓ AIS = C
   YES ↓ AIS = D

If sensation and motor function is normal in all segments, AIS = E
Note: AIS E is used in follow-up testing when an individual with a documented SCI has recovered normal function. If at initial testing no deficits are found, the individual is neurologically intact; the ASIA Impairment Scale does not apply.

그림 14–1 미국 척수손상협회의 척수손상 신경학적 분류(계속)

중 결정한다. 척수손상의 분류를 결정하는 단계는 **그림 14-1**에 있는 ASIA 평가지에서 확인할 수 있다. 환자는 손상이 완전한 경우 앞서 설명된 대로 원위검사에 의해 결정된 척수의 가장 낮은 천골분절(S4-5)에서 운동 및 감각 기능의 부재를 나타내는 AIS A로 분류된다. 가장 낮은 천골분절에서 감각 및/또는 운동 기능이 있는 개인은 불완전 손상이라 하며, AIS B에서 D 수준으로 분류된다. 감각이나 운동장애가 없는 환자는 ASIA 척도에서 정상으로 간주되며, AIS E로 분류된다. 완전 손상(AIS A)은 신경학적 수준 아래 방향으로 운동과 감각 기능이 약간 남아 있을 수 있다. 기능이 남아 있는 부분은 부분 보존 구역(zone of partial preservation)으로 불리며, 이 용어는 척수손상 완전 손상에서만 사용된다.

ASIA검사는 환자의 회복 과정에 걸쳐 반복적으로 수행된다. ASIA검사는 흔히 척수쇼크가 해결된 후 급성기 치료환경과 입원상태에서 입원 재활 및 외래 치료환경을 포함한 각각의 점진적인 치료 수준으로 수행된다. 일부 불완전한 척수손상은 척수의 체형배열(somatotopic organization)과 상행 및 하행 척수로 때문에 척수손상의 위치에 의해 결정되는 감각과 운동 손실의 뚜렷한 패턴을 가진다. 이러한 척수손상은 Brown-Séquard 증후군, 중심척수증후군(central cord syndrome), 전방척수증후군(anterior cord syndrome), 후방척수증후군(posterior cord syndrome), 척수원추(conus medularis) 및 마미로 알려진 임상증후군으로 설명된다. **표 14-1**은 불완전한 척수손상 임상증후군에 대한 것이다.

척수손상은 일차 및 이차적 장애를 초래할 수 있다. 일차적 장애는 운동기능, 근긴장, 감각, 호흡기능, 수의적 장과 방광기능, 생식기능, 심혈관기능 및 체온조절의 손실 또는 변화를 포함할 수 있다. 근육마비는 하행 운동로(descending motor tracts), 전각세포(anterior horn cell) 그리고/또는 척추신경근손상으로 발생된다. 전각세포에서 말초신경 사이에서의 손상은 손상 수준 아래의 이완성마비(flaccid paralysis)를 갖는 하부운동신경(lower motor

표 14-1 • 불완전 척수손상 임상증후군

	척추 손상의 부위	임상적 발현
Brown-Séquard 증후군	척수의 편측절단	동측 약화와 고유수용성 및 진동 감각의 상실 반대측의 통증 및 온도감 상실
중심척수(central cord) 증후군	경수의 중심부	하지보다 더 큰 상지 기능의 손실 및 천골부의 기능 부족
전방척수(anterior cord) 증후군	척수의 전방 및 전외측부	운동 기능, 양측의 통증 및 온도감 상실 및 양측의 고유수용성 감각의 보존
후방척수(posterior cord) 증후군	척수의 후방 측면	운동, 통증 및 가벼운 접촉의 보존과 함께 손상 수준 아래의 고유수용성 감각, 입체감각, 이점 식별 및 진동 감각의 양측성 상실
척수원추(conus medullaris) 증후군	척수원추 및 요추와 천추 신경근	하지의 양측성 이완성 마비, 감각 상실과 장 및 방광의 무반사
마미(cauda equina) 증후군	요추와 천추 신경근손상을 동반한 마미	전형적으로 하지의 완전한 양측성 이완마비, 감각 상실과 장 및 방광기능의 무반사

neuron, LMN) 병변을 초래한다. 하행운동로에 영향을 주는 척수손상은 손상 수준 아래의 강직마비를 갖는 상부운동신경(upper motor neuron, UMN) 병변을 초래한다. 대부분의 척수손상은 운동로, 전각세포 및 척수신경에 연합된 손상을 초래하며, 이것은 상부 및 하부운동신경의 동시 손상을 야기시킨다. 손상의 위치는 근긴장의 형태에도 영향을 준다. 강직, 즉 수동적 근육 신장에 대한 속도 의존적 저항은 또한 반사항진(hyperreflexia)과 간헐성 경련(clonus)과 관련된다. 강직은 상부운동신경손상의 결과로 경부와 상부흉수손상(척수쇼크 동안 이완기 이후)이 있는 환자에서 나타날 수 있다. 척수원추 또는 마미 손상과 관련된 하부운동신경손상은 이완성 근육마비를 유발할 수 있다. 이완성 근육마비는 심부건반사의 감소 또는 부재 및 수동적 근육 신장에 대한 저항의 감소 또는 부재를 초래한다. 상부 및 하부의 동시 손상은 더 높은 수준의 손상

으로 발생할 수 있으며 일부 이완성 근육 그룹과 일부 강직근육 그룹으로 혼합되어 나타날 수 있다. 감각 기능장애는 척수손상으로 상행 감각 척추로가 손상되어 발생한다. 혼합된 감각결손은 불완전한 척수손상의 임상증후군에서 설명된대로 불완전 척수손상의 결과로 나타날 수 있다.

척수손상 환자는 호흡 및 기침하는 능력에 변화를 나타낸다. 횡격막은 C3에서 C5 척수분절에 의해 신경지배되기 때문에 C3 또는 그 이상에서 완전 척수손상이 있는 환자는 호흡을 위해 기계적 환기(mechanical ventilation)가 필요하다. 많은 C4 신경학적 수준의 환자 또한 기계적 환기가 필요할 것이다. 효율적인 기침을 만드는 능력은 횡격막(diaphragm), 복근(abdominal) 및 보조근육(accessory muscles)의 협응이 요구된다. 효율적인 기침은 이 근조직의 신경지배가 없는 환자에서 손상된다(C1-T12).

장과 방광기능은 천추(sacral) 척수손상이 있는 환자에게서 나타난다. 장과 방광기능은 척수나 신경의 손상 위치와 유형에 따라 달라질 것이다. 반사성 방광(현재 환자에 의해 나타난)은 척수원추보다 위쪽 손상 환자에게서 나타난다(즉, 상부운동신경병변). 반사성 방광(reflexive bladder)은 특정한 채움 수준에서 채움(filling)과 반사성 비움(reflexive emptying)으로 특징지어진다. 이 반사성 비움은 수동적으로 자극될 수 있다. 무반사 방광(areflexive bladder)은 T12 또는 그 이하 손상으로 발생될 수 있다. 무반사 방광은 방광이 인위적으로 완전 배수될 때 소량의 실금을 야기하는 배뇨근과 외괄약근의 상실에 의해 특징된다. 척수손상 환자는 방광 관리를 위해 간헐적 또는 유치 도뇨관 삽입의 사용을 필요로 할 것이다. 척수손상 환자는 수의적 장 조절과 포만감을 잃어버릴 수 있다. 방광기능장애와 유사하게 척수손상은 상부운동신경손상으로 발생되는 더 높은 수준의 척수손상이나 하부운동신경손상으로 발생되는 무반사성 방광에서 반사성 장을 야기할 수 있다. 반사성 장은 직장이 채워진 상태에서 반사성 이완과 함께 내부 항문괄약근긴장도를 유지하게 한다. 무반사성 장은 감소된 긴장도 혹은 내·외부 항문괄약근의 이완마비를 야기하며, 실금을 발생시킨다. 척수손상 환자는 대개 생식기능과 성기능이 변하거나 상실된다. 남성의 생식력은 감소되는 반면, 여성의 경우 크게 영향을 받지 않는다.

척수손상이 교감신경(척추분절 T1-L2/L3)과 부교감신경(미주신경, CN X) 자극 간의 불균형으로 인해 심혈관기능에도 영향을 미칠 수 있다. 이러한 불균형은 특히 T6와 그 이상에서 손상이 있는 환자에서 나타난다. 이 환자들은 일반적으로 서맥(bradycardia), 서맥부정맥(bradyarrhythmias), 저혈압(hypotension) 및 기립성 저혈압을 경험한다. 체온 조절장애는 척수손상 수준에 따라 다르며, 손상 수준이 높을수록 더 큰 체온 조절장애를 야기시킨다. 땀 분비는 대개 손상 수준 이하에서는 감소를 나타낸다.

척수손상으로 인한 이차적 손상으로는 피부쇠약, 호흡기 합병증, 기립성 저혈압, 자율신경반사장애, 관절가동범위의 손실 및 구축발생, 골다공증(osteoporosis), 이소골화(heterotopic ossification, OH), DVT, 통증, 방광 및 요로감염 그리고 심혈관질환이 나타난다.

정상적인 감각 기능과 제한된 신체 운동성의 결핍으로 인해 척수손상 환자들은 피부쇠약의 증세를 나타낸다.

욕창 발생은 척수손상 환자의 가장 흔한 이차 합병증이다. 호흡기 합병증은 감소된 환기 및 기침능력이 원인이 되며, 이것은 호흡부전과 폐렴으로 이어질 수 있다. 기립성 저혈압은 자세 변화에 따라 혈압을 조절하는 교감신경반사의 결핍으로 나타날 수 있다. 게다가 복부 및 하지마비로 인한 장기간의 침상 안정과 감소된 정맥환류는 기립성 저혈압의 위험을 증가시킨다. 기립성 저혈압의 증상으로는 현기증, 시력상실, 메스꺼움, 귀울림 및 의식상실을 포함한다. 척수손상 환자는 증상이 나타나면 등을 바닥에 대고 눕도록 도움을 받거나 더 기대는 자세를 취하기 위해 다리를 높인 상태로 휠체어에 등을 기대어야 한다. 등을 대고 바닥에 누운 자세에서 앉은 자세로 점진적인 자세 전환, 하지 압박 스타킹 및 복대 등과 같은 방법은 기립성 저혈합의 위험을 줄이는 데 도움이 된다.

자율신경반사장애는 교감신경반응을 유발하는 손상 수준 이하에서 발생하는 유해한 자극에 대한 반응으로 T6 수준 이상의 척수손상 환자에서 발생할 수 있는 잠재적인 생명위협 상태이다. 그것은 고혈압, 서맥, 심한 두통, 손상 수준 이상으로 땀을 흘리고 시력이 흐려지는 특징이 있다. 장과 방광의 팽창은 자율신경반사장애의 가장 흔한 원인이다. 자율신경반사장애가 있는 환자는 주로 뇌졸중에 대한 위험이나 사망에 처하게 할 수 있는 갑작스러운 혈압상승을 야기시키므로 의학적 응급상황으로 간주된다. 자율신경반사장애에 대한 반응으로 의사 또는 간병인은 상승된 혈압을 낮추기 위해 환자의 다리를 올리고 의료지원을 받고, 혈압을 모니터하고, 유해한 자극을 확인하고 제거하도록 하여야 한다.

침대 또는 휠체어에서 부동, 마비 및 한 자세로 오랫동안 유지하는 것은 구축의 위험을 증가시킨다. 또한 골다공증은 척수손상 환자에서 흔히 하지에서 감소된 체중부하, 뼈에 대한 근수축의 소실 그리고 신체순환 변화에 인해 발생할 수 있다. 골다공증의 존재는 골절의 위험을 증가시킨다. 이소골화는 연부조직에서 새로운 뼈의 형성이다. 척수손상 환자는 손상 수준 이하에서 이소골화가 발생할 위험이 높으며, 대부분 엉덩이, 무릎 그리고 팔꿈치에서 발생한다. 이소골화의 원인은 알려져 있지 않으며 대개 척수손상 이후 1~6개월에 나타난다. 척수손상 후 DVT는 흔하게 나타나며, 특히 급성기에 하지근육마비로 인한 정맥 근펌프(venous muscle pump)의 결핍과 외상에 의한 일시적인 혈액응고의 증가로 인해 발생한다. 이것은 의학적으로 심각한 문제이며, DVT가 떨어져 나가고 폐로 이동할 때 발생하는 폐색전증의 예방과 조기 발견을 위해 환자의 상태를 주의 깊게 모니터링해야 한다. 폐색전은 척수손상 당해 년에 흔하게 발생하는 사망의 원인이다. 혈전형성에 대한 예방은 손상 몇 시간 내에 시작되며, 항응고 약물, 압박 스타킹, 간헐적 공기압 장치, 조기 가동술 및 관절가동범위 운동 그리고 때로는 하대정맥 여과기(inferior vena cava filter) 배치를 포함한다.

척수손상 환자는 종종 정형외과적 외상 또는 과사용(overuse), 내장성(visceral) 또는 신경병증성(neuropahtic) 통증을 비롯한 다양한 원인으로 통증을 경험한다. 통증은 환자 삶의 질에 부정적으로 영향을 미칠 수 있다. 요로감염은 요정체(urinary retention)와 카테터의 만성적 사용으로 인해 척수손상에 발생하는 또 다른 흔한 이차 합병증이다.

물리치료 환자/고객 관리

외상성 척수손상 환자에 대한 사고 현장에서의 즉각적인 의료적 관리는 척추 안정화, 환기 및 순환 보조 그리고 병원으로의 응급 수송이 포함된다. 외상 센터, 특히 전문화된 척수손상 환자 센터가 있는 곳은 외상성 척수손상 환자의 즉각적인 관리를 위해 선호되는 환경이다. 병원에서 의료적 관리는 필요에 따른 환기와 순환 보조 및 모니터링, 척추 보호, 방사선 촬영, 견인 또는 외과적 척추 안정화, 척추외 골절의 안정화 및 이차적 조직손상을 최소화하기 위한 글루코코르티코이드의 잠재적 관리가 포함된다. 척추 보조기는 척추골절 환자의 외과적 수술 또는 비외과적 수술 안정화 다음에 종종 처방된다.

보조기의 유형은 특정 손상에 대해 요구되는 척추 제한에 따라 결정될 것이다. 척수손상 환자를 위한 재활은 급성기 환자 병원, 입원환자 재활병원, 숙련된 간호시설, 외래 환자 일일 프로그램, 외래 환자 병원 그리고 환자의 가정 내 등 광범위한 시설에서 존재한다. 척수손상 환자를 위한 물리치료 관리는 개별 기능적 이동기술 교육, 자가관리 활동 및 이차 합병증 예방이 포함된다. 물리치료사는 종종 일반의, 신경과 의사, 재활의학과 의사, 간호사, 작업치료사, 언어치료사, 정신건강 전문가 및 기타 관련 보건전문가를 포함한 의료 팀의 일원으로 일을 한다. 장애와 관련된 문제를 돕기 위해 휠체어를 포함한 보조장비를 위한 보조기 기술 전문가 그리고 통증 완화, 강직 관리 및 장 또는 방광 관리를 다른 영역의 전문가 또는 정신건강 전문가에게 환자를 보내야 할 수도 있다.

검사, 평가 및 진단

물리치료검사는 명확한 선별검사와 물리치료 진단으로 이어지는 검사 절차로 이루어지며 필요한 경우 건강관리 팀의 다른 구성원에게 평가를 의뢰해야 하는 경우도 있다. 물리치료사는 척수손상 환자의 기능적 운동성 손실과 장애를 평가하기 위한 다양한 도구를 가지고 있다.

척수손상 환자의 물리치료 평가는 활력징후(vital sign), 호흡기능, 피부 온전성(skin integrity), 감각, 관절가동범위, 근력, 근긴장도 및 기능적 운동성 제한을 검사하는 데 초점을 맞추어야 한다. 혈압, 심박수 및 호흡률을 포함하는 활력징후를 모니터하는 것은 필수적이다. 급성기에서 환자가 직립 자세에 대한 인내력을 증가시키는 동안 기립성 저혈압에 대해 모니터하는 것은 특히 중요하다. 호흡기능의 검사는 호흡근의 근력을 평가하는 것을 포함한다. 횡격막(가로막, diaphragm), 복근(배근, abdominals), 늑간근(갈비사이근, intercostal muscles), 흉쇄유돌근(목빗근, sternocleidomastoids) 및 사각근(목갈비근, scalenes), 가슴 확장(chest expension)은 액와(겨드랑이, axilla)와 검상돌기(칼돌기, xiphoid process)에서 원주를 측정하여 정량화할 수 있다. 측정은 최대 호기 끝과 최대 흡기 끝에서 시행되어야 한다. 성인에 대한 정상 가슴 확장은 검상돌기에서 거의 2.5~3.0인치이다. 필수적인 용량 평가는 휴대용 폐활량계를 사용하여 수행될 수 있다. 호흡측정 외에 기침 효과의 평가도 필수적이다. 건강관리 팀의 모든 구성원은 특히 급성기에서 기능적 이동성이 심각하게 제한되고 환자가 압력 경감을 수행하기 위해 다른 사람에게 의존하는 경우 피부의 문제가 없는지를 정기적으로 평가해야 한다.

날카롭고/무딘(sharp/dull) 그리고 가벼운 촉지 평가를 포함하는 감각검사

표 14-2 • 등급별 강직에 대한 변형된 애쉬워스 척도

0	근긴장에서 증가 없음
1	근긴장에서 약간의 증가, 영향을 받는 부분이 굴곡 또는 신전에서 움직일 때, 관절가동범위 끝에서 잡기와 놓기 또는 최소한의 저항에 의해 나타남
1+	근긴장에서 약간의 증가, 잡기에 의해 나타나지만, 관절가동범위의 나머지(절반 이하)에 걸쳐 최소한의 저항에 의해 나타남
2	대부분의 관절가동범위를 통해 근긴장에서 현저한 증가가 나타나지만, 영향 받는 부분은 쉽게 움직여짐
3	근긴장에서 상당한 증가, 수동적인 움직임이 어려움
4	굴곡 또는 신전에서 영향 받은 부분이 움직이지 않음

Reproduced with permission from Bohannon RW, Smith MB. Interrater reliability of a modified Ashworth scale of muscle spasticity. Phys Ther. 1987;67:206–207.

는 ASIA검사의 일부로 수행된다. 또한 물리치료사는 환자 자신의 사지가 어느 공간에 있는지 아는 능력에 관한 정보를 확인하기 위해 고유수용성 감각을 평가해야 하며, 이는 기능적 이동성 기술(functional mobility skill)을 수행하는 능력에 영향을 미칠 것이다. 근긴장도는 척수쇼크 이후 급성기 단계에 강직의 유무를 자주 평가하여야 한다. 근긴장도 평가는 근육의 수동적 신장을 통해 관절가동범위가 어떻게 나타나는지를 확인하면 된다. 강직은 근육군의 빠른 수동적 신장에 대한 반응으로 발생하는 과긴장성 유형이다. 강직은 변형된 애쉬워스 척도(Modified Ashworth Scale)를 이용해 등급화될 수 있다(**표 14-2**). 과긴장성은 통증, 구축 형성, 욕창에 이를 수 있고, 기능적 활동을 제한할 것이다. 환자가 기록하는 강직 관리의 영향(Patient Reported Impact of Spasticity Management, PRISM)은 환자의 삶의 질에서 강직의 영향을 평가하는데 이용될 수 있는 자가 보고 설문지로 표준화된다. 수동 관절가동범위 평가는 근길이와 기능적 이동성 훈련에 부정적으로 영향을 미칠 수 있는 관절가동범위 제한을 알아내기 위해 수행되어져야 한다. 주요 근육군의 도수근력검사는 ASIA검사의 일부로서 수행되지만, 주요 근육군 너머 추가적인 근육검사는 환자에 대한 관리 계획을 발전시키는 데 유용할 수 있다.

관절가동범위와 근육검사는 특히 사지마비 환자에서 상지검사와 하지마비 환자에서 하지검사를 하는 동안 척추 불안정성 부위에 대한 스트레스를 막기 위해 조심스럽게 수행되어야 한다. 이동성을 위한 상지 요구도가 증가하기 때문에 만성 척수손상 환자는 상지의 과사용손상에 대해 평가되어야 한다.

기능적 이동성 평가는 물리치료검사의 매우 중요한 부분이며 관리의 계획과 재활환경에 걸쳐 자주 평가될 것이다. 평가는 어떤 이동성 기술을 환자가 수행할 수 있는지, 어떤 수준의 보조가 그 기술을 수행하는 데 필요한지 그리고 그 기술의 성공적인 완성을 위해 어떤 조정장비가 필요한지가 포함된다. 이 환자가 현재 있는 병원환경에서 초기의 기능적 이동성 평가는 침대에서의 이동기술, 장소를 이동하는 기술, 이동능력(이 환자의 경우 휠체어 기술)을 포함한다. 집중치료실과 급성 관리환경에서의 환자들은 기능적 이동 평가를 시행하기에는 많은 보조가 필요하며 높은 수준의 보조를 필요로 하며 모든 기능적 이동 평가를 하기에는 적절하지 않다. C7 신경학적 수준에서 손상된 척수손상 환자에 대한 기대되는 기능적 결과는 사례 15에서 논의된다.

치료 계획과 중재

집중치료실과 급성기 병원환경에서 물리치료 계획은 이차 합병증 예방, 직립자세에 대한 환자의 지구력, 조기 기능적 이동성 및 환자/가족 교육에 초점이 맞춰져 있다. 이차 합병증 중 구축과 욕창 진행을 예방하기 위해 관절가동범위운동과 침상 자세를 자주 변경시키는 것이 포함된다. 사지의 관절가동범위운동은 매일 수행되어야 한다. 짧아진 근육의 길이가 움직임 및 기능에 영향을 준다. 예를 들면, 짧아진 손가락 굴곡근은 능동적인 손가락 굴곡을 못하는 환자의 건고정(tenodesis)를 향상시키고 짧아진 허리 신전근은 허리 조절과 운동성을 향상시킨다. 건고정 잡기(tenodesis grasp)는 손목을 신전함으로써 손가락굴곡근의 수동적 긴장을 발생시킨다. 이것은 손가락을 굴곡시키고 엄지를 검지와 함께 측면쥐기(lateral pinch)가 가능하게 한다. 손가락 굴곡근의 긴장성 유지는 C7 환자와 더 높은 수준의 사지마비(현재 사례 환자 같은) 환자가 능동 손목 신전을 이용하여 물건을 다루고 잡도록 하기 위해 대간히 중요한 기능 중에 하나이다. 비록 C5 수준 이상 손상된 사지마비 환자는 능동적인 손목 신전은 안 되지만 손가락 굴곡근의 긴장은 고리(hook)로서 기능적인 손기능에 도움이 될 수 있다. 중지 굴곡근의 과신장은 건고정 잡기 사용을 막을 것이다. 일단 손가락 굴곡근이 과신장되면, 이 긴장을 회복하는게 깨우 어렵고 환자는 앞으로 건고정 잡기 능력을 잃을 수 있다. 물리치료사는 환자, 가족 및 건강관리 팀의 다른 구성원들에게 손가락 굴곡근긴장을 유지하는 것의 중요성에 대해 교육할 책임이 있다. 손은 손목이 신전된 상태로 두어야 하고 손가락은 굴곡되게 두어 이완되게 해야 한다. 고정형 부목(passive splint)은 손가락 굴곡근의 단축을 촉진하는 데 적합할 수 있고 움직임이 있는 부목(active splint)은 환자가 건고정 잡기를 이용하는 기술을 발전시키는 데 도움을 줄 수 있다. 또한 재활을 통해 체간 조절 및 이동성 기술에 도움이 되는 약간의 허리긴장을 유지하는 방법을 학습하는 것은 사지 및 하지마비 환자에게 중요하다. 집중치료실과 급성기 환경에서 물리치료사는 환자의 슬괵근(뒤넙다리근, hamstring)의 단축이 발생되지 않도록 운동을 실시하여야 한다. 집중치료실과 급성기 환경에서 슬괵근 단축 예방이 침대에서의 이동에 큰 영향을 주기 때문이다. 침대와 매트 이동 시에 장좌위(long sitting position) 자세를 주로 취하며, 이 자세에서 허리 신전근을 과신장하는 것을 방지하기 위해서는 충분한 슬괵근 유연성을 필요로 한다. 발목 부츠나 부목 착용이 발목 저측굴곡근의 단축 방지를 위해 사용될 수 있다. 이러한 부츠나 부목은 환자의 발목을 중립 자세에 두며 피부쇠약을 예방하기 위해 종종 뒤꿈치 부하를 줄인다.

물리치료사는 건강관리 팀과 협력하여 환자의 피부에 압력을 최소화하기 위해 특화된 장비를 사용하여 욕창을 예방하고[예: 교대-압력 매트리스 또는 덧대는 것(overlay), 능동 지지면, 특수 휠체어 쿠션, 부츠 및 부목], 압력 경감 일정을 준수하고, 환자의 피부가 청결하고 건조된 상태로 유지되는지 자주 점검한다. 욕창의 위험은 뼈의 돌출부 위에서 가장 크고 환자의 자세에 따라 다양한 부위에서 나타날 수 있다. 등을 대고 누운 자세에서 욕창의 위험 부위는 후두(뒤통수, occiput), 견갑골(어깨뼈, scapulae), 장골능선(엉덩뼈능선, iliac crest), 천골(엉치뼈, sacrum) 및 발뒤꿈치(heel) 부위에서 호발한다. 옆으로 누운 자세에서 위험 부위는 대전자(큰돌기, greater trochanters), 무릎 및 발목 부위에 호발한다. 앉은 자세에서 위험부위는 좌골결절(궁둥뼈결절, ischial tuberosity), 천골(엉치뼈) 및 미골(꼬리뼈, coccyx) 부위이다. 침상에서의 욕창 형성 예방을 위해서는 최소 두 시간마다 환자의 자세를 변경해 주어야 한다. 이것이 전통적인 자세 일정인 반면, 피부손상에 대해 더 큰 위험요소가 있는 몇몇 환자는 피부손상을 피하기 위한 더 빈번한 전환 일정을 필요로 한다. 환자의 피부는 자세를 바꿀 때마다 평가되어야 한다. 자세를 변경하는 동안, 피부손상의 위험을 증가시키는 전단력으로 인해 환자가 앉아 있거나 누워 있는 표면을 가로질러 미끌리지 않는 것이 중요하다. 앉아 있는 자세에서 환자는 특수 휠체어 쿠션(예: Roho, Jay) 위에 앉도록 하여야 하며 15~20분마다 압력 경감을 수행해야 한다. 자세 변경으로 압력을 완화하는 것은 체중부하의 위치를 변경하기 위해서이다. 휠체어에서의 자세 변경에 대한 시간적인 부분은 아직 명확하지 않다. 척수의학저널(Journal of Spinal Cord Medicine)에 발표된 연구에서 압력 경감 동안 조직관류 회복(tissue perfusion recovery)을 위해 요구되는 시간은 200~300초(대략 3.5~5분)라고 하였다. 연구에서 평균 압력 경감 시간은 49초로 수행되었다. 수동 휠체어의 경우 체압 완화가 다른 사람의 보조로 엉덩이를 들어올리고, 체간을 측방이나 전방으로 이동시키거나 환자의 등을 휠체어에서 기울임으로 압력 경감이 수행될 수 있다. 환자가 휠체어에서 뒤로 기댈 때 천골에 전단력이 야기될 수 있기 때문에 주의를 기울여야 한다. 전동 휠체어에서는 심지어 매우 운동성이 제한된 환자도 휠체어의 파워 경사 특징을 이용하여 자신의 압력 경감을 수행할 수 있다.

집중치료실 또는 급성 관리환경에서 물리치료사는 환자의 직립 자세에 대한 지구력을 향상시키는 운동을 시작해야 한다. 척수손상, 메스꺼움, 구토 또는 의식상실을 야기할 수 있는 혈압 저하없이 앉거나 서는 훈련을 하여야 한다. 물리치료사는 환자와 협력하여 점진적으로 수평 위로 머리를 들어올리도록 한다. 하지 압박 스타킹과 복대 사용이 앉거나 서는 동안 척수손상 환자의 정맥 환류를 도울 수 있다. 경사 조절이 가능한 휠체어는 등받이를 수평에서부터 수직까지 조절이 가능하다. 등받이를 최대한 수평으로 해서 환자는 발판에 다리를 올리면 신체는 거의 완전히 수평이 된다. 물리치료사는 기립성 저혈압의 징후와 증상에 대해 모니터링하면서 등받이와 다리의 높이를 조절할 수 있다. 환자가 어지러움, 시력 변화, 청각 변화, 메스꺼움을 증상을 보이거나 혹은 의식을 잃기 시작하는 경우, 치료사는 휠체어 등받이 각도나 다리 높이를 조절할 수 있다.

C7 신경학적 수준에 완전 척수손상을 가진 현재의 환자에 대한 치료, 목표설정 및 중재에 대한 물리치료 계획은 그녀가 입원한 재활시설(사례 15)과 외래 물리치료 부서(사례 16)로 옮겼을 때 제시될 것이다.

근거 중심 임상적 추천

SORT: 추천 분류의 장점

A 일관된, 양질의 환자 지향적 근거

B 일관되지 않거나 제한된 질적 수준의 환자 지향적 근거

C 동의, 질병 중심의 근거, 일반적인 관행, 전문가의 의견 또는 사례 시리즈

1. 척수손상의 미국 척추손상연합(American Spinal Injury Association, ASIA) 분류 가이드라인에서의 운동 및 감각 점수와 환자의 기능적 능력 간의 높은 동시 타당도를 나타낸다. **A 등급**
2. 욕창 형성의 위험을 감소시키기 위해, 급성기와 재활환경에 있는 척수손상 환자는 누운 자세에서는 2시간마다 자세를 변경하여야 하고 앉은 자세에서는 15분마다 압력 경감을 수행해야 한다. **C 등급**

종합 질문

14.1 물리치료사는 급성기 단계의 35세 남자 척수손상 환자를 평가했다. 치료사는 ASIA 검사를 완료하기 위해 간호사와 협업했다. 이 환자에 대한 신경학적 수준을 포함하는 ASIA 분류는 무엇인가?

운동			감각				
				가벼운 터치		날카로운 자극	
	R	L		R	L	R	L
			C2–C4	2	2	2	2
C5 Elbow Flexors	5	5	C5	2	2	2	2
C6 Wrist Extensors	5	5	C6	2	2	2	2
C7 Triceps	5	5	C7	2	2	2	2
C8 Long Finger Flexors	3	3	C8	2	2	2	2
T1 Finger abductors	0	0	T1	2	1	1	1
L2–S1(lower extremities)	0	0	T2–S5	0	0	0	0

운동			감각				
				가벼운 터치		날카로운 자극	
	R	L		R	L	R	L
능동적으로 항문 수축이 가능한가?	No		항문 감각은 있는가?			Yes	

A. AIS B; 단일 신경학적 수준 C8; 부분 보존 T1의 영역

B. AIS B; 단일 신경학적 수준 C7

C. AIS A; 단일 신경학적 수준 C6; 부분 보존 T1의 영역

D. AIS B; 단일 신경학적 수준 C8

14.2 물리치료사는 집중치료실에서 체간 혹은 양측 하지에서 운동 또는 감각 기능이 없는 척수손상 환자를 평가하고 있다. 환자는 침상에서 휠체어로 이동하는 훈련을 시행할 때 현기증, 메스꺼움 및 시력상실을 보고한다. 이 증상과 징후의 가장 큰 원인이 되는 것은 무엇이며, 물리치료사는 즉각적으로 무엇을 해야 하는가?

A. 자율신경반사장애: 다리를 받혀 준 상태로 자세를 똑바로 앉힌다.

B. 자율신경반사장애: 다리를 올린 상태로 환자를 눕게 한다.

C. 기립성 저혈압: 다리를 받혀 준 상태로 자세를 똑바로 앉힌다.

D. 기립성 저혈압: 다리를 올린 상태로 환자를 눕게 한다.

14.3 물리치료사는 C7 신경학적 수준에 완전 척수손상을 입은 환자를 평가하고 있다. 물리치료사는 그녀가 휠체어에 기대어 있는 동안 그녀의 가정환경에 대해 묻고 있다. 환자의 얼굴이 붉게 변하고 땀이 나기 시작한다. 그녀는 심한 두통을 호소하기 시작한다. 무엇이 두통과 땀을 흘리는 가장 큰 원인이고, 물리치료사가 즉각적으로 할 수 있는 조치는 무엇인가?

A. 자율신경반사장애: 다리를 받혀 준 상태로 자세를 똑바로 앉힌다.

B. 자율신경반사장애: 다리를 올린 상태로 환자를 더 기대게 한다.

C. 기립성 저혈압: 다리를 받혀 준 상태로 자세를 똑바로 앉힌다.

D. 기립성 저혈압: 다리를 올린 상태로 환자를 눕게 한다.

14.4 집중치료실에서 물리치료사는 척수손상 환자를 평가해왔다. 치료사는 하지보다 상지에서 근력과 감각 기능의 더 큰 결손이 있음을 알았다. 이러한 환자의 나타냄이 설명하는 불완전 척수손상과 가장 연관이 깊은 임상증후군은 무엇인가?

A. Brown-Séquard 증후군

B. 중심척수증후군

C. 전방척수증후군

D. 후방척수증후군

정답

14.1 **D.** 단일 신경학적 수준은 C8이며, 이것은 가벼운 접촉과 날카로움/둔함에 의한 검사로서 운동과 감각 기능이 모두 온전한 가장 마지막 수준이기 때문이다. C8에서 운동 기능은 양측으로 3/5까지 있다고 보고되었는데, 이 운동 수준 이상의 모든 주요 근육은 신경학적으로 온전한 것으로 여겨지기 때문이다. AIS B 분류는 이것이 완전한 감각손상임을 나타낸다; 감각은 있으나 심부항문 압력 및 수의적 항문 수축에 의한 검사로서 가장 낮은 천추분절에서 운동 기능이 없다. 부분 보존 구역은 완전한 손상과 함께 사용하도록 마련된 용어이다. 그러므로 이 환자의 경우 부분 보존 구역이 없다(A, C).

14.2 **D.** 기립성 저혈압의 흔한 증상은 어지러움, 메스꺼움, 이명, 시야감소 및 실신이다. 기립성 저혈압은 척수손상 이후 초기에 매우 흔하기 때문에 이러한 증상을 인지할 수 있는 것은 중요하다. 적절한 대응은 혈압을 상승시키기 위해 환자를 바닥에 눕히는 것(또는 그녀가 휠체어에 앉아있다면 다리를 올린 상태로 기대게 하거나)이다.

14.3 **A.** 자율신경반사장애는 T6와 더 높은 수준의 척수손상 환자에서 흔하다. 이것은 생명을 위협하는 상태이며 즉시 대응할 수 있도록 건강관리 전문가가 인지하여야 한다. 환자의 상승된 혈압은 심장마비나 뇌졸중의 심각한 위험에 기여하는 것이다; 그러므로 혈압을 낮추기 위해 환자가 바로 앉도록 권고되어야 한다.

14.4 **B.** 중심척수증후군(central cord syndrome)은 척수의 말초 측면의 보존과 함께 경수의 중심 측면에 손상으로 야기된다. 척수의 몸 형태 배열(somatotopic organization)로 인해, 중심척수증후군이 있는 환자는 하지와 척추보다 상지기능에서 더 큰 손실을 나타낸다.

척수손상 – 입원 재활

Spinal Cord Injury–Inpatient Rehabilitation Facility

Heather David

CASE 15

24세 여성이 자동차사고로 C7의 신경학적 수준에서 완전 척수손상(AIS A)을 당했다. 환자는 사고 2주 후 의학적으로 안정적이라고 판단되어 입원 재활시설로 옮겨졌다. 그녀는 현저 침상에서의 이동방법, 이동, 대소변 관리(bowl and bladder management), 휠체어 이동 및 욕창 예방에 대한 총체적인 도움이 필요하다. 그녀와 그녀의 남편은 앞으로의 예후와 필요로 할 보조 정도에 대해서 궁금해 했고, 필요한 보조장비와 어떻게 집구조를 변경할지에 대한 고민들이 있었다. 그녀는 물리치료를 통해 오랫동안 앉아 있는 훈련, 침상에서의 이동훈련, 휠체어 조작하는 법을 배우고 있다.

- ▶ 물리치료를 방해하는 발생 가능한 문제점은 무엇인가?
- ▶ 환자의 기능적 제한과 장점을 확인한다.
- ▶ 재활에 대한 예후가 어떠할 것 같은가?

목표

1. 척수손상 환자의 기능적 이동성을 평가하기 위한 적절한 평가방법을 설명한다.
2. 입원 중 환자의 신경학적 수준에 맞는 적절한 기능적 목표와 구체적인 관리 계획을 설명한다.
3. 환자의 손상 수준에 맞는 적절한 보조장비에 대해서 설명한다.

물리치료 시 고려사항

근약화와 감각 기능의 상실, 감소된 기능적 이동성 및 척수손상으로 인한 복합적인 의학적 합병증을 가진 환자의 관리를 위한 입원 재활환경에서 물리치료하는 데 고려할 점:

- ▶ **일반적인 물리치료 계획/목표**: 침상 이동, 이동 및 휠체어 이동을 포함하는 기능적 이동성 개선; 앉은 자세에 대한 지구력과 균형 개선
- ▶ **물리치료검사 및 측정**: 관절가동범위(ROM)와 근력 평가; 기능적 이동성, 균형 및 참여 제한을 평가할 수 있는 신뢰도가 높은 평가도구
- ▶ **물리치료 시 주의사항**: 기립성 저혈압(orthostatic hypotension), 자율신경반사장애(autonomic dysreflexia), 심부정맥혈전증(deep vein thrombosis), 척추 불안정성, 피부손상
- ▶ **물리치료를 방해하는 요인**: 통증, 강직, 기립성 저혈압, 자율신경반사장애, 관절가동범위 제한, 장 및 방광 관리

건강 상태의 이해

척수손상에 대한 이해를 돕기 위해서 사례 14를 확인한다.

물리치료 환자/고객 관리

척수손상 환자는 급성기 병원, 입원 재활센터, 간호시설, 외래 환자 주간 프로그램, 외래 환자 치료실 및 환자 가정을 포함하는 광범위한 시설에서 치료를 받는다. 물리치료 관리는 척수손상 환자의 기능적 이동기술, 자가관리 활동 및 이차 합병증의 예방에 대해 가르치는 것을 포함한다. 일반적으로 환자는 외상성 척수손상 후 급성기 병원에서 1~2주 정도 치료를 받는다. 이 환자는 급성기 병원에서 2주를 보낸 후 입원 재활병원("급성 재활" 혹은 "입원 재활"이라고도 함)으로 옮겨졌다. 입원환자의 재활 프로그램은 환자와 간병인의 능동적인 참여를 장려하는 24시간 제공되는 의료 및 재활 서비스로 구성된다. 각 환자의 재활 프로그램은 예상되는 결과를 달성하고 적절한 환경으로 퇴원하도록 전문가들과 협력한다. 입원환자 재활 프로그램 강도는 환자의 의학적 상태에 따라 달라진다. 하지만, 입원 재활을 받기 위해서는 보통 하루 8~10시간의 치료를 견딜 수 있어야 한다. 급성기 재활에서 물리치료 관리는 척수손상의 수준과 완전성, 퇴원 계획, 기능적 이동의 향상, 보조장치 사용에 대한 환자 교육 및 휠체어 이동성 향상을 고려한 기능적 목표 설정에 초점이 맞추어져 있다.

검사, 평가 및 진단

물리치료검사는 물리치료 진단을 이끌어내고 적절한 경우 건강관리 팀의 다른 구성원에게 의뢰하는 특정 선별검사(screening test)로 구성되어 있다. 물리치료사는 척수손상 환자의 기능적 이동성의 장애를 평가하기 위한 다양한 평가도구를 가지고 있다. 척수손상 환자의 물리치료 평가는 활력징후(vital sign), 호흡기능, 피부 온전함(skin integrity), 감각, 관절가동범위, 근력, 근긴장 및 기능적 이동기술(functional mobility skills)과 제한에 초점이 맞추어져 있다.

기능적 이동기술을 수행하는 데 요구되는 도움의 수준을 입증하기 위해 재활병원에서 흔하게 사용되는 도구는 기능적 독립성 측정(Functional Independence Measure, FIM®)이다. FIM®은 자가관리 활동, 장 및 방광 관리, 이동능력, 이동, 인지 및 의사소통과 관련된 환자의 기능적 능력을 등급화하기 위한 18개 항목으로 구성되어 있다. 결과는 운동 및 인지기능에 대해 별도로 설명한다. 인지적 항목에는 의사소통과 사회적 인지를 포함하고 운동 항목에는 자가관리 활동, 괄약근 조절 및 이동성을 포함한다. **표 15-1**은 완전 독립(7)에서 전체 보조(1)까지 FIM®에서 사용되는 점수 산정기준을 보여준다. FIM®검사는 일반적으로 입·퇴원 시에 시행한다.

FIM에서 운동검사는 척수손상 환자에서 이동성 변화를 알아내는 데 유효하다고 한다. 하지만, 인지검사는 척수손상 환자 인지에서 미묘한 변화를 알아내는 데 유효하다는 것을 밝히지는 못했다.

FIM은 다양한 환자집단의 재활환경에서 광범위하게 사용된다. 하지만, 척수손상 환자가 사용하기 위해 특별히 디자인된 평가방법은 아니다. 척수손상 독립성 측정(Spinal Cord Injury Independence Measure, SCIM)은 척수손상 환자가 사용하기 위해 특별하게 디자인된 기능평가도구이다. SCIM의 세

표 15-1 • FIM® 보조도구 수준

FIM® Rating levels	
보조자 미 필요 (No Helper)	7 완전 독립(안전성) 6 한정된 독립(기구)
보조자-한정된 의존 (Helper-Modified Dependence)	5 감독(대상자=100%) 4 최소한의 보조(대상자=75% 또는 이상) 3 중등도의 보조(대상자=50% 또는 이상)
보조자-완전 의존 (Helper-Complete Dependence)	2 최대한의 보조(대상자=25% 또는 이상) 1 전체 보조 혹은 검사 불가(대상자가 25% 이하)

번째 버전(SCIM Ⅲ)은 신뢰도와 타당도가 입증되었으며 척수손상 환자의 변화를 입증하는 데 FIM보다 더 민감하다. SCIM Ⅲ는 세 가지 부척도(subscale)로 구성된다: (1) 자가관리(self-care), 6가지 과제로 구성(0~20점), (2) 호흡과 괄약근 관리, 4가지 과제로 구성(0~40점), (3) 이동성, 9가지 과제로 구성(0~40점). SCIM Ⅲ 총 점수는 0~100점 사이에 분포한다. 425명의 환자를 대상으로 한 다중 영역 연구에서 평가자 간 신뢰도는 모든 항목이 통계학적으로 유의함을 입증한 SCIM Ⅲ에서 모든 항목에 대해 0.63~0.82(Kappa coefficient) 사이에 분포했다. SCIM Ⅲ와 FIM 간의 유효성은 또한 통계학적으로 유효하다(Pearson correlation coefficient 0.79). SCIM Ⅲ는 FIM보다 호흡, 괄약근 관리와 실내 및 실외 이동성 부척도 영역에서 더 나은 민감도를 나타냈다. 방과 화장실에서의 자가관리 및 이동성 부척도에서는 SCIM Ⅲ와 FIM 간에 통계학적으로 유의미한 차이가 없었다.

기능적 이동성 평가(functional mobility assessments)는 치료사가 목표를 설정하고 환자의 필요와 능력에 맞는 구체적인 계획을 세우는 데 도움이 된다. 또한 다양한 신경학적 수준의 척수손상 환자의 예상되는 기능적 잠재력에 관한 지식은 치료사가 목표를 세우는 데 도움이 된다. 환자의 가정환경이 어떤지에 대한 평가는 기능적 이동훈련, 장비 적응을 위한 재활 초기에 중요하다.

치료 계획과 중재

척수의학협회(Consortium for Spinal Cord Medicine)에서 제정한 지침은 손상 수준에 기초하여 기능적 목표를 설정하는 데 도움이 될 수 있다. 척수의학협회는 전문가위원회 회의, 문헌 검토, 통계학적 메타분석 조사 등 12단계 과정을 거쳐서 지침을 개발했다. 위원회는 이 과정을 통해 완전 척수손상 수준에 기초한 기능적 기대치를 발전시키기 위한 통합 데이터 시스템(Uniform Data

Systems)과 국립척수손상통계센터(National Spinal Cord Injury Statistical Center)로부터 데이터를 취합했다. 이러한 데이터는 의사가 기능적 이동의 독립, 장비 적응에 대한 필요 및 개인적인 요구에 대한 이해를 가지기 위한 지침으로 제작되었다. 각 환자는 특정 손상 수준에 대해 명시된 잠재적 목표에 도달하는 것을 방해하는 목표나 부채를 초과할 수 있는 자산을 가지고 있다는 것을 이해하는 것이 중요하다. 척수손상 환자를 위한 목표 설정은 환자의 손상 수준, 동반된 질환, 이차 합병증, 인지적 능력, 체력 수준, 나이, 체형, 심리학적 요인, 사회적 지원, 재정적 지원 및 문화적 요인에 기초하여 장기 목표를 설정하여야 한다. 단기 목표는 장기 목표를 성취하기 위해 측정 가능하고 기능적이며 점진적으로 설정되어야 한다. **표 15-2**는 척수 수준별 지배 근육과 척수 손상 수준에 따른 가능한 기능적 움직임에 대한 설명이다.

표 15-3은 C7 신경학적 손상 수준의 예상되는 기능적 결과에 대한 설명이다. 이 내용은 척수손상 환자들의 가능한 독립적 수준에 대한 지침을 제공한다. **표 15-3**에 명시된 보조 정도는 FIM에서 명시된 부분과 일치한다.

표 15-3에 근거하여 이 환자는 이동보드(transfer board)를 사용하거나 사용하지 않고 편평하지 않은 표면을 이동할 수 있는 가능성을 가진다. 이동훈련을 시작하기 위해 환자는 편평한 표면이나 더 낮은 표면으로 이동할 수 있도록 환경을 조성한다. 과제의 어려움을 감소시키기 위한 이동보드로 수행될 수 있다. 이 과제를 수행하기 전에 그녀는 앉기 균형능력을 향상시킬 필요가 있다. 그녀가 똑바로 잘 앉을 수 있어야 그다음 다른 사람의 도움을 받아 이동하는 법을 배울 수 있다.

척수손상 환자에게 이동하는 것을 가르치는데 가장 중요한 측면은 머리/엉덩이 관계를 이용하는 것이다. 환자는 이동을 위해 엉덩이를 어디에 두던지 머리가 항상 반대 방향으로 가야만 한다는 것을 명심해야 한다. 이동훈련의 초기 단계에서 물리치료사는 이동을 위해 손 놓을 곳을 안내하고, 환자가 건고정 잡기(tenodesis grasp)를 유지하기 위해 손가락 굴곡 자세를 취하는 것을 확인

표 15-2 • 신경학적 수준에 근거한 척수손상 환자에 대한 사용 가능한 근육 신경분포

원위신경근 신경분포	주요 근육 신경분포	가능한 움직임
C1–C3	안면근(facial muscles), 흉쇄유돌근(sternocleidomastoid), 경추극근(cervical paraspinals), 목 보조근(neck accessories)	말하기(talking), 씹기(chewing), 마시기(sipping), 바람불기(bolwing), 경추 굴곡, 신전, 회전(cervical flexion, extension, rotation)
C4	횡격막(diaphragm), 상부승모근(upper trapezius), 경추 극근(cervical paraspinals)	흡기(inspiration), 견갑골 들어올리기(scapular elevation), 경추 굴곡, 신전, 회전(cervical flexion, extension, rotation)
C5	삼각근(deltoids), 이두근(biceps), 상완신근(brachialis), 상완요골근(brachioradialis), 능형근(rhomboids)	어깨: 굴곡(flexoion), 외전(abduction)(90°까지), 신전(extension), 외회전(exteranl rotation) 팔꿈치: 굴곡(flexion), 회외(supination)
C6	장요측수근신근(extensor carpi radialis longus), 전거근(serratus anterior), 대흉근의 쇄골부위(clavicular portion of pectoralis major), 견갑하근(infraspinatus), 광배근(latissimus dorsi), 소원근(teres minor), 회내근(pronator teres)	견갑골: 외전(abduction), 상방회전(upward rotation) 어깨: 굴곡(flexion), 신전(extension), 내회전(internal roation), 내전(adduction) 팔꿈치: 전완 회내(pronation) 손목: 신전(extension), 근고정잡기(tenodesis grip)

표 15-2 • 신경학적 수준에 근거한 척수손상 환자에 대한 사용 가능한 근육 신경분포(계속)

원위신경근 신경분포	주요 근육 신경분포	가능한 움직임
C7	삼두근(triceps), 장 · 단무지신근(extensor pollicis longus and brevis), 손가락 신전 외재근(extrinsic finger extensors), 요측수근굴근(flexor carpi radialis)	어깨: 앞과 같음 팔꿈치: 팔꿈치 신전(extension) 손목: 굴곡(flexion) 손가락: 신전(extension)
C8	손가락 굴곡 내재근(extrinsic finger flexors), 척수근굴근(flexor carpi ulnaris), 장 · 단무지굴근(flexor pollicis longus and brevis)	상지 전체 움직임
T1	손가락 굴곡 내재근(intrinsic finger flexors)	상지 전체 움직임
T2–T9	상지 전체 신경분포	상지 전체 움직임
T10–L1	늑간근(intercostals), 외복사근(external obliques), 복직근(rectus abdominis)	체간 안정성
L2–SS	손상되지 않은 체간 근육조직; 수준에 따라 고관절 굴근, 신근, 외전근, 내전근(hip flexors, extensors, abductors, adductors); 무릎 굴곡근, 신전근(knee flexors, extensors); 발목 배측굴곡근, 저측굴곡근(ankle dorsiflexors, plantar flexors) 가능	체간 안정성; 하지기능이 약간 가능함

표 15-3 • C7 신경학적 수준의 척수손상 환자에 대한 예상되는 기능적 결과

원위 신경근 신경분포 및 주요 근육	가능한 움직임	예상되는 기능적 결과	장비 및 보조 요구
C7 삼두근(triceps), 장 · 단무지신근(extensor pollicis longus, brevis), 손가락 외재 신근, 요측수근굴근(flexor carpi radialis)	**어깨:** • 전체 어깨 움직임 가능 **팔꿈치:** • 굴곡 및 신전(flexion and extension) **전완**(forearm): • 회내 및 회외(pronation and supination) **손목:** • 신전 및 굴곡(extension and flexion)	**호흡:** 감소된 활력용량(vital capacity), 분비물 제거에 도움이 필요할 수 있음 **전체 보조에 대해 한정된 독립:** • 장 관리 • 방광 관리 • 목욕 • 하의 입기 • 가사 활동 • 교통 이동 • 서기(장비 사용) **중등도 보조에 대해 한정된 독립:** • 침상 이동 구르기: 한정된 독립 누운 자세에서 앉기: 한정된 독립 하지 관리: 중등도 보조에 대해 한정된 독립 • 이동(평편하고 평편하지 않은 표면; 이동보드의 유무) **최소한 보조에 대해 한정된 독립:** • 먹기 • 몸단장 • 피부검사 • 압력 경감 • 평편하고 경사진 표면에서 수동 휠체어 추진 • 윗옷 입기 불가능 • 기능적으로 보행 불가능	**적응된 장비:** • 근고정 스프린트(tenodesisi splints) • 변기 겸용 의자(commode chair) • 개조된 바퀴손잡이가 있는 경량의 단단한 또는 접이식 프레임 • 압력 경감용 휠체어 쿠션 • 병원식 완전 전동침대 • 이동보드(transfer board)를 사용하거나 사용하지 않음 • 기립대(standing frame) • 손으로 조작하는 개조된 탈 것(vehicle) • 2~4시간 간병 관리

한다(**그림 15-1**). 환자 손의 정확한 위치는 이동되는 표면에 따라 달라진다. 목표는 한 지점에서 다른 지점으로 엉덩이를 움직이기 위해 가속도와 머리/엉덩이와의 관계를 이해하는 것이고 엉덩이를 이동하는 동안 환자 자신의 손에 체중을 실을 수 있는 능력을 키우는 것이다. 이 환자는 삼두근(triceps)과 견갑골 하강근(scapular depressors)에 신경분포를 가지고 있으며, 이동 중에 엉덩이 올리는 것을 돕는다. 물리치료사는 환자가 이동을 배우는 동안 환자 앞에 서는 것이 좋고 치료사는 환자가 엉덩이 이동에 필요한 가속도 획득을 위해 머리의 큰 움직임을 주도록 교육한다. 환자는 이동보드(transfer board) 없이 한 번의 움직임으로 기동할 수 있는 훈련을 하기 전에 이동보드 두 개 또는 그 이상의 작은 스쿠트(scoot)를 사용하여 이동훈련을 한다. 환자는 재활을 계속 진행함에 따라 물리적 보조 없이 여러 바닥 환경에서 다양한 방법으로 이동하는 방법을 배울 수 있고 바닥에서 휠체어로 이동하는 방법 또한 배울 수 있다.

휠체어를 처방하기 위해서는 환자가 수동 휠체어나 전동 휠체어를 안전하게 운전할 수 있는지를 평가해야 한다. 이 사례에서 환자는 C7 신경학적 수준

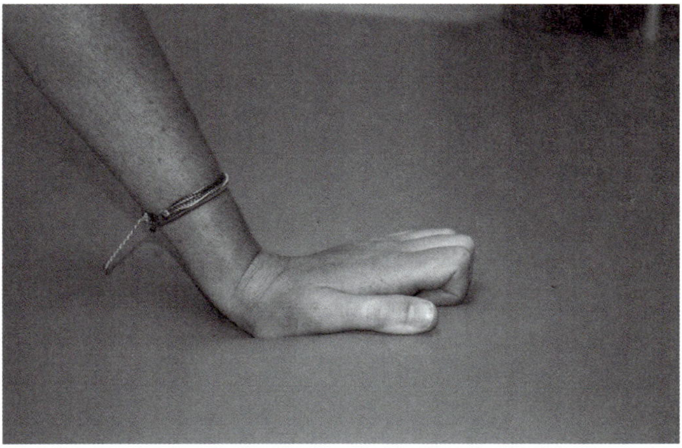

그림 15-1 지지면 위에 환자의 손 지지가 요구되는 이동훈련 동안에 환자의 손가락들은 중지굴근(긴손가락 굽힘근, long finger flexor)의 과신장을 막기 위해 굴곡(flexion) 상태가 되어야 한다.

에서 완전 척수손상이 있으므로 평지나 경사로에서 휠체어를 수동으로 추진할 수 있을 것으로 예상된다(**표 15-3**). 그녀는 젊고, 건강하며 활동적이다. C7 수준에서 환자는 삼두근의 사용은 가능하지만 손가락 굴곡근(finger flexors)의 사용은 어렵다. 일단 환자가 똑바른 자세를 유지할 수 있으면 평지에서 수동 휠체어 사용하는 것을 배울 수 있다. 손가락 굴곡근 사용이 어려워 잡기 기능이 떨어지고 따라서 휠체어 바퀴의 손잡이를 잡는 능력이 없으므로 이동 시에 바퀴 손잡이를 누르면서 전방으로 미는 훈련을 해야 한다. 훈련 초기에는 장갑을 사용하면 마찰력을 증가시켜 바퀴 손잡이를 미는 데 도움이 된다. 손 전체의 운동, 감각 기능이 없는 환자의 이동 효율성을 증가시키기 위하여 휠체어 바퀴 손잡이를 다양한 형태로 변경하는 것도 가능하다. 물리치료사는 휠체어 보행이 처음인 환자를 보조하고, 환자가 휠체어 조작능력이 좋아지면 보조를 점점 줄여야 한다. 환자는 경사로 및 보조 턱을 넘는 방법, 휠체어에서 안전하게 내리는 방법 등을 배울 것이다.

초경량 휠체어(ultra-light weight wheelchair)는 무게가 상대적으로 가벼워 척수손상 환자에게 최상의 선택이 될 것이다. 단단한 프레임(rigid frame) 휠체어와 접이식 프레임(folding frame) 휠체어는 각각 장·단점을 가지고 있다. 단단한 프레임 휠체어는 안정적이지만 접히지 않아서 차에 싣기가 어렵다. 하지만 바퀴는 탈부착이 가능하다. 접이식 프레임 휠체어는 쉽게 접히지만, 효율성과 안정성 측면에서 단단한 프레임 휠체어보다 좋지 않다. 환자가 휠체어를 맞출 때는 좌석 깊이, 바닥에서 좌석까지 높이, 등받이 높이, 좌석 너비, 팔걸이, 발판 또는 다리 받침대의 유형 및 쿠션과 등지지대 선택 등 많은 고려사항이 있다. 척수손상 환자들에게는 주문 제작형 휠체어(customized seating system)가 요구되고 이때 물리치료사, 재활공학 전문가의 경험과 지식, 척수손상 환자들의 개별적인 요구가 함께 반영되어 제작되어야 한다.

척수손상 환자의 치료적 목표 설정뿐만 아니라 퇴원 후 가정에서의 환경 적응을 돕기 위한 집 안 구조 개조 권고와 같은 퇴원 후 계획 또한 중요하다. 연석(curb), 계단, 좁은 출입구, 작은 욕실, 주방 조리대와 가전제품의 높이와 같은 장애물들의 개조가 퇴원 후 생활을 위해 필요하다. 이는 환자의 가정 내에서 최대한의 독립적인 생활을 돕기 위해 재활 초기에 수행되어야 한다.

앉기 균형, 스트레칭, 침대 이동성, 휠체어 이동성 및 이동훈련은 입원 기간 동안 진행되어야 한다. 외래 물리치료 중재에 대해서는 사례 16에서 논의된다.

근거 중심 임상적 추천

SORT: 추천 분류의 장점

A 일관된, 양질의 환자 지향적 근거

B 일관되지 않거나 제한된 질적 수준의 환자 지향적 근거

C 동의, 질병 중심의 근거, 일반적인 관행, 전문가의 의견 또는 사례 시리즈

1. 기능적 독립성 측정(Functional Independence Measure, FIM)에서 운동 항목은 척수손상 환자의 이동성 변화를 감지하는 데 유효하다. **B 등급**
2. 척수손상 독립성 측정(Spinal Cord Injury Independence Measure, SCIM III)은 척수손상 환자의 기능적 이동성 평가도구로서 신뢰도와 타당도가 높다. **B 등급**
3. 척수의학협회로부터의 지침은 척수손상 환자들의 목표 설정과 기능적 결과 예상에 도움이 된다. **B 등급**

종합 질문

15.1 앞의 사례에서 침대에서 휠체어로 이동하기 위한 환자의 적절한 장기 목표는 무엇인가?

A. 이동보드를 사용하거나 사용하지 않고 독립적으로 평평하지 않은 바닥으로 이동하는 것

B. 최소한의 보조로 이동보드를 사용하여 평평하지 않은 바닥으로 이동하는 것

C. 독립적으로 이동보드를 사용하거나 사용하지 않고 평평한 바닥으로 이동하는 것

D. 중등도 보조로 이동보드를 사용하여 평평한 바닥으로 이동하는 것

15.2 앞의 사례에서 등장하는 환자에 대한 침상 이동을 위한 적절한 장기 목표는 무엇인가?

A. 최소한의 보조로 양측 방향으로 구르기

B. 독립적으로 누운 자세에서 앉은 자세로의 전환하기

C. 최소한의 보조로 하지 관리하기

D. 중등도 보조로 누운 자세에서 앉은 자세로의 전환하기

정답

15.1 **A.** 앞의 사례에서 환자는 C7 수준의 완전 척수손상을 당한 상황이다. 이는 환자가 삼두근의 기능적 사용이 가능하고, 기능적 이동에서 독립적인 활동의 가능성을 가진다. 환자는 젊고, 활동적이고 재활에 대한 강한 의지를 가지고 있다. 평지나 고르지 않은 바닥에서 이동에 대한 독립적 이동이 장기 목표로서 가장 적절하다.

15.2 **B.** 완전 척수손상 환자가 누운 자세에서 앉은 자세로의 자세 전환이 가능한 신경학적 수준은 C6이다. 앞의 사례에서 환자(C7)는 삼두근까지 사용이 가능하고, 이는 환자의 기능적 이동 가능성이 높다는 것을 의미한다.

척수손상 – 외래 재활

Spinal Cord Injury–Outpatient Rehabilitation

Heather David

CASE 16

24세 여성이 자동차 사고로 인하여 C7의 신경학적 수준에서 완전 척수손상(AIS A)을 입었다. 이 여성의 직업은 초등학교 교사이며 남편과 함께 단독주택에 살고 있다. 사고가 나기 전에는 농구, 서핑, 반려견과 시간을 보내는 것을 즐겼으며, 자녀는 없었으나 몇 년 안에 자녀를 가질 계획을 갖고 있었다. 이 환자는 최근에 병원에서 퇴원하였다(사례 15). 6주간의 입원재활 기간 동안 5시간 이상 똑바로 앉아 있을 수 있었으며, 더 이상 복대(abdominal binder)나 기립성 저혈압(orthostatic hypotension)을 예방하기 위한 하지압박장치를 필요로 하지 않았다. 환자는 휠체어 이동훈련과 앉기 균형 및 이동훈련을 시작했다. 환자는 현재 외래로 물리치료를 받고 있으며, 물리치료사는 이후 6개월 동안 적절한 목표들을 달성할 수 있도록 재활을 진행해야 한다.

▶ 물리치료를 제한하는 예상 가능한 합병증은 무엇인가?

▶ 환자의 기능적 제한점과 장점을 확인한다.

▶ 재활에 대한 예후가 어떠한가?

목표

1. 재활을 위한 보상적(compensatory) 접근법과 회복적(restorative) 접근법 사이의 차이를 설명한다.
2. C7 신경학적 수준에서 완전 척수손상 환자에 대한 적절한 장기적 목표(6개월)를 열거한다.
3. 외래 척수손상 환자에 대한 적절한 물리치료 중재들을 설명한다.
4. 척수손상 환자의 관절가동범위 운동과 선택적 스트레칭에 대한 필요성을 확인한다.
5. 척수손상 환자의 상지 과사용손상과 통증을 예방하는 방법을 설명한다.

물리치료 시 고려사항

척수손상으로 인한 근력 상실, 감각 상실, 기능적 이동성(functional mobility) 감소 및 여러 의학적 합병증을 가진 환자 관리 시 고려할 점:

- **일반적인 물리치료 계획/목표**: 침상 이동, 앉은 자세의 균형, 이동 및 휠체어 추진을 포함하는 기능적 움직임 개선
- **물리치료검사와 측정**: 관절가동범위와 근력 평가; 기능적 이동성, 균형, 보행 및 참여 제한을 평가하기 위한 신뢰할 수 있고 유효한 도구
- **물리치료 시 주의사항**: 기립성 저혈압(orthostatic hypotension), 자율신경반사장애(autonomic dysreflexia), 심부정맥혈전증(deep vein thrombosis), 척추 불안정, 피부손상
- **물리치료를 방해하는 요인**: 통증, 강직, 기립성 저혈압, 자율신경반사장애, 척추고정(spinal precaution), 관절가동범위 제한, 대소변 관리(bowel and bladder management)

건강 상태의 이해

척수손상 이해를 위해 사례 15를 보시오.

물리치료 환자/고객 관리

척수손상 환자는 급성기 병원, 재활병원, 간호시설, 외래 환자 치료실 및 가정을 포함하는 여러 장소에서 치료를 받는다. 척수손상 환자를 위한 물리치료에는 기능적 이동기술(functional mobility skill), 자가관리 활동 및 이차 합병증 예방에 대한 교육이 포함된다. 물리치료사는 종종 주치의, 신경과 전문의, 간호사, 작업치료사, 언어치료사, 정신건강 전문가, 재활공학 전문가 및 기타 보건 관련 전문가를 포함한 의료 팀의 일원으로 일한다. 또한 척수손상 환자는 성생활, 성기능 및 출산능력과 관련하여 많은 질문이 있을 것이다. 이 환자는 앞으로 자녀를 가질 의사를 표현했으며, 척수손상 환자들은 성생활과 출산능력에 관한 교육을 필요로 할 것이다.

척수의학협회(Consortium for Spinal Cord Medicine)는 12단계 과정(전문 위원회 선정, 문헌 검토, 증거자료 표 작성, 증거자료 질적 수준 등급화 및 순위화, 통계학적 메타분석 조사 등)에 기초하여 척수손상 환자와 관련된 다양한 지침을 개발하였으며, 성생활 및 생식 건강과 관련된 임상지침서를 발간했다. 이 지침서는 성생활 및 출산능력 교육에 관련된 환자의 질문과 적절한 전문가 의뢰를 위한 기초자료로 사용될 수 있을 것이다.

손상 이전에는 매우 활동적이었고 농구, 서핑 그리고 반려견과 시간 보내는 것을 즐겼다. 가능하다면, 물리치료사는 레크리에이션 치료사를 환자 치료에 포함시킬 수 있으며, 이는 환자의 관심사를 기반으로 한 레크리에이션 기회를 제공하기 위해서이다. 두 치료사 모두 환자가 참여할 수 있는 스포츠와 레저 활동 기회를 제공하는 지역사회 자원과 프로그램을 찾도록 도움을 줄 수 있다.

검사, 평가 및 진단

물리치료검사는 구체적인 선별검사와 시험 절차로 구성되며, 이를 통해 물리치료 진단을 할 수 있고 필요시 건강관리 팀의 다른 구성원에게 환자를 의뢰할 수 있다. 물리치료사는 척수손상 환자의 장애와 기능적 이동성(functional mobility)의 손실을 평가하는 다양한 평가도구를 가지고 있다. 척수손상 환자의 물리치료 평가는 활력징후, 호흡기능, 피부 상태, 감각, 관절가동범위, 근력, 근긴장도 및 기능적 이동성 제한을 검사하는 데 초점을 맞춰야 한다. 이 환자의 상세한 물리치료 평가는 사례 14, 15에 나와 있다.

치료 계획과 중재

척수손상 환자 관리를 위한 재활 접근법에는 일반적으로 정상적인 신경근 지배가 상실된 상태에서 원하는 과제를 환자가 수행할 수 있도록 대체 전략(substitution strategy) 또는 보조장치를 사용한 보상 전략(compensatory strategy)을 가르치는 것을 포함한다. 회복 전략(restorative strategy)은 일반적으로 운동 기능이 잔존하는 척수손상 환자의 재활에 사용되며, 이는 재활의 목표가 최소한의 보상작용으로 정상적 움직임을 회복하는 것이기 때문이다. 치료사들은 흔히 보상적 접근과 회복적 접근법을 같이 사용한다. 각 전략이 사용되는 정도는 척수손상의 수준과 완전 손상 유무 그리고 개인의 고유한 특성에 따라 달라진다. 일반적으로 척수손상 후 잔존하는 운동 기능이 더 클수록 더 큰 기능적 이동 독립성을 가질 것이다. 완전 척수손상(AIS A) 환자는 운동 기능이 잔존하는 척수손상(AIS C 또는 D) 환자보다 더 보상 전략(보조장치 사용을 포함)과 대체 전략에 의존할 것이다. 목표 설정은 물리치료 계획을 세울 때 중요하다. C7의 신경학적 수준에서 완전 척수손상 환자에 대한 적절한 기능적 목표는 (1)상의를 입기 위해 5분 동안 상지의 지지 없이 균형을 잃지 않고 침대 가장자리에 앉아 있는 것, (2)평평한 곳과 평평하지 않은 높이에서 독립적으로 침상에서 휠체어로, 휠체어에서 침상으로 이동하는 것, (3)하의를 입기 위해 독립적으로 바로 누운 자세에서 다리를 펴고 앉은 자세(long sitting)로 이동, (4)이동을 준비하기 위해 침대 가장자리에서 독립적으로 바로 누운 자세에서 앉은 자세로 이동, (5)장거리 이동을 위해 독립적으로 평평한 표면 위를 초경량 휠체어로 457m 이동하는 것, (6)독립적으로 오르막 및 내리막길을 초경량 휠체어로 이동하는 것과 10cm 턱을 오르내리는 것을 포함한다.

환자의 손상 수준과 완전 손상 유무는 물리치료 중재의 선택과 치료 목표를 결정한다. 2007년 미국 전역의 6개 재활센터에 입원 중인 600명의 척수손상 환자에 대한 연구에 따르면, 손상 수준이 높은 사지마비(C1–C4, AIS A, B 또는 C) 환자의 물리치료 시 가장 많이 시행되는 치료는 관절가동범위운동, 스트레칭, 근력강화 그리고 이동훈련 순으로 나타났다. 손상 수준이 낮은 사지마비(C5–C8, AIS A, B 또는 C) 환자의 경우 가장 많이 시행되는 세 가지 치료는 관절가동범위운동, 스트레칭, 이동훈련 그리고 근력강화 순으로 나타났다. 하지마비(AIS A, B 또는 C) 환자의 가장 일반적인 치료는 이동훈련, 관절가동범위운동, 스트레칭 그리고 근력강화였다. AIS D 수준의 운동 불완전 손상 환자(미국 척추손상협회 분류 검토를 위해서는 사례 14 참조)의 경우 가장 일반적인 치료는 보행훈련, 근력강화 그리고 균형훈련이었다. 모든 손상 범주에서 가장 일반적인 치료 활동은 근력강화였다.

관절가동범위운동, 피부보호, 자세 및 선택적 스트레칭과 연관된 재활 중재는 급성기 환자 관리부터 외래 환자 관리까지 계속된다. 물리치료사는 사지마비 환자가 기능적 이동을 위해 다양한 보상 전략을 사용할 때 필요한 특정 관절가동범위를 알고 있어야 한다. **표 16–1**은 완전 사지마비 환자에 대한 관절가동범위 필요성을 나타낸다.

물리치료사는 환자가 기능적 활동을 수행하는 데 보상 움직임 전략을 준비

표 16-1 • 운동 완전 사지마비 환자를 위한 관절가동범위 요구도

	관절가동범위 목표	기능
목(neck)	정상	매트/침상 이동, 앉은 자세에서 균형, 이동, 상의 입기
허리(low back)	약간의 긴장	매트/침상 이동, 앉은 자세에서 균형, 이동
어깨(shoulder)	모든 움직임에서 정상; 정상 어깨 신전보다 더 큼	매트/침상 이동, 이동, 상의 입기, 휠체어 이동, 바닥에서 휠체어로 이동
	상완삼두근 신경지배 상실 시, 정상보다 더 큰 어깨의 신전과 외회전 그리고 팔꿉관절 신전의 결합된 움직임이 필요	*매트/침상 이동, 앉은 자세에서 균형*
팔꿈치와 아래팔 (elbow and forearm)	모든 움직임에서 정상, 완전 신전이 필수	매트/침상 이동, 이동, 휠체어 이동, 바닥에서 휠체어로 이동
	상완삼두근 신경지배 상실 시, 완전 아래팔 뒤침과 동반된 완전 팔꿈치 신전이 필요	*능동적 상완삼두근 상실 시, 신전을 위해 팔꿈치 잠김(lock)*
손목(wrist)	정상적 굴곡과 신전	능동적 손가락 굴곡근 상실 시, 일상생활동작 수행을 위해 건고정 잡기가 필요
	상완삼두근 신경지배 상실 시, 정상적 손목 신전보다 더 큰 정상이 필요	*능동적 상완삼두근 상실 시, 신전을 위한 팔꿈치 잠금(locking)*
손가락(fingers)	손가락 굴곡근 신경지배 상실 시: • 정상적 손허리손가락관절 및 손가락뼈사이관절 움직임 • 외재성 손가락 굴곡근 및 엄지 굴곡근에서 약간의 긴장	일상생활동작 수행을 위해 건고정 잡기
고관절 (엉덩관절, hip)	최소한 중립 신전 완전 굴곡 및 완전 외회전	매트/침상 이동, 하의 입기, 바닥에서 휠체어 이동
슬괵근(뒤넙다리근, hamstring)	110~120°의 수동적 뻗은 다리 올림(SLR)	다리펴고 앉기, 옷입기, 매트/침상 이동, 바닥에서 휠체어로 이동
발목(ankle)	최소한 중립 발등 굴곡	이동, 휠체어에서 앉아 있는 동안 피부손상 방지

하기 위해 특정 근육군의 스트레칭을 할 필요가 있다. 환자가 다리를 펴고 앉아 있는 동안 허리조직의 과신장을 예방하기 위하여 충분한 슬괵근(뒤넙다리근, hamsting)의 길이 확보[다리 펴고 들기(straight leg raise) 110°]가 필요하다. 스트레칭을 통해 슬괵근 길이가 충분히 확보될 때까지 허리의 과신장을 예방하기 위해 다리를 펴고 앉은 자세를 수정할 필요가 있다. 또한 손과 손목 근육군의 선택적 스트레칭도 필요하다. 이 여성 환자는 손상 수준(C7)으로 인해 긴 손가락 굴곡근(long finger flexor)에 신경지배가 이뤄지지 않고 있으며, 많은 일상생활활동을 수행하기 위해 건고정 잡기(tenodesis grasp)의 사용을 필요로 한다.

건고정 잡기는 손목 신전을 하는 동안 손가락 굴곡근에 수동적 긴장을 만들어 냄으로써 잡기를 가능하게 한다. 이것은 손가락의 굴곡근과 엄지와 시지를 사용하여 외측 잡기(lateral pinch)를 수행하도록 한다. 손가락 굴곡근의 긴장 유지는 C5~C7 사지마비 환자가 능동적 손목 신전을 이용하여 물건을 잡고 조작할 수 있도록 하는 데 중요하다. 만약 C5와 그 이상 수준에서 사지마비를 입은 환자가 능동적 손목 신전을 하지 못하더라도, 이러한 환자들이 손가락 굴곡근의 긴장을 계속 유지할 수 있도록 함으로써 손가락을 고리로 사용할 수 있게 하여야 한다. 이것은 척수손상 후 몇 달 또는 몇 년 내에 신경학적 손상 수준 아래쪽에서 수의적 운동 기능의 회복 가능성이 있기 때문이다. 동적 손 부목(dynamic hand splints)은 건고정 잡기를 촉진하기 위해 사용될 수 있고, 휴식 손 부목(resting hand splints)은 이러한 유형의 잡기를 효과적으로 사용하는데 필요한 근육의 단축을 일으키기 위해 이용될 수 있다. 물리치료사는 환자가 다른 기능적 이동 활동을 수행하고 있을 때, 이동훈련 중 지지면에 닿는 손의 긴 손가락 굴곡근의 과신장을 예방하기 위하여 손가락이 굴곡 상태로 유지되도록 반드시 강화시켜야 한다(**그림 16–1C**).

긴 손가락 굴곡근의 단축을 일으키기 위해 선택적 스트레칭을 만들어야 한다(**그림 16–1A**와 **B**).

선택적 스트레칭뿐만 아니라 선택적 근력강화도 사지마비 환자에게 적절하다. 재활의 첫 몇 주 동안에는 척추 불안정의 위험으로 인해 저항 운동이 금기시 될 수 있다. 일단 환자가 저항 운동을 수행할 수 있게 되면, 척추에 가해지는 회전력 및 비대칭 힘을 피하기 위해 양측성 상지 근력강화를 강조하여야 한다. 근력강화는 근육군의 근력에 따라 능동보조, 능동 또는 저항훈련으로 수행될 수 있다. 점진적 저항 운동(progressive resisted exercise)은 양측성으로 도수 저항을 이용하여 직선면에서, 고유수용성 신경근 촉진법(proprioceptive neuromuscular facilitation, PNF)을 이용하여 대각선 패턴에서 또는 커프 웨이트(cuff weight)를 사용하여 수행될 수 있다. C7 사지마비 환자에 대한 근력강화는 어깨뼈 안정근(scapular stabilizers), 내림근(depressors)

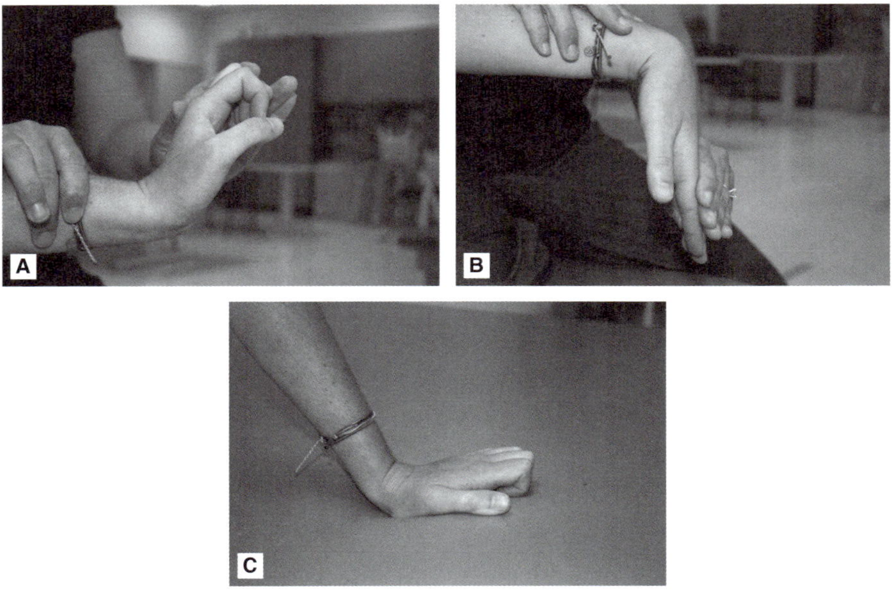

그림 16-1 건고정 잡기가 가능하도록 훈련. A 손목 굴곡근을 신장하기 위해 치료사는 손목을 신전하는 동안 손가락은 굴곡된 자세를 유지함. B 짧아진 굴곡근을 신장하기 위해 치료사는 중립 자세에서 손가락 신전에 앞서서 손목 굴곡된 자세를 만듦. C 바닥에 손 지지가 필요한 동작을 수행하는 동안, 환자의 손가락은 긴 손가락 굴곡근의 과신장을 예방하기 위해 굴곡된 자세를 유지한다.

및 내밈근(protractors)의 양측성 근력강화에 초점을 맞춰야 한다; 어깨 굴곡근(shoulder flexors), 신전근(extensors) 및 수평 내전근(horizontal adductors); 팔꿈치 굴곡근(elbow flexors) 및 신전근 그리고 손목 신전근.

이 환자는 이미 똑바로 앉는 저항력을 가졌기 때문에 앉는 자세 균형을 강화하는 훈련을 시작할 수 있다. 이 기술은 다리를 굽히고 앉는 자세와 펴고 앉는 자세에서 발전될 것이다. 환자가 필요한 슬괵근 길이를 확보하고 있다면, 다리를 펴고 앉는 자세에서 앉는 자세 균형 과제를 수행하는 것이 더 쉽다. 다리를 굽히고 앉는 자세와 펴고 앉는 자세에서의 균형은 양쪽 상지를 사용함으로써 시작되어, 한쪽 상지 지지로 진전되고, 그 다음 상지 지지 없이 앉을 수 있다. 환자는 앉는 자세 균형을 유지하기 위해 팔과 머리 움직임을 사용하는 것을 반드시 배워야 한다. 이러한 앉는 자세 기술들은 환자가 이동과 옷 입기를 하는데 도움이 된다.

침상 이동과 관련된 환자의 목표를 충족시키기 위한 이동훈련(mobility training)은 양측으로 구르기, 바로 누운 자세에서 다리를 펴고 앉은 자세/다리를 펴고 앉은 자세에서 바로 누운 자세로 이동하기, 바로 누운 자세에서 엎드린 자세/엎드린 자세에서 바로 누운 자세로 이동하기, 바로 누운 자세에서 침대 가장자리에 다리를 굽히고 앉는 자세/침대 가장자리에 다리를 굽히고 앉은 자세에서 바로 누운 자세로 이동하기를 포함하며, 이러한 이동성 기술들은 기술과 근력의 조합을 필요로 한다.

바로 누운 자세에서 옆으로 누운 자세나 엎드린 자세로 구르기 위해서, 환자는 구르는 동작을 만들기 위해 가속도를 사용하는 움직임 전략을 필요로 한다. 구르기를 시작하기 위해 환자는 자신의 팔을 옆에서 반대쪽 옆으로 던지면서 머리와 목을 같은 방향으로 움직인다. 이것은 환자가 스스로 옆으로 돌아누울 때 팔에 충분한 가속도를 주기 위함이다(**그림 16-2**). 이러한 활동을 가르치기 위해 물리치료사는 움직임 시작의 어려움을 줄여줄 수 있는데, 그 방법으로 반쯤 옆으로 누운 자세에서 움직임을 시작하고, 환자를 웨지로 받치거나, 반대

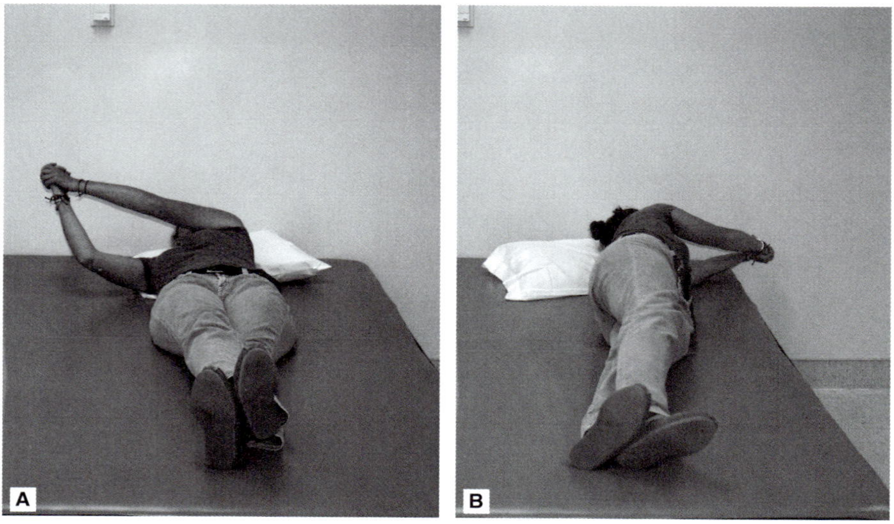

그림 16-2 척수손상 C7 수준(AIS A) 환자의 누운 자세에서 왼쪽, 오른쪽 구르기. **A** 구르기를 위한 가속도를 사용하기 위해 팔을 들어 반대쪽으로 향한다. **B** 구르기를 하기 위해 오른쪽에서 왼쪽 방향으로 팔의 가속도를 이용한다. 과제를 좀 더 쉽게 수행하기 위해 환자의 다리를 구르는 방향으로 교차가 되도록 한다. 초기 재활에서는 치료사가 환자의 다리를 교차되도록 도와줄 필요가 있다.

쪽 다리를 구르는 방향쪽 다리 위로 교차시키는 자세를 만들어 줄 수 있다. 구르기 과제에서 환자가 능숙해짐에 따라, 물리적 도움이나 보조장치 없이 바로 누운 자세에서 옆으로 누운 자세와 엎드린 자세로 완전한 구르기를 수행할 수 있을 때까지 난이도가 점차적으로 증가될 수 있다. 만약 환자가 물리적인 도움 없이 구르기를 수행할 수 없다면, 과제 수행을 위해 침대 사다리(bed ladders) 또는 다리 고리(leg loop)를 사용할 수 있다.

환자는 바로 누운 자세에서 다리를 펴고 앉는 자세와 다리를 굽히고 앉는 자세로 움직이는 것을 배울 필요가 있다. 이 환자는 상완삼두근 신경지배가 정상이며, 이것은 C5 또는 C6 신경학적 수준에서 척수손상을 입은 환자보다 구르기를 훨씬 더 쉽게 수행할 수 있게 한다. 다리를 펴고 앉는 자세를 취할 수 있는 능력은 다리를 굽히고 앉은 자세보다 더 안정적인 균형 자세에서 상하의를

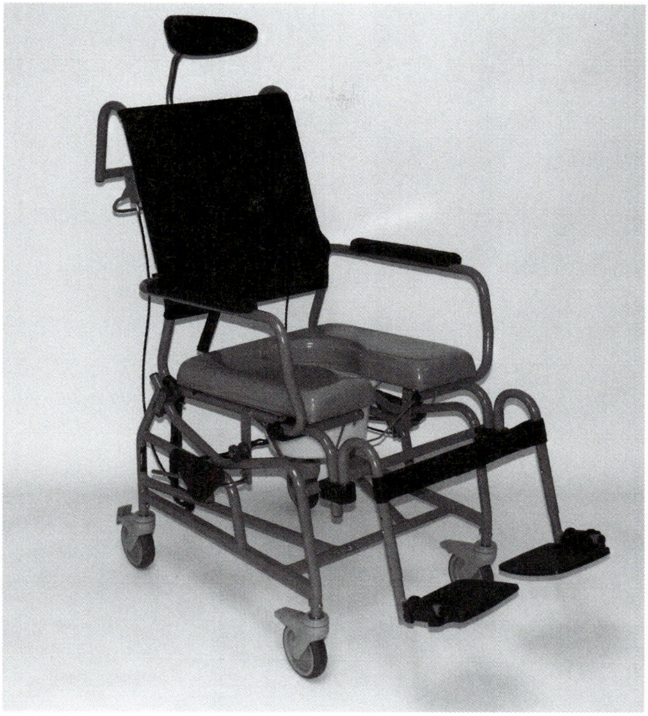

그림 16–3 방수가 되는 변기겸용 샤워 의자. 대소변 관리에 용이하고 휠체어에서 샤워가 가능하다.

입는 것을 배울 수 있도록 한다. 다리를 굽히고 앉는 자세를 취할 수 있는 능력은 환자가 휠체어 이동을 준비하도록 한다. 보조장치 선택과 대소변 관리에 따라 환자에게 화장실이나 변기겸용 샤워 의자(commode-shower chair)로 이동하는 것을 가르치는 것이 중요하다. 변기겸용 샤워 의자는 방수가 되고 좌석에 변기 커버가 붙어있는 모양의 휠체어다(그림 16–3). 이것을 사용하면 환자가 배변 후 다른 곳으로 옮기지 않고도 샤워를 할 수 있다. 환자와 간병인은 일반적인 휠체어뿐만 아니라 이런 유형의 의자로 이동하는 것도 반드시 배워야 한다.

이동을 위해 휠체어를 사용하는 환자들은 수동 휠체어를 몰거나 전동 휠체어를 안전하게 조종할 수 있는지를 평가받아야 한다. 물리치료사는 수동 휠체어를 모는 환자가 휠체어 운행능력과 고급 휠체어 기술을 갖추었는지 평가해야 한다. 이것은 휠리(wheelies)(예: 앞바퀴 들어올리기), 턱과 경사로 오르내리기 그리고 계단 이동과 같은 기술이며, 환자의 이동 독립을 증가시키기 위해 중요하다. C7 수준에서 완전 척수손상을 입은 환자는 손가락 굴곡근 신경지배 상실로 인해 휠체어 바퀴 테(rim)를 잡는 것이 아주 어려움에도 불구하고, 5~10cm 높이의 턱을 오르내릴 수 있는 가능성을 가지고 있다. 능동적 손가락 굴곡을 할 수 없다면, 환자는 가속과 감속을 필요에 따라 조절하기 위하여 휠체어 테를 밀어서 마찰을 증가시켜야만 한다. 휠체어 기술검사(Wheelchair Skills Test)는 수동 휠체어에 대한 다양한 휠체어 기술의 수행을 측정하기 위해 설계된 결과 측정법이다. 이 평가는 완료하는 데 평균 27분이 걸리고, 다양한 경사 높이와 출입구 그리고 계단이 있는 환경을 필요로 한다. 수동 휠체어를 이용하는 척수손상 환자에 대한 최근 연구는 휠체어 기술검사에서 더 높은 총점을 갖는 환자들이 불안 및 우울척도(Hospital Anxiety and Depression Scale-Anxiety subscale), 인생에 대한 만족도척도(Satisfaction with Life Scale), 간단한 양식의 건강조사(Short Form Health Survey, SF-36) 그리고 크레이그 핸디캡 평가(Craig Handicap Assessment and Reporting Technique, CHART)검사에서 지역사회 참여와 삶의 만족도가 더 높은 것으로 나타났다. 이 연구는 15cm 턱을 내려가는 단순한 기술이 더 높은 삶의 질과 더 높은 지역사회 참여를 예측할 수 있다는 것이다. 휠체어 기술검사의 또 다른 버전은 전동 휠체어 이동성을 평가하는 것도 있다.

잘못된 방법으로 밀어서 발생하는 어깨의 과사용손상을 예방하기 위해 물리치료사는 수동 휠체어를 운전하는 환자에게 최적의 방법을 가르칠 필요가 있다. 척수의학협회(Consortium for Spinal Cord Medicine)는 과사용 손상과 통증으로부터 상지를 보호하기 위한 권고안을 제안했다. 이러한 권고안들은 상지손상과 통증의 위험과 예방에 대해 건강관리 전문가와 척수손상 환자를 교육하는 것에 대한 중요성을 강조한다. 환자가 반복적인 상지 과제를 수행하는 동안 상지를 사용하는 빈도와 힘을 최소화할 수 있도록 교육하여야 한다. 또한 환자의 보조장비와 인체공학에 대한 것은 정기적으로 평가되어야 하며, 이것은 장비의 올바른 장착과 사용 방법을 확실하게 하기 위함이다.

척수의학협회는 수동 휠체어 사용자가 휠체어를 운전할 때 운전 방법, 자세 등이 근골격계 손상과 깊은 관련이 있다고 한다. 환자는 휠체어에서 환자의 손이 미는 바퀴의 중심 맨 윗부분에 있을 때, 팔꿈치 굴곡이 100~120°가 되도록 해야 한다. 뿐만 아니라, 수동 휠체어는 완전히 주문제작 되고 가능한 가장 가벼운 재료로 만들어져야 한다. 또한 환자는 어깨 과사용을 최소화함으로써 상지손상과 통증의 위험을 줄일 수 있는 전동 휠체어 시스템이나 전동–보조바퀴의 사용을 고려해 봐야 한다. 손상 수준에 따라 도움 없이 이동을 수행할 수 있는 환자라고 하더라도 상지를 보호하기 위하여 이동보조장치의 사용과 매일 이동하는 횟수를 제한하는 것이 환자에게 이로울 것이다. 이 사례의 환자는 과사용손상의 위험에 대한 교육을 받아야 하며, 수동 휠체어 추진 시 적절히 미는 방법을 익히고, 매일 이동하는 횟수를 되도록 줄이고, 완전 주문제작 가능한 초경량 수동 휠체어에 맞춰지도록 해야 한다. 또한 수동 휠체어를 사용하는 C5 또는 C6 사지마비 환자는 장거리 이동 시 상지 보호를 위해 전동 휠체어 또는 전동–보조바퀴의 사용을 고려해야 한다.

근거 중심 임상적 추천

SORT: 추천 분류의 장점

A 일관된, 양질의 환자 지향적 근거

B 일관되지 않거나 제한된 질적 수준의 환자 지향적 근거

C 동의, 질병 중심의 근거, 일반적인 관행, 전문가의 의견 또는 사례 시리즈

1. 손상 수준이 낮은 사지마비 환자(C5-C8, AIS A, B 또는 C)에게 병원에서 제공하는 가장 일반적인 세 가지 물리치료 활동은 관절가동범위/스트레칭, 이동훈련 그리고 근력강화이다. **B 등급**
2. 휠체어 기술검사는 수동 휠체어의 다양한 기술 수행을 측정하며, 그 결과는 삶의 질과 지역사회 참여를 예측할 수 있다. **B 등급**
3. 척수손상 환자에게 제공하는 수동 휠체어 자세 잡기와 적절한 추진 방법에 대한 교육은 상지 과사용손상을 예방하는 데 도움을 줄 수 있다. **B 등급**

종합 질문

16.1 다음 중 재활의 보상적 및 회복적 접근에 대해 맞는 것은 어느 것인가?

A. 보상적 접근은 근력의 재획득과 기능적 능력의 수행을 재개하는 것에 초점이 맞추어져 있다.

B. 회복적 전략은 환자가 손상 전에 사용했던 것과 다른 움직임 전략을 이용해 보조장비 사용과 함께 과제를 수행하는 환자의 능력을 회복하는 데 초점이 맞추어져 있다. 회복적 전략은 환자가 손상 전의 움직임과는 다른 움직임 전략을 이용하여 보조장비 사용과 함께 과제를 수행하는 환자의 능력을 회복하는 데 초점이 맞추어져 있다.

C. 회복적 접근은 항상 가장 적절한 접근이다.

D. 보상적 접근은 원하는 과제를 성취하기 위해 다양한 대체 움직임 전략과 보조장비를 사용한다.

16.2 완전 운동 사지마비 환자가 침상 이동과 하의를 입는 활동을 수행하기 위해 필요한 뻗은 다리 올림(straight leg raise)의 수동 관절가동범위는 몇 도인가?

A. 80～90°

B. 90°

C. 90～100°

D. 110～120°

16.3 척수손상 환자는 왜 건고정 잡기를 사용하는가?

A. 건고정 잡기는 정교한 운동 기술로 작은 물체를 조작하기 위해 능동적인 손의 굴곡과 신전의 사용을 포함한다.

B. T4 하지마비 환자는 잡기와 물체 조작을 위해 건고정 잡기를 사용한다.

C. 건고정 잡기는 긴 손가락 굴곡근에 신경지배가 상실되었을 때 사용된다.

D. 건고정 잡기는 손가락 신전근에 신경지배가 상실되었을 때 사용된다.

정답

16.1 **D.** 척수손상 환자 관리를 위한 재활 접근법은 일반적으로 정상적인 신경지배가 상실된 상태에서 환자가 원하는 과제를 성취할 수 있도록 대체 전략과 보조장비를 사용하여 개개인의 보상 전략을 가르치는 것을 포함한다. 회복적 접근은 일반적으로 정상적 움직임의 회복과 최소한의 보상작용이 목표인 불완전 운동 척수손상 환자의 재활에 사용된다.

16.2 **D.** 110～120°의 뻗은 다리 올림(straight leg raise, SLR)은 사지마비 환자가 침상 이동기술(다리 펴고 앉기, 바로 누운 자세에서 다리 펴고 앉은 자세로 이동하기, 옷입기 등)을 수행하기 위해 필요하다. 척수손상 환자 허리조직의 가벼운 긴장은 앉은 자세와 상체의 움직임을 이용해 만들어지는 하체의 움직임 능력을 증가시키는 데 도움이 될 수 있다. 뻗은 다리 올림(SLR)이 110°가 될 때까지, 다리 펴고 앉는 활동은 허리조직이 과신장되는 것을 예방하기 위해 수정될 필요가 있다.

16.3 C. 건고정 잡기(tenodesis grasp)는 손목을 신장(extensor carpi radialis longus와 brevis를 이용)함으로써 이뤄지며, 이것은 손가락 굴곡근의 수동적 긴장을 만든다. 이로 인해 손가락은 굴곡되고 엄지가 시지와 외측 잡기를 할 수 있게 한다. C5~C7 사지마비 환자가 잔존하는 능동적 손목 신전을 이용하여 물체를 잡고 조작할 수 있도록 손가락 굴곡근의 긴장을 유지하는 것은 중요하다.

요추척추관협착증

Lumbar Spinal Stenosis

Annie Burke-Doe

CASE 17

관상동맥질환(coronary artery disease)과 만성요통(chronic back pain)을 가지고 있는 67세 남성 노인이 신경과에 방문하였다. 환자는 지난 4개월 동안 걸을 때 다리를 잘 쓸 수 없을 정도의 통증이 있다고 하였으며, 평평한 길을 약 10분 정도 걷고 난 후 엉덩이와 허벅지 뒤쪽에서 대칭적으로 통증이 나타난다고 하였다. 이러한 통증은 몇 분 동안 앉아서 쉬면 사라지고, 그 후 계속 걸을 수 있다고 한다. 환자는 집에서 계단 오르기와 자전거 타기를 통증 없이 할 수 있다고 말했다. 신경과 전문의가 도플러초음파(Doppler ultrasound)로 관찰하였을 때 환자 다리에서 혈관부전 징후가 없었으며, 따라서 혈관성파행(vascular claudication)은 배제시켰다. 신경학적 검사에서 요추의 가동성 제한이 관찰되었지만, 국소 압통(local tenderness)과 변형은 관찰되지 않았다. 오른쪽 하지직거상(straight leg raise, SLR)을 해보니 55°에서 허리와 오른쪽 엉덩이에 통증이 유발되었다. 양쪽 하지의 근육 부피, 근긴장도, 근력은 정상이었다. 무릎의 건반사(tendon reflexes)는 양쪽이 대칭적이었으나, 발목의 건반사는 오른쪽에서 감소되었다. 발가락의 고유수용성 감각(proprioception)과 진동 감각(vibration sensation) 기능은 약간 감소하였다. 요천골 척추(lumbosacral spine)의 자기공명영상(magnetic resonance imaging, MRI)은 광범위한 퇴행성 척추질환을 보여주었다. MRI상 L3-L4 그리고 L4-L5 사이에서 중심 추간판 팽윤(central disc bulges)이 관찰되었고, L5-S1 사이에서 오른쪽으로 국소적인 후방-가쪽 추간판 돌출(protrusion)이 관찰되었다. 허리 아래쪽에서 건초낭(thecal sac) 변형이 있었으며, 여러 분절의 신경구멍이 좁아져 있었다. 환자는 바늘 근전도검사에서 오른쪽 비복근 내측두에 신경재지배 소견과 경도 만성 부분 탈신경(mild chronic partial denervation) 소견을 보였다. 환자는 S1 분절의 경도 오른쪽 신경근병증(radiculopathy)과 연관된 요추척추관협착증(lumbar spinal stenosis, LSS)으로 인한 신경성파행(neurogenic claudication) 진단을 받았다. 신경과 전문의는 환자가 물리치료사에게 평가와 치료를 받아볼 것을 권했다.

- ▶ 어떤 검사징후가 이 진단과 연관이 있는가?
- ▶ 가장 적절한 검사는 무엇인가?
- ▶ 재활에 대한 예후가 어떠할 것 같은가?
- ▶ 통증과 기능적 변화를 알아보기 위한 가장 적절한 물리치료 결과 측정방법은 무엇인가?
- ▶ 물리치료를 방해하는 발생 가능한 문제점은 무엇인가?

주요 정의

- **마미증후군**(cauda equina syndrome): 척수의 척수원추(conus medullaris) 아래 척추관의 요신경총(lumbar plexus)의 신경요소인 신경근의 기능 상실
- **신경성파행**(neurogenic claudication): 걸을 때 시작되거나 심해지고, 앉아 있을 때 완화되는 허리와 엉덩이 그리고 다리의 통증 또는 불편함
- **신경근병증**(radiculopathy): 척수신경, 척수신경의 신경근(spinal nerve roots) 또는 둘 모두의 기능부전)을 특징으로 하는 신경학적 상태. 편측성 통증, 감각이상, 약화 그리고 반사이상이 손상 받은 신경근 쪽에서 주로 나타난다.
- **척추관 협착증**(spinal stenosis): 뼈와 연부조직으로 둘러싸인 신경조직의 잠식(encroachment)과 함께 척추관이 좁아지는 상태

목표

1. 요추척추관협착증(Lumbar Spinal Stenosis, LSS)을 설명한다.
2. 신경성파행(neurogenic claudication)의 전형적인 징후와 증상을 확인한다.
3. 검사의 적절한 요소들을 논의한다.
4. LSS 치료의 핵심요소를 알아본다.

물리치료 시 고려사항

LSS로 인한 만성 진행성 허리통증과 하지통증 및 약화 그리고 신경성파행 환자를 관리하는 데 고려할 점:

▶ **일반적인 물리치료 계획/목표**: 진단을 이해하기 위한 환자의 요구를 평가한다; 통증을 감소시키고 자세와 활동의 관계를 설명한다. 관절가동범위(range of motion, ROM)와 근력 그리고 유연성을 증진시킨다. 기능적 활동들을 개선시킨다. 건강 수준을 증가시킨다.

▶ **물리치료 중재**: 도수치료; 근에너지기법(muscle energy techniques); 운동치료; 관절 보호; 통증 감소를 위한 전기치료; 트레드밀과 자전거훈련

▶ **물리치료 시 주의사항**: 환자가 마미증후군(cauda equina syndrome), 혈관성(vascular), 비역학적(nonmechanical) 또는 내장기 문제의 징후/증상을 보이는 경우 의사에게 보고해야 한다. 다른 검사들에 앞서 유발검사를 먼저 시행하면, 유발검사 후 결과가 달라질 수 있다.

▶ **물리치료를 방해하는 요인**: 정신적 요소, 동반 질환, 비스테로이드성 항염증제(nonsteroidal anti-inflammatories, NSAIDs)의 약물 유해반응(adverse drug reactions, ADRs)

건강 상태의 이해

척추관 협착증(spinal stenosis)은 뼈와 연부조직으로 둘러싸인 신경조직의 잠식과 함께 척추관(spinal canal)이 좁아지는 것으로 정의된다. 허리척추의 신경근의 압박은 LSS 징후를 유발하며, 척수신경근 압박에 의한 것을 몇 가지 유형으로 분류할 수 있다. 해부학적으로 좁아짐은 중심 척추관(central spinal canal)에서 발생할 수도 있고, 관절하 협착증(subarticular stenosis)인 경우 후관절(facet joint) 아래 부분에서 발생할 수 있으며, 조금 더 가쪽에서 발생하거나 척추신경공(neural foramina)에서도 발생할 수 있다. 척추관 협착증의 징후가 항상 나타나는 것은 아니며, 퇴행성 변화는 징후와 관련이 없을 수도 있다. 또한 비정상적인 해부학적 변화들은 그 징후가 없는 사람들에게서도 나타날 수 있다.

Arnoldi 등은 LSS를 발달상(일차적) LLS와 퇴행성(이차적) LSS로 분류하였다. 일차적 LSS는 척추의 발달이상에 의해 나타나고, 예로 선천적 추궁근(pedicle)의 짧아짐을 들 수 있다. 일차적 LSS는 전형적으로 30~50세에 나

타나며, 이는 일반적으로 참고 견디는 경미한 퇴행성 변화가 증상을 유발하기에 충분할 정도의 좁아짐을 야기하는 때이다. 이차적 LSS 또는 후천적 퇴행성 LSS는 척추관 협착증 유형 중 가장 빈번하게 볼 수 있다. 일반적으로 60세 이상에서 볼 수 있으며, 허리디스크와 후관절의 퇴행과 관련이 있다. 이 유형은 후관절의 확대된 골극과 황색인대(ligamentum flavum)의 비대 그리고 추간판(intervertebral disc)의 돌출(protrusion) 또는 팽윤(bulging)의 결과르 인해 가장 빈번하게 발생한다. 후천적 LSS의 다른 원인들로는 파제트병(Paget's disease), 수술 후 변화(postsurgical change), 외상(trauma), 말단비대증(acromegaly), 강직척추염(ankylosing spondylitis) 그리고 척추전방전위증(spondylolisthesis)이 있다.

척추관 협착증은 널리 발병하는 장애 상태로, 미국에서 약 25~50만 명의 사람들이 척추관 협착증 증상을 보인다. 이것은 약 1,000명당 1명이 이 증상을 가지고 있다는 것을 의미하며, 그 수는 고령화에 따라 증가할 것으로 추정된다. 척추 수술을 받는 65세 이상 노인의 주된 수술 전 진단명이 LSS이며, 이것은 종종 상당한 신체적 부담과 함께 아주 많은 의료비용을 발생시킨다. 60세 이상의 사람들 대부분은 어느 정도 척추관 협착증을 가지고 있다. 하지만, 경미한 수준의 척추관 협착증을 가진 환자들 대부분은 증상이 없으므로, 통계적인 수치를 정확하게 알 수는 없다.

LSS 환자의 방사선사진에서 양성 소견은 퇴행성 추간판 질환, 후관절의 골관절염, 척추전방전위증, 추궁근 간 거리의 좁아짐을 나타낸다. 척수조영술(myelography)은 과거에 척수 또는 신경근 압박을 평가하기 위하여 흔히 사용되었지만, 현재는 이 침습적 시술(invasive procedure)이 역효과를 발생시킬 수 있으므로, 더 이상 사용되지 않는다. 전산화단층촬영법(computed tomography, CT)은 척추 구성요소를 평가하기 위해 흔히 사용된다. CT를 조영증강(contrast enhancement)과 함께 사용하면 관의 크기(canal dimensions)를 정확하게 측정할 수 있다. 경막낭(dural sac)의 앞뒤지름이 10~13mm보다 작은 경우 협착증의 임상 소견과 관련이 있다. 자기공명영상(magnetic resonance imaging, MRI)은 척추관 협착증을 입증할 수 있는 능력이 조영증강 CT와 견주어 볼만 하며, 현재 척추관과 신경 구조물을 평가하기 위해 사용되는 영상 기법이다.

LSS의 임상 소견은 무증상부터 장애까지 다양한데, 증상을 나타내는 사람들은 주로 여러 분절의 퇴행성 척추질환과 관련이 있다. LSS의 병인학은 전형적으로 신경요소들의 기계적인 압박 또는 혈액공급의 문제로 인한 것이다. 척추관 협착증 증상이 있는 사람들은 종종 허리통증, 국소 신경근손상의 징후와 증상 또는 신경성파행 증상을 나타낸다. 신경성파행은 보통 걷는 동안 국부적 불편함과 쑤시는 통증이 허리와 엉덩이 그리고 다리에서 나타나고, 앉는 동안은 증상이 완화되는 것이 특징이다. 신경성파행의 증상을 "스파게티 다리"나 "술 취한 선원처럼 걷는다"고 묘사하는 사람들도 있다. 요추척추관 부피(용적-volume)가 척추를 굴곡할 때 증가하고 신전할 때 감소하기 때문에 몇몇 환자들은 오르막길을 걷거나, 쉬거나, 누워 있거나, 앉아 있거나 또는 척추를 굴곡할 때 증상이 감소한다고 말한다. 환자의 20~50%에서 신경학적인 변화가 있다고 보고되었으며, 마미증후군(cauda equina syndrome)은 거의 없을 것으로 여겨진다. 많은 환자들은 좋지 못한 균형과 불안정한 걸음 또는 걸을 때 나타나는 다리의 약화 때문에 더 큰 어려움을 겪는다.

선 자세에서 증상이 나타나고 가장 불편한 곳은 허벅지이며 발의 맥박은 보존되는 경우, LSS의 "거짓 파행(pseudoclaudication)"과 혈액공급 부족에 의한 진짜 파행(claudication)을 구별할 수 있게 도와준다. 또한 LSS와 요추간판탈출(lumbar disc herniation)을 구분하는 것이 어려울 수 있는데, 이것은 두 상태 모두 허벅지 뒤쪽을 타고 내려오는 통증을 유발할 수 있기 때문이다. LSS라고 진단할 수 있는 다른 특징들로는 증상의 점진적 발병, 평평한 곳을 걸을 때 나타나는 뚜렷한 악화, 앉아 있거나 허리를 굽힐 때 증상이 완화됨 등이 있다. 허리통증이 있는 성인 93명을 대상으로 한 Katz 등의 연구에서 엉덩이 또는 더 말단 쪽으로 방사되는 통증이 LSS 진단하는 데 88%의 민감도(sensitivity)를 보였으나, 특이도(specificity)는 단지 35%에 불과하다는 것을 발견했다. 같은 연구에서 서 있을 때 허리통증이 있으나 앉아 있을 때는 전혀 없는 경우, LSS에 대하여 46%의 민감도와 93%의 특이도를 보였다. 그러므로, 엉덩이 또는 더 멀리 방사되는 통증을 가지고 있으면서(높은 민감도), 앉아 있는 동안 통증이 없는 환자(높은 특이도)들은, LSS로 진단될 가능성이 높다. Hall과 연구진은 LSS 환자들 중 하지 전체에 증상이 있는 케이스가 78%, 무릎 위로 증상이 있는 케이스가 15%, 무릎 아래에서 증상이 있는 케이스가 6%였다고 설명했다.

제한된 움직임, 국소 허리압통(tenderness) 그리고 요추척추의 퇴행성 질환과 관련된 신경근 압박 증거는 일반적으로 LSS의 진단과 연관이 있다. 안정된 상태에서 신경학적 검진 시, 환자들은 일반적으로 정상이다. 하지만 증상을 유발하는 트레드밀 스트레스 검사 후 바로 검진을 받은 환자들은 휴식에 따라 빠르게 정상화되는 경미한 운동, 감각 그리고 반사 결손을 가질 수 있다. Fritz 등의 연구에서 저자들은 LSS 존재 여부를 판단하기 위한 진단도구로서 2단계 트레드밀검사(two-stage treadmill test, TSTT)를 제안했다. TSTT는 15% 경사면과 비교하였을 때 평평한 표면에서의 환자의 보행 지구력을 비교하는 것으로, 검사 시 속도는 스스로 선택한다. 평평한 표면에서 걸을 때 초기부터 증상이 발현되거나, 경사 트레드밀에서 총 걷기 시간이 증가하거나, 평평한 표면에서 걸은 후 회복 시간이 길어지는 것은 LSS와 상당한 관련이 있다. 이러한 발견은 경사로(척추의 굴곡과 요추척추관 부피를 증가)를 걷는 것보다 평평한 표면에서 걷는 것이 척추를 더 신전되게 하고 척추관 부피를 압박한다는 사실과 일치한다. Amundsen 등은 LSS 환자의 50%까지 발목반사의 감소 또는 소실이 있으며, 그중 23~51%에서 약화가 있다고 보고하였다. Tenhula 등은 LSS의 감별진단을 위하여 트레드밀-자전거검사(treadmill-bicycle test)를 사용하였으며, 32명의 LSS 환자를 대상으로 척추 수술 전과 후를 평가하였다.

트레드밀검사(요추척추 신전 상태)의 시작부터 끝까지 환자들의 증상에 유의미한 증가가 있었으나, 자전거검사(요추척추 굴곡 상태)에서는 유의미한 증상을 호소하는 환자들이 거의 없었다. 요추척추 감압수술을 받고 2년 후, 환자들은 트레드밀검사에서 보행능력의 증가를 보였지만 자전거검사에서의 능력 향상은 나타나지 않았다. 위 연구의 저자들은 트레드밀-자전거검사가 신경성파행의 감별진단을 위한 유용한 도구가 될 수 있다고 믿는다.

LSS의 보존적 의료 관리는 흔히 침상 안정, 경구 약물, 경막 외 글루코코르티코이드 주사, 침술, 물리적 인자, 자세와 인체공학적 조언, 허리 코르셋 그리고 굴곡을 기초로 하는 운동 프로그램과 같은 중재들을 조합하여 제공한다. 보존적 치료에도 불구하고 징후와 증상이 지속될 때, 의사는 일반적으로 수술적 방법을 제안한다. 수술의 주요한 목적은 척추관(spinal canal)과 척추신경공의 압박을 감소시켜, 척수신경근에 가해지는 압박을 제거하는 것이다. 수술의 전통적 접근법으로 척추후궁절제술(laminectomy)과 부분관절면절제술(partial facetectomy)이 있다.

LSS의 자연 회복 과정에 대해서는 연구가 부족하다. 질환을 가진 모든 사람들에게서 느리게 진행된다. 상당한 협착이 있는 경우에도 불구하고, 일부 환자들은 증상과 기능의 향상을 보여주거나 또는 시간 경과에 따른 변화가 없다. Sengupta와 Herkowitz는 LSS 진단 후 5~10년 동안 추적 조사한 환자들의 45%는 전과 같은 상태를 유지했으며, 15%는 향상되었고, 30%는 증상이 점차 악화되었다고 보고했다.

물리치료 환자/고객 관리

LSS에 대한 비수술적 치료의 효과는 환자의 증상 및 방사선검사에서 나타나는 특성과 질환의 중증도에 따라 크게 달라질 수 있다. LSS 관리를 위한 비수술적 접근법의 무작위 대조시험(randomized controlled trials)은 거의 없다. 비수술적 치료는 일반적으로 경도에서 중등도 증상을 가진 환자들에게 권해지며, 임상판단과 문헌고찰 그리고 다른 척추 상태와의 유사성에 따라 행해진다. 척추장애는 대개 단일 병인에 의해 유발되지 않으며 서로 비슷한 징후와 증상을 보이기 때문에 분류체계는 임상의의 의사결정, 예후 결정, 치료의 질 평가, 연구 수행 그리고 중재 선택을 돕기 위해 개발되었다. 이 분류체계는 병리학 그리고 증상의 지속 기간을 조합한 것에 기초하여 이러한 장애들을 증후군들로 분류한다. 척추장애에 대한 몇몇의 분류체계들은 McKenzie 진단적 분류 시스템(McKenzie Diagnostic Classification System), 진단적 분류에 기초한 Delitto 치료(Delitto Treatment-Based Diagnostic Classification), 분류에 기초한 움직임 시스템 손상(Movement System Impairment-Based Classification)을 포함하고 있다. 물리치료의 주된 목표는 환자의 증상을 감소시키고 기능을 증진시키는 것이다. 물리치료사는 허리의 신전을 방지하기 위해 활동을 수정하는 방법을 제안할 수 있으며, 환자에게 약해진 근육을 강화시키는 운동을 가르칠 수 있다.

검사, 평가 및 진단

환자에게 실제적인 검사를 하기에 앞서, 물리치료사는 개방형과 비개방형 질문을 통하여 정보를 얻을 필요가 있다. LSS 환자에게 병력(예: 동반 질환), 사회력(예: 생활 상황), 이전에 받은 모든 진단적 검사의 결과(예: 진단영상, EMG), 약물(예: 경구용 진통제, 경막외주사), 이전의 기능 수준 그리고 현재 불편한 점에 대하여 반드시 질문해야 한다. 질문의 예는 다음과 같다: "어떤 증상이 있습니까?", "허리통증과 하지의 증상들이 얼마나 오래 되었습니까?", "무엇이 당신의 증상을 증가시키나요?", "무엇이 당신의 증상을 완화시킵니까?", "최근에 넘어지거나 비틀거린 적이 있나요?", "혼자 살고 계십니까?", "당신의 현재 활동 수준은 어떻습니까?", "증상을 제한하기 위해 어떤 활동들을 변화시켰나요?", "당신의 목표는 무엇입니까?" 치료사는 환자의 문제가 근골격계에서 비롯된 것이 아닌 가능성을 증가시키는 심각한 의학적 병리 또는 위험신호(red flag)(설명되지 않는 체중 감소, 자세에 따라 변화되지 않는 지속적인 통증, 광범위한 신경학적 징후)의 모든 지표들로부터 환자들을 선별해내야 한다. 위험신호가 있는 경우 반드시 해당 환자를 의사에게 의뢰하여야 한다.

물리치료사는 LSS 환자의 진행을 정량화하기 위해 자가-보고 결과 측정법(self-report outcome measures)을 사용할 수 있다. SF-36 Health Survey는 일반적 건강 상태와 실제 얼마나 건강한지를 결정하는 데 도움이 될 수 있다. Oswestry 요통 장애질문(Oswestry Low Back Pain Disability Questionnaire), Roland-Morris 질문(Roland-Morris Questionnaire)과 같은 질문지는 치료를 통한 호전을 확인하는 데 유용하다. 통증은 안정 시 또는 활동(앉아 있기, 서있기, 걷기) 시에 시각상사척도(visual analog scale, VAS)를 통해 평가할 수 있다. 활동 수준과 관련된 통증을 평가할 때는 증상의 변화와 증상이 증가하거나 개선되기까지 걸리는 시간을 면밀히 관찰하는 것이 중요하다.

물리치료 검진은 계통별 검토와 함께 시작된다. 이것은 심혈관계/폐기관계, 피부계, 근골격계와 신경근육계의 상태뿐만 아니라 의사소통능력, 인지, 언어 그리고 환자의 학습양식에 대한 간단한 또는 제한된 검진을 포함하고 있다. 계통별 검토(systems review)를 통해 치료사는 추가적 검토가 필요한 부분을 확인할 수 있으며, 환자의 전반적인 심리 상태 및 감정 상태를 파악할 수 있다.

검진은 자세, 관절가동범위, 유연성, 근수행, 반사, 신경역동학(neurodynamics), 감각 변화, 순환, 보행, 균형의 평가를 포함한다. 치료사는 LSS로 의심되는 환자의 고관절굴곡근(hip flexors)과 장경인대(iliotibial band)의 유연성검사[토마스검사(Thomas test)와 오버검사(Ober test)]를 시행하고, 슬괵근

(hamstrings), 대퇴사두근(quadriceps), 비복근(gastrocnemius)의 유연성검사를 시행해야 한다. 왜냐하면, LSS 환자에게서 이러한 구조물들이 흔하게 단축되기 때문이다. 또한 고관절 구조물의 통합성도 평가되어야 하며, 이것은 엉덩이와 허벅지 통증의 다른 원인들을 배제하기 위함이다. 거의 모든 환자들이 자세 변화에 따라 하지통증이 달라진다고 보고하기 때문에 유발검사 후에 신경학적 소견이 종종 더 뚜렷하게 나타난다. 따라서, 유발검사 시행 전 또는 시행 후에 양성 소견이 발생하는지에 대한 여부를 파악하는 것이 중요하다. 하지직거상(straight leg raise)과 발목 및 무릎의 반사는 양성반응일 수도 있고 양성반응이 아닐 수도 있다. 감각검사는 피부절(dermatome)과 수준(level)을 포함해야 한다. 증상의 중증도 변화에 대한 기록은 정의된 활동 수준과 연관되어 있어야 한다.

심혈관부전(cardiovascular insufficiency), 말초혈관 질환(peripheral vascular disease) 그리고/또는 다발신경병증(polyneuropathy) 등의 동반 질환을 가진 LSS 환자들은 걷는 동안 나타나는 징후와 증상을 말할 수도 있으며, 이것은 신경성파행으로 인한 것과 구별하는 것이 어려울 수도 있다. 치료사는 활동 전과 후에 하지 양쪽의 먼쪽 말초맥박을 촉진해야 하며, 모든 피부 변화(색, 온도)를 관찰하고 기록해야 한다. 신경성파행은 단계적 트레드밀검사를 이용하여 혈관성파행과 임상적으로 구별할 수 있다. 치료사는 파행통증의 발생에 걸리는 시간과 환자가 증상을 완화시키는 데 필요한 시간을 기록한다(굴곡, 앉은 상태 또는 활동 중단). 단계적 트레드밀검사 프로토콜은 치료사가 LSS 환자의 신경성파행 유무와 기능적 효과를 파악하는 데 도움을 줄 수 있다. 신경성파행은 척추를 굽히면 완화되고, 활동이 없어도 요추전만(lumbar lordosis)을 증가시키면 증가한다. 이와 대조적으로 혈관성파행은 어느 자세에서든지 쉬는 동안 완화되고, 어느 자세에서든지(허리를 굽힌 상태로 자전거타기를 포함) 하지 활동을 하면 악화된다. 기능적 능력(이동, 양하지 또는 단하지 균형, 계단 오르기)도 평가할 수 있다. 보행을 평가할 때, 치료사는 특히 환자의 활보(stride), 보행률(cadence), 활보거리(distance stride), 균형 상실 그리고 보조장치의 잠재적인 필요성에 대해 주목해야 한다. LSS 환자는 일반적으로 허리의 굴곡과 함께 앞으로 구부정하게 걷는다. 일어서서 걷기검사(Timed Up and Go)로 이동 및 보행장애가 있는 환자의 수행 정도를 확인하는 데 유용할 수 있다. 만약 환자가 균형손상이나 낙상 경험이 있다면, 버그균형척도(Berg Balance Test) 또는 Tinetti 보행 균형평가도구(Tinetti Assessment Tool of Gait and Balance)가 좀 더 적절한 검사일 것이다.

치료 계획과 중재

이 사람들에게서 발견된 손상과 기능장애는 LSS 진단, 통증, 손상된 근수행력, 손상된 기능 그리고 감소된 ROM과 관련된 결함을 나타내었다. 발견된 사실들과 환자의 요구를 기반으로 한 치료 목표는 일반적으로 가정 운동 프로그램과 통증관리의 독립성, 기능적 능력 증진, 근수행력과 유연성의 향상 그리고 유산소 피트니스(aerobic fitness) 향상을 포함한다. LSS 환자에게 주로 사용되는 치료로는 치료적 운동(굴곡 치우침, flexion bias), 짧은 근육 신장, 근력강화, 허리 안정화, 자세 인식, 컨디셔닝 활동(conditioning activity), 이동 및 보행훈련(보행률, 걸을 수 있는 거리, 보조장치의 사용), 도수치료(연부조직과 관절가동술), 저가동성을 위한 허리 견인, 진단과 증상 유발(신전/축 부하)을 방지하기 위한 교육, 자세 인식 및 신체 역학, 통증 완화를 위한 전기치료가 있다. 유산소 운동방법으로 적절한 활동은 경사 트레드밀 걷기, 부분 체중-지지 트레드밀훈련, 척추의 굴곡을 유지하여 척추 압박을 감소시키는 자전거타기, 척추의 압박력을 감소시키는 수중치료 등이 있다.

만약 환자의 일상생활활동(ADL) 수행능력이 상실되거나 감소된 경우, 체중감량 프로그램이 필요한 경우, 허리 보조기가 도움이 될 수 있는 경우, 감정적 또는 정신의학적 관련성이 증가하는 경우 그리고 환자의 통증을 조절할 수 없는 경우에 치료사는 환자를 다른 의료기관으로 보내야 한다. 만약 환자들이 보존적 관리만으로 나아지지 않는다면 치료사는 환자에게 수술 상담을 받아볼 것을 권할 수 있다.

근거 중심 임상적 추천

SORT: 추천 분류의 장점

A 일관된, 양질의 환자 지향적 근거

B 일관되지 않거나 제한된 질적 수준의 환자 지향적 근거

C 동의, 질병 중심의 근거, 일반적인 관행, 전문가의 의견 또는 사례 시리즈

1. 서 있는 상태에서 증상 발생, 허벅지에서 가장 불편한 곳의 위치, 발맥박의 보존 등은 혈관성부전(vascular insufficiency)으로 인한 진짜 파행과 LSS로 인한 '거짓 파행(pseudoclaudication)'을 구별하는 데 도움이 된다. **C 등급**
2. 물리치료사는 LSS의 진단도구로 2단계 트레드밀검사(two-stage treadmill test, TSTT)를 사용할 수 있다. **B 등급**
3. LSS 환자의 치료적 운동은 굴곡을 권장하고, 척추의 부하를 제거해야 한다. **B 등급**
4. LSS 환자의 척추 굴곡 치우침(flexion bias)을 줄이기 위해 경사 트레드밀 걷기, 부분 체중-지지 트레드밀훈련, 자전거 타기가 권고된다. **C 등급**

종합 질문

17.1 다음 중 신경성파행에 관한 설명으로 옳은 것은?

A. 신경성파행의 특징은 오래 걸으면 혈관성부전이 나타나는 것이다.

B. 신경성파행의 특징은 하지통증 또는 경련이 발맥박의 감소와 함께 나타나는 것이다.

C. 신경성파행의 특징은 하지통증 또는 경련이 똑바로 서 있거나 걷는 동안 나타나고, 앉으면 증상이 완화되는 것이다.

D. 신경성파행의 특징은 척추를 신전하면 척추관 직경이 넓어져 하지통증이 증가하는 것이다.

17.2 LSS로 진단받은 환자에게서 나타나는 보행 편위(deviation)는 무엇인가?

A. 좁은 기저면

B. 보행 지구력 증가

C. 트렌델렌버그 징후

D. 엉덩이와 허벅지 통증

정답

17.1 **C.** LSS 환자의 경우, 신경성파행의 증상은 대개 척추의 신전 시에 악화되며 이는 척추관 직경이 감소되기 때문이다(D). 환자들은 증상을 감소시키기 위해 종종 척추의 굴곡 자세를 취하는데, 이는 굴곡 자세가 척추관 직경을 증가시키고 척수에 대한 압박을 완화하기 때문이다.

17.2 **D.** LSS 환자의 대부분은 넓은 기저면 보행(wide-based gait)을 보여주며, 걷는 동안 심해지는 엉덩이와 허벅지 통증을 호소한다.

비외상성 척수손상

Nontraumatic Spinal Cord Injury

Timothy Harvey / Sharon L. Gorman

CASE 18

50세 남성이 허리통증의 악화와 점진적인 하지근력 감소로 인해 응급실에 내원하였다. 그는 6개월 전에도 응급실 내원 병력이 있으며, 허리통증과 오른쪽 다리의 방사통 때문에 잠시 입원했었다. 입원 기간 동안 실시한 영상검사에서 "9개의 부풀어 오른 디스크(bulging disc)"를 발견했지만, 허리통증에 대한 특별한 치료를 받지 못했다. 남성의 이전 병력에 만성 요통(chronic back pain)이 있었으며 군 복무 중에 증상이 처음 발견되었다. 그 외 병력으로는 고혈압, 비만(BMI = 32.4kg/m^2), 좌심실 비대, 재발성 신장결석 등이다. 그는 오랜 군 경력을 가지고 있었고, 현 응급실에 방문하기 전까지 보안 업무를 하고 있었다. 평소 활동적으로 생활해왔으며 정기적으로 오토바이 타기, 수영, 스카이다이빙과 같이 취미활동을 했다. 그는 급히 병원에 입원하였고, 응급으로 T11~L4까지 감압고리판절제술(decompression laminectomy)과 고정금속삽입술(hardware placement)을 받았다. 그는 수술을 받은 직후, 하지를 움직일 수가 없었다. 수술 후 컴퓨터단층촬영(CT)에서 T6~T10 사이에 광범위한 디스크 탈출이 관찰됨에 따라 T9~T10의 transpedicular decompression을 위한 두 번째 수술이 시행되었다. 입원 이틀 후, 환자는 T6~L4까지 고리뿌리 나사(pedicular screws)를 박기 위해 세 번째 수술과 마지막 수술을 받았다. 그동안 환자는 거의 움직이지 못했고 물리치료를 받으면서 급성기 병원에서 3주를 보냈다. 그는 최근 신체 및 작업 치료를 위하여 병원에 입원하였다.

▶ 환자의 신체 상태를 기반으로, 이후 활동 제한에 영향을 미치는 인자는 무엇인가?

▶ 우선적으로 해야 하는 검사는 무엇인가?

▶ 가장 적절한 물리치료 중재는 무엇인가?

▶ 이 환자의 독립적 보행에 대한 예후는 어떠한가?

주요 정의

- **미국 척수손상협회**(American spinal injury association; ASIA)**의 척수손상 분류**: 척수손상 환자의 신체 상태를 설명하기 위해 개발된 감각, 운동, 반사 활동의 체계적 평가; 분류에는 척수손상 수준의 결정(예: T4)과 손상 범주로 지정(A~E등급 사이)하는 것이 포함됨
- **컴퓨터단층촬영**(computed tomography, CT) **스캔**: 횡단면영상(cross-sectional image)을 만들기 위해 컴퓨터 처리를 사용하여 여러 각도에서 얻어진 일련의 방사선영상
- **지상 보행훈련**(overground ambulation training): 체중지지 및 트레드밀을 사용하지 않고 지상에서 실시하는 보행 재교육; 환자에게 더 높은 수준의 균형능력이 요구되며, 비체중부하 보행보다 좀 더 과제-지향적 훈련방법

목표

1. 미국 척수손상협회 장애척도(American spinal injury association impairment scale, AIS)에 따라 척수손상 환자를 평가한다.
2. 척수손상 환자의 보행과 균형의 향상을 알 수 있는 표준화된 결과척도를 확인한다.
3. 척수손상 환자의 보행능력 향상에 대한 예후를 알려주는 요인들을 설명한다.
4. 척수손상 환자의 기능을 향상시키기 위해 체중부하를 증진시키고 자세를 바로 세우는 것을 촉진하는 중재를 처방한다.

물리치료 시 고려사항

비외상성 척수손상(nontraumatic spinal cord injury) 환자를 관리하는 데 고려할 점:

- ▶ **일반적인 물리치료 계획/목표**: 활동 및 참여 증가; 근력 증진; 관절가동범위(ROM)와 근력 그리고 유산소기능 손실을 예방하거나 최소화함; 삶의 질 증진

- ▶ **물리치료 중재**: 신경근 재교육; 기능적 훈련; 보행 전 훈련과 보행훈련, 체중지지 트레드밀훈련(body-weight-supported treadmill training, BWSTT); 체위 변경과 ROM 운동에 대한 환자/가족의 교육 및 훈련, 관련 전문가 팀과 의료 협조; 보조기 처방
- ▶ **물리치료 시 주의사항**: 활력징후 관찰; 통증 관리를 위한 의료진들의 협력; 보행훈련 시 점진적인 체중부하; 감각이 없는 부위의 관절 보호 및 피부 보호
- ▶ **물리치료를 방해하는 요인**: 수술 후 움직임 제한; 환자의 안전; 비수술적 척추 안정화 방법; 움직이지 않아 발생한 외피손상; 심부정맥혈전증(deep vein thrombosis), 폐색전증(pulmonary embolism)

건강 상태의 이해

척수손상(spinal cord injury, SCI)은 다양한 부상 또는 질병으로 인해 발생할 수 있으며, 외상성 또는 비외상성으로 분류된다. 외상성 척수손상(traumatic SCI)은 척수손상을 유발한 원인을 정의할 수 있거나 무작위적이지 않은 사건으로 인해 발생한다. 비외상성 척수손상(nontraumatic SCI, NTSCI)은 척추관 협착증(spinal stenosis), 종양성 압박(tumorous compression), 혈관허혈(vascular ischemia), 감염, 선천성 장애(congenital disorder)와 같은 원인으로 발생된다. 이러한 원인들은 어떤 특정 사건으로부터 시작되었는지 알 수 없으며, 보통은 일정 시간이 흐른 뒤에야 발생한다. 결과적으로 연령의 증가는 NTSCI의 발생 위험 증가와 관련이 있다. 척수손상은 그 원인과 상관없이 완전 혹은 불완전 중 하나로 더 자세히 분류된다. 완전 척수손상(complete SCI)은 신경학적 손상 수준 아래로 세 분절 이상 감각 기능 및 운동 기능이 보존되지 않은 상태를 말한다. 불완전 척수손상(incomplete SCI)은 신경학적 손상 수준

아래로 세 분절 이상 일부 감각 및 운동 기능이 남아 있는 상태이다. 사지와 관련된 것에 기초하여 "하반신마비(paraplegia)" 또는 "사지마비(tetraplegia)"라는 용어를 사용할 수 있다. 하반신마비는 두 다리가 포함된 하체의 감각 및/또는 운동 기능의 손상을 의미하는 반면, "사지마비"는 네 개의 팔다리와 몸통을 모두 포함한다. 미국에서는 매년 12,000명의 척수손상자가 새로 발생하며, 2010년에는 약 265,000명의 척수손상 환자가 있는 것으로 추정된다. 1979년에 척수손상을 가지고 있는 사람의 평균 연령은 28.7세였으나, 2005년에는 평균 연령이 40세까지 증가하였다. 척수손상의 약 81%는 남성들에게서 발생한다. 척수손상으로 새로 진단된 모든 사람들 중 절반은 불완전 척수손상을 가지고 있다.

NTSCI의 흔한 원인은 척수의 압박이며, 압박을 일으키는 원인은 대체로 척추디스크이다. 척추관은 척수가 통과하는 작은 구멍인데, 팽윤(bulging) 또는 탈출한(herniated) 디스크가 척추관을 침범할 때 척수를 압박할 수 있다(그림 18-1). 만약 적절한 시기에 치료하지 않는다면, 척수에 영구적인 손상이 발생할 수 있다. 이 환자의 첫 번째 수술−T11에서 L4까지 금속고정과 감압고리판절제술(decompression laminectomy)−은 척추관을 뒤쪽으로 열어서 척수가 더 넓은 공간을 가질 수 있도록 고리판(laminae)의 절개를 통해 가시돌기(spinous process)의 제거를 포함하는 수술이었다. 환자의 두 번째 수술−T9와 T10의 transpedicular decompression−은 척추뼈의 고리뿌리(pedicle)를 절개하여 척추관의 크기를 증가시키는 것이었다. 환자의 세 번째 수술과 마지막 수술은 T6에서 L4까지 고리뿌리와 고리뿌리 사이에 나사를 박아 척추를 안정화시키는 수술이었다. 환자가 수술 후 촬영한 CT스캔은 다수의 고리뿌리 나사를 보여준다(그림 18-2).

척수손상 후 신경학적 회복의 가장 강력한 예측변수는 손상의 완전성 정도이며, 그 정도는 미국 척수손상협회 장애척도(American Spinal Injury Association Impairment Scale, AIS)를 사용하여 분류한다. 완전 척수손상을

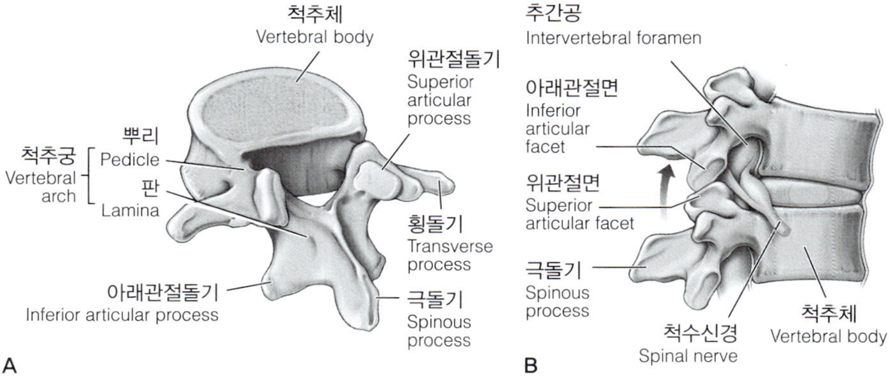

그림 18-1 A 척추체(vertebral body)와 척추궁(vertebral arch) 사이의 좁은 척추관(vertebral canal)을 보여주는 단일 척추뼈. B 두 척추뼈와 그 사이의 척추원반 그리고 척추관을 지나는 척수의 시상면 사진. (Reproduced with permission from Morton DA, Foreman KB, Albertine KH, eds. The Big Picture: Gross Anatomy. New York: McGraw-Hill; 2011. 그림 1-4B 그리고 D.)

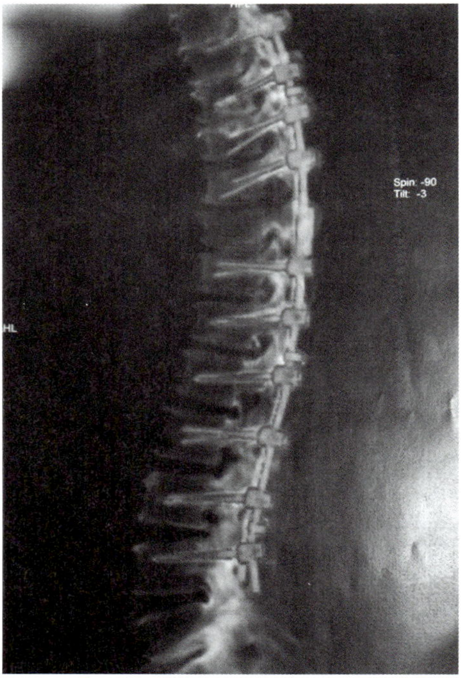

그림 18-2 수술 후 환자의 흉추(thoracic spine) CT스캔 측면도

당한 사람은 신경학적 운동 회복의 가능성이 낮다. Geisler 등은 척수손상의 예후인자를 결정하기 위해 척수손상 환자 760명을 6년에 걸쳐 연구하였는데, 이 연구를 통해 완전 척수손상 환자들이 불완전 척수손상 환자들에 비해 운동 기능의 회복이 더 적다고 보고했다. 기능적 회복의 예후인자를 평가한 10개 논문에 대한 최근의 체계적 문헌고찰(systematic review)에서는 완전 척수손상 환자들이 불완전 척수손상 환자들보다 기능적 회복이 더 적으면서 사망률은 더 높다고 결론내렸다.

그 외에 다른 좋은 예후 지표로는 운동 및 감각 기능의 보존, 초기의 신경학적 회복, 어린 나이의 척수손상 그리고 척수손상의 일부 유형이 포함된다. Waters 등이 수행한 두 개의 연구에서 하반신마비와 사지마비를 가진 환자들을 평가하였는데, 두 연구 모두 척수손상 후 운동 기능의 보존은 최상의 기능적 예후를 위해 대단히 중요하다고 결론내렸다.

전체 척수손상 중 1% 미만의 환자들만 병원에서 완전한 신경학적 회복을 경험한다. 대부분의 환자들은 척수손상 후 약 6개월 정도가 되면 기능적 획득이 안정기에 접어들며, 몇몇 환자들은 척수손상 후 1년까지도 계속해서 개선을 나타냈다. 또한 침통각(pinprick sensation)에 문제가 없는 환자들은 운동 기능이 회복될 가능성이 더 높다. 척수손상 환자 59명을 연구한 Poynton 등은 해당 피부분절(dermatomes)에서 침통각이 여전히 보존되고 있으면서 운동이 0/5 등급이었던 환자들 중 85%가 이후 기능적 근력이 최소 3/5으로 회복되었음을 발견했다. 21명의 경추 척수손상(cervical SCI) 환자를 대상으로 실시한 소규모 연구에서는 환자들을 추적 조사하였는데 전체 척수손상 환자들 중 침통각이 보존된 환자의 75%가 보행능력을 회복하였다(최초 침통각검사 이후 평균 49.6개월). 척수손상 이후 초기에 나타나는 신경학적 회복은 기능적 회복에 대한 긍정적인 예후 지표이다. Ishida 등은 22명의 급성 중심 목 척수손상(acute central cervical SCI) 환자를 2년간 검사하였으며, 손상 후 첫 6주 동안 나타나는 더 많은 개선이 운동과 감각 회복의 증가를 예측한다고 결론내렸다.

또한 신경학적 회복은 나이와 직접적으로 관련이 있다. 척수손상이 발생했을 때 더 어릴수록, 기능적 회복의 가능성은 더 높아진다. 노화와 관련된 결과들을 검토한 McKinley 등의 연구에서는 하반신마비와 사지마비 모두 기능적 독립성이 노화에 의해 부정적인 영향을 받는다고 결론내렸다. 마지막으로 신경학적 손상의 유형 또한 환자의 예후에 영향을 미친다. 외상성, 불완전목 척수손상 환자 412명을 대상으로 한 후향적 연구(retrospective review)에서 브라운-세카르증후군(Brown-Sequard syndrome) 또는 중심척수증후군(central cord syndrome)을 가진 환자들은 운동 회복 가능성이 가장 높았다. 운동 회복에 영향을 주지 않는 요인들로는 초기 전방 감압술(early anterior decompression), 성별, 인종, 골절의 유형, 부상의 메커니즘 등이 있다.

신경 가소성(neuroplasticity)이란 뇌가 손상 후에 자기 스스로를 "재지도화(remap)" 한다는 개념으로, 뇌의 다른 영역들이 정보가 처리되고 실행되는 곳에서 보상 및 조정할 수 있도록 하는 것이다. 척수손상의 회복에서 고려해야 할 가소성 유형은 두 가지가 있다. 자연적으로 발생하는 가소성은 척수손상 후 신경계에서 발생하는 구조적 변화를 설명한다. 새로운 연접의 형성을 위해 남아 있는 분절 간 사이신경세포(interneuron)의 축삭에서 발생하는 싹돋움(sprouting)이 여기에 포함된다. 활동-의존 가소성(activity-dependent plasticity)에는 감각 입력과 반복적인 사지 움직임의 결과로 발생하는 적응적 신경 변화가 포함된다. 이러한 신경 변화들은 과제-지향적(task-specific) 활동에 의해 가능하며, 만약 해당 활동이 중단되면 그 변화들도 사라지게 된다. 물리치료 중재는 척수손상을 당한 사람들의 활동-의존 가소성을 향상시키는 방향으로 나아가야 한다. 체중지지 트레드밀훈련(Body-weight-supported treadmill training, BWSTT)은 이러한 방식으로 사용되도록 제기되었다. BWSTT는 환자들을 걷게 할 수 있으며, 결과적으로 연습을 통해 뇌와 척수에 구조적인 변화를 만든다. 이점이 중요한 이유는 BWSTT가 보조해 주지 않으면 환자들은 걸을 수 없기 때문에 BWSTT를 사용하지 않고서는 환자들이 뇌에서 필요한 구조적 변화를 만들지 못하기 때문이다. BWSTT 사용 시, 환자들은 하니스(harness)를 사용하는데, 하니스란 환자가 트레드밀에서 걷는 동안 미리 정해진 비율만큼 체중을 지지해 주며 환자의 낙상을 방지하는 것을 말한다. 이러한 시스템은 환자의 보행 패턴을 개선시키기 위하여 보행 각 단계에서 물리치료사가 환자를 도울 수 있게 해 준다. BWSTT는 척수손상 환자의 보행 개선에 효과적인 것으로 나타났다. 한 예비 연구에서 이동을 위해 휠체어를 이용하는 환자들에게 3개월 간 36시간의 BWSTT를 적용하였는데, 이후 5명 중 4명의 환자가 지상에서의 보행이 향상된 것으로 나타났다. 또한 BWSTT가 불완전 척수손상 대상자 3명의 보행속도와 거리를 증가시켰으며, 미터당 산소소비량을 65%까지 감소시켰다. 게다가 BWSTT는 척수손상 이후 근위축을 부분적으로 역전시키는 데 도움을 준다고 하였다.

척수손상을 당한 사람들은 집으로 돌아왔을 때, 그들의 삶이 앞으로 어떻게 될지에 대한 의구심과 두려움을 가지고 있다. 많은 환자들이 가장 흔히 묻는 질문은 “과연 내가 다시 걸을 수 있을까?”이며, 이에 대해 물리치료사가 대답하기 어려울 수도 있다. 치료사는 이 질문에 적절히 대답하기 위하여 신뢰할 만한 연구와 임상 경험을 이용하여야 한다. BWSTT가 유익한 중재라고 지지하는 증거가 연구를 통해 밝혀졌지만, 척수손상 환자들의 보행을 향상시키기 위한 최선의 방법이라는 근거는 아직 부족하다. Alexeeva 등이 불완전 척수손상 환자들을 대상으로 수행한 연구에서 전통적인 물리치료 중재(traditional physical therapy interventions)군과 체중지지 상태로 보행을 한 군 그리고 BWSTT군을 비교하였다. 연구자들은 세 그룹 모두 걷는 속도와 근력 그리고 움직임의 질적인 향상을 나타내었다. 하지만, BWSTT 그룹에서는 다른 그룹과 비교하였을 때 균형능력의 향상이 관찰되지 않았다. Nooijen 등은 척수손상 대상자 51명을 4개 그룹 중 한 그룹에 무작위로 배정하였다; 손으로 보행을 보조하는 BWSTT, 비골신경(peroneal nerve)에 전기자극을 주며 보행훈련을 하는 BWSTT, 비골신경에 전기자극을 주며 지상에서 보행훈련, 로봇 보행훈련 장비와 함께 트레드밀 보행훈련. 앞선 연구의 연구자들은 이러한 접근법들 모두가 유익하다고 결론 내렸으나, 어떤 하나의 접근법이 다른 접근법보다 보행의 질과 속도에 있어서 우수한 향상을 보여주진 않았다.

물리치료 환자/고객 관리

척수손상 환자의 입원 재활 기간 동안 포함되어야 하는 평가와 중재에는 신경학적 손상 정도를 확인하기 위한 근력 및 감각검사가 있으며, 이와 함께 환자의 향상 및 진행을 확인하기 위하여 주기적인 재평가가 필요하다. 물리치료사는 환자의 기능적 움직임을 반드시 평가해야 하며, 이것은 환자가 침상 이동 및 이동을 할 수 있도록 하는 보상 기술을 확인하기 위함이다. 또한 보행을 평가하여야 하는데, 보행은 휠체어 이동 또는 보행으로 구성될 수 있다. 환자의 손상 수준, 운동 및 감각 보존 그리고 환자가 휠체어에서 보행으로 넘어갈 가능성이 있느냐에 따라 두 가지 기술 모두 검사한다. 이후 단계에서 세부적인 검사는 치료사와 보조기 전문가에게 보행에 필요한 적절한 보장구와 보조장비에 대해 알려 준다. 척수손상은 일상생활활동을 수행하는 개인의 능력을 아주 크게 변화시킬 수 있다. 따라서 치료사는 이러한 삶의 커다란 변화에 대한 환자의 우울 징후 또는 부적응 반응들을 관찰해야 한다. 필요하다면 심리학자, 상담전문가 또는 정신과 의사에게 의뢰해야 한다.

검사, 평가 및 진단

환자와의 인터뷰에서 물리치료사는 환자의 의식 상태가 명료하며 사람, 장소, 시간, 목적에 대한 지남력이 정상이라고 판단했다. 수술을 받기 전 환자는 모든 활동에 있어서 독립적이었다. 환자는 퇴원 후 필요할지도 모르는 의료장비를 가지고 있지 않았으며, 입원 재활 후에는 자신의 가족과 가까이에서 지낼 예정이다. 그들의 집에 계단은 없지만, 환자의 침실에 이르기 전 턱이 하나 있다. 이곳에는 바닥에 카펫이 깔려 있는 반면 집의 나머지 부분은 단단한 목재 바닥이다. 그의 방에서부터 욕실까지는 약 30m 정도이며, 위로 한 발짝 높이의 턱이 있다. 환자와 치료사가 목표에 관해 의논했을 때, 환자는 자신의 여자 형제와 그의 가족에게 부담되지 않도록 모든 이동에서의 독립을 원한다고 말하였다. 그는 아주 의욕적이고 협조적이며 가족들의 좋은 지원을 받고 있고, 이전에 매우 활동적이었다. 또한 그는 “가능한 많은 치료를 원한다”고 하면서 입원 재활 기간 동안 “최대한 열심히 하고 싶다”고 말하였다.

체계적 고찰 동안, 물리치료사는 추가 검진이 필요한 여러 계통들을 확인했다(**표 18-1**).

통증평가는 기능평가와 움직임평가 전에 시행되었다. 환자는 자신의 통증(흉추 주위의 수술 부위)을 수치평가척도에서 2/10라고 평가하였다. 또한 환

표 18-1 • 환자 사례에 대한 체계적 고찰 결과

심폐기능 (Cardiovascular and pulmonary)	BP: 118/75 mmHg; HR: 86 bpm; RR: 13 breaths/min 추가 검진이 필요하지 않음
근골격계 기능 (Musculoskeletal)	기능적 움직임의 감소와 보조장비 없이는 보행이 불가능하기 때문에 추가 검진이 필요함
신경근 기능(Neuromuscular)	수술 전 환자의 증상과 수술적 중재로 인해 추가 검진이 필요함
외피 기능(Integumentary)	수술 후 절개 부위에 포도상구균감염(*Staphylococcus infection*)이 있었으므로 추가 검진이 필요함
인지 기능(Cognitive)	명료한 상태, 사람, 장소, 시간, 목적에 대한 지남력 있음; 인터뷰 동안 나타난 징후가 없으며 의료기록에 명시된 것이 없음 추가 검진이 필요하지 않음

약어: BP, 혈압(blood pressure); bpm, 분당박동수(beats per min); HR, 심박수(heart rate); RR, 호흡수(respiratory rate).

자는 어깨뼈 바로 밑 수술 절개 부위 주위에 간헐적 둔통이 있다고 호소하였다. 어떤 움직임을 하던지 통증이 심화되었으며, 약물 치료와 휴식은 통증을 감소시켰다. 환자는 검사 동안 통증 유발 자세를 피하기 위해 노력하는 것이 보였다. 그리고 치료사는 검사를 하기 전 환자가 진통제를 복용 중인지 확인해야 한다.

환자가 제기하는 불만과 상황의 특성 때문에 치료사는 환자의 척수손상 정도를 결정하기 위하여 ASIA검사를 시행한다. 재활전문의는 병원에 환자가 입원하였을 때 깊은 압각(deep pressure)을 검사했으며, 물리치료사는 그 결과를 이용하였다. 환자의 양쪽 모든 피부분절(dermatomes)에서 침통각(pinprick)과 가벼운 촉각(light touch)을 감지하는 기능은 정상이었다. 환자는 L1 불완전 AIS D로 분류되었다(**그림 18-3**). 척수손상의 신경학적 수준은 환자의 L2 수준에서 운동 점수가 3/5인 것과 함께 모든 피부분절에서 정상 감각을 보이는 것에 근거하여 결정되었다.

ASIA 분류에 따르면, 손상의 신경학적 수준은 정상 운동 기능과 감각 기능을 가진 가장 아래 수준(level)을 말한다. 환자는 모든 검사영역에서 깊은 압각이 정상이었으므로, 불완전 척수손상을 가진 것으로 분류되었다. 신경학적 수준 아래의 모든 근육의 근력이 3/5 이상인 것으로 측정되었으므로, 환자는 AIS D로 분류되었다. ASIA검사에선 각 근육분절(myotome)을 대표하는 단 한 근육의 근력검사만을 포함하고 있기 때문에 치료사는 추가적인 하지 도수근력검사(MMT)를 시행하였다. 목표는 Reese가 묘사한 자세에서 하지근육의 근력을 평가하는 것이긴 하지만, 환자들이 그 표준 자세를 취하는 것을 할 수 없거나 비효율적으로 취하는 것은 실용적이지 않다. 기능적 움직임의 부족, 척추손상 예방(spinal precautions) 그리고 검사 시간을 보다 효율적으로 쓰기 위해 앉은 자세에서 환자의 하지 MMT를 측정하였다(**표 18-2**). 중요하게 봐야 할 것은 환자의 약화된 엉덩관절 굴곡근과 신전근으로, 이는 이동과 보행에 영향을 미칠 것이다. MMT는 검사자 간 높은 신뢰도와 타당도를 나타낸다.

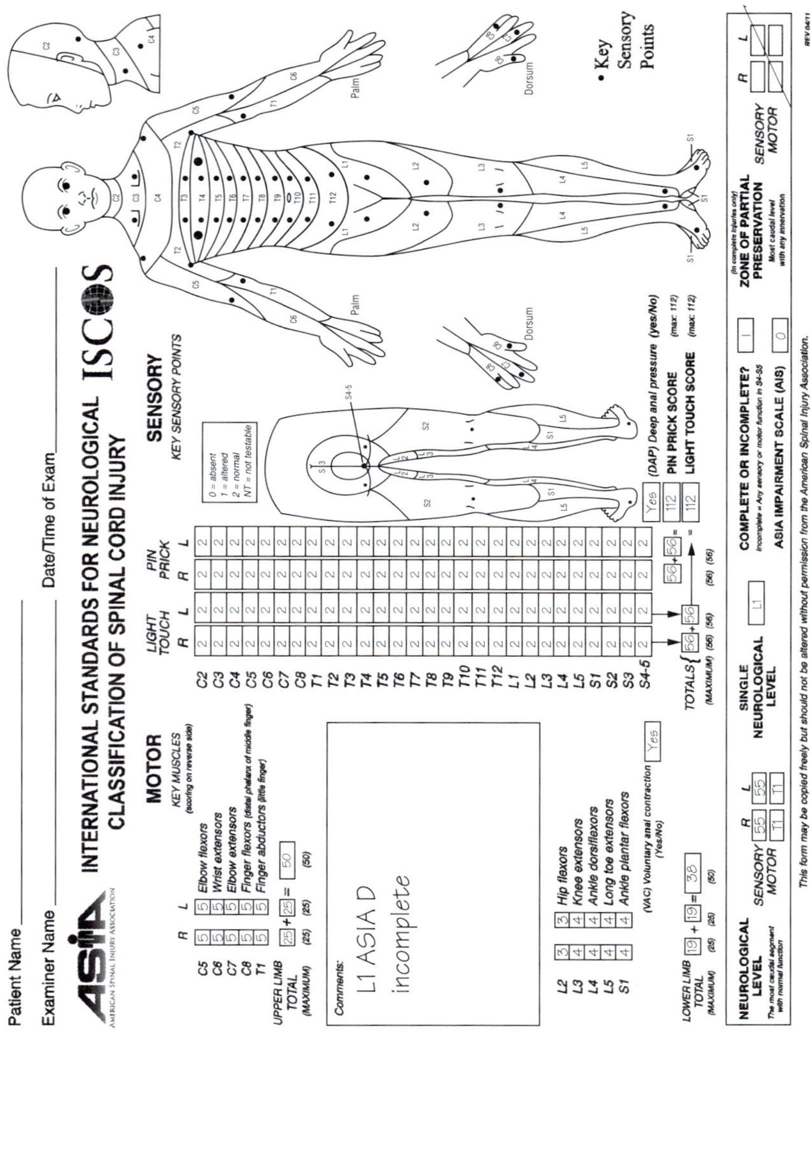

그림 18-3 입원 재활시설에 입원한 환자를 위한 척수손상의 ASIA 신경학적 분류 서식(Reproduced with permission from American Spinal Injury Association: International Standards for Neurological Classification of Spinal Cord Injury, revised 2011; Atlanta, GA, Reprinted 2011.)

표 18-2 • 사례 환자의 하지 도수근력검사(manual muscle testing) 결과

하지 움직임	왼쪽 하지	오른쪽 하지
엉덩관절 굴곡(Hip flexion)	3–/5	3–/5
엉덩관절 신전(Hip extension)	3–/5	3–/5
엉덩관절 내전(Hip adduction)	4/5	4/5
엉덩관절 외전(Hip abduction)	3–/5	3/5
무릎관절 굴곡(Knee flexion)	4/5	4/5
무릎관절 신전(Knee extension)	4/5	4/5
발목관절 발등굴곡(Dorsiflexion)	4/5	4/5
발목관절 발바닥쪽굴곡(Plantar flexion)	4–/5	4–/5

ASIA검사에서는 고유수용성 감각(proprioception)을 추가적 검사로 간주한다. 고유수용성 감각이 변화되면 균형과 보행능력에 영향을 미칠 수 있다. ASIA 추가적 프로토콜을 이용한 환자의 고유수용성 감각 검사 결과는 **표 18-3**에 나와 있다.

ASIA검사 동안 환자는 자신의 오른쪽 발바닥 면에 감각이 없다고 호소하였다. 치료사가 해당 부위를 검사한 결과, 환자에게 가벼운 촉각 및 침통각손상

표 18-3 • 사례 환자의 ASIA 고유수용성 감각 검사 결과

관절	오른쪽	왼쪽
손목(Wrist)	정상(Intact)	정상
엄지손가락(Thumb)	정상	정상
새끼손가락(Little finger)	정상	정상
무릎(Knee)	상실(Absent)	정상
발목(Ankle)	상실	정상
엄지발가락(Great toe)	상실	상실

이 있다는 것을 발견했다. 하지만 이 부위는 ASIA검사의 표준 피부분절검사에 포함되지 않으므로, 환자의 ASIA 분류에서는 고려되지 않았다. 그러나 이러한 결과는 환자의 치료 계획을 세우거나 중재를 적용할 때 고려된다.

다음으로 치료사는 환자의 기능적 움직임을 검사하였다. 광범위한 척추수술로 인한 움직임의 제한은 환자가 통나무처럼 구르게 하고, 엉덩관절을 90° 이상 굽히지 못하도록 한다.

환자는 바로 누운 자세에서 앉기 위하여 최소한의 보조(minimal assistance)를 요청하였으며, 앉는 자세를 만들기 전 단계에서 통나무처럼 구르기(log roll)를 완성하기 위해 침대모서리에서 양쪽 상지를 이용하였다. 앉은 자세에서 일어서기를 할 때에는 중등도 보조(moderate assistance)가 필요했다.

앉은 자세에서는 정적균형과 동적균형 모두 독립적이었으며, 정상적인 균형반응이 모든 방향에서 나타났다. 환자는 몸통의 모든 방향에서 가벼운 저항을 견딜 수 있었다. 앉아 있는 동안, 환자는 전방 머리 자세(forward head posture)와 과도한 둥근어깨(rounded shoulder) 자세를 취하고 있었다. 상지의 지지 없이 정적으로 선 자세를 취하고 있을 때, 환자는 몸통의 불안정으로 인하여 최소한의 보조를 필요로 하였다. 또한 환자는 선 자세에서 모든 팔뻗기 동작을 위하여 중등도 보조를 필요로 하였다. 환자는 평평한 바닥 위에서 앞바퀴 워커(front-wheeled walker, FWW)와 함께 중등도 보조를 받아 15m 정도 이동할 수 있었으며, 보조는 주로 체중 이동 시 몸통과 골반 조절을 위해서였다. 환자는 또한 오른쪽 발을 제대로 놓기 위하여 구두 지시를 필요로 하였으며, 아마도 이것은 오른쪽의 고유감각 상실 때문일 것이다. 보행의 모든 단계에서 환자는 오른쪽 하지의 근수축이 부드럽지 못하였고 약간의 실조성 움직임(ataxic movement)을 나타내었다. 그는 안전한 휠체어 운전을 위해 최소한의 보조를 필요로 하였고, 평평한 표면위에서 30m 이상 휠체어 추진 시에는 보호자나 치료사의 감독(supervision)을 필요로 하였다.

모든 방향에서 목척추의 능동 ROM과 양쪽 어깨관절의 수동적 굴곡, 외전,

외회전 및 내회전은 일반적 범위보다 더 컸다. 환자의 수술 후 주의사항[등과 허리척추의 굴곡(bending), 들어올림(lifting), 비틀기(twisting) 금지] 때문에 몸통과 골반의 움직임은 검사하지 않았다. 엉덩관절 굴곡을 제외하고 하지의 모든 수동 ROM은 일반적 범위보다 더 컸으며, 엉덩관절 굴곡은 수술 후 주의사항 때문에 90°까지만 검사하였다. 사지에 수동 ROM을 하는 동안, 환자는 그 어떤 근육에서도 비정상적인 근긴장도를 보이지 않았다.

세 번의 물리치료 동안, 기능적 독립측정(Functional Independence Measure, FIM®), 일어서서 걷기검사(Timed Up and Go, TUG), 버그균형척도(Berg Balance Scale, BBS)가 포함된 추가적인 검사를 시행했다. IRF의 규정과 시설 승인 조건 때문에 입원 후 3일 이내에 FIM®을 완료해야 했으며, 치료사는 보행과 균형 그리고 낙상 위험에 대한 더 많은 정보를 수집하기 위해 TUG와 BBS를 선택하였다.

FIM® 평가에 대해서는 사례 15를 참고한다.

한 체계적 문헌고찰(systematic review)은 척수손상을 가진 환자들을 대상으로 FIM®의 이동 측면에서 심리측정(psychometrics)에 대한 것을 연구하였다. 기능적 독립측정 이동(Functional Independence Measure Locomotor, FIML)은 보행과 휠체어 추진 그리고 계단에 대한 FIM® 점수를 포함하고 있다. FIML의 측정 표준오차는 1.6이며, 최소 실제 차(그 측정의 오차를 초과하는 변화를 나타내는 최소 변화)는 4.4이다. FIML은 천정 효과(ceiling effect)를 보여주는데, 이것은 일단 환자가 완전한 독립성에 해당하는 점수에 도달하면, 그 이후의 향상은 감지될 수 없다는 것을 의미한다. **표 18-4**는 FIML의 점수에 대한 설명을 보여준다. IRF에 있으면서 환자는 FWW를 사용하여 15m 이동해 보행에서 2점을 받았고, 휠체어 추진을 15m 이하로 하여 2점을 받았으며, 계단에서는 0점을 받았다. 계단검사에서 0점을 받은 것은 입원시설에서의 안전상 우려 때문에 계단검사를 시행하지 않았기 때문이다.

TUG는 보행 특성과 낙상 위험을 확인하기 위해 실시되었다. TUG는 척수

표 18-4 • 기능적 독립측정 이동 채점 척도

완전 독립(7) Complete Independence (7)	보조장비 없이 적절한 시간 내 안전하게 수행
수정된 독립(6) Modified Independence (6)	수행 시 추가 시간이 필요함, 보조장비를 필요로 하거나 안전상의 위험이 있음
감독(5) Supervision (5)	신체적 접촉 없이 수행이 가능하나 구두 지시가 필요함
최소 보조(4) Minimal Assistance (4)	환자가 활동의 75% 이상을 수행함
중등도 보조(3) Moderate Assistance (3)	환자가 활동의 50~74%를 수행함
최대 보조(2) Maximum Assistance (2)	환자가 이동과 활동의 25~49%를 수행함; 활동에서 2보다 높은 점수를 기록하기 위하여 환자는 반드시 150ft 이상의 이동과 한 계단 이상 올라갈 수 있어야 함
완전한 보조(1) Total Assistance (1)	환자가 활동의 25% 이하를 수행하거나 두 명의 도움을 필요로 함
활동 없음(0) Activity Did Not Occur (0)	안전하지 않거나, 환자의 건강 상태가 제한하거나, 환자가 거부하는 경우

손상 환자에서 높은 검사자 내 및 검사자 간 신뢰도(각각 0.979와 0.973)를 가지고 있다. Lam 등에 의해 수행된 척수손상 환자에서 TUG의 심리측정에 대한 체계적 문헌고찰에서 측정의 표준오차는 3.9초였으나 임상적으로 유의미한 차이(minimal clinically important difference, MCID)는 10.8초였다. 이 연구의 저자들에 따르면 10미터 걷기검사(10-Meter Walk Test, 10MWT), 6분 걷기검사(Six-Minute Walk Test, 6MWT) 그리고 척수손상 보행평가지수(Walking Index for Spinal Cord Injury, WISCI)와의 동시타당도가 높았다.

IRF에서 3일째 되는 날, 치료사는 TUG 검사를 시행하였다. 환자는 FWW를 사용하여 세 번의 검사를 하였다. 환자의 평균시간은 37.31초였고, 이를 통해 환자는 낙상 위험이 높은 것으로 분류되었다.

또한 물리치료사는 두 가지 이유로 BBS를 수행하도록 하였다. 첫째, 척수손상을 가진 사람에 대한 표준화된 균형 결과측정이 부족했다. 둘째, 치료사는 보조기의 사용이 허용되지 않는 환자의 평가 결과를 알아보길 원하였다. 환자는 BBS에서 56점 중 18점을 기록하였으며, 이는 낙상 위험이 높다는 것을 의미한다. BBS의 타당도와 WISCI, TUG, 10MWT, Spinal Cord Index for Functional Ambulation Inventory(SCI-FAI)를 비교한 한 연구에서 BBS는 AIS D로 분류된 척수손상 환자의 선 자세 균형에 대한 높은 동시타당도를 보여주었다.

이 환자의 물리치료 진단은 몸통과 하지근력의 감소, 하지의 고유감각손상, 이동 시 지구력 감소 그리고 선 자세 균형의 감소를 보이는 T6-L4 척추 유합을 가진 50세 남성이다. 이러한 문제들은 환자가 독립적으로 보행하거나, 안전하게 이동하거나, 오토바이를 타거나 그리고 보안 분야에서 일을 계속하는 것을 할 수 없게 만든다. 이것은 감압척수유합술(decompressive spinal fusion surgery) 후 비외상성 L1 불완전 척수손상(AIS D)의 의학적 진단과 일치한다.

물리치료사는 환자와 함께 치료 목표를 설정하였다. 3주 안에 이러한 목표들을 달성하는 것에 대한 예후는 좋았으며, 이는 환자의 동기 부여와 가족들의 좋은 지원 그리고 이전 기능 수준의 독립성 때문이다. 그밖에 환자는 불완전 척수손상이라는 점, 운동 기능과 침통각이 남아있다는 점 그리고 비교적 젊은 나이라는 점 등의 좋은 예후 요소들을 가지고 있었다. 물리치료 목표에 포함되는 것에는 (1)보조자가 환자의 일상생활활동을 돕는 것을 감안하여 양쪽 상지 지지를 통해 FWW를 사용한 모든 이동을 위해 도움을 대비하고 있는 것, (2)욕창 발생 가능성을 감소시키기 위하여, 모든 침상 이동 시 수정된 독립(modified independence)으로 수행하는 것, (3)물리치료 없이도 환자가 걸을 수 있게 하기 위하여 평평한 바닥에서 최소한의 보조와 함께 FWW를 사용하여 15m 보행하는 것, (4)환자의 지구력 증가를 위해 최소한의 보조로 양쪽 상지 지지와 양쪽 난간을 이용하여 네 개의 계단을 오르내리는 것이다. 또한 IRF로부터의 퇴원을 위해 이후 예상되는 결과도 환자와 함께 설정하였다. 이것은 환자가 침상 이동, 한 자세에서 다른 자세로 이동, 앉은 자세 균형, 선 자세 균형, 보행, 휠체어 이동, 계단 그리고 집에서의 기능적 움직임을 가족들의 도움 없이 수정된 독립 수준으로 수행하는 것을 포함하고 있다. 관련 전문가 팀에 의해 결정된 3주의 예상 입원 기간 동안, 물리치료의 빈도와 지속시간은 하루 120분, 일주일에 6일로 설정되었다.

치료 계획과 중재

물리치료 중재의 대부분은 보행훈련, 균형훈련 그리고 하지의 특정 근력강화 운동에 초점이 맞추어져 있었다. 환자는 퇴원 전 17일간 물리치료를 받았다. 지상에서 보행, BWSTT 그리고 고정식 자전거를 이용한 근력강화(전기자극을 함께 사용/비사용)에 대한 것은 다음에 자세히 설명되어 있다.

지상훈련은 17번의 치료 중 12번 시행되었다. 환자는 첫 8번의 지상훈련 치료 동안 평평한 바닥에서 FWW를 사용하여 보행하였으며, 15~45m까지 본인의 상태에 따라 다르게 걸었다. 마지막 4번의 지상훈련 동안, 보조장비는 양쪽 네발지팡이(quad cane) 및/또는 일점지팡이(single point cane)로 발전되었다. 이것은 보행 시 보조장비를 통하여 환자에게 더 적은 안정성을 제공하고, 보행 주기의 입각기 동안 엉덩관절의 신전을 강조하기 위함이었다. 각 치료 동안, 물리치료사 및 물리치료사 보조는 보조 정도를 정하였으며, 확인된 보행 편위(deviations)를 교정하였다. 치료당 보행 횟수는 환자의 자기-보고(self-report) 또는 객관적인 피로징후(증가된 호흡률 및/또는 보행 패턴의 악화)를 기반으로 정해졌다.

5번의 치료에서 BWSTT가 포함되어 있으며, 체중의 30~60%를 지지해 주면서 20~30분간 시행되었다. 각 치료는 환자가 자신의 오른쪽 하지를 앞으로 옮기는 것의 각기 다른 순서를 보조해 주는 치료사와 함께 시작되었다. 다음으로 환자는 트레드밀 위에서 독립적으로 보행을 하였는데 이는 환자 스스로 보행 교정할 기회를 주기 위함이었다. 마지막으로 환자는 BWSTT에서 얻은 기술들을 실제적인 보행에 적용시키기 위하여 지상에서 보행하였다. 각 치료 동안 치료사는 환자의 피로 및 보행 편위의 증가에 따라 트레드밀의 속도와 치료 시간을 결정하였다. 지구력과 균형 그리고 고유감각을 증진시키기 위해 BWSTT의 프로그램을 정했다. 이 프로그램 안에는 속도가 변하는 트레드밀에서 걷기 3세션, 장애물(예: 작은 나무블록, 연필, 구겨진 종이, 작은 콩주머니)이 놓여진 트레드밀 위에서 걷기 2세션이 포함되어 있다.

환자는 IRF에 있는 17일 동안 물리치료를 매일 120분씩 받았다. 개인 치료시간은 환자와 물리치료사의 스케줄에 따라 30~90분 사이였다. 매 치료마다 트레드밀훈련을 하는 것은 비효율적이었으므로, 지상훈련도 함께 진행했다. 주기적으로 물리치료사 보조가 환자와 함께 하였으며, 치료 동안에는 BWSTT가 사용되지 않았다. 왜냐하면 이 IRF에서는 물리치료사 보조가 단 30분의 치료 동안만 환자를 치료할 수 있었으므로, BWSTT를 준비하고 수행할 시간이 충분하지 않았다. 또한 환자의 안전한 수행을 위하여 2~3명의 사람이 필요했기 때문에 직원 부족으로 BWSTT를 사용할 수 없었던 경우도 있었다.

BWSTT 또는 지상훈련이 척수손상 환자들에게 부정적인 영향을 미친다고 보고한 연구는 없다. 하지만 특정 AIS로 분류된 환자들이 다른 환자들보다 BWSTT 및 지상훈련으로부터 더 많은 이점을 가진다고 제안하는 연구들이 있다. 운동 기능이 적으면서 더 낮은 AIS로 분류된 환자들은 BWSTT 또는 지상훈련을 통해 기능적 움직임이 개선될 가능성이 더 낮았다. 일반적으로 불완전 척수손상 환자들(AIS C 또는 D)은 완전 척수손상 환자들(AIS B 또는 A)보다 보행훈련에서 더 많은 이점을 가진다. 이 환자가 AIS D였으므로 BWSTT와 지상훈련이 회복에 도움이 될 가능성이 높다.

또한 지상훈련은 척수손상 환자들의 보행 개선에 효과적인 중재이다. Dobkin 등은 BWSTT와 지상훈련 두 가지 모두에서 보행의 개선을 보고했으나, 어떤 중재가 더 우수한지는 아직 연구 중이다. 불완전 척수손상 환자와 관련된 17개 연구에 대한 체계적 문헌고찰에서는 더 높은 수준의 독립 보행을 위해서, BWSTT 대신에 지상훈련을 사용해야 한다고 보고했다. 이 환자의 재활에서 두 중재 모두 성공적으로 사용되었다. 지상훈련은 환자가 자신의 속도대로 보행할 수 있게 하였고, 그는 발을 디디면서 시각 피드백과 감각 피드백을 받기 위해 발 위치에 주의를 기울여야 했다. 또한 지상훈련은 환자가 안전한 환경에서 도전적으로 수행하도록 하면서 실제 상황과 같이 만들었기 때문에 효과적이었다.

하지근력훈련은 고정식 자전거와 신경근전기자극(neuromuscular electrical stimulation)을 같이 시행했다. 환자는 이 중재를 지상 보행훈련을 받는 12일 동안 매일 15분씩 받았다. 엉덩이와 무릎이 신전될 때, 엉덩관절의 신전을 촉진하기 위하여 전극을 양쪽 큰볼기근(gluteus maximus)에 붙였다. 치료사는 적절한 시기에 전기신호를 켜고 끄기 위하여 리모컨을 사용하였다. 이것은 환자가 자신의 사이클링(cycling) 속도를 바꿀 수 있고, 하지근력강화를 위한 인터벌훈련(interval training)을 사용할 수 있도록 하였다. 이 중재는 증가된 저항을 이용하여 환자의 하지근력강화와 고유수용성 감각을 향상시키기 위한 것이었지만, 이 중재가 환자의 보행능력 개선에 효과적일 수도 있다는 몇 가지 증거가 있다. Gregory 등의 사례 연구에서는 하지 저항훈련과 플라이오메트릭(plyometric)훈련이 척수손상을 가진 사람의 보행속도를 향상시키고, 신경근손상을 감소시킬 수 있다고 결론내렸다. 불완전 척수손상 환자를 대상으로 한 사례 연구에서는, 사이클링 동안 기능적 전기자극(functional electrical stimulation)을 사용하였는데, 이 사례 연구에서는 하지의 근력 증가가 없었다고 결론지었다. 하지만 환자는 바닥에서 물건을 집을 수 있는 능력과 짧은 거리를 목발을 사용하여 보행하는 하지 기능이 향상되었다고 보고하였다.

FIM®, BBS, TUG 결과를 보면 급성기 재활 17일 동안 환자는 기능적 움직임에 있어 상당한 향상을 보였다. IRF에서 18일 후, 환자는 자신이 기대하던 목표 네 가지를 모두 달성할 수 있었다. IRF의 방침에 따라, 예상되는 모든 결과는 FIM® 점수를 기반으로 하였다. 환자는 FIML의 모든 항목에서 수정된 독립이 가능할 것으로 예상되었다. **표 18-5**는 입원 및 퇴원 당시 환자의 FIM® 점수를 요약한 것이다. 환자는 치료사의 감독하에 FWW를 이용한 보행을 성공하였으며, 최대 보조(maximum assistance)로 계단 4개를 오르내릴 수 있었다. 환자의 FIML 점수는 입원에서 퇴원까지 9점 상승했다(최소 실제 차 4.4점의 2배). 이 환자의 기능적 회복에 어떤 체중부하 중재가 가장 큰 영향을 미치는지 알아내는 것은 불가능하다. 하지만 그의 치료 동안에 지상 보행을 중재로 가장 많이 이용하였다.

표 18-5 • 입원 및 퇴원 당시 환자의 FIM® 점수

FIM® 과제	입원	퇴원
침대에서 휠체어로 이동	3 중등도 보조(Moderate Assistance)	6 수정된 독립(Modified Independence)
보행	2 환자가 앞바퀴워커를 이용하여 50피트 보행하였다.	5 환자가 앞바퀴워커를 이용하여 300피트 이상 보행하였다.
휠체어 추진	2 환자가 휠체어를 타고 50피트 나아갈 수 있었다.	6 환자가 휠체어를 타고 150피트 나아갈 수 있었다.
계단	0 검사하지 않았다.	2 최대 보조

지상 보행은 물리치료 외에 수행되었으며, 환자는 그의 방에서 다른 의료서비스 제공자와 함께 보행하였다. 다른 부서는 환자가 물리치료실 주변에서 가능한 자주 안전하게 보행하게 함으로써 환자의 지상 보행량을 늘렸다. BBS에서 환자의 선 자세 균형은 유의하게 증가하였다. 입원한지 3일 후 측정한 환자의 점수는 56점 중 18점이었으나, 2주 후 퇴원하는 날에는 56점 중 37점을 기록했다. 이는 그의 낙상 위험이 높음에서 중간으로 감소하였음을 나타내며, 그의 퇴원 시 점수는 낙상 위험 낮음에 해당하는 점수와 불과 2점 차이였다. BBS에서, 이 환자는 뇌졸중 환자의 MCID 7점을 넘어섰다(척수손상을 가진 사람에 대한 MCID는 보고된 것이 없다).

또한 환자는 자신의 TUG 점수를 향상시켰다. IRF 입원 3일 후, 환자가 세 번의 시도 동안 기록한 평균 시간은 37.81초였다. 퇴원 당일, 환자는 세 번의 시도 동안 평균 20.26초를 기록하였으며(17초 향상), 이는 TUG에서 MCID 10.8초를 넘어서는 것이다. 환자의 TUG 점수를 사용하여 낙상 위험을 결정하는 것은 좀 더 복잡하다. Shumway-Cook의 연구에서는 TUG 점수가 14초 이상인 환자들은 높은 낙상 위험군으로 분류해야 한다고 제안했다. 그러나 Podsiadlo와 Richardson은 TUG 점수가 30초 이하인 사람들을 더 이상 높은 낙상 위험군으로 간주해서는 안 된다고 제안하였다. 그러므로 한 연구에 따르면 이 환자의 낙상 위험이 감소하였지만, 또 다른 연구에 따르면 낙상 위험이 감소하지 않았다. 보행하는 동안 환자는 쉽게 넘어질 것처럼 보였다. 치료사는 근거와 임상적 판단을 종합해 봤을 때 환자가 낙상 위험이 높다고 판단했다.

BWSTT는 척수손상 환자들에게 아주 인기 있는 중재이며, 이 중재의 효과를 뒷받침하는 근거가 점점 증가하고 있다. 척수손상 환자 35명에게 BWSTT를 활용한 한 후향적 연구(retrospective study)에서 연구를 시작할 때는 25명이 휠체어 생활(wheelchair-bound)을 하는 것으로 분류되었다. BWSTT 이후, 휠체어 생활을 하는 25명의 대상자들 중 20명이 독립적으로 보행이 가능한 자로 분류되었다. 또한 예비 자료에 따르면 BWSTT가 지상 보행속도의 향상과 관련이 있다고 제안한다. 또 다른 후향적 연구에서 Wernig 등은 만성 척수손상(n=35)과 급성 척수손상(n=41)을 가진 사람 모두에게서 보행의 향상이 초기 BWSTT 이후 6개월에서 6.5년까지 지속되었다고 보고했다. 이 환자가 보행에서 얻은 이점들을 유지하고 있는지 알아보기 위해서는 향후 추적조사가 필요할 것이다.

퇴원 전, 환자의 ASIA검사를 다시 시행하였다. 고유수용성 감각에는 변화가 없었지만, 엉덩관절 굴곡근의 근력은 4/5로 증가하였고 무릎관절 신근과 왼쪽 발목관절 발등 굴곡근은 5/5까지 증진되었다. 그럼에도 환자는 여전히 AIS D로 분류되었는데, 이는 AIS E로의 향상이 환자에게 잔존하는 감각 및 운동 결손이 없음을 의미하기 때문이다.

외상성 척수손상 이후의 환자를 대상으로 한 연구에서, 환자들은 척수손상 2주 후부터 손상 후 12개월까지 AIS를 사용하여 여러 번 평가되었다. 연구의 저자들은 AIS D로 분류된 환자들 중 90%가 AIS C 또는 AIS E로 바뀌지 않는다고 결론내렸다. 이러한 자료는 현재 환자가 AIS E로 향상될 가능성이 낮다는 것을 의미한다. 이 환자는 보행훈련을 통해 이득을 얻을 수 있는데, 이는 불완전 척수손상 및 AIS D로 분류된 그의 의학적 진단 때문이다. BWSTT는 환자의 뇌에서부터 신체까지의 신경연결을 재연결하거나 재교육하기 위하여 이용되었으며, 이는 현재 진행되고 있는 척수손상 환자들에 대한 신경 가소성 연구에 적합하다. 보행과 기능적 움직임을 개선시키기 위해 체중부하 중재를 사용함으로써 환자는 17일간 IRF에서 물리치료를 받는 동안 유의미한 향상을 보여주었다. 척수손상 환자에게 BWSTT를 적용한 연구들을 평가한 한 체계적 문헌고찰(systematic review)에서는 BWSTT 적용을 3~23주 사이 기간 동안 적용하였다.

12주간의 BWSTT 프로그램을 통해 척수손상 환자의 보행이 개선되었다. 불완전 척수손상을 가진 젊은 사람들에 대한 한 사례 보고에서는 지상훈련과 BWSTT를 사용하여 장기간에 걸친 저강도 및 저빈도의 보행 재훈련 또한 기능 개선을 나타냈다고 보고했다. 현재 환자의 사례는 저빈도(17일의 치료기간 동안 BWSTT 치료 5번)가 그의 기능적 이득 및 측정 가능한 이득에 기여했을 수도 있다는 것을 나타낸다. 척수손상 후 보행을 향상시키기 위한 중재의 빈도와 기간 그리고 양에 대한 더 많은 연구가 필요하다.

환자는 IRF를 떠나 집으로 퇴원하였다. 그는 가정 운동 프로그램을 받았으며, 후속조치로 가정 건강 물리치료를 처방받았다. 이 시설의 규정에는 퇴원 후 가정 건강 후속조치가 48~72시간 이내에 이루어져야 한다고 명시되어 있다. 환자의 가정 운동 프로그램에는 잔존하는 문제점을 최소화하기 위한 세 가지 단순 운동들이 포함되어 있다. 첫 번째, 교각 운동 자세를 3~5초간 그대로 유지, 10~20회 반복, 3~5세트 수행한다. 이 운동은 감소된 양쪽 엉덩관절 신근 근력을 개선시키고 보행 시 바로 선 자세를 증진시키기 위하여 시행되었다. 운동량은 환자의 자세가 무너지기 시작하는 수준에서 설정되었다. 환자는 어떤 특정 횟수의 반복 또는 세트를 하는 것보다 자세를 오랫동안 유지하는 것을 우선시하라는 지시를 받았다. 두 번째, 환자에게 앉았다 일어서기를 10~15회 반복, 매일 3세트씩 수행하도록 하였다. 이 운동은 보행 시 바로 선 자세를 위하여 엉덩관절의 신근 근력을 향상시키기 위한 것이었다. 마지막으로 환자가 앉아있는 동안 발가락을 땅에 살짝 대고 알파벳을 그리도록 하였다. 이 운동은 환자의 고유수용성 감각 향상을 위해 선택된 것이다. 비록 환자가 IRF에서 지내는 동안 고유수용성 감각의 어떠한 호전도 보이지 않았지만, 이 운동은 자신의 하지를 자신이 원하는 곳에 바로 놓는 능력을 향상시키기 위하여 고안되었다. 결국 이것은 그가 보행 시 개선된 발의 위치를 가질 수 있게 함으로써 보행 기능을 개선시키고, 또한 일상생활활동에서의 안전성 증진으로 이어질 수 있을 것이다.

근거 중심 임상적 추천

SORT: 추천 분류의 장점

A 일관된, 양질의 환자 지향적 근거

B 일관되지 않거나 제한된 질적 수준의 환자 지향적 근거

C 동의, 질병 중심의 근거, 일반적인 관행, 전문가의 의견 또는 사례 시리즈

1. ASIA 장애척도(AIS)는 척수손상의 중증도와 관련된 요소들을 구분하고, 물리치료사가 보행 회복과 관련된 예후를 결정하는 데 도움을 줄 수 있다. B 등급
2. BWSTT와 지상 보행훈련은 척수손상 환자의 보행을 개선시킨다. A 등급
3. 특정 근육의 전기자극과 함께 고정식 자전거를 사용하는 근력훈련은 불완전 척수손상 환자의 하지근력과 보행속도를 향상시키며, 신경근손상을 감소시킨다. C 등급

종합 질문

18.1 다음 중 척수손상을 가진 사람들의 보행 개선에 가장 효과적인 중재는 무엇인가?

A. 체중지지 트레드밀훈련

B. 지상 보행훈련

C. 근력훈련

D. A와 B

18.2 다음 중 환자의 균형이 임상적으로 유의하게 향상되었으며 낙상 위험이 적다는 것을 나타내는 결과는 무엇인가?

A. FIML 점수 12점 증가

B. BBS 18점 향상(56점 만점에 41점)

C. TUG 시간이 29초에서 32초로 향상(3회 시도 평균)

D. BBS 점수가 2주 만에 56점 만점에 8점 오른 36점을 기록

정답

18.1 **D.** 관련 연구에 따르면 BWSTT와 지상 보행훈련은 척수손상을 가진 사람의 보행을 향상시킨다. 많은 연구에서 BWSTT의 사용과 지상훈련 사이에 유의미한 차이를 발견하지 못했다(A, B). 근력훈련이 보행 시 사용되는 특정 근육의 근력 향상에 중요할 수 있고 척수손상을 가진 몇몇 사람들의 기능을 향상시키긴 했지만, 이것은 AIS A, B, C로 분류된 사람들에게는 그 효과가 적을 수도 있다(C).

18.2 **B.** BBS의 MCID는 6점이며, 낙상 위험 낮음으로 분류하기 위한 기준점은 56점 만점에 41점 이상이다. FIML의 최소 실제 변화는 4.4점이지만 낙상 위험의 예측과 관련된 FIML에 대한 기준은 없다(A). TUG의 MCID는 약 11초이며, 13.5초 미만의 점수는 낙상 위험 낮음을 의미한다(C).

급성 가로방향척수염
Acute Transverse Myelitis

Rolando T. Lazaro / Helen Luong

CASE 19

57세 여성은 지난 10일간 하지 감각이 떨어지고 저린 증상을 나타냈으며 요통, 배변과 소변에 불편함을 호소하였다. 그녀는 증상이 점점 악화되는 것 같다고 하였다. 현재 보행이 더려우며 병원에서 정밀검사를 받았다. 의학적으로 중요한 병력은 없었지만 가족 병력으로는 친할머니가 다발경화증(multiple sclerosis)을 앓고 있었다. 입원 전 배우자와 함께 주택에서 살고 있었으며 모든 일상생활은 독립적으로 가능했다. 최근에 실직한 상태이고 규칙적인 운동은 하지 않는 상태였다. 다리가 무감각하고 찌릿한 증상을 계속적으로 호소하였다. 증상이 나타난 후로 혼자서 움직이는 것이 어렵다고 하였고 병원에 입원한 후로 혼자서 일어나는 것이 불가능했다. 자기공명영상에서 T2 및 T10~12에서 비정상적인 신호를 나타내었다. 신경과 의사는 특발성 급성 가로방향척수염(idiopathic acute transverse myelitis)으로 진단했다. 그녀는 고용량 정맥 글루코코르티코이드 치료(intravenous glucocorticoid therapy)와 물리치료를 받았다.

- 환자의 활동 제한에 영향을 주는 요소는 무엇인가?
- 어떤 검사를 우선적으로 해야 하는가?
- 가장 적절한 물리치료 중재는 무엇인가?
- 물리치료검사와 중재 과정에서 어떤 예방 조치를 취해야 하는가?
- 물리치료를 방해하는 합병증은 무엇인가?

주요 정의

- **자율신경실조증**(autonomic dysfunction): 자율신경계의 기능부전; 증상으로는 요실금(urinary incontinence) 또는 **소변정체**(urinary retention), **변실금**(bowel incontinence) 또는 변비(constipation), **성장애**(sexual dysfunction)
- **발작성 긴장연축**(paroxysmal tonic spasms): 사지 또는 몸통 근육의 일시적이고 불수의적인 근긴장이상
- **T2 강조 자기공명영상**(T2-weighted magnetic resonance imaging, MRI): 영상에서 유체 부분이 밝게 보이는 MRI스캔 유형; 급성 가로방향척수염(acute transverse myelitis)의 경우, 밝은 부분(증가된 신호의 저하)은 염증을 나타냄

목표

1. 급성 가로방향척수염의 전형적인 징후와 증상을 설명한다.
2. 급성 가로방향척수염 환자에 대한 적절한 물리적 치료 검사에 대해서 설명한다.
3. 급성 가로방향척수염 환자에 대한 적절한 물리적 치료 중재를 논의한다.

물리치료 시 고려사항

급성기 치료환경에서 급성 가로방향척수염 환자를 관리하는 데 고려할 점:

- **일반적인 물리치료 계획/목표**: 기능적 가동성 향상; ROM과 유산소 기능 능력의 손실을 방지하거나 최소화한다. 부동성(immobility)으로 인한 이차적 합병증을 확인하고 해결한다; 피부 문제해결
- **물리치료 중재**: 피부 관리 및 ROM에 대한 환자 교육; 기능적 가동성 훈련; 과제 특이성 훈련(task-specific training); 시각적 자극과 같은 보강 피드백을 통한 몸통 안정성 훈련

▶ **물리치료 시 주의사항**: 낙상 위험을 줄이기 위한 주의 감독; 피부손상; 활력징후 관찰

▶ **물리치료를 방해하는 요인**: 가동성 저하로 인한 욕창 발생; 비 활동과 상태 악화로 인한 심폐 지구력 기능 감소

건강 상태의 이해

특발성 급성 가로방향척수염(idiopathic acute transverse myelitis, ATM)은 성인과 아이들에게 장애를 일으키는 신경질환이다. 다양한 원인에 의해서 발생될 수 있지만, 주로 감염 후 자가면역 현상(autoimmune phenomenon) 또는 근본적인 전신 자가면역(underlying systemic autoimmune) 또는 탈수초질환(demyelinating disease)으로 인해 발생된다. ATM은 박테리아나 바이러스성 감염, 다발경화증(multiple sclerosis), 전신홍반루푸스(systemic lupus erythematosus), 쇼그렌증후군(Sjogren's syndrome)과 연관되어 있다. 사례의 약 15~30%는 특발성에 의해 발생된다. 면역체계의 비정상적인 활성화는 염증과 척수손상을 초래하여 탈수초를 유발한다.

ATM 발병률은 매년 100만 명당 1~8명 정도로 드물게 발병된다. 일반적으로 진단은 다른 진단들을 제외한 후에 만들어진다. 양측 하지의 운동, 감각 손실이 빠르게 나타나는 증상 때문에 종종 길랭-바레증후군(Guillain-Barré syndrome)으로 잘못 진단된다. **표 19-1**은 두 질환의 임상적 특성에 대해서 설명하였다.

배제해야 할 추가적인 감별진단으로는 탈수초화(예: 다발경화증, 시신경척수염), 감염(단순 헤르페스 바이러스), 기타 염증성 질환(전신홍반루푸스, 신경사르코이드증)이 있다.

ATM은 보통 단상성 과정(monophasic course)을 따라간다. 면역 매개 장

표 19-1 • 급성 가로방향척수염과 길랭-바레증후군의 징후와 증상 비교

특성	급성 가로방향척수염	길랭-바레증후군
운동 소견	모든 사지 또는 하지 운동 기능 약화	상행성 약화(ascending weakness): 상지보다 하지의 운동 기능 약화를 나타냄
감각 소견	특정 척수 단계 아래 감각이상	상행성 감각 상실: 상지보다 하지에서 심함
자율신경계 소견	대·소변 조절장애	심혈관계 조절과 관련된 자율신경계 기능장애가 나타날 수 있음
척추 MRI 소견	척수 염증을 나타내는 T2 신호 증가	정상

Reproduced with permission from Krishnan C, Kaplin AI, Deshpande DM, Pardo CA, Kerr DA. Transverse myelitis: pathogenesis,diagnosis, and treatment. Front Biosci. 2004;9:1483–99.

애로 수초(myelin)와 축삭(axons)을 손상시킬 수 있는 척수 내의 염증을 포함한다. 이 염증 과정은 3주 정도 이상 나타나고 운동, 감각 그리고 자율신경기능부전을 야기시킨다. 그 이후에는 안정기를 나타낸다.

ATM의 임상적인 증상은 통증, 감각, 운동, 자율신경계 기능장애를 야기한다. ATM 환자의 80~94% 정도에서 감각장애를 나타낸다. 감각장애는 통증, 촉각 자극, 온도 감각의 변화나 소실이 나타나는 부위 아래로는 유사한 증상이 나타난다. 척수는 체간과 사지에 운동신경을 전달하기 때문에 척수 내의 염증은 척수 영역에 해당하는 체간 및 사지의 약화를 야기시킨다. 감염된 사람의 50%는 운동장애로 인해 보행의 어려움을 호소한다. ATM 환자들의 중간 흉추 부위가 흔하게 영향을 받는 부위이기 때문에 체간 근육의 영향으로 균형장애를 야기할 수 있다.

사지 또는 체간 근육의 발작성 긴장성 불수의 연축(paroxysmal tonic involuntary spasms) 또한 보고되었다. 요실금(urinary incontinence) 또는 잔뇨감, 변실금(bowel incontinence) 또는 변비(constipation)를 포함하는 자율기능

장애와 성적 기능장애 또한 일어날 수 있다. 증상이 안정기에 도달하면 서서히 회복을 나타낸다. 대부분의 회복은 징후와 증상이 처음 나타난 후 첫 3개월 후부터 나타나고 최대 2년까지 증상 호전이 가능하다. 통계상 ATM 환자의 약 42%에서 좋은 예후를 나타냈고, 38%에서는 보통 회복 그리고 20%에서는 예후가 좋지 않았다. 좋은 예후를 나타낸 환자들은 보행기능이 거의 정상으로 돌아왔고 약간의 비뇨기 증상 그리고 약간의 운동, 감각 기능 이상을 나타내었다. 보통 회복을 나타내는 환자들은 독립적인 보행은 가능하지만 대·소변 장애를 나타내었다. 그리고 예후가 좋지 않은 환자들은 독립적인 보행이 어렵고 심각한 운동, 감각 기능 이상을 나타내었고 괄약근 조절에 어려움을 나타내었다. 회복 과정에서 부동성과 관련해서 피부손상(욕창), 관절가동범위 감소를 일으키는 구축, 뼈와 근육 구조물의 악화, 요로감염 그리고 심부정맥혈전증(deep vein thromboses)과 같은 추가적인 합병증이 있을 수 있다.

ATM의 의학적 관리에는 글루코코르티코이드 치료, 혈장분리반출술(plasmapheresis) 그리고/또는 염증 과정을 감소시키기 위한 면역요법(immunotherapy), 심부정맥혈전증 예방을 위한 헤파린(heparin), 경직(spasticity) 감소를 위한 바클로펜(baclofen), 비뇨생식 기능장애(genitourinary dysfunction)를 위한 알파 아드레날린 약물(alpha adrenergic medications) 그리고 통증, 기분, 불안 증세 호전을 위해 추가적인 약물이 포함된다.

물리치료 환자/고객 관리

가로방향척수염의 물리치료에 관한 문헌들은 대부분 급성기 관리보다는 장기간의 관리에 기초를 하고 있다. 필요한 경우 근력강화 프로그램이나 부목 및 교정술이 추천된다. 8~12주 동안 매일 45~90분 동안 체중부하를 포함한 지상 또는 수중에서의 치료와 기능적 이동성 훈련도 추천된다. 특발성 ATM과 급성 척수손상(SCI)의 병태생리학적인 유사점이 있어서 재활 전략도 비슷하게 적용한다. 물리치료사의 역할은 침대 이동성, 이동 그리고 보행 또는 휠체어 이동성과 같은 기능적 기술의 향상에 따라 중재에 대해 처방하고 피부 문제, 감소된 관절가동범위 그리고 구축과 같은 이차적인 합병증에 대한 예방책을 마련하는 것이다. 이 과정은 환자의 현재와 미래 건강에 영향을 줄 수 있는 요인과 활동 제한 및 참여 제한에 기여하는 요인들을 알아보는 것으로 시작된다.

검사, 평가 및 진단

환자와 대면하기 전에 먼저 치료사는 환자의 입원 과정에 대한 정보를 얻기 위해 철저한 차트 검토가 있어야 한다. 환자의 의료 영상, 임상병리검사 결과 그리고 다른 의료 전문가의 자문 보고를 검토하는 것은 물리치료 계획을 결정하는 데 도움이 된다. 심혈관계와 피부계의 체계적 고찰은 물리치료 중재를 필요로 하는 다른 문제들을 드러내 줄 수 있을 것이다. 척수 독립성 검사(Spinal Cord Independence Measure, SCIM)는 척수손상 환자를 위해 특별히 설계된 기능평가도구이다. 이 도구는 신뢰도와 타당도가 높으며 척수손상 환자의 기능적인 변화를 검사도구로는 기능적 독립성 측정(Functional Independence Measure, FIM®)보다 적절하다.

척수손상 환자에게 보고된 타당도에 기초하여 이 도구는 ATM 환자에게 사용이 가능한 타당도를 나타내고 있다. SCIM은 환자가 17가지 일상생활수행능력을 검사한다. 그리고 이것은 세 개의 기능적인 하위척도 (1)스스로 돌봄(self-care), (2)호흡 및 괄약근 관리, (3)이동성으로 분류된다. 각 항목별 점수 척도가 다르다. 낮은 점수는 활동을 수행하는 데 더 많은 도움 또는 의료기기 사용 또는 중재가 필요하다는 것을 나타낸다(예: 비경구영양법, 보조환기 또는 유치카테터). 호흡, 괄약근 관리 그리고 이동성에 관한 척도는 0~40점까지 점수를 받을 수 있다. 자조관리(self-care) 점수 범위는 0~20점이다. 3개의 하위 척도별 점수를 추가하여 총 점수를 0~100점까지 얻을 수 있으며, 점수가 낮을수록 독립성이 낮아진다. SCIM은 www.rehab.research.va.gov/jour/07/44/1/pdf/catzappend.pdf.에서 이용 가능하다.

또한 치료사는 개인의 신경손상 수준을 판단하기 위해 미국 척추부상협회(American Spinal Injury Association, ASIA) 분류척도를 사용하여 감각 및 운동검사를 수행할 수 있다. 이 도구는 환자의 척수손상 정도와 심각도에 대한 정보를 제공하는 감각 및 운동 기능의 종합적인 검사 시스템이다(ASIA검사에 대한 자세한 내용은 사례 14를 참조). 급성기 단계에서 SCIM 검사는 물리치료사에게 재활로 인한 기능적 향상, 특히 자조관리와 이동성에 관한 부분을 정량화할 수 있도록 한다. 그러나 치료사는 환자의 활동 한계에 영향을 줄 수 있는 운동 및 감각장애를 확인하기 위해 ASIA검사를 수행할 수 있다.

관절 위치 및 움직임을 감지하는 환자의 능력에 관한 정보를 얻기 위해 고유수용성 감각 및 운동 감각검사를 수행해야 한다. 위치 감각검사의 신뢰도는 높다(r=0.90). 환자의 자세 조절능력을 확인하기 위해 앉은 자세와 선 자세에서 균형을 검사해야 한다. 이러한 시험에서 얻은 데이터는 기능적 과제를 수행하기 위한 환자의 현재 능력과 잠재능력에 대한 중요한 단서를 제공할 수 있다.

치료 계획과 중재

치료의 장·단기 목표는 평가 후 설정되며 적절한 퇴원 계획을 고려해야 한다. 피부손상 예방 및 낙상 위험 감소와 관련된 내용도 목표에 포함되어야 한다. 물리치료에는 관절가동범위운동, 근력강화 운동, 호흡 재활, 앉기 및 자세잡기, 이동성(침대 이동성, 이동, 보행/휠체어 이동성)에 관한 내용을 실시하여야 하고 환자와 보호자에게는 피부 관리 및 관절가동범위운동에 관한 교육을 실시하여야 한다. ATM의 급성 회복 단계에서는 피부손상이나 ROM 감소와 기능적 이동성을 감소시키는 연부조직(soft tissue) 구축과 같은 무활동(inacticity) 관련 문제점들을 예방하는 것이 중요하다.

특발성 ATM은 보통 흉추 중간 부위의 척수에 영향을 주기 때문에 환자들은 몸통 근육약화로 인한 균형능력이 떨어지는 것을 나타낸다. 재활 목적 중 하나는 앉은 자세에서 기능적 활동들을 수행하고, 바른 자세를 유지하기 위해 몸통 안정성을 회복하는 것이다. 똑바로 선 자세의 이점은 호흡곤란의 문제점과 엉치뼈에 대한 압력이 적으며 피부 보호에도 영향을 준다. 환자들의 체간근력을 향상시키기 위해 물리치료사는 바로 누운 자세, 옆으로 누운 자세에서 앉은 자세 등과 같이 기능적 이동훈련을 수행할 수 있다. 고유감각신경근촉진법(proprioceptive neuromuscular facilitation, PNF)도 기능적 이동훈련과 함께 적용할 수 있다. 앉기 지구력과 체간근력을 점진적으로 증가시키기 위해 운동 스케줄을 만들어서 그에 따라 운동 수행을 하는 것도 도움이 된다.

앉기능력 부족은 낙상 위험, 움직임 제한과 연관된다는 것을 환자들에게 설명하는 것이 중요하다. 앉아 있을 때 균형능력이 떨어지는 것은 자신감에 영향을 주고 잠재적으로 신체 활동과 삶의 질을 떨어뜨린다. 기저면(base of support)을 유지하면서 무게중심(center of gravity)을 이동하는 활동들은 몸통 안정성을 증진시키는 데 도움을 준다. 이러한 운동을 처음 시작할 때는 딱딱한 지면에서 침대의 난간을 잡는 것과 같은 상지 지지나 치료사의 도움을 받아서 무게중심 이동에 대한 훈련을 실시한다. 앉은 자세에서 체중 이동 활동을 수행하는 것부터 운동을 시작할 수 있다. 예를 들어 치료사는 환자에게 체간의 앞 · 뒤 이동, 회전을 시행한다. 치료사는 점진적으로 체중 이동에 관한 과제 난이도를 높여야 하고 상지 지지와 치료사의 도움을 줄여나가야 한다. 환자의 균형능력이 향상되면 불안정한 지면에서 체중 이동 운동을 통해 과제의 난이도를 조금씩 높여준다. 율동적 안정(rhythmic stabilization)과 같은 PNF 기술 사용으로 몸통 근육의 활성화를 촉진할 수 있다.

ATM에서 발생할 수 있는 몸통과 하지의 고유수용성 감각 감소 또는 소실은 앉기 균형에도 문제를 발생시킬 수 있다. 시각, 청각과 같은 보강 피드백(augment feedback) 적용이 균형훈련에 도움이 될 수 있다. 시각적 피드백의 사용은 몸통 안정성과 기능적 이동성을 개선하는 것으로 나타났다. 이것은 긴 길이의 거울을 환자 앞에 놔두고 정적·동적인 활동을 앉아서 수행함으로써 급성 치료환경에서 쉽게 할 수 있다. 환자의 운동 기능이 개선되면 거울의 사용을 점진적으로 줄일 수 있다.

근거 중심 임상적 추천

SORT: 추천 분류의 장점

A 일관된, 양질의 환자 지향적 근거

B 일관되지 않거나 제한된 질적 수준의 환자 지향적 근거

C 동의, 질병 중심의 근거, 일반적인 관행, 전문가의 의견 또는 사례 시리즈

1. 척수 독립성 검사는 종합적인 기능평가도구로서, 급성 가로방향척수염을 포함한 척추손상 환자의 기능적인 변화에 대한 신뢰도, 타당도가 높다. **B 등급**
2. ATM의 급성 회복 단계 동안 물리치료 중재는 기능적 이동성을 향상시키고 욕창, 구축과 같은 이차 합병증을 예방하는데 도움이 된다. **C 등급**
3. 몸통 안정성 훈련 중에 시각적 피드백을 사용하면 척수손상 환자들의 균형과 기능적 성과를 향상시킬 수 있다. **B 등급**

종합 질문

19.1 급성 가로방향척수염 환자는 물리치료를 의뢰 받았는데 검사 결과 환자의 앉기 균형이 좋지 않았다. 다음 중 어떤 중재가 도움이 될 수 있는가?

A. 초기 징후와 증상이 시작된 이틀 후 하지근력강화 운동

B. 몸통 근력과 이동성을 향상시키기 위해 하루에 두 번 30분 동안 몸통 근육에 직류 전기자극 적용하기

C. 균형과 똑바른 몸통 안정성을 개선시키기 위한 앉기 균형훈련 동안 시각적 피드백 사용하기

D. 모두 정답

19.2 급성 가로방향척수염 환자를 물리치료하였다. 다음 중 이 환자에게 사용하기 적합한 물리치료검사와 조치는 무엇인가?

A. 관절 위치 및 움직임 감각검사

B. 척수 독립성 검사

C. 미국 척추손상협회 검사

D. 모두 정답

정답

19.1 **C.** 시각적 피드백을 사용하여 몸통 안정성을 개선할 수 있다. 이 피드백은 급성 가로방향척수염 환자가 손상될 수 있는 고유수용성 감각에 도움이 될 수 있다.

19.2 **D.** 이러한 모든 검사는 급성 가로방향척수염 환자의 운동 및 감각장애와 활동 제한에 적절한 정보를 제공한다.

길랭 – 바레증후군

Guillain-Barré Syndrome

Kristen Barta

CASE 20

78세 노인이 길랭–바레증후군 진단으로 재활병원에 입원하였다. 초기에는 양발과 하지에 무감각과 저린 증상을 나타냈고 3일이 지나서는 양손과 양팔로 증상이 진행되었다. 그는 신경전도검사와 요추천자(spinal tap)를 실시하였고 길랭–바레증후군으로 확진을 받았다. 입원해 있는 3주 동안 그는 양측 하반신마비까지 증상이 악화되었다. 근력약화 증상이 상지까지 나타났고 근력은 3/5 등급 정도를 나타냈다. 호흡 기능은 괜찮았고 호흡 보조장비의 도움은 필요 없었다. 3주 후 그의 증상은 안정되기 시작했고 운동 기능도 회복되기 시작했다. 물리치료사는 기능적 움직임 기능을 향상시키기 위해 치료를 했고 독립적인 생활이 가능했을 때 퇴원했다.

- ▶ 가장 적절한 물리치료 목표는 무엇인가?
- ▶ 가장 적절한 물리치료 중재는 무엇인가?
- ▶ 물리치료검사와 중재 동안 어떤 예방 조치가 취해져야 하는가?
- ▶ 물리치료를 방해할 수 있는 요인은 무엇인가?

주요 정의

- **길랭-바레증후군**(Guillain-Barre syndrome, GBS): 면역체계장애로 말초신경계를 공격하는 질환으로 사지와 몸통, 심하면 호흡계의 점전적인 약화를 야기함
- **신경전도속도**(nerve conduction velocity): 신경과 근육이 전기자극에 어떻게 반응하는지에 대한 진단검사, GBS 검사에 도움이 됨
- **요추천자**(spinal tap): GBS는 뇌척수액에 높은 수치의 단백질 성분을 나타내므로 척추관으로부터 소량의 뇌척수액을 추출하는 시술

목표

1. GBS 병리생리학에 대해 설명한다.
2. 환자의 질환 진행 과정 동안 확인해야 하는 검사목록을 설명한다.
3. 피로가 회복에 어떤 영향을 주는지에 대해서 설명한다.
4. GBS 환자의 기능을 향상시키기 위한 적절한 치료 전략에 대해서 논의한다.

물리치료 시 고려사항

GBS 환자를 관리하는 데 고려할 점:

- ▶ **일반적인 물리치료 계획/목표**: 양측 하지근력과 기능적 활동을 위한 지구력 향상; 균형능력 향상을 위한 발목과 고관절 전략; 정상적인 보행 패턴; 기능적 활동을 독립적으로 수행하는 능력 향상
- ▶ **물리치료 중재**: GBS로 인한 피로감과 에너지 보존 기법에 대한 환자 교육; 근력강화, 균형능력, 보행훈련, 기능적 훈련
- ▶ **물리치료 시 주의사항**: 피로감; 낙상 위험 감소를 위한 물리적 관리; 피부 손상 예방을 위한 주기적인 평가; 근육 퇴행으로 인한 근피로 유발이 되지

않도록 관리

▶ **물리치료를 방해하는 요인**: 심부정맥혈전증(deep vein thrombosis), 감각 장애, 경직

건강 상태의 이해

GBS나 급성 염증 다발신경근병증(inflammatory polyradiculoneuropathy)로 진단받은 환자는 말초신경의 탈수초화를 겪게 된다. GBS의 원인에 대해서 명백하게 알려진 것은 없지만 일반적으로 엡스타인바 바이러스(*Epstein-Barr virus*), 호흡기감염, 사이토메갈로 바이러스(*cytomegalovirus*), 단핵세포증(mononucleosis), 돼지 인플루엔자 접종(swine flu inoculation), 캄필르박터 제주니 장염(*Campylobacter jejuni* enteritis) 후에 GBS가 발생되었다는 것이다. 미국의 연간 발생수는 10만 명당 1.3명이고 남자가 여자보다 발병률이 높다. 전체 사망률은 10%이고 GBS 환자의 20%는 심각한 장애를 가지게 된다.

GBS는 말초신경 내에서 축삭 주위를 감싸는 수초를 형성하는 슈반세포(Schwann cells)를 공격하는 자가면역질환이다. 수초의 일차적인 기능은 축삭을 가로지르는 활동전위의 속도를 증가시키는 것이다. GBS에서 항체가 대식세포와 림프구를 랑비에 결절(nodes of Ranvier)로 이동을 시키고 슈반세포를 공격한다. 말초신경계에 대한 항체가 GBS 환자에게서 확인되었다. 면역체계가 수초를 공격하고 탈수초(demyelination)가 사지와 체간의 약화를 야기시킨다. 심한 경우 호흡근도 영향을 받는다. 진행성 약화는 수일에서 수주 동안 발생이 되고 평균적으로 약 4주가 걸린다.

GBS는 요추천자 및 신경기능검사를 통한 임상검사로 진단을 내린다. 초기 단계에 나타나는 근약화와 반사 감소와 같은 임상증상은 다른 신경질환과 증상이 비슷하다. 그러나 GBS는 근약화가 진행성으로 진행된다는 특징이 있다.

GBS 진단에 가장 중요한 것으로는 사지의 약화 증상이다. 사지의 근약화와 반사 감소 없이 오직 심폐기능과 호흡기능의 문제는 GBS를 의미하는 것이 아니다. GBS 환자는 보통 요추천자검사에서 뇌척수액의 세포 수 증가 없이 단백질양의 증가만을 나타낸다. 신경기능검사는 탈수초의 결과로 지연된 신경전도속도를 나타낸다.

GBS로 진단을 받으면 환자는 보통 중환자실에서 관리를 받는다. 이는 호흡 근약화로 인한 기계적 환자가 필요할 수도 있기 때문이다. Taly 등은 사지의 관절 위치, 진동 감각이 손상된 GBS 환자가 더 큰 환기 지원이 필요하다고 하였다.

초기 의학적 중재로는 혈장교환법(plasmapheresis)과 면역글로불린(immunoglobulin)의 투여를 한다. 이러한 의학적 중재는 병의 진행을 늦추고 말초신경계의 기능을 유지하기 위해 사용된다. 병의 진행을 늦추게 되면 근력과 감각 기능도 어느 정도 유지가 된다. 혈장교환법은 혈액에서 혈장(항체를 포함한)을 추출하여 환자의 전체 혈액을 제거한 후, 적혈구와 백혈구를 가진 혈액을 다시 주입한다. 질환과 연관되어 있다고 생각되는 혈중항체(circulating antibody)를 제거하는 방법이기 때문에 혈장교환법은 자가면역질환의 일반적인 치료법으로 사용되고 있다. 혈장교환법은 탈수초의 진행을 멈추거나 억제하는 데 영향을 준다. GBS 환자의 경우 혈장교환법이 골격근마비를 줄이고 기계적 환기의 필요성을 50% 감소시킨다고 하였다. 면역글로불린 치료는 기증자를 통해 모인 항체를 고용량 정맥주사하는 방법이다. 환자는 보통 5일 동안 12시간 이상 이러한 치료를 받는다.

물리치료 환자/고객 관리

GBS는 근력과 감각 기능의 점진적인 약화를 나타내고 이는 수일에서 수주 이

내에 나타날 수 있고 탈수초의 정도에 따라 다양한 장애를 나타낼 수 있다. 근약화 증상은 상지, 하지 또는 모든 말단 몸통 근육과 호흡근 부위에 나타날 수 있다. GBS의 일반적인 양상은 원위부, 양측성으로 근약화를 나타내고 점점 근위부로 증상이 전이된다. 10~30%의 호흡기 합병증이 나타나고 14~25% 정도에서는 횡격막을 자극하는 신경의 탈수초로 인하여 기계적 환기 보조가 필요하다. 증상은 시간이 지남에 따라 증상이 악화되거나 좋아지지 않는 편평기(plateau phase)에 진입하게 된다. 이는 회복기 다음에 나타나는 일시적인 단계이다. 회복 단계 동안 재수초화(remyelination)가 나타나고 운동 및 감각 기능이 회복하기 시작한다. 만약 환자가 기계적인 환기 보조를 착용하고 있다면 다른 폐합병증 예방 및 횡격막 강화가 필요하다. 탈수초 과정 동안 합병증의 위험을 줄이기 위해 회복 단계 전에는 집중 치료 및 운동을 피해야만 한다.

GBS로부터 회복하는 환자는 탈수초의 중증도, 진행 시간의 길이 및 호흡기능 문제 등이 나타날 수 있다. 탈수초 동안 물리치료사의 역할은 질병으로 인한 신체적 변화, 피부 및 관절 보호를 위한 방법, 적절한 스트레칭 방법, 근피로의 증상에 대해서 환자, 보조자에게 교육하는 것이다. 물리치료사는 편평기 마지막 단계와 회복기 시작 단계가 되면 재활에 깊이 관여한다.

검사, 평가 및 진단

환자는 인공호흡기 보조가 필요 없고 양측 상지에 약간의 근력이 있기 때문에 재활과 기능 회복에 대한 예후는 긍정적으로 본다. 발병 후 3주 만에 의학적으로 안정적인 편평기가 되었으며 추가적으로 근약화가 나타나지 않았으며 근력과 기능이 회복되기 시작했다. 환자는 보통 발병 후 2~3주 내에 이 단계로 진행된다. 물리치료검사에는 근력, 감각, 균형, 기능적 이동성 평가, 보행, 지구력 평가가 기본적으로 포함되어야 한다. 이 정보는 환자의 기능에 대한 기본 정보를 제공하고 퇴원 시점에 대한 부분을 정할 때 도움이 된다.

기능적 독립성 측정(Functional Independence Measure, FIM®)도구는 환자의 재활 과정에서 기능적 이동성(functional mobility) 정도를 측정하는 데 적절한 평가도구이다. 물리치료사는 FIM®을 사용하여 환자의 침대에서의 이동성 정도와 보행장애, 계단 보행 정도 등을 측정할 수 있다. FIM®은 환자의 장애 정도를 평가할 수 있는 신뢰도가 높은 평가이고 다양한 신경학적 질환을 가진 환자에게 적용하여 검증된 평가도구이다.

감각검사는 압력점(pressure points)을 인식하는 환자의 능력과 관절 위치 인식장애를 야기하는 고유수용성 감각장애에 중요한 정보를 제공한다. 신체차트(body chart)는 감각 변화의 패턴과 통증 위치를 확인하는 데 도움이 될 수 있고 이는 통증에 대한 위험이 있는 부위에 나타날 수 있다. 부동자세와 피부 감각장애로 인한 피부손상의 위험을 줄이기 위해서 치료사는 환자, 가족, 간호사에게 환자의 적절한 자세에 대한 교육을 실시하여야 한다. 관절 구축의 방지와 기능 향상을 위해서 보조기가 도움이 될 수 있다. 피부에 압력점을 확인하기 위해서는 보조기를 반드시 제거하여야 한다. 어떤 피부 부위에 압력이 높은 경우 적절한 조치를 반드시 취하여야 한다.

근약화 및 지구력 약화가 회복 단계에서 가장 문제가 되는 것 중에 하나이다. 근력 저하는 질병의 초기 단계에서 환자에게서 나타나는 첫 번째 증상이다. 증상이 양측 하지의 완전한 마비까지 진행된다. 회복 단계에서는 근력 향상을 나타냈고 전체적인 기능 호전을 보이기 시작해서 집중치료실에서 일반 재활시설로 옮겼다. 환자의 근약화로 인해 기능적 문제, 균형, 보행장애 등이 나타난다. Tinetti 실행지향 움직임 평가(Tinetti Performance Oriented Mobility Assessment)는 노인의 낙상 위험을 예측하는 데 사용이 된다. Tinetti 검사는 특별히 GBS 환자를 위해 만들어진 평가는 아니지만 환자의 적절한 평가가 될 수 있다. Tinetti 검사는 GBS가 있는 환자에게 사용되기 위해 특별하게 검증되지는 않았지만, 적절한 평가도구가 될 수 있다. Tinetti 검사는 선 자세, 앉은 자세에서의 균형과 보행을 평가한다. 균형과 보행 간 최대 점수는 28점이다. 낮은 점수는 낙상 위험이 높다는 것을 의미한다. 19점 이하의 점수는 높은 낙상 위험도를 의미한다.

GBS로부터 회복되고 있는 환자라도 과로로 인한 근약화나 근피로 재발 위험이 있다. 과로로 인한 근약화는 "과도한 활동으로 인한 근육의 자구력과 근력의 지속적인 약화"로 정의된다. 환자가 기능적, 근력이 필요한 활동 동안 능동적인 근수축을 시행할 때 사용이 가능한 운동단위의 수가 제한이 되어서 같은 운동단위(motor unit)가 반복적으로 활성화된다. 이는 운동단위의 과도한 일을 야기할 수 있다. 과로로 인한 약화의 증상은 활동 후 1~5일 동안 지속되는 근통증의 발병과 함께 혈청 크레아틴키나아제(CK) 수치를 증가시킨다. 물리치료사는 재활 과정에서 과로로 인한 약화를 지속적으로 평가해야 한다.

치료 계획과 중재

물리치료는 효과적인 기능적 이동능력을 촉진하는 방법에 대해서 환자와 가족을 대상으로 교육을 해야 한다. 피로 증상 재발에 관한 환자와 가족을 교육하는 것이 치유 중인 신경과 근육의 손상 위험을 줄이는 데 도움이 된다. 운동 강도를 높이는 것이 신경재생 촉진에 효과가 없다는 것을 환자에게 교육하는 것이 중요하다. 환자는 운동치료를 시작하는 것이 중요하지만 과도한 근육 사용은 주의하여야 한다. 하루 이상 지속되는 피로감, 비정상적인 감각마비 또는 따끔거림 증상은 근피로의 전형적인 증상이다. 환자 본인이 그러한 증상을 느낀다면 반드시 의사나 치료사에게 보고하여야 한다. 운동과 치료는 증상이 호전을 나타내고 환자가 의학적으로 참여할 수 있을 때까지 지속된다.

근력강화 운동은 낮은 강도에서부터 시작해서 서서히 강도를 높여야 한다. 치료는 앉은 자세에서부터 선 자세까지의 운동 순서로 진행한다. 환자의 상지는 중력에 대항해서 움직이기 어려울 정도로 약해지지는 않았다. 그는 낮은 강도의 저항이나 중력에 대항해서 부드럽게 관절가동범위운동을 시작할 수 있다. 하지는 마비 수준으로 약해졌기 때문에 과도한 스트레스를 줄이도록 근력강화 운동 시에 주의를 해야 한다. 물리치료사는 중력을 제거한 자세에서 등척성(isometric)과 구심성(concentric) 수축 방향으로 운동을 시작하고 중력 제거 자세에서 2+/5 등급으로 움직임이 가능하면 중력에 대항한 자세에서 운동을 시행해야 한다. 과로로 인한 부상은 구심성 수축(concentric contractions)보다 원심성 수축(eccentric contraction)에서 더 많이 발생한다. 하지만 이러한 이유 때문에 편심성 수축 운동이 금기라는 의미는 아니다. 환자가 안전하게 퇴원하려면 선 자세에서 앉기, 스쿼트 자세, 경사로 내려가기와 같은 원심성 수축이 필요한 기능적 동작 수행을 할 수 있어야 한다.

원심성 수축을 하는 동안은 근섬유에서 요구되는 일이 증가되기 때문에 편심성 근력강화 운동을 진행하기 전에 중력에 대항해서 사지와 체간의 무게를 들어 올리는 동심성 수축 운동을 환자에게 추천한다. 환자의 회복 정도에 따라 편심성 수축 운동은 운동 프로그램 후반부에 시작될 수 있다. 처음에 운동 프로그램 세트는 많게 횟수는 적게 시작해서 점차 세트는 적게 횟수는 많게 시행한다.

환자의 체간과 하지의 약화 때문에 안전하고 기능적인 움직임 수행을 훈련하는 것이 필요하다. 치료사는 환자에게 침대에서 어떻게 운동하는지 교육하고 누운 자세에서부터 앉은 자세까지 독립적으로 움직임을 수행할 수 있도록 교육해야 한다. 하지근력이 약하기 때문에 침대에서 이동을 할 때에는 슬라이딩 보드(sliding board)가 필요하다. 슬라이딩 보드 사용이 회복하고 있는 운동단위 과사용을 유발하지 않는 전략이어서 피로감 유발 감소에 도움이 될 것이다.

물리치료 중재와 운동단위의 재신경지배로 환자의 기능적 이동성과 근력이 어느 정도 회복된 후 보행훈련을 시작한다. 환자가 보조장비를 착용하고 최소한의 보조로 서는 것이 가능하면 보행훈련을 시작하기 위한 준비를 해야 한다.

기본적인 체중 이동과 보행 전략(stepping strategy)훈련이 보행 전에 시행될 수 있는 훈련이다. 기계적 리프트 시스템 사용을 통한 체중지지훈련은 환자의 직립을 가능하게 하고 하지에 완전 체중지지 없이 연속적인 걸음을 도와준다. 이 훈련으로 환자는 입각기(stance phase)에서 체중의 일부 또는 완전한 비중을 지지함으로써 과로로 인한 약해짐의 위험성을 감소시킨다. 체중 지지의 양이 점진적으로 증가되는 것이 운동의 효과를 나타낸다는 것을 의미한다. Tuckey와 Greenwood는 GBS에서 회복된 보행 불능 환자를 훈련하기 위해 체중 지원 시스템을 사용하여 2인 보조를 통한 정체 상태에서 보행으로의 천천히 진행하는 방법에 대해 설명했다. 체중지지 없이 환자는 2명의 보조와 함께 바퀴달린 워커로 3m 이하를 보행할 수 있었다. 3m 이후에는 다리 움직임이 어려웠다. 부분 체중지지 상태로 환자는 트레드밀에서 110m 보행을 했다. 이 치료 전략을 통해 환자는 더 오랜 훈련을 완료할 수 있었다. 부분 체중지지 상태로 3주간 보행훈련을 해서 환자는 체중지지 없는 상태로 3~100m까지 보행기능이 향상되었다.

GBS로부터 회복하는 환자의 보행 재활에서 체중지지 시스템은 보행을 의해 필요한 협응과 근력을 촉진하는 데 도움을 준다. GBS 환자 재활에 중요한 점은 저강도의 부하에서 기능적 이동과 운동을 수행하는 것 그리고 많은 세트에 횟수는 적게 하는 운동방법으로 재활을 하는 것이다. 같은 근육군에 집중적으로 운동을 하면 근피로 유발을 시키므로 주의하여야 하고, 운동 중간에 충분한 휴식을 취해야 한다는 것이다. 물리치료사는 피로 유발의 징후와 증상 그리고 그 위험을 줄이기 위한 전략에 관하여 환자와 보호자에게 교육을 실시하여야 한다. 다발경화증, 근위축성측삭경화증 및 소아마비후증후군 진단에 사용되는 근력강화, 기능적 이동성 및 보행훈련과 같은 치료 전략들은 GBS로부터 회복하는 환자를 위해서는 수정되어야 한다.

근거 중심 임상적 추천

SORT: 추천 분류의 장점

A 일관된, 양질의 환자 지향적 근거

B 일관되지 않거나 제한된 질적 수준의 환자 지향적 근거

C 동의, 질병 중심의 근거, 일반적인 관행, 전문가의 의견 또는 사례 시리즈

1. 물리치료사는 FIM®으로 환자의 기능적 제한점과 보호자의 부담 정도를 측정할 수 있다. **B 등급**
2. 물리치료사는 Tinetti 실행지향 움직임 평가를 사용하여 보행 및 균형의 기능장애를 파악하고 GBS 환자의 낙상 위험을 파악할 수 있다. **B 등급**
3. GBS 환자는 하루 이상 유지되는 근피로나 비정상적인 감각장애를 유발하는 운동을 반드시 피해야만 한다. **C 등급**

종합 질문

20.1 A 물리치료사가 급성기 병원에서 환자 평가를 요청받았다. 환자는 3일 전에 길랭-바레증후군으로 진단을 받았고 현재 근력과 감각의 점진적인 약화를 나타내고 있다. 이 환자를 위한 가장 적절한 치료 계획은 무엇인가?

A. 근력을 향상시키기 위해 하지직거상, 엉덩이 힘주기, 대퇴 외전, 발목 펌프로 운동 프로그램을 시작한다.

B. 특별한 평가는 시행하지 않고 환자에게 침대에서 움직이지 않도록 교육한다.

C. 관절 구축 예방과 피부손상의 위험을 줄이기 위해 발목, 무릎, 대퇴 관절에 수동 관절가동범위를 시행하고 침상 자세에 대한 교육을 실시한다.

D. 기능적 이동능력손상 감소를 위한 적절한 보조장비를 사용해서 앉은 자세에서부터 보행까지 점진적으로 환자를 훈련시킨다.

20.2 물리치료사가 일주일에 3일 GBS 환자를 치료하고 있다. 두 번째 치료에서 환자는 보행 중 더 불안함을 호소하였다. 적절한 치료방법은 무엇인가?

A. 잠시 치료를 중지하고 혈액검사와 평가를 실시한다.

B. 이미 계획한 운동 계획에 따라 낮은 강도, 낮은 빈도로 운동을 시행한다.

C. 근력약화로 나타나는 증상이어서 치료 계획에 따라 운동을 계속 진행한다.

D. 원심성 운동은 중지하고 구심성 운동만 시행한다.

정답

20.1 C. 환자는 최근에 GBS 진단을 받았고 현재 퇴행성 근력약화 및 감각 상실을 경험하고 있는 쇠퇴기(phase of decline) 상태이다. 적극적인 운동과 관절가동술(A, D)은 고원 단계(plateau phase)를 지나 회복기가 시작되기 전에는 시행해서는 안 된다. 장기적인 휴식으로 인한 피부 문제 및 관절 구축이 유발될 수 있으므로 환자들은 관절가동범위운동이 꼭 필요하다(B). 환자와 보호자들은 이러한 위험을 줄이기 위해 부드러운 관절가동범위운동 교육이 필요하다.

20.2 A. 환자는 과사용으로 인한 근약화를 나타낼 수 있고 이런 경우 운동을 중단하여야 한다. 환자의 혈청 크레아틴키나아제(creatine kinase) 수치가 증가했는지 혈액검사를 실시하여야 한다.

소아마비후증후군

Post-polio Syndrome

Rolando T. Lazaro / Sharon L. Gorman

CASE 21

53세의 오른손잡이는 비만(BMI 34.2kg/m^2) 남성 환자는 외래로 물리치료를 받았다. 초기 물리치료 인터뷰에서 그는 자신의 다리와 몸통 근력이 약해짐을 호소했다. 그는 피곤함을 쉽게 느끼며 특히 하루 일과를 마칠쯤 되면 극도의 피로감을 호소했다. 그는 지난 몇 달간 여러 차례 낙상 경험이 있다고 하였다. 가장 최근 2주 전에는 식료품점에서 넘어진 적이 있었고 약간의 멍을 제외하고는 부상을 크게 입지는 않았다. 그것이 마지막으로 넘어진 사건이었다. 이 환자는 30개월 때 소아마비 진단을 받았다. 10세 전에는 양측 고관절-무릎-발목-발 보조기(hip-knee-ankle-foot orthoses, HKAFOs)와 아래팔 목발(forearm crutch)로 보행했다. 10대에는 양측 무릎 발목 보조기 사용을 포기했는데 "착용하는 데 오래 걸렸다.", "장치 없이도 잘 걸을 수 있기 때문에 필요치 않다."는 이유였다. 대신에 오른발에는 발목-발 보조기(ankle-foot orthosis, AFO)를 그리고 팔뚝 목발을 한 후 보행이 가능했다. 그는 아내와 10대 아들과 함께 살고 있고 11년 전 영업직에서 은퇴했다. 그의 취미는 정원 가꾸기, 야구경기 참가하기, 가족과 함께 영화보러 가기 등이다. 그는 자신을 외향적인 사람이라고 평가했다. 왜냐하면 그는 자신의 일에 확신을 갖고 있었으며 어떤 것도 결코 포기하지 않았기 때문이다. 그는 장거리 산책이나 정원 가꾸기와 같은 과거에 할 수 있었던 활동을 할 에너지와 힘이 없다는 현실에 큰 좌절감을 나타냈다.

- ▶ 환자의 신체 상태를 기반으로 봤을 때 이후 활동 제한에 영향을 미치는 인자는 무엇인가?
- ▶ 우선적으로 해야 하는 검사는 무엇인가?
- ▶ 보행과 균형을 위한 가장 적절한 물리치료 측정방법은 무엇인가?
- ▶ 물리치료를 방해하는 합병증은 무엇인가?

주요 정의

- **발목–발 보조기**(ankle-foot orthosis, AFO): 발목의 위치와 움직임을 제어하기 위해 발목과 발의 일부를 둘러싸는 외부 적용된 보조기로, 발의 문제점을 보완하거나 기형을 교정하는 데 이용된다. 일반적으로 뇌졸중, 척수손상, 근이영양증, 뇌성마비, 소아마비, 다발경화증 및 말초신경병증과 같은 근육 기능에 영향을 미치는 질환의 치료에 사용
- **고관절–무릎–발목–발 보조기**(hip-knee-ankle-foot orthoses, HKAFO): 마비 및/또는 약화로 인한 고관절, 무릎 및 더 낮은 몸통의 안정성을 더 필요로 하는 환자에게 사용되는 장치; 회전, 좌우 대칭, 전후 운동과 같은 여러 면에서 골반 안정성을 제공하고, 원하지 않는 동작을 줄이며, 분당 스텝(step)을 증가시키고, 에너지 소비를 줄임
- **비–피로 운동**(non-fatiguing exercise): 환자는 운동횟수를 제한하여 최대량 이하의 노력을 사용

목표

1. 소아마비후증후군(post-polio syndrome)의 전형적인 징후와 증상에 대해서 설명한다.
2. 소아마비후증후군 환자를 위한 물리치료검사에서 사용되는 적절한 검사와 평가에 대해서 설명한다.
3. 소아마비후증후군을 가진 사람을 위한 적절한 물리치료 중재방법에 대해 논의한다.

물리치료 시 고려사항

소아마비후증후군으로 인한 보행 불안정, 근약화, 통증 및 균형기능장애에 대한 물리치료를 하는 데 고려할 점:

▶ **일반적인 물리치료 계획/목표**: 특정 부위의 근력약화를 확인하고 기준을 설정하기 위한 근력 평가, 심폐 지구력에 영향을 미치는 장애 평가, 기능적 움직임, 이동, 보행검사; 기능 및 관절 보호를 극대화하기 위해 정형외과적

장치에 대한 필요성 평가; 통증 감소

- **물리치료 중재**: 에너지 보존, 관절 보호, 체중 감량에 대한 환자 교육, 기능적 이동성 훈련, 적절한 보조장치와 보조기를 이용한 보행훈련
- **물리치료 시 주의사항**: 낙상 위험을 최소화하기 위해 물리치료 중재 시 적절한 보호; 피로와 과도한 과로를 관리하기 위한 적절한 운동 강도; 힘을 유지하거나 향상시키고 더 이상의 근육 남용을 방지하기 위해 적절한 운동량
- **물리치료를 방해하는 요인**: 근회복을 위한 과도한 집중; 유산소 운동에 필요한 기초 체력 부족; 충분한 근육 안정화가 없는 관절에 대한 생체역학적 손상의 발달

건강 상태의 이해

소아마비후증후군을 이해하려면 급성 마비성 소아마비(acute paralytic poliomyelitis)에 대해 먼저 설명하는 것이 필요하다. 급성 마비성 소아마비는 척수신경의 전방 뿔(horn)세포를 손상시키거나 죽이는 바이러스에 의해 유발되어 비대칭, 이완, 근육마비를 일으킨다. 비록 호흡근과 상지 근육도 영향을 받을 수 있지만, 마비는 전형적으로 아래 사지가 영향을 받는다. 초기에 소아마비에 걸린 후 회복한 사람들은 초기 공격의 심각성과 초기 발병 이후 신체 재활에 따라 활동 제한과 참여 제한이 다르게 나타난다. 보통 증상은 이후 몇 년간 비교적 안정적으로 유지되는 반면에 일부는 통증, 새로운 근약화, 전신 근피로 그리고 최초 감염 후 여러 해 후에 근위축을 호소한다. 이 상태를 소아마비후증후군(post-polio syndrome, PPS)이라 한다. 이러한 새로운 증상이 소아마비 바이러스 재활성화로 인한 것이라는 근거는 없다.

급성 소아마비 후 회복한 환자들의 증상으로 근약화 증상은 PPS의 중요한 임상적 근거이다. PPS에 대한 결정적인 진단검사방법은 없다. 하지만 전문가

들은 PPS 진단을 위한 기준 개발에 힘써 왔으며 다음과 같은 공통점이 있다고 한다; (1)운동신경 소실을 초래하는 급성 소아마비의 이전 증상으로 진단된다. (2)급성 소아마비의 초기 발병 이후 최소 15년 또는 그 이상의 신경 및 기능 회복 기간, (3)새로운 근력약화, 전신 및 근육피로 회복, 근위축, (4)다른 의학적 상태로는 설명할 수 없는 증상.

이 환자의 경우 이전의 의료기록과 환자 인터뷰를 검토한 결과 환자는 PPS 진단을 위한 이러한 기준을 모두 충족하였다.

PPS는 진행 상태가 매우 느리다. 손상 정도는 원래 소아마비 감염 이후 개인이 가지고 있는 잔여 약점과 한계의 정도에 따라 달라진다. 초기 공격에서 최소한의 증상만 보였고 그 후에 PPS가 발병한 사람들은 가벼운 PPS 증상만 경험할 가능성이 높다. 초기에 폴리오 바이러스(poliovirus, 소아마비의 병원체)에 의해 심한 손상을 받아 심각한 근약화를 나타내는 사람들은 더 큰 근기능의 손실, 삼킴의 어려움 그리고 오랜 시간의 피로로 더 심각한 상태로 발전하게 된다. Nollet과 동료들은 PPS 환자들이 급성 소아마비로 회복하는 사람보다 더 피로감을 나타내고 신체적인 제약을 더 많이 나타낸다는 것을 발견했다.

PPS의 징후와 증상을 경감시키는 효과에 대해 여러 가지 의료 중재들이 연구되었다. 예비 연구에 따르면 정맥 내 면역글로불린 치료(intravenous immunoglobulin therapy)는 통증을 줄이고 삶의 질을 향상시킨다고 하였다. 이전 연구에서는 라모트리진(lamotrigine, 항정신병 약)이 통증, 피로, 근육 경련을 감소시킬 수 있으며 PPS 환자의 삶의 질을 향상시킬 수 있다고 하였다. 관절의 악화로 인한 통증과 척추측만증과 같은 골격기형이 잘 나타난다. 의학적 관리에는 진통제와 항염증제가 포함된다. 수술은 관절 안정성을 향상시켜 통증 감소에 영향을 미친다. PPS를 가진 몇몇 사람들은 가벼운 증상만 경험하는 반면, 다른 이들은 눈에 보이는 근육약화와 위축을 경험한다. PPS가 생명을 위협하는 경우는 드물지만, 증상은 독립적으로 기능하는 개인의 능력을 크게 방해할 수 있다.

물리치료 환자/고객 관리

PPS 환자를 위한 물리치료 관리는 활동과 참여를 최적화하는 데 초점을 맞추는 동시에 나머지 운동 기능을 더 이상 퇴화되지 않도록 보호하는 것이다. PPS는 노인에게 영향을 미치기 때문에 신경근육골격 시스템의 나이에 따른 변화도 회복에 영향을 미칠 수 있는 잠재적 요인으로 고려해야 한다. 근력과 지구력에 대한 철저한 평가는 기능을 최적화할 개별화된 근력강화와 지구력 프로그램을 가능하게 한다. 관리 우선순위에는 심폐소생술도 포함되어야 한다. 이러한 조치에는 기능적 성과를 촉진하기 위한 환경의 에너지 보존 및 수정이 포함될 수 있다. 환자의 정형외과적 지원 장치와 보행 보조장치 사용에 대한 주기적인 재평가는 에너지 절약 목표 측면에서 필요하다. 낙상은 주요 고려사항이므로, 이러한 위험을 줄이기 위한 환자 교육도 통합되어야 한다.

검사, 평가 및 진단

현재의 불만사항과 최근의 증상이 활동과 참여에 미치는 영향에 대한 정보를 얻기 위해서는 철저한 환자 인터뷰가 중요하다. 근 수행능력 변화에 영향을 미치는 구체적인 질문들은 조사되어야 한다. 예를 들어, 치료사는 “최근에 어떤 활동들을 수행하기 어렵나요?”와 같은 질문을 할 수 있다. 일반적으로 PPS 환자는 과거에 쉽게 했던 어떤 것들이 현재는 어렵다고 말한다. 이 환자는 쇼핑과 같은 일상적인 일을 하는 데 큰 어려움을 있다고 하였다. 그리고 그는 피로감이 전반적으로 증가했으며 평소보다 많은 낙상을 경험하고 있다고 했다. 또한 환자의 일상생활활동 수행능력을 얼마나 수행할 수 있는지 정보가 있다면 치료사는 작업치료사나 언어치료사와 같은 다른 의료 서비스 제공자에게 적절한 권고를 할 수 있다. 이 환자는 쇼핑과 같은 일상생활의 어려움과 인내력의 부족 등을 나타내어 환자에게 작업 치료 의뢰를 논의했다. 또한 통증과 피로와 관련된 특정 질문(특정 근육 그룹과 전신 피로 모두)을 조사해야 한다. PPS는 호흡이 근육에 영향을 미칠 수 있으므로 심혈관 및 폐 시스템과 관련된 선별 질문(예: "호흡곤란이나 호흡하는 데 어려움이 있습니까?")을 제기하는 것이 중요하다. 이 경우 호흡곤란이나 호흡곤란의 징후가 없는 일반 피로와 근육 피로만 호소했다. 과거에 정형외과적 또는 보조장치의 사용은 사용 빈도 및 수년간 장치의 변화를 조사하는 것을 포함하여 명확해야 한다.

급성 소아마비에서 회복된 환자들은 일반적으로 영향을 받은 관절지지, 보호뿐만 아니라 운동 기능을 용이하게 하기 위해 보조기를 처방받았다. 이러한 장치는 착용하거나 벗는 데 시간이 오래 걸리는 경우가 많아 사용률이 높지 않다. 결과적으로 환자들은 보조기가 보호하려고 의도했던 근육을 과사용하게 되고 과도한 생체역학적 스트레스가 관절에 주어진다. PPS에 대한 새로운 진단으로 치료사는 낡은 오른쪽 AFO의 교체와 추가적인 교정을 고려하기 위해 교정전문가(orthotist)에게 의뢰했다. 환자의 활동적인 생활방식을 고려해서 치료사는 환자의 피로를 해소하기 위해 지역사회 수준의 이동을 위한 휠체어를 확보하는 것에 대해 환자와 논의를 했다.

PPS를 가진 환자의 통증 유병율은 75~91%에 이른다. 하지통증이 상지와 몸통보다 더 흔히 나타나며 보행과 같은 신체 활동 중의 통증은 휴식 시보다 흔하다. 통증평가지수(visual analog scale, VAS), 통증설문지(pain questionnaire) 및 통증 도면은 PPS 환자의 통증을 정량화하는 데 적합한 도구이다. 오른쪽 어깨, 허벅지, 등 부위 통증이 10점 중 7~8점 정도를 나타낸다. 그는 대부분의 통증에 대해서 처방전 없이 살 수 있는 진통제를 사용한다고 보고했고 약을 복용한 후 통증이 3/10으로 감소하였다고 한다.

평소 많이 걸었을 때와 피곤할 때도 통증이 심했다고 했다. 각 근육군의 근력을 평가하기 위한 세부적인 근력 평가를 시행하는 것이 중요하다. 이것은 처음 소아마비에 의해 영향을 받은 근육과 영향을 받지 않은 근육 모두를 위해 행해져야 한다. 왜냐하면 PPS는 소아마비 초기 상태에서 완전히 회복된 것으로 보이는 근육에 변화를 일으킬 수 있기 때문이다. 도수근력검사(manual muscle testing, MMT)는 PPS를 가진 사람들의 강도를 평가하고 진행 상황을 모니터링하기 위해 자주 사용된다. PPS 환자들은 상당한 근력약화를 나타내기 때문에 악력기(hand-held dynomometry)와 같은 장비로 강한 근육의 근력 변화를 측정하는 것보다 MMT를 이용하여 근력을 측정하는 것이 더 정확한 측정방법이다. **표 21-1**은 위 환자의 주요 근육에 대한 MMT 결과를 나타낸 것이다. 오른쪽 어깨와 아래쪽 사지 주변의 심각한 근약화가 나타난 것을 확인한다. MMT 등급은 활동과 참여를 최적화하기 위한 적절한 중재를 선택하기 위한 기준과 지침 마련에 도움이 된다.

근피로는 PPS에서 중요한 역할을 한다. 많은 환자들이 초기 소아마비 발생으로 영향을 받은 부위에 운동단위의 수가 감소되어 반복적인 근수축에 대한 지구력은 떨어진다.

이는 걷기와 같은 반복적인 운동 패턴 활성화에 영향을 미칠 수 있다. 예를 들어, 대퇴사두근(quadriceps)의 근지구력이 반복적인 수축 후에 악화되고 이것은 걷는 거리와 보행 지구력에 상당한 제한이 된다. 균형은 철저한 조사가 필요한 또 다른 장애이다. 치료사는 환자의 능력 변화를 감지할 수 있을 정도로 민감한 치료법을 선택해야 한다. PPS 환자들이 사용할 수 있는 균형측정법으로는 롬버그(Romberg), 샤펜드롬버그(Sharpened Romberg), 한다리 서기(single-leg stance)(눈을 뜨고 눈을 감은 상태)검사 그리고 버그균형척도(Berg Balance Scale, BBS)이다.

BBS는 선 자세의 안정성을 위한 보조기, 인솔과 같은 보조도구 사용이 허용되지 않기 때문에 적합한 평가도구가 아닐 수도 있다. 다른 균형측정은 보다 동적인 선 자세 능력을 포착하고 걸음걸이와 관련된 중요한 시험항목들을 포함한다. 이 환자는 서 있고 걸을 수 있기 때문에 DGI(Dynamic Gait Index), Functional Gait Assessment 또는 TUG(Timed Up and Go)와 같은 더 높은

표 21-1 • 위 환자의 도수근력검사(manual muscle test) 결과

상지(Upper Extremities)	오른쪽	왼쪽
어깨 내전과 하방 회전(Scapular adduction and downward rotation)	3 +	4
어깨 외전과 상방 회전(Scapular abduction and upward rotation)	3 +	4
어깨 하강(Shoulder depression)	0	3 +
어깨 굴곡(Shoulder flexion)	0	3 +
어깨 신전(Shoulder extension)	0	4
어깨 외전(Shoulder abduction)	0	4
어깨 내회전(Shoulder internal rotation)	1	4
어깨 외회전(Shoulder external rotation)	2	3 +
팔꿈치 굴곡(Elbow flexion)	3 +	5
팔꿈치 신전(Elbow extension)	0	5
손목 굴곡(Wrist flexion)	2	4
손목 신전(Wrist extension)	3	4
잡기(Grip[a])	20kg	36kg
하지(Lower Extremities)	**오른쪽**	**왼쪽**
고관절 굴곡(Hip flexion)	1	2
고관절 신전(Hip extension)	1	1
슬관절 굴곡(Knee flexion)	2−	2
슬관절 신전(Knee extension)	2	2
발목 배측굴곡(Ankle dorsiflexion)	0	0
발목 저측굴곡(Ankle plantarflexion)	1	2

[a]같은 나이대의 여성 환자 평균 근력: 오른쪽(50.6kg), 왼쪽(45.2kg)

수준의 균형측정이 표시될 수 있다. TUG는 PPS 환자의 보행평가에 신뢰할 수 있는 척도이다. 이 환자에게 물리치료사는 TUG와 DGI를 선택했다. 그는 아래팔 목발(forearm crutch)과 오른쪽 AFO를 사용하여 16.25초 만에 TUG 검사를 마쳤다. 13.5초 이상의 TUG 점수는 지역 거주 노인의 낙상 위험 증가와 관련이 있다. 그 환자는 DGI 검사에서 17/24를 나타냈다. 연구 결과에 따르면 지역사회 주거 노인의 DGI 점수가 19일 미만이면 낙상 위험이 높아지는 것으로 나타났다. DGI 동안 환자는 보행속도를 바꾸고, 장애물을 뛰어 넘고, 계단을 오르내리는 데 어려움을 겪었다. 이 정보는 근파워(muscular power)나 지구력(endurance)의 어려움 그리고 한 다리로 서기 자세 시 안정성에 문제가 있음을 의미한다. 이 정보는 특정 자세에서 균형 문제를 해결하기 위한 중재 결정에 도움을 준다.

활동 수준 평가는 기능적 이동성 기술(functional mobility skill)과 보행을 검사해야 한다. 다른 활동은 환자 불만사항 또는 환자 인터뷰 중에 얻은 기타 정보에 기초하여 검토할 수 있다. 환자는 독립적으로 누운 자세에서 앉기, 앉기 자세에서 눕기를 수행할 수 있었다. 그는 한쪽에 AFO를 착용하고 양쪽 팔뚝 목발을 이용하여 독립적으로 보행이 가능했고 오른쪽 어깨통증(VAS 7/10)과 호흡곤란 증상을 나타내었다. 치료사는 환자가 어떤 보조기 사용 없이 일상생활을 수행하기를 바란다. PPS 환자들은 보조기를 오래전부터 사용해왔고 그들에게 요구되는 보조기 기능의 기술적인 발전이 있었을 것이다. 치료사는 새로운 보조기가 가질 수 있는 성능, 즉 무게, 디자인, 안정성 등에 관해서는 교정 전문가와 상의해야 한다. 앞의 환자는 7년 동안 보행 시 오른쪽 AFO를 사용하였으며 지금은 눈에 띄게 많이 낡았다. 왼쪽 발목 부위의 근력을 측정한 결과 0–2/5의 MMT를 나타내었다.

PPS는 피로를 증가시키고 지구력을 감소시키므로, 치료사는 심혈관 및 폐 시스템을 검사해야 한다. Piper 피로충격척도(Piper Fatigue Impact Scale)와 피로충격척도(Fatigue Impact Scale) 및 피로중증도척도(Fatigue Severity Scale)와 같은 평가방법이 소아마비 후 피로도 측정에 높은 신뢰도 및 타당도를 나타내었다. 치료사는 환자를 위해 피로중증도척도를 사용했다. 이 척도는 피로도의 정도를 평가하는 9개의 항목으로 구성되고 있고 어떤 증상이 선택된 활동과 기능에 영향을 미치는지에 대해서 설명한다. 환자는 각 항목에 대한 답변을 1~7까지로 평가하고 숫자가 높을수록 강한 동의를 의미한다. 각 항목에 대한 반응이 더해서 36점보다 높은 점수를 나타내면 환자는 높은 피로도를 나타낸다고 본다. 이 환자는 52/63의 점수를 받았으며 높은 피로도를 나타낸다는 본인의 의견과 일치하는 값을 나타내었다.

6분 걷기검사(Six-Minute Walk Test, 6MWT)는 지구력과 유산소능력평가에 적당하며 PPS 환자에게 신뢰할만한 검사로 나타낸다. 환자에게 이 검사를 시행할지 여부를 고민할 때, 치료사는 전신 피로감과 각 환자에게 미치는 영향에 대해서 인식할 필요가 있다. 이 환자의 경우 보행거리가 20피트 내외라서 6MWT 검사는 적합하지 않다. 또한 제한된 보행능력으로 발생되는 호흡곤란과 피로감 때문에 치료사는 방문 시 지구력을 평가하기 위해 피로 정도와 호흡곤란에 대한 정보를 자세히 기록했다.

치료사는 검사가 끝나면 환자의 물리치료 진단을 기록했다. 환자는 보행에서 활동 제한을 보여서 장시간의 산책, ADL, 정원 가꾸기와 같은 여가 활동에 참여할 수 없었고 이러한 점들이 그의 낙상 위험도를 높인다. 신체 구조와 기능의 손상은 통증, 피로, 근약화, 균형능력 감소 및 제한된 지구력을 나타낸다.

치료 계획과 중재

환자 교육과 훈련은 PPS를 가진 환자의 치료 계획에 중요한 역할을 한다. 가능한 생활방식 변경과 에너지 절약 기술에 대한 환자 교육은 일반적인 피로를 줄이는 데 도움이 될 수 있다. 휴식은 도움이 되며 특히 피곤함을 느낄 때 도움이 된다. 피로와 통증을 감소시키기 위해 과제를 나누어서 하는 것도 도움이 된다. 업무 수행의 효율적인 측면을 찾기 위해서 본인의 일을 수행하는 방법의 수정이 필요하다. 보행동안 보조기 사용과 신체 운동이 포함된 가정 프로그램이 목표 달성에 중요하다. 치료사는 에너지 절약, 삶의 방식 수정에 관한 교육을 하는 동안 휴식을 가졌다. 이 환자의 가장 큰 변화는 지역사회 이동 수단으로 전동 휠체어를 얻은 것이었다. 전동 휠체어의 목적은 환자가 피로감을 덜 느끼고 일상생활 참여도를 증가시키도록 에너지 보존에 도움이 된다. 그의 오른쪽 어깨통증을 감소시키기 위하여 아래팔 목발을 이용한 보행을 제한하였다. 단거리는 환자 스스로 보행을 독려하고 장거리의 경우 전동 휠체어로 이동하도록 교육을 실시하였다. 예를 들어, 야구경기를 보러 갈 때는 전동 휠체어 사용을 추천하고 집 앞 상점을 갈 때에는 AFO 착용 후 아래팔 목발로 이동하기를 추천했다.

소아마비후증후군 환자의 근약화를 개선하고 최적의 기능을 만들어 줄 수 있도록 운동방법을 논의하는 것이 중요하다. 고강도 강화 운동이 과사용을 야기하고 남아 있는 운동 기능을 악화시킬수도 있다. 몇몇 연구자들은 Fair+ (3+/5)의 근력에 수행하는 것이 안전하고 운동 중간에 충분한 휴식 시간을 주어 피로가 발생되지 않도록 하는 것이 중요하다고 한다.

소아마비후증후군 환자에게 피로를 유발하지 않는 근력강화 운동 방법에 대한 몇 가지 연구가 있다. 캐나다 소아마비센터에서의 한 가지 제안은 물리치료사가 운동의 질적인 감소를 나타내지 않으면서 피로징후 없이 환자가 수행할 수 있는 5회 반복 최대치(5 repetition maximum, 5RM)를 결정하는 것이다. 환자는 5RM 무게의 50%로 최대 30회를 시행한다. 하지만 그 사이 피로징후가 나타나면 운동을 중단한다. 환자가 30회를 어려움 없이 수행한다면 무게를 5RM의 75%까지 증가시킨다. 유산소 지구력(aerobic endurance)을 강화하기 위해 운동할 때, 20%의 규칙이 제안되었다. 이 방법은 환자의 최대 운동능력이 확인된 후에 이 수준의 20%에서 한달 동안 일주일에 3~4회 운동을 하도록 지시하고 천천히 운동의 강도를 10%까지 높인다. 예를 들어, 환자가 일주일에 최대 4시간 자전거 운동을 할 수 있다면 이 운동을 주당 3~4회, 12분(20%) 동안 실시하고 한달 후에는 6(10%)~18분까지 시간을 증가시킨다.

상지 근력 운동은 아래팔 목발 보행에 도움이 될 것이다. 이 환자는 우측 상지의 비-피로 운동(non-fatiguing)을 처방받았다. 안정된 지면과 불안정한 지면에서의 서기와 균형 운동들도 도움이 된다. 근통증을 관리하기 위해서는 전기치료와 같은 방법이 도움이 될 것이다.

환자의 AFO 교체에 대한 부분은 정형외과 의사와 협의를 해야 한다. 환자의 근력 상태와 피로 상태를 근거로 정형외과 의사와 치료사는 환자에게 HKAFO 보조기(hip knee ankle foot orthosis)를 추천했다. 하지만 환자는 HKAFO 보조기 사용을 원하지 않는다고 하였다. 대신 환자는 에너지 소비를 줄일 수 있는 더 가벼운 재질의 플라스틱으로 만든 양측 AFO 사용을 동의하였다. 그리고 치료사는 새로운 AFO를 착용한 후 보행훈련을 두 번 이상 계획하고 있다. 퇴원할 시점에 환자에게 장기적인 관리에 도움이 되는 교육을 실시하여야 한다. 과사용과 피로를 피하기 위한 비-피로 운동의 필요성에 대한 설명이 그 예이다.

수중치료는 환자의 재활에 도움이 된다. 수중치료는 과사용으로부터의 관절 보호에 도움이 되고 동시에 안전하며 심폐지구력을 향상시키는 데 도움이 된다. 그리고 체중 감량에 대한 교육이 중요한데 증가된 체중은 관절과 근육에 대한 스트레스와 부하를 주기 때문이다.

근거 중심 임상적 추천

SORT: 추천 분류의 장점

A 일관된, 양질의 환자 지향적 근거

B 일관되지 않거나 제한된 질적 수준의 환자 지향적 근거

C 동의, 질병 중심의 근거, 일반적인 관행, 전문가의 의견 또는 사례 시리즈

1. 정맥 면역글로불린 치료는 소아마비후증후군 환자에서 통증을 줄이고 삶의 질을 향상시키며 근력 향상에 도움이 된다. **B 등급**
2. Piper 피로충격척도(Piper Fatigue Impact Scale), 피로충격척도(Fatigue Impact Scale) 및 피로중증도척도(Fatigue Severity Scale)는 신뢰할 수 있으며 소아마비 피로도 측정에 유용한 방법이다. **B 등급**
3. 비-피로 운동은 소아마비로 인해 약해진 근력을 강화하고 과사용을 예방하는 데 도움이 된다. **C 등급**

종합 질문

21.1 소아마비후증후군을 진단하기 위한 적절한 기준이 아닌 것은 무엇인가?

A. 운동신경손상을 야기하는 급성 소아마비 이전 진단된 증상
B. 급성 소아마비 초기 발생 후 15년 이상 지속된 신경 및 기능 회복 기간
C. 뇌척수액에서 폴리오바이러스(poliovirus)의 유무 확인검사
D. 새로운 근약화의 느린 시작, 전신 근피로, 근위축

21.2 소아마비후증후군의 적절한 물리치료 관리법은 무엇인가?

A. 체중 감량, 에너지 보존, 환경 개선에 대한 환자 교육
B. 통증 완화를 위한 전기치료
C. 운동 중간 충분한 휴식을 통한 비-피로 운동방법
D. 모두 정답

정답

21.1 C. 현재 소아마비후증후군을 확인할 수 있는 검사나 의학적 영상 방법은 없다. 게다가 소아마비후증후군이 폴리오바이러스(poliovirus)에 의해서 발생된다는 근거는 아직 없다.

21.2 D. 위의 모든 중재법은 소아마비후증후군을 가진 사람의 물리치료 관리에 적합하다. 비-피로 운동은 Fair+ 이상의 근력을 가진 사람들의 근력을 향상시키는 데 효과가 있다.

수근관증후군

Carpal Tunnel Syndrome

Jennifer Junkin

CASE 22

22세 대학 운동선수가 이틀 전에 석고고정을 풀었다. 8주 전 농구경기 도중 넘어져 오른쪽 손목에 콜레스 골절(Colles' fracture)을 입었다. 그는 오늘 초기 평가를 위해 외래 물리치료 클리닉에 방문한다. 그는 팔뚝에 약간의 통증이 있고 엄지, 검지, 중지 그리고 약지의 반에 감각이 없다고 하였다. 그의 오른쪽 악력은 왼쪽보다 50% 약하다. 오른쪽 모지구(엄지두덩, thenar) 근육의 심한 위축을 나타냈다. 그는 컴퓨터 작업을 할 때 가끔 오른손의 움직임이 이상하다는 것을 느꼈다. 손목 끝 쪽을 구부리고 펴는 동작은 통증과 신경 증상을 증가시킨다. 팔렌검사(Phalen's test), 티넬징후(Tinel's sign)에서 양성반응을 나타내었다. 그의 징후와 증상은 수근관증후군(손목터널증후군, carpal tunnel syndrome)과 일치한다.

- ▶ 의심되는 진단과 관련된 검사징후는 무엇인가?
- ▶ 가장 적절한 물리치료 중재는 무엇인가?
- ▶ 위 질환의 상태에 따른 단계별 물리치료 계획에 대해서 설명한다.

주요 정의

- **이중분쇄증후군**(double crush syndrome): 말초신경압박증후군의 한 형태로 중추성 압박이 신경다발에 영향을 주고 이차적으로 말초신경압박에도 영향을 미침
- **신경절 낭종**(ganglion cyst): 손이나 발쪽 관절, 건 사이에 흔하게 발생되는 비암성(noncancerous) 액체 형태의 덩어리
- **레이노 현상**(Raynaud's phenomenon): 추위에 노출되거나 감정적 자극에 의해 손가락이나 발가락에 간헐적인 빈혈(허혈, ischemia)이 나타나는 질환

목표

1. 수근관(손목굴, carpal tunnel)의 해부학적 구조에 대해서 확인한다.
2. 수근관증후군의 진단방법에 대해서 논의한다.
3. 수근관증후군 발생에 영향을 줄 수 있는 생활방식과 환경적 요인에 대해서 설명한다.
4. 증상 단계에 따른 치료 전략과 예방법에 대해서 논의한다(급성기, 아급성기, 만성기).

물리치료 시 고려사항

수근관증후군의 증상은 엄지두덩근(thenar muscle), 첫 번째 · 두 번째 충양근(lumbricalis)의 위축, 정중신경지배 감각장애, 반복적인 사용으로 인한 손목과 손의 통증 등을 나타내는데 이러한 환자의 물리치료 시 고려할 점:

- ▶ **일반적인 물리치료 계획/목표**: 수근관 신경지배 신경인 정중신경의 감각과 근력 평가; 인간공학적 근무환경 평가; 자세에 대한 환자 교육 및 보조기 사용에 대한 이점 소개; 타자치기, 쥐기와 같은 반복적인 동작에서의 기능 극대화
- ▶ **물리치료 중재**: 스트레칭 및 수동 치료 기법을 통해 수근관의 공간 및 이동성을 증가시킨다; 엄지두덩근, 첫 번째 · 두 번째 충양근 근력강화; 전완 굴

곡근 유연성 증가를 위한 스트레칭; 자세 및 보조기 사용에 대한 환자 교육; 기능적 과제훈련; 가정 운동 프로그램

- ▶ **물리치료 시 주의사항**: 굴곡, 신전의 끝 범위에서 운동 시에 수근관의 압력이 증가됨; 정중신경지배 부위에 감각장애를 나타냄; 이중분쇄증후군(double crush syndrome)
- ▶ **물리치료를 방해하는 요인**: 이중분쇄증후군; 신경절 낭종(ganglion cyst); 레이노 현상(Raynaud's phenomenon)

건강 상태의 이해

수근관은 손목에 위치한 좁은 공간을 말한다. 손목을 앞면에서 봤을 때, 수근골(carpal bone)이 터널의 벽을 형성하고 굽힘근지지띠(flexor retinaculum)는 지붕을 형성한다. 손목의 앞 표면을 볼 때 수근골은 터널의 바닥과 벽이며, 굽힘근지지띠가 지붕을 구성한다. 아래팔 굴곡(forearm flexor) 힘줄은 정중신경(median nerves)과 척골신경(자신경, ulnar nerves)을 따라 수근관을 지나간다. 이 부위의 공간을 침범하는 병변이나 기능장애는 수근관증후군(CTS)과 유사한 증상들이 나타난다. 건염(tendinitis), 부종, 염증, 골절, 탈구, 부정유합(부정위유합) 골절, 비정상적인 자세, 정중신경을 압박하고 수근관 공간을 감소시키는 것 등이 CTS의 일반적인 원인이다. CTS는 종종 과사용증후군(overuse syndrome) 또는 누적된 외상으로 분류된다. 키보드 사용과 같이 인간 공학적 설계가 미흡한 근무환경에서의 사무직 근로자는 CTS가 발생될 수 있다. 반복적인 손목 굴곡과 신전의 반복은 손목의 압박력을 증가시키고 정중신경 감각과 운동장애를 일으킬 수 있다. 1981년 Gelbermen 등의 연구에 따르면 손목 신전 시 수근관 안 압력은 중립 자세와 비교 시 4배 증가하고 손목 굴곡 시 3배 증가한다고 하였다.

CTS는 매우 흔한 질병이다. 일반 인구의 경우 1만 명당 4.4명이 발생되고 전체 근로자 대비 2%를 차지한다. CTS로 인한 손 수술은 흔하게 진행된다. CTS는 주로 많이 사용되는 손에 나타나나, 이는 개인의 환경적인 요인과 과거력에 기초한다. CTS는 남성보다 여성에게 2.5배 더 많이 발생한다.

일반적으로 CTS의 시작은 서서히 나타나고 초기 증상은 사람에 따라 다르다. 이 증후군은 손목이나 원위 요골(먼쪽 노뼈, distal radius)의 골절이나 탈구와 같은 외상 후에 발생할 수도 있다. CTS는 손의 정중신경 분포에 영향을 미치므로 엄지의 손바닥 쪽뿐만 아니라 검지, 중지 그리고 약지의 반에 감각 변화를 일으킨다(**그림 22-1**). 손목과 손가락의 변색과 통증은 일반적으로 서서히 시작되며 정중신경 내에서의 감각 변화를 나타낼 수 있다. 많은 사람들이 수면 동안에 손목이 구부린 자세를 취하므로 수면 중에 손목통증을 많이 호소한다. 악력 감소로 주먹쥐기나 작은 물체 잡기가 어렵고 손의 기능적인 동작 수행이 어려워진다. 장기적으로는 손의 두덩근육의 위축도 초래한다.

CTS로 진단받은 환자의 예후는 양호하다. CTS는 비수술적인 방법으로나 수술적인 방법으로 치료할 수 있다. 비수술적인 치료의 주요 목표는 수근관의 압박 완화, 두덩근육과 충양근의 근력강화, 비정상적인 자세를 피하도록 하는 환자 교육, 작업환경의 인간공학적 평가와 수정이다. 수면 동안에 손목 부목은 수근관 구조물의 압박을 감소시키는데 도움을 주기 때문에 추천한다. 신경활주(nerve gliding), 힘줄활주(tendon gliding), 연부조직가동술과 같은 도수치료는 단기간의 증상 완화에 도움이 된다.

보존적인 방법으로 증상 호전이 나타나지 않는 경우 수근관 내의 압력을 완화하기 위한 수술적인 중재방법을 수행할 수 있다. CTS에 대한 보존적인 치료방법과 외과적 수술의 효과에 대한 연구는 상반된 연구 결과를 나타내고 있다. 관련 연구에서 물리치료와 같은 보존적인 치료방법이 경미한 CTS 증상 완화에 효과적이라고 보고하였다. 그러나 2008년 코크란 리뷰(Cochrane Review)에서는 증상 완화에는 외과적 수술이 보존적인 치료방법보다는 우수

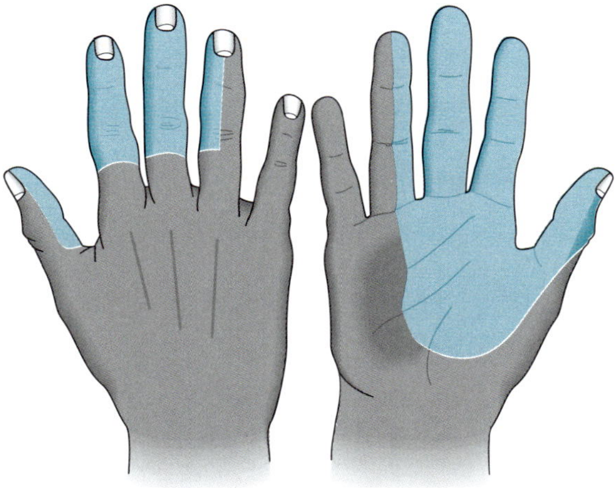

정중신경 감각 지배

그림 22-1 음영 부분이 더 밝은 것은 정중신경의 감각 분포를 나타낸다. 손등쪽 면(dorsal surface)에서는 신경이 검지와 중지, 약지의 절반을 지배한다. 손바닥에서 정중신경은 손바닥의 가로 방향 3분의 2, 엄지, 검지, 중지, 약지의 측면 절반을 지배한다. (Reproduced with permissicn from Simon RP, Greenberg DA, Aminoff MJ. Clinical Neurology. 7th ed. New York, NY: McGraw-Hill; 2009. Figure C-2A.)

하다고 하였다. 가장 최근의 체계적 고찰에서 언급된 20개의 무작위 비교 연구(randomized controlled trials)에서 물리치료, 구강 및 주사 치료, 부목, 인간공학적 환경 수정 등과 같은 비수술적 중재방법이 2~7주 범위의 단기간의 증상 호전을 나타낸다고 하였다. 20개의 무작위 제어 시험을 포함한 가장 최근의 체계적인 연구를 작성한 사람들은 비수술적 개입(즉 물리적 치료, 구강 및 주사 약물, 부목, 인체 공학적 변형 등)은 CTS 증상의 단기적 관리에 효과적이었다(2~7주 범위). 보존적인 치료방법의 장기적인 효과를 보기 위해서는 더 많은 연구가 필요하다고 결론지었다.

물리치료 환자/고객 관리

CTS 환자의 일반적인 증상은 손목 및 손통증, 정중신경지배 영역의 감각장애, 손 근육의 위축, 악력 감소 등이다. 하지만 환자마다 약간의 다른 증상을 나타낼 수도 있다. 초기 검사에서 물리치료사가 확인해야 할 것은 감각 변화 유무, 관절가동범위, 근력, 관절 운동성 변화, 연부조직 운동성, 유연성 등이다. 물리치료 계획은 각 개인마다 나타나는 증상에 따라 달라진다. CTS 환자 치료를 위한 팀 접근법으로 CTS 환자를 치료하여야 한다. 의사는 수근관의 부종을 완화하고 통증을 줄이는 데 도움을 줄 수 있는 비스테로이드성 항염증제(NSAID)를 처방할 수 있다. 일부 환자는 수근관에 직접적으로 글루코코르티코이드(glucocorticoids) 주입이 선택사항이 될 수 있다. 한 연구에서는 수근관 주변에 한번의 글루코코르티코이드 주입 후 한달 뒤에 증상이 77% 개선되었다. 어떤 환자는 글루코코르티코이드 처치 1년 후에도 호전된 증상이 유지되었다. 2007년 CTS에 관한 시스템 리뷰에서 글루코코르티코이드 처치가 CTS 증상 개선에 효과가 있다고 하였다. 글루코코르티코이드 처치군과 위약군의 1개월 후 증상을 비교했을 때 글루코코르티코이드 처치군의 증상이 많이 완화되었다. 그리고 글루코코르티코이드 처치 6개월 후의 증상이 부목 및 NSAID를 처치한 환자와 비교 시 증상의 유의미한 차이는 보이지 않았다. 글루코코르티코이드 처치는 감압수술 전에 고려되는 방법이다.

검사, 평가 및 진단

의사는 어떤 치료를 진행하기 전에 반드시 대상자 병력을 확인하고 검사를 시행하여야 한다. 환자의 현재 증상에 관한 질문들을 하는 것이 중요하다. 물리치료사는 증상이 나타난 기간, 증상이 유발되거나 완화되는 자세, 통증의 정도

표 22-1 • CTS 의심 환자 검사방법
정중신경지배 영역의 감각검사(그림 22-1)
정중신경지배 근육 근력검사: 회내근(pronator teres), 척측수근굴근(flexor carpiradialis), 장수장근(palmaris longus), 표재지굴근(flexor digitorum superficialis), 심수지굴근(flexor digitorum profundus)의 외측 반, 장무지굴근(flexor pollicis longus), 방형회내곤(pronator quadratus), 첫 번째, 두 번째 충양근(lumbricalis), 무지대립근(ns pollicis), 단무지외전근(abductor pollicis brevis), 단무지굴근(flexor pollicis brevis)
악력검사
아래팔과 손근육의 유연성
손목과 손의 관절가동범위
아래팔, 손목, 손가락의 수동 관절가동범위
손목둘레 측정
특수 임상검사(손목 압축검사, 팔렌검사, 티넬검사, 역팔렌검사)
손목, 손, 아래팔 주변의 긴장도 촉지

와 위치, 비슷한 문제가 발생된 예전 과거력, 손상기전, 약물 복용 상태, 직업 등에 관한 정보를 조사하여야 한다. CTS가 의심이 된다면 정중신경 감각장애, 수면 중 통증, 악력 감소, 직업, 직장환경의 인간공학적 설계가 되었는지에 대한 질문을 하여야 한다. 과거와 현재의 의학적 병력에 관한 질문도 하여야 한다. 최근에 나타나는 체중 감소 또는 체중 증가, 피로감, 발열, 현기증과 같은 문제들이 나타나는지도 물어보아야 한다.

표 22-1은 CTS가 의심되는 경우 시행되어야 하는 테스트에 대한 것이다. CTS가 의심되는 증상으로는 정중신경지배영역의 감각장애 및 근력 감소, 악력 감소, 전완 굴곡근 길이 감소, 손목과 손가락 관절가동범위 감소, 수근골의 움직임 감소, 부종으로 인한 손목둘레 증가, 침범된 손목, 손 및 전완에 촉진 시 나타나는 압통 등이다.

CTS를 진단하기 위한 많은 특수검사들이 있지만, "최적 표준(Gold standard)" 검사는 없다. 따라서 진단 시에는 양상으로 나타나는 임상결과들을 잘 분석하는 것이 중요하다. 팔렌검사(Phalen's test)는 가장 많이 사용하는 유발검사(provocative test)로 앉은 자세에서 양 손목을 최대한 굽혀서 60초 동안 유지하는 방법이다. 이때 정중신경지배 영역의 감각이 떨어지거나 따끔거리는 증상이 나타난다면 양성으로 간주한다. 민감도(sensitivity)는 34~88% 사이이고 특수성(specificity)은 40~100% 사이이다. 티넬검사(Tinel's test)를 시행하기 위해 치료사는 정중신경이 수근관을 지나가는 손목의 앞쪽 면을 가볍게 두드린다. 손목 앞쪽 면 두드림이 정중신경이 지배하는 손 영역의 감각 변화를 유발하면 티넬검사 양성반응이다. 티넬검사의 민감도는 23~74%이고 특수성은 56~100%이다. 역팔렌검사(Reverse Phalen's test)는 손목을 최대한 신전을 유지하는 것을 제외하고는 팔렌검사와 자세가 비슷하다. 60초간 유지한 후 정중신경지배영역의 감각 변화가 발생하면 양성이다. 역팔렌검사의 특이성은 82%로 높지만 민감성(55%)은 팔렌검사와 거의 비슷하다. 손목 압축검사(carpal compression test, CCT)는 검사자가 두 엄지손가락으로 최대 30초 동안 수근관 부위의 정중신경을 압박하는 방법이다. 양성반응은 수근관의 말초신경에서 감각 변화를 나타내는 것이다. MacDermid와 Wessel은 CTS 진단을 위한 임상검사에 대한 시스템 리뷰를 진행하였다. 그들은 CCT가 전체적으로 가장 높은 민감도(64%), 특이성(83%)을 나타낸다는 것을 발견했다. CTS 진단 시에 물리치료사는 특수검사 결과뿐만 아니라 여러 가지 임상 증상들도 함께 고려해서 진단을 내려야 한다.

치료 계획과 중재

CTS 환자는 일반적으로 첫 번째 증상 발생 시 관리를 잘 하면 좋은 예후를 보인다. 보존적인 치료법으로 물리치료가 가장 많이 적용된다. 증상의 지속 기간, 이전의 치료, 근무환경, 환자의 순응도 등이 예후에 중요한 영향을 미친다. 만약 회복되어 증상이 없다가 다시 재발되는 경우 예후를 예상하기는 어렵다. 환자 교육과 교육 받은 내용을 잘 따르는 것이 치료에 중요한 영향을 미친다. 물리치료의 일차적인 목표는 통증 감소, 손 기능 개선, 근력강화, 유연성 증진, 관절 움직임 향상, 연부조직 움직임을 개선하는 것이다. 급성기 단계에서 치료는 통증 완화 및 부종 감소에 초점을 맞추어야 한다. 손 보조기는 수면 중 통증 관리에 효과적이다. 884명을 대상으로 한 21개의 연구에서 보조기와 초음파는 단기간의 치료 효과를 나타낸다고 하였다. 환자 교육과 CTS 증상 유발에 영향을 주는 활동에 대한 수정이 초기 관리 단계에서 중요하다. 아급성기 단계에서는 유연성, 관절가동범위, 관절 운동성, 연부조직 움직임, 신경 움직임에 초점을 맞추어서 치료하여야 하고 등척성 운동부터 시작해야 한다. 증상을 유발하는 운동은 무조건 피해야 한다. 마지막 단계에는 유연성과 근력강화 운동을 적극적으로 시행해야 한다. 이 단계에서 두덩근과 충양근의 힘과 지구력이 강화가 이루어져야 한다. 환자는 일상생활 동안 상지와 손목 자세에 대한 교육을 받아야 하며, 증상이 재발될 경우 자세나 동작을 어떻게 바꾸어야 하는지 알아야 한다.

중재는 수근간관절(intercarpal joint), 원위요척관절(distal radioulnar joint), 손목관절(radiocarpal joint)의 관절가동술 뿐만 아니라 모든 통증 없는 범위에서 능동, 수동 관절가동범위를 시행한다. 운동치료는 전완과 손의 짧아진 근육을 늘리고 기능적 잡기와 손목굴곡근과 신전근을 강화시키는 것이다. 치료사는 매일 기능적 잡기(gripping), 꼬집기(pinching), 회전, 작은 물체 조작하기와 같은 섬세한 운동 기술훈련을 실시하여야 한다. 신경근 재교육에는 증상을 유발하는 관절 자세를 피하는 훈련을 실시하여야 한다. 인간공학적 작업장은 상지와 목의 스트레스를 줄이도록 설계되어야 한다. 치료사는 수근관의 압력 증가를 줄이기 위해 손목 보조기를 추천할 수도 있다. 치료사는 환자에게 주간에, 직장에서(일이 허락한다면) 또는 야간에 손목 부목을 착용하라고 조언할 수 있다. 25명의 CTS 환자를 대상으로 한 연구에서 증상이 경미한 CTS 환자에게 부목 착용이 증상이 심한 환자에 비해 더 효과가 있었다고 한다. 증상을 유발하는 자세를 피하거나 수정하는 것도 보존적인 치료방법에 들어간다.

외과적 수술은 보존적인 치료를 1년 이상 적용하였음에도 불구하고 감각소실, 두덩근(thenar muscles) 위축 등과 같은 증상이 여전히 나타나는 경우에 적용된다. 수근관 절단 수술의 목적은 신경압박을 완화하고 신경 이동을 개선하고 정중신경의 점진적인 손상을 예방하기 위해서이다.

근거 중심 임상적 추천

SORT: 추천 분류의 장점

A 일관된, 양질의 환자 지향적 근거

B 일관되지 않거나 제한된 질적 수준의 환자 지향적 근거

C 동의, 질병 중심의 근거, 일반적인 관행, 전문가의 의견 또는 사례 시리즈

1. 수근관증후군 치료에 물리치료와 같은 보존적인 치료방법이 경미한 증상의 단기간 관리에 효과가 있다. **B 등급**
2. 수근관증후군 진단을 위한 임상검사 중에 손목 압박검사(Carpal Compression Test)가 가장 높은 민감도(64%), 특수성(83%)을 나타낸다. **B 등급**
3. 수면 중 착용하는 손목 부목이 CTS의 통증 관리에 효과적인 방법이다. **B 등급**

종합 질문

22.1 34세의 A씨는 왼손에 수근관증후군 증세를 나타냈다. 만약 A씨가 CTS라면 다음 중 어느 근육의 약화를 나타내는가?

A. 단요측수근신근

B. 원회내근

C. 척측수근굴근

D. 무지대립근

22.2 팔렌검사는 CTS를 확인하기 위한 최적의 검사방법인가?

A. 맞다.

B. 아니다.

정답

22.1 **D.** 무지대립근(엄지맞섬근, opponens pollicis)은 모지구근(엄지두덩근, thenar muscle) 군의 일부이다. 단요측수근신근(짧은 노쪽손목폄근, extensor carpi radialis brevis)은 요골신경(노신경, radial nerve)의 신경지배를 받는다. 정중신경이 원회내근(원엎침근, pronator teres)(B)을 지배한다. 원회내근이 침범되면 증상은 전완 부위에 나타나고 이는 원회내근증후군(pronator teres syndrome)이라고 한다. 척측수근굴근(자쪽손목굽힘근, flexor carpi ulnaris)은 척골신경(자신경, ulnaris)에 의해 신경지배를 받는다(C).

22.2 **B.** CTS 진단을 위한 최적의 검사방법은 없다. CTS를 진단하기 위한 가장 좋은 방법은 모든 주관적, 객관적 검사 결과를 통해 진단을 내리는 것이다.

만성 구획증후군

Chronic Exertional Compartment Syndrome

Jon Warren

CASE 23

환자는 21세의 럭비선수로 4개월 전부터 우측 전방 외측 다리의 간헐적인 심한 통증과 첫 번째 지간(web space)의 감각이상을 호소하는 증상으로 물리치료 클리닉을 방문하였다. 달리기를 시작한 지 15분 정도가 지나면 통증이 나타난다. 그는 달리기를 30분 정도 하면 극심한 통증(VAS 9점/10점)으로 운동을 멈추어야 했다. 그가 말하기로는 통증이 시즌을 대비한 3주간의 집중훈련 후에 갑자기 나타났다고 하였다. 훈련 프로그램은 주 5회로 실시하였고 운동 프로그램은 한 종류의 유산소 운동 그리고 세 종류의 근력 운동으로 구성되었다. 훈련 중 달리기 훈련은 평상시보다 고강도로 실시하였다. 지난 몇 주 동안 왼쪽 다리에서 비슷한 통증이 발생되어 그는 전문 치료를 받기로 결심했다. 통증은 조금 완화되었고 왼쪽 다리의 감각이상 증상은 없었다. 얼음과 경구용 항염증제를 제외하고는 그는 이전과는 다른 치료를 받았다. 경골 부위의 통증에 대한 평가와 치료를 위해서 물리치료를 처방하였다.

- ▶ 환자의 증상과 과거력에 근거하여 환자의 경골 부위의 통증 원인을 조사하는 데 가장 적절한 검사는 무엇인가?
- ▶ 환자의 신체 상태를 기반으로, 이후 활동 제한에 영향을 미치는 인자는 무엇인가?
- ▶ 재활에 대한 예후가 어떠할 것으로 예상되는가?
- ▶ 물리치료 계획에 대해서 설명한다.

주요 정의

- **근막**(fascia): "끈(band)"; 개별 근육, 근육군, 혈관 및 신경주위의 표면 및 심부결합조직; 근막은 서로 부드럽게 움직이도록 하면서 몇몇 구조물들을 연결함
- **골막염**(뼈막염, periostitis): 골막(뼈막, periosteum), 뼈를 둘러싸는 결합조직층의 염증
- **피로골절**(긴장골절, stress fracture): 뼈에서 발생되는 미세골절은 근육 부위의 당김 또는 뼈 안의 국소 부위에서 발생되는 충격력을 분산시키지 못하는 반복적인 물리적 부하에 의해서 발생

목표

1. 만성 구획증후군(CECS)과 잠재적 위험요인을 설명한다.
2. 하지나 정강이 통증의 세 가지 주요 원인을 설명한다.
3. 각 구획에 들어 있는 근육, 혈관 및 신경과 하부 다리의 여러 구획을 나열한다.
4. CECS로 의심되는 진단을 확인하는 주요 질문에 대해서 설명한다.
5. CECS에서 나타나는 일반적인 장애와 물리치료를 적용하는 근거에 대해서 설명한다.
6. CECS의 수술을 한다면 적절한 시기에 대해서 설명한다.

물리치료 시 고려사항

CECS로 의심되는 환자를 관리하는 데 고려할 점:

- ▶ **일반적인 물리치료 계획/목표**: 신경학적 증상을 완화하는 것; 달리기 동안 발생되는 다리통증을 완화. 근골격계 손상 및 재발을 방지하기 위한 추가적인 위험요소를 발견하고 치료한다.
- ▶ **물리치료 중재**: 환자 교육(진단, 위험인자, 예후, 치료 기대, 보조기 적용에 관한); 도수치료[근막가동술(myofascial mobilization), 관절가동술(joint

mobilization)]; 단순 자입법(dry needling); 치료적 운동(점진적 스트레칭, 유산소 운동); 가정 운동 프로그램 처방; 스포츠 운동 프로그램의 복귀

- **물리치료 시 주의사항**: 심부 근막 기법(deep myofascial technique) 적용 동안 환자의 상태를 체크해야 한다. 왜냐하면 이 기법은 환자의 증상을 악화시킬수도 있기 때문이다. 서서히 꾸준히 진행되는 스포츠 운동 프로그램으로의 복귀(return-to-sport programs)를 수행하는 환자의 상태를 모니터한다.
- **물리치료를 방해하는 요인**: 훈련 요법 변경을 싫어하거나 변경하지 못한 환자; 호르몬 상태, 영양 상태, 전반적인 건강 상태와 같은 동반 질환이 있는 경우; 건강 상태 악화

건강 상태의 이해

구획증후군(compartment syndrome)은 폐쇄된 섬유골성 공간(섬유뼈성 공간, fibroosseous space) 내의 증가된 압력 때문에 나타난다. 증가된 압력은 시간이 지남에 따라 허혈성 통증과 구획 내의 조직에 영구적인 손상을 줄 수 있는 혈류 및 조직관류의 감소를 유발한다. 구획증후군은 급성 또는 만성으로 정의된다. 급성 구획증후군은 전형적으로 골절, 연부조직 외상 및 급성 동맥폐색(acute arterial obstruction) 후 재관류(reperfusion)로 인한 합병증으로 발생한다. 비외상성 구획증후군(atraumatic compartment syndrome)은 드물지만 승마, 장시간 걷기, 축구를 한 후에 발생되었다는 연구 결과가 있다. 비외상성 구획증후군의 증상은 서서히 나타나며, 병으로 인해 심각한 결과를 초래할 수 있다. 조기 진단 및 치료는 더 좋은 예후를 가져올 수 있다. 조직괴사 및 기능 상실을 방지하고, 영향을 받는 구획에 압력을 풀어주기 위한 방법으로 응급 외과적 근막절개술(surgical fasciotomy)이 시행되어야 한다.

CECS는 급성 구획증후군(acute compartment syndrome)과는 달리 반복적인 신체 활동이 원인이 되고 가역적이고 반복적인 성향을 나타낸다. CECS는 구획의 압력이 신경조직이 압박되는 수준으로 증가될 때의 신경학적 상태를 말하는 것이다. 신경압박으로 인한 증상은 감각이상과 압박 원위부에서 나타나는 운동 약화 증상이다. 침범된 부위에 따라 감각 상실과 근력약화의 패턴은 다르게 나타난다(**표 23-1**).

CECS는 운동선수들에게서 가장 흔하게 나타나며, 점프 및 커팅 스포츠 선수뿐만 아니라 육상선수에서 특히 높은 발생률을 나타낸다. 질환은 종종 양측으로 나타나며 평균 발병연령은 20세이다. 또한 남성과 여성에서 동등한 발병률을 보인다고 보고되었으나, 여성의 발병률이 증가하였다고 보고되었다. 침범 부위가 전방 구획(anterior compartment)인 경우가 CECS 사례의 70%를 차지한다. 침범 부위가 전방과 외측 구획인 경우가 CECS 사례의 95%를 차지한다.

CECS의 정확한 원인은 명확하지 않다. 그러나 예상된 유발 가능 요인들이 실제 CECS를 유발시킨다고 증명이 되었다. 내재성 요인으로는 무릎 외반(바깥굽음, valgus) 또는 내반(안쪽굽음, varus) 기형의 뼈의 부정 정렬, 다리 길이의 차이, 비정상적인 발 생체역학 등이다. 근육 모세혈관 공급의 감소는 잠재적인 병인이다. CECS 환자와 정상 성인과의 근육 생검(biopsies)을 통한 연구에서 CECS 환자의 전경골근(앞정강근, tibialis anterior)에서 근육 모세혈관 공급이 낮게 나타났다. CECS의 발병에 영향을 미치는 외재성 요인으로는 근력, 유연성 및 지구력 감소와 연관이 있다. 운동의 양, 강도 또는 빈도 면에서 부적절한 훈련방법 그리고 부족하거나 부정확한 운동 패턴과 조절 등이 CECS와 연관이 있다. 반복적인 근육의 과사용을 유발하는 운동 프로그램은 근육 주변 근막의 섬유화와 점진적인 탄력성 감소를 일으키는 미세 외상성 근육손상과 염증을 유발한다. 실제로 CECS 환자의 생체검사 결과, 전방 구획을 둘러싸고 있는 근육의 근막이 더 단단하고 두껍다는 것이 드러났다. 이러한 근육안의

표 23-1 • 다리부위 침범

침범부위	근육	혈관	신경	감각
전방(앞, Anterior)	전경골근(앞정강근, Tibialis anterior), 장지신근(긴발가락 폄근, extensor digitorum longus), 장족무지신근(긴엄지발가락폄근, extensor hallucis longus), 제삼비골근(셋째종아리근, fibularis tertius)	전경골동맥·정맥(앞정강동·정맥, Anterior tibial artery and vein)	심부비골신경(Deep fibular nerve)	첫 번째 지간(첫 번째 갈퀴막 공간, First web space)
얕은 뒤쪽(Superficial posterior)	비복근(장딴지근, Gastrocnemius), 가자미근(가자미근, soleus), 족척근(장딴지빗근, plantaris)	경골 동맥·정맥 가지(정강동맥·정맥가지, Branch of the tibial artery and vein)	장딴지신경(Sural nerve)	발 측면(Lateral side of foot)
깊은 뒤쪽(Deep posterior)	장족무지굴근(긴엄지 발가락 굽힘근, Flexor hallicus longus), 장지굴근(긴발가락 굽힘근, flexor digitorum longus), 후경골근(뒤 정강근, tibialis posterior), 슬와근(오금근, popliteus)	후경골동맥·정맥(뒤정강동맥·정맥, Posterior tibial artery and vein)	경골신경(정강신경, Tibial nerve)	족저 측면(Plantar aspect of foot)
가쪽(Lateral)	장비골근(긴 종아리근, Fibularis longus), 단비골근(짧은 종아리근, fibularis brevis)	전경골동맥·정맥 가지(앞정강동맥·정맥가지, Branch of the anterior tibial artery and vein)	표재비골신경(얕은 종아리신경, Superficial fibular nerve)	발등(Dorsum of foot)

근막 순응도(compliance)의 결핍은 원활한 근육의 작용을 막게 되고, 결국 근육 압박과 통증을 유발하게 된다.

보통 휴식 시에는 증상이 나타나지 않는다. 그러나 운동 직후, 구획에서 팽팽한 긴장감이 느껴지고 외형상 근육이 불룩하게 튀어나와 있거나 헤르니아(herniation)가 형성되어 있는 것을 볼 수 있다. 근막이 비대해져 있거나 흉터(scarring) 모양으로 나타나 있는 것도 이러한 결과를 설명하는 부분이다. CECS 진단의 최적의 방법은 바늘이나 도관(catheter)을 사용하여 구획 내 상승된 내압을 직접 측정하는 것이다. 구획 내압은 5분 동안 달리기, 점프 및 계단 오르기와 같은 활동 중에 측정한다. CECS로 진단되기 위해서는 내압 증가와 함께 통증이 재발되어야 한다. 정상적인 구획 내압은 0~10mmHg 범위이다. CECS 진단은 통증 재생과 35mmHg의 최대 압력, 기준선(비활동 시)에서 10mmHg의 압력 상승 또는 운동 후 휴식 시 내압이 25mmHg 이상으로 확인할 수 있다. 운동 후 환자의 통증이 재발했을 때, 모든 구획의 내압을 측정한다. 그러나 모든 구획의 내압 측정의 필요성에 대해서는 아직 논란의 여지가 있다. 몇몇 의사들은 바늘로 인한 추가적인 외상을 예방하기 위하여 관련 구획만 검사해야 한다고 주장한다.

하지 부위 부상은 장거리 육상선수의 1/3에서 나타나고, 다음은 무릎 부상이다. 정강이 부위 통증은 운동선수(특히 육상선수)에게는 흔한 문제이므로 정강이 통증의 정확한 병인을 알아내기 위해서는 주의 깊은 평가가 필요하다. 환자와 의학 전문가들은 일반적으로 '정강이 부목(splints)'이라는 용어를 사용한다. 그러나 '정강이 부목'이라는 용어는 통증 발병에 관한 어떠한 의미가 담겨있지 않으므로 진단 용어로써 사용해서는 안 된다. 전방 경골통증(앞 정강 통증, anterior tibial pain)의 병인은 CECS, 경골의 긴장성 골절(정강이 피로성 골절, tibial stress fractures) 및 내측 경골의 견인성 골막염(안쪽 정강이 당김 뼈막염, medial tibial traction periostiti)의 세 범주로 크게 나눌 수 있다. 경골의 긴장성 골절은 운동으로 인한 통증의 점진적인 증가가 특징이지만, 휴식 시와 야간에도 통증이 나타날 수 있다. 이는 과도한 훈련 및 잘못 배운 스포츠 기술과 관련이 있다. 중요한 점은 경골에 국한된 압통(tenderness)이 나타난다는 것이다. 그리고 생체역학적 이상[예: 경직요족(rigid pes cavus), 과도하게 내전된 발(overpronating foot)]과 관련이 있다. 골스캔(bone scan), 자기공명영상(MRI) 또는 컴퓨터단층촬영(CT)을 사용하여 경골의 긴장성 골절을 확인하고 진단할 수 있다. 내측 경골 견인성 골막염, 내측 경골스트레스증후군(medial tibial stress syndrome)은 경골의 내측 경계를 따라서 더 많은 통증을 유발한다. 통증은 대개 휴식 시에나 운동을 시작할 때 느끼고 준비운동을 하면 통증이 감소되거나 사라진다. 통증은 대개 운동을 한 다음날 아침에 다시 증가한다. 내측 경골의 견인성 골막염에 영향을 미치는 요인으로는 편평족(편평발, pes planus)과 과도한 내전(overprones), 부적합한 훈련방법과 근육 불균형이 있다.

전방 경골통증의 감별진단을 위해서는 우선 질환에 맞는 특수검사(special test)를 시행하는 평가 과정이 필요하다. 2~3가지의 증상이 동시에 존재할 수 있다는 것을 명심해야 한다(**그림 23-1**). 예를 들어, 골막염(periostitis)이나 긴장성 골절(stress fracture)은 구획 내부 부종(swelling)을 초래할 수 있으며, 이로 인해 무증상의 운동성 구획증후군(asymptomatic exertional compartment syndrome)이 증상이 나타나는 만성 구획증후군(symptomatic CECS)으로 발전될 수도 있다.

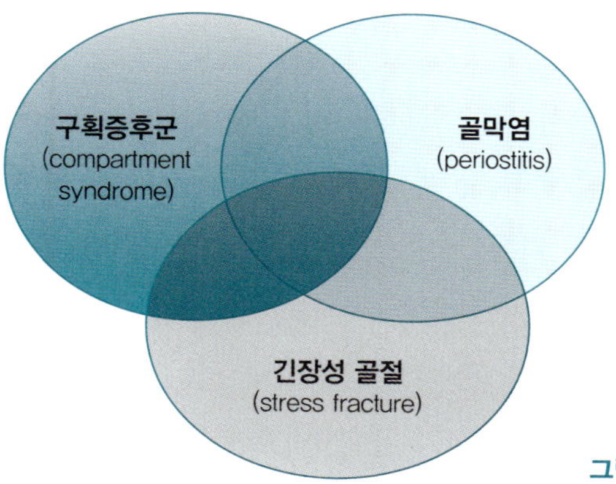

그림 23-1 전방 경골통증의 잠재 원인

물리치료 환자/고객 관리

보통 CECS 환자는 직접 내방하거나 의사의 처방에 의해 병원에서 물리치료를 받는다. 보통 주된 통증은 장기간의 잘못된 운동에 의한 전방 경골통증(보통 양측성으로 나타남)이며, 하퇴의 감각이상과 근력약화를 같이 나타난다. 문제를 확인하기 위해서는 관절가동범위, 유연성, 관절 움직임 및 생체역학, 스포츠 관련 기능 및 신발에 대한 평가 등 종합적인 검사가 필요하다.

일차적인 물리치료 목표는 통증 없는 범위에서의 운동, 신경학적 기능 향상, 재발방지에 있다. 물리치료 중재에는 근막가동술(myofascial mobilizations), CECS를 위한 스트레칭 및 근력강화, 단순 자입법, 생체역학이상의 교정, 교정된 스포츠 관련 운동요법이 있다. 물리치료는 환자의 상태가 많이 호전되는 경우 혹은 수술이 필요하다고 인정될 때까지 계속되어야 한다.

검사, 평가 및 진단

환자의 정강이 통증의 병인을 정확히 파악하기 위하여 검사가 시행되어야 한다. 환자의 증상이 나타난 과거력(history)을 확인하고 구체적인 임상검사를 시행한다. 문진과 검사를 통하여 환자의 증상이 어떻게 발생되는지 이해하는 것이 가장 중요하다.

과거력에는 증상이 처음 인지된 시점을 기록하는 것이 필요하다. 구체적인 기록에는 특정한 운동 활동과 신발 종류, 운동 지형이나 표면 등 운동과 관련된 어떠한 변화에 대한 부분도 모두 기록되어야 한다. CECS 환자의 일반적인 과거력에서는 휴식 시에는 통증이 없었으나 운동 시간, 거리 또는 운동 강도의 증가로 인해서 통증이 나타났다. 통증과 근긴장이 견딜 수 없는 상태가 될 때까지 운동이 지속되면 통증 또한 증가하였다. 휴식 시 통증은 감소되었지만,

표 23-2 • 감별에 도움이 되는 질문 – 전방 경골통증의 병인	
질문	**이론적 근거**
이전에 다리골절이나 외상의 병력이 있습니까?	이전의 손상은 흉터조직, 긴장 및 비정상적 운동 패턴을 발생시킬 수 있다.
통증은 어디에 발생합니까? 특정 국소 부위입니까? 아니면 다발 부위입니까? 표면 부위 통증입니까? 아니면 심부통증입니까?	보통 깊고 둔한 통증은 하나 이상의 구획과 관련된 CECS를 나타낼 수 있다. 뼈의 국소통증은 일반적으로 긴장성 골절과 관련이 있다. 통증이 연부조직에 더 국한되어 있다면, 표면 부위 통증이나 심부통증으로 느껴질 수 있는 근육변형 또는 건병증(tendinopathy)이 나타날 수 있다. 내측 경골 가장자리(medial tibial border)에 분산된 표면 부위 통증은 골막염(periostitis)을 더 잘 나타낸다.
짐을 실을 때 통증이 있습니까? 특히 달리기할 때 영향이 있습니까?	CECS의 통증은 일반 도로가 아닌 울퉁불퉁한 지면을 걸을 때 더 악화된다. 왜냐하면 균형을 잡기 위한 근 조절 노력이 더 필요하기 때문이다. 통증은 긴장성 골절의 영향으로 더 악화되고 적은 범위이지만 골막염에 의해서도 영향을 받는다.
일단 준비운동을 하면 통증이 호전됩니까?	CECS 및 긴장성 골절과 관련된 통증은 유산소 준비운동 후에도 증상이 호전되지 않는다. 반대로 골막염 및 건손상과 관련된 통증은 보통 준비운동 후에 호전된다.

증상의 심각성에 따라 회복되는 시간이 길어질 수도 있다. 통증은 처음에는 심부통증으로 나타나고, 전체 구획에 타는 듯한 통증으로 진행된다. 그리고 관련된 신경의 감각이상이 나타날 수 있다. **표 23-2**는 전방 경골통증에 대한 잠재적인 치료 중재뿐만 아니라 원인을 파악하는 데 도움이 되는 몇 가지 중요한 질문을 나타낸다.

구조적 조사는 중요한 객관적인 검사 중 하나이다. 주의 깊게 봐야 할 부분은 신체정렬 상태이다.

물리치료사는 다리 길이의 차이, 내반슬(안쪽굽은, genu varus) 또는 외반슬(바깥굽은, genu valgus), 편평족(편평발) 또는 요족(휜발), 비복근(장딴지근, calf) 또는 전방 하퇴근(crural muscle)의 비대 여부를 확인해야 한다. 부종이나 염증성 징후는 CECS에서 나타나지 않는다. 무릎, 발목 및 발의 관절가동범위검사 시행 후 관절의 끝느낌(end feel)뿐만 아니라 움직임 동안 제한점이 있는지 기록해야 한다. 운동 전의 관절의 끝느낌은 CECS에서 정상이다. 다리의 후방 및 전방 근긴장은 유연성검사 동안 나타날 수 있다. 족저근(plantarflexors)[특히 비복근(gastrocnemius)과 가자미근(soleus)] 긴장은 전방 구획증후군(anterior compartment syndrome)에서 나타나기 때문에 반드시 평가되어야 한다.

CECS 환자는 평상시 신체검진에서 특이소견이 발견되지 않는 것이 일반적이므로 정확한 검사를 위해서는 운동 후 증상이 있을 때 시행해야 한다. 환자의 증상을 다시 유발시키려면 적어도 5분 동안 달리기, 뛰기, 계단 오르기와 같은 활동이 필요할 수 있다. 클리닉에서 환자의 증상을 되살리기 위한 쉬운 방법은 환자가 경사각도 조절이 가능한 트레드밀에서 걷거나 뛰도록 하는 것인데, 이는 특히 전방 다리구획(CECS에서 가장 호발하는 부위)의 수축을 증가시킨다. 운동 후 침범된 근육이 비대해지고 색깔이 창백해진 것을 관찰할 수 있다. 증상이 다시 나타나 전방 구획근육(anterior compartment muscles)을 누르면 통증을 호소하고 외관상 근육이 불룩해 보이거나 헤르니아가 나타날 수 있다. 헤르니아는 전형적으로 다리 중간과 말단 1/3 지점에서 나타난다. 중요한 진단결과는 운동 후(구획 내압이 상승된 상태) 비복근과 가자미근을 수동 신장하게 되면 통증이 나타난다. 종아리근육의 압통감이 있다는 것은 근막이 비대해졌다는 것을 의미한다. 신경혈관검사(neurovascular examination)에는 감각, 근력검사와 맥박의 촉지[예: 족배동맥(dorsalis pedis artery)] 검사가 있다. 첫 번째 지간(web space)에서 가벼운 촉감(light touch), 덥거나 차가운 느낌, 날카롭거나 무딘 감각에 대한 검사를 통해 감각이상이나 저림을 확인할 수 있다. 다리의 신경조직의 기계적 자극에 대한 민감성을 평가하기 위하여 경골신경(tibial nerve)검사[다리를 곧게 펴고 배굴과 외전 상태로 들어올리기]와 같은 신경긴장성 검사를 시행해야 한다.

신경장력검사(neural tension test)는 움직임이 신경 당겨짐에 의한 통증으로 제한되거나 신경학적 증상이 재발될 때 양성으로 간주한다. 전방 구획과 관련하여 심각한 경우에는 전방 근육조직(앞쪽 근육조직, anterior musculature), 전방 경골(tibialis anterior), 장지신근(extensor digitorum longus), 장족무지신근(extensor hallucis longus), 제3비골근(fibularis tertius)에 근약화 또는 위축이 나타날 수 있다. 일반적으로 운동 후 말단 부위 맥박에는 어떤 변화가 없다.

보행 분석에는 환자의 걷는 방법에 대한 기능적 평가가 포함되어야 한다. 카덴스(cadence), 걸음거리(stride length), 발의 회내(엎침, foot pronation) 및 발뒤꿈치딛기(heel strike) 시 주의를 기울여야 한다. 과회내(overpronation)와 같은 비정상적인 보행 패턴은 CECS 환자에게서 일반적으로 나타난다.

치료 계획과 중재

CECS에 대한 보존적인 치료의 효과는 개인마다 차이가 있지만, 보존적 치료가 가장 첫 번째로 우선시 되어야 하며 가능한 빨리 치료를 받아야 한다. 치료의 빈도와 기간은 상태의 중증도 및 만성도와 환자의 운동 수준에 따라 달라진다. 환자의 교육과 치료에 대한 순응도(compliance)는 치료 결과에 중요한 영향을 미친다. 치료의 성공 여부는 휴식, 병을 악화시키는 스포츠 활동의 중단 또는 운동방법을 수정하는 데 있다. 치료방법으로는 신장 운동, 테이핑, 보조기, 비스테로이드성 항염증제(nonsteroidal anti-inflammatory drug,

NSAIDs)를 적용한 간헐적 마사지(근막가동술)가 있다. 테이핑은 발이나 발목의 생체역학적인 문제해결에 주로 사용된다. NSAIDs계 약물의 사용은 구획내(compartment contents) 염증치료에 효과적이다. 침 요법, 운동치료 및 스포츠 복귀 프로그램과 같은 중재들은 아직 치료적 효과에 대한 근거가 부족하다. CECS에 대한 보존적 치료 중재의 효과에 대하여 조사한 무작위 통제 연구는 없다. 많은 연구자들은 보존적 치료가 완전한 증상 완화를 시키지는 못한다고 하였다. 그러나 CECS에 대한 연구를 보게 되면 대부분이 외과의사에 의한 수술 중재의 효과에 대한 연구가 대부분이라는 점에 주목해야 한다. CECS의 보존적 중재의 효과를 입증하기 위해서는 더 많은 연구가 필요하다.

예후는 환자의 연령, 증상의 정도 및 기간에 따라 다르다. 휴식과 운동 교정을 처방하는 것에는 환자의 과도한 달리기를 피하기, 걷는 시간 제한하기 등 증상을 악화시키는 요인을 제거하기 위한 것들이다. 초기 단계에서 중재의 주요 초점은 근골격계의 균형을 맞추는 것이다. 물리치료사는 관절가동범위가 과도(hyper) 또는 부족(hypo)한지 그리고 근육의 유연성 차이를 확인하여 관절가동범위 제한 원인을 찾아야 한다. 발의 구조적 기능장애 및 과도한 회내(overpronation)는 일반적으로 거골하관절(subtalar joint) 또는 족근-중족관절(tarsal-metatarsal joint)의 저운동성(hypomobility) 또는 과운동성 때문에 나타날 수 있으며 이로 인해 거골하관절과 전족부(forefoot)의 손상을 일으킬 수 있다. 저운동성은 관절가동술(joint mobilization)을 통해, 과운동성은 발의 내재근 근력강화를 포함한 안정화 운동을 통해 치료할 수 있다. 신경계 기능 향상과 신경조직의 가동성 회복을 목표로 하는 신경동력학 가동술(neurodynamic mobilizations)은 특히 후방 구획(posterior compartment)은 침범된 경우에 효과적이다. 신장으로 인한 통증이나 감각이상은 신경계의 일부 구성요소에 긴장이 가해진 결과라고 할 수 있다.

발의 안정성은 발의 세로활(longitudinal arch)을 지지해 주는 보조기구를 통해 증가될 수 있다. 모든 보조기를 착용하기 전에 적절한 신발이 필요하다.

환자의 신발 상태도 평가에 포함되어야 한다. 첫째, 과도한 마모 상태가 있는지를 확인한다. 걸음걸이가 부적절하거나 신발 밑면에 고르지 않은 마모가 있을 경우(달리기 관련 문제 여부도 파악할 수 있으며) 나타날 수 있다. 둘째, 신발의 내부 강도는 종축 방향으로 얼마나 구부려졌는지로 확인하고 전족부의 유연성이 보행 중 발가락 띄기(toe off)를 만드는데 충분한지를 평가한다. 신발의 앞쪽 부분이 너무 딱딱하면 종아리근육(calf muscles)에 추가적인 부하가 가해진다. 마지막으로 중창(midsole)은 달리기할 때 완충장치로서 기능을 한다. 그래서 충격을 흡수할 수 있도록 안전하고 견고해야 한다.

근막가동술 기법은 다른 구획 사이 그리고 비복근(gastrocnemius) 및 가자미근(soleus)을 둘러싼 근막초(fascial sheath)를 느슨하게 하는데 이용될 수 있다. 비복근-가자미근의 가로방향 운동(transverse play), 비복근-가자미근 접합부 가로 마찰, 경골의 외측 근막 신연(distraction), 비골근조직의 외측 신장, 경골의 뼈 제거와 같은 특수 근막가동화 기법은 모두 하지 구획증후군 치료방법으로 사용될 수 있다. 수동 및 능동 발바닥 쪽 굽힘과 함께 적용한 지속적인 근막자극 기법은 전방 및 외측 구획에 대한 근막의 유연성 회복에 도움이 된다. 이러한 기법은 근막의 상태가 매우 타이트한 환자에게는 상당히 고통스러울 수 있으므로, 과도한 통증을 예방하고 조직 염증이 악화되는 것을 막기 위해 환자의 반응을 계속적으로 모니터링해야 한다. 타이트한 근육의 유연성을 증가시키기 위해 물리치료사는 적절한 스트레칭 기법(최소 30초, 5회 이상/1세트)을 실시하고 가정에서 스트레칭을 실시할 수 있도록 교육을 실시하여야 한다. 수축-이완기법(contract-relax technique)과 열 적용은 조직의 길이 증가에 도움이 된다고 한다. 임상연구에서 유의미한 변화를 나타내지는 못하였으나, 스트레칭은 유연성을 유지하고 상해의 위험을 줄이며, 운동 후 통증을 완화하고 운동 수행능력을 향상시킴으로써 환자가 스포츠 운동 프로그램 복귀에 도움이 된다고 한다.

CECS에 대한 마지막 보존적 치료는 포괄적인 운동 복귀훈련방법이다. 초기의 상대적 휴식 단계에서 심장혈관 강화훈련방법으로 침범 부위 다리의 부하를 감소시키기 위해 사이클링 교차훈련(cross-training cycling)이나 '아쿠아 조깅(aqua jogging)'을 통하여 단련시킬 수 있다. 생체역학적 손상으로 인한 문제가 해결되면 체중부하 운동을 시작할 수 있다. 무중력 트레드밀에서의 훈련은 정상적인 체중부하 훈련으로 전이하는 데 도움이 된다. 전족부 달리기[전형적인 발뒤꿈치딛기, 달리기(running)와 대조적으로] 방법이 CECS의 치료, 특히 전방 구획에 관해 효과적이라고 하는 연구가 있다.

전방 CECS를 가진 10명의 환자 사례에서 6주간의 발 전족부 딛기 달리기 중재를 적용한 결과, 하지의 구획 내압이 감소한 것으로 나타났다. 1년 후, 10명의 환자 모두 통증과 장애가 크게 감소하였고, 외과적 중재의 필요성도 감소되었다. CECS 환자는 트레드밀에서 2~4주 동안 통증과 같은 증상 없이 달리기 훈련을 실시하였다. 그 후 운동하기에 좀 더 특화된 지형에서 훈련할 수 있게 되었다.

유산소 운동, 무산소 운동, 근력강화, 유연성, 민첩성, 속도, 교차훈련(cross-training), 운동기술과 같은 다양한 운동방법들을 시행할 때 강도는 통증이 없는 범위 내에서 운동을 실시할 수 있도록 모니터링해야 한다.

CECS로 확진되었으나 유발요인(예: 생체역학/훈련)을 찾지 못한 경우 보통 보존적 치료의 실패 확률이 높고 침범 구획에 외과적 수술을 하는 경우가 많다. 전방이나 외측 구획에 증상이 있는 사람들은 후방 깊은 구획(deep posterior compartment)에 증상이 있는 사람(약 50%의 성공률)보다 수술 시 성공률이 80% 이상 높았다.

외과적 중재는 전방 외측 구획(anterior lateral compartment)에 최소한의 경피 절개를 하고 내시경(endoscopic)으로 실시한다. 이 시술은 전방 외측 구획에서 약 90%의 성공률을 보이므로, 근막절개술(fasciotomy)은 거의 필요하지 않다. 감염이나 수술 후 출혈과 같은 근막절개술 후 심각한 합병증은 11.5~13%까지 발생하므로 위 시술의 위험성에 대해 충분히 인지해야 한다.

수술 후 물리치료는 침범 부위의 조직 치유, 흉터조직 형성, 신경동력학 부하(neurodynamic loading), 근부하의 조직에 대한 과학적이고 임상적인 근거에 기반하여 적용한다. 수술 후 재활은 일반적으로 외과의 특정 프로토콜에 따라 12주 프로그램으로 구성된다. 재활 프로토콜에는 체중부하 제한을 위해 목발을 3~5일 동안 사용하는 것이 필요하다. 즉각적인 치료방법으로는 휴식, 얼음, 압박 및 올림을 통한 부종의 예방 또는 감소에 초점을 맞춘다. 연부조직 운동성을 향상시키고 근력강화, 무릎과 발목 관절가동의 회복 또는 개선에 중점을 둔다. 수술 후 재활에는 근막가동술, 관절가동운동, 스트레칭, 근력강화, 운동-특정 생체역학 분석, 스포츠 복귀 프로그램 방법 등이 있다. 운동선수가 완전한 스포츠 참여를 위해서는 90% 정도 통증이 감소되어야 가능하다.

근거 중심 임상적 추천

SORT: 추천 분류의 장점

A 일관된, 양질의 환자 지향적 근거

B 일관되지 않거나 제한된 질적 수준의 환자 지향적 근거

C 동의, 질병 중심의 근거, 일반적인 관행, 전문가의 의견 또는 사례 시리즈

1. CECS에 대한 최적의 표준 진단검사는 운동 후 환자의 통증을 유발시킨 후 구획내 증가된 내압을 직접 측정하는 것이다. **A 등급**
2. 족저근의 긴장은 환자의 하지 전방 구획 내 CECS 발생에 영향을 미친다. **B 등급**
3. CECS 환자의 핵심 진단소견은 운동 후 비복근과 가자미근의 수동 스트레칭 동안 통증이 발생되는 것이다. **C 등급**
4. 휴식과 증상을 악화시키는 운동의 중단 또는 변경은 CECS의 성공적인 치

료를 위해 필요하다. **A 등급**

5. 전족부 달리기는 특히 다리의 전방 구획을 포함하여 CECS 증상 호전에 도움이 된다. **C 등급**

종합 질문

23.1 환자의 과거력은 객관적 평가를 하기에 앞서 진단상의 가설을 세우는 데 필수적이다. 다음 중 CECS를 가장 잘 나타내는 질문은?

A. 신체의 어느 부위에서 통증이나 불편감을 느끼시나요?

B. 운동하기 전 준비운동할 때 통증이 증가되었나요?

C. 운동 중 통증이나 불편감이 동시에 나타났나요?

D. 저림, 얼얼한 느낌, 근력약화가 나타났나요?

23.2 다음 중 CECS에 영향을 미치는 요소가 아닌 것은?

A. 다리 길이 차이

B. 비정상적인 발의 생체역학

C. 유전적 소인

D. 부적절한 훈련방법

정답

23.1 **D.** CECS는 특정 근육 구획에서 증가된 압력과 관련이 있다. 과거력에서 운동 중 동시에 나타나거나 통증, 긴장감, 작열통 등과 같은 증상이 나타난다. 이러한 증상은 환자가 운동을 중단했을 때 사라진다.

23.2 **C.** CECS의 유전적 소인에 대한 증거는 없다. 치료가 성공하기 위해서는 모든 기여

요인을 고려해야 하며 적절한 중재를 적용해야 한다. 다른 요인(A, B, D)은 CECS의 위험성 증가와 관련이 있다.

흉곽출구증후군

Thoracic outlet syndrome

Aimie F. Kachingwe

CASE 24

22세 대학생 수영선수가 우측 팔의 통증과 네 번째, 다섯 번째 손가락의 무감각 증상이 있어 물리치료실을 외래로 방문하였다. 증상은 약 6개월 전부터 시작되었고, 지난 한 달 사이에는 더 이상 팀 훈련을 할 수 없을 정도로 악화되었다. 그는 수영을 할 때 주로 오른손을 사용하여 접영과 자유형을 하였다. 그가 시각통증등급(visual analog scale, VAS)으로 통증 정도를 측정한 결과 심하면 3~5점, 평상시에는 보통 2점 정도의 통증을 나타내었다. 그는 통증이 "둔하고 깊고 아프며, 간헐적으로 나타난다."고 하였고 팔을 머리 위로 들어 올리는 활동 시 증상이 하루 종일 나타났다고 하였다. 그는 가끔 수면 동안 손가락이 무감각해지는 증상 때문에 잠을 깨는 경우도 있었다. 무감각 증상은 손을 흔들면 조금 증상이 감소하였다. 그의 목표는 예전의 건강을 되찾는 것이다.

- ▶ 위의 내용을 기반으로 예상되는 진단은 무엇인가?
- ▶ 의심되는 진단에 대해 확인하거나 반박하기 위해 수행할 수 있는 검사 및 조치는 무엇인가?
- ▶ 그의 재활 예후는 어떠한가?
- ▶ 가장 적절한 물리치료 중재는 무엇인가?

주요 정의

- **상완신경총**(팔신경얼기, brachial plexus): 5번째 경신경(목신경)에서 1번째 흉신경(등신경)의 복측일차지(배쪽일차가지, ventral primary rami)의 대부분으로 구성된 상지(팔, upper limb)에 뻗은 신경총
- **자세증후군**(postural syndromes): 특정 근육군의 비후(thickening)나 섬유화를 유발할 수 있는 경추(목뼈, cervicle), 견갑(shoulder) 및 견갑골 부위(scapular region)의 근육 불균형과 잠재적으로 상완신경총(brachial plexus)을 압박하는 것

목표

1. 흉곽출구증후군(thoracic outlet syndrome, TOS)에 대해서 설명한다.
2. TOS를 암시하는 주요 징후와 증상에 대해서 설명한다.
3. 신체적인 병리학을 암시하는 체질적인 위험신호와 증상에 대해서 설명한다.
4. TOS 의심 환자를 확인하기 위한 검사 및 조치를 결정한다.
5. TOS를 평가하기 위하여 신뢰도 높은 평가도구를 확인한다.
6. TOS를 유발하는 자세상의 불균형과 이러한 손상이 물리치료 중재로 어떻게 해결될 수 있는지 토론한다.
7. TOS를 치료하기 위해 근거기반 물리치료 중재를 설명한다.

물리치료 시 고려사항

흉곽출구증후군(thoracic outlet syndrome) 환자를 관리하는 데 고려할 점:

- **일반적인 물리치료 계획/목표**: 증상 완화, 기능 향상, 자세 개선, 재발 방지
- **물리치료 중재**: 자세 교육; 활동 수정; 수동적이고 능동적인 기술을 통한 근육의 길이 증가 및 근력강화; 가동화 기법(mobilization techniques)을

통한 저 운동성 관절의 운동능력 향상, 상지의 신경학적(neurodynamic) 회복

- **물리치료 시 주의사항**: 체질적 증상 및 징후 유무; 반사신경 감소, 감각손실 또는 근력약화를 포함한 신경근병변 증상의 증가

건강 상태의 이해

TOS는 흉곽출구(thoracic outlet)에서 신경혈관(neurovascular) 구조의 압박에 기인한 다면적인 근골격계(musculoskeletal) 질환이다. 1956년 Peet에 의해 처음으로 언급된 TOS는 압박 부위가 다양하게 나타날 수 있고 다양한 조직의 침범이 원인으로 나타날 수 있다. TOS의 발병률은 1,000명 중 3~80건의 사례에서 나타난다. 이것은 보통 여성에게서 더 많이 호발되며 여성 대 남성의 발병 비율은 9:1이다.

TOS는 압박된 구조에 따라 세 가지 범주로 나눌 수 있다. 상완신경총(팔신경얼기, brachial plexus)의 압박으로 인한 신경성(neurogenic) TOS는 발병률이 매우 낮고 주로 여성에게서 발병한다. 모든 TOS 사례의 5~10%를 차지하는 혈관성 TOS는 쇄골하동맥(subclavian artery)의 압박으로 인한 것(1~5%)이거나 정맥의 압박으로 인한 것(2~3%)이며, 여성보다 남성에서 더 호발한다. 비특이적인 TOS가 가장 흔하며 전체 TOS 수술의 90%를 차지한다. 비특이적인 TOS는 원인을 알 수 없고 증상이 신경학적 패턴에 따라 나타나지 않기 때문에 객관적인 진단 기준과 최상의 보존적 치료에 대한 의견이 분분하다. TOS가 의심되는 환자를 평가할 때 수근관증후군(carpal tunnel syndrome)(사례 22), 경추신경근염(cervical radiculitis), 목디스크 질환(cervical disc disease), 복합부위통증증후군(complex regional pain syndrome)(사례 26), 류마티스관절염(rheumatoid arthritis), 다발경화증

(multiple sclerosis) 및 혈관염(vasculitis)과 같은 전신 병리적 질환을 포함한 진단은 배제하여야 한다.

상완신경총, 혈관다발(동맥 또는 정맥) 혹은 이 두 가지 모두를 포함하는 TOS의 병태생리학은 전형적으로 이러한 구조가 압축될 수 있는 3개의 부위, 즉, 사각근간 삼각형(interscalene triangle) 공간, 늑쇄골 공간(costoclavicular space) 및 흉근하 공간(subpectoral space)이다. 사각근간 삼각형 공간 압력의 해부학적 원인으로는 사각근(scalene muscles)의 형태학적 변화, 눈에 띄는 C7 횡돌기(transverse process), 첫 번째 늑골의 기형 또는 상승, 사각근간의 섬유다발(fibrous fasciculus)(비정상적인 근육섬유) 또는 낮은 경추 횡돌기가 있다. 또한 함몰은 인구의 0.2~1%에서 나타나는 경부늑골(cervical rib)로 인해 발생할 수 있다. 늑쇄골 공간은 쇄골하근육(subclavian muscle), 쇄골의 하강, 첫 번째 늑골(rib) 상승 또는 쇄골이나 늑골의 가골형성(callus formation) 등의 변화로 인해 수축된다. 흉근하 공간은 비정상적인 연골 오훼돌기(chondrocoracoid)(오훼골과 아래쪽 갈비뼈 사이) 또는 쇄골흉부다발(clavicopectoral fasciculus) 또는 소흉근(pectoralis minor muscle) 비대 또는 수축에 의해 압박될 수 있다. 소흉근과 오훼돌기(coracoid process)는 신경혈관구조가 내측-외측에서 위-아래로 방향을 바꾸는 지렛대 역할을 하기 때문에 어깨 외전(abduction) 및 외회전(external rotation) 시 이 부위에서 신경혈관다발이 손상될 수 있다. 상완신경총의 압박은 상완골두(humeral head)와 액와(axilla)의 앞쪽을 포함한 부위에서 발생할 수 있다.

신경성 TOS는 신경전도속도(nerve conduction velocity, NCV), 근전도검사(electromyography, EMG), 자기공명영상(magnetic resonance imaging, MRI) 또는 방사선촬영을 통해 진단할 수 있다. 혈관성 TOS는 혈관조영술(venogram), 동맥조영술(anteriogram) 또는 MRI 검사로 진단할 수 있다. 비특이적인 TOS는 신경성 TOS와 혈관성 TOS를 제외하고, 또한 증상 및 징후를 설명할 수 있는 다른 상태도 배제한 후 진단할 수 있다. 따라서 신경전도속도와 근전도검사가 일반적이다. 최적화된 기준의 진단검사가 없기 때문에 비특이적 TOS를 진단할 경우, 철저한 병력 및 검사를 시행하는 것이 필요하다. 일반적으로 비특이적 TOS를 나타내는 징후와 증상에는 상지의 통증 및 감각이상이 포함된다. 손의 척골신경(ulnar nerve)의 분포, 신경혈관다발을 압박할 수 있는 해부학적 또는 자세이상을 포함한다.

물리치료 환자/고객 관리

TOS 환자는 전형적으로 경부(cervicle region) 또는 견갑(shoulder)에서 서서히 나타나는 '통증' 및 '묵직한 느낌(heaviness)'과 네 번째와 다섯 번째 손가락에 통증이나 감각이상이 있다고 표현한다. 증상은 종종 팔을 머리 위로 들어 올리는 자세, 특히 외전 및 외회전에 의해 악화된다. 손상의 확인은 신경다발, 제1늑골의 아래쪽 방향으로의 미끄러짐 운동의 저하, 상지 신경의 움직임 손상, 사각근간의 쇄골 상부 압통, 근육의 압통과 승모근(trapezius) 및 전방/중앙 사각근의 압통 지점을 압박하는 해부학적 또는 자세상의 이상을 포함한다.

진단검사 결과(예: 방사선검사, MRI, EMG, NCV)는 일반적으로 비특이적 TOS 환자에서는 음성이다. 물리치료의 목표는 증상 완화, 신경학적 기능 향상, 목과 어깨 및 견갑골의 근육 및 자세상의 불균형을 교정하는 것이다. 물리치료 중재에는 증상 경감을 위한 물리적 요법, 수동 스트레칭과 관절 운직임 향상에 초점을 맞춘 도수치료, 근육강화 및 능동 신장에 초점을 맞춘 운동, 올바른 자세 및 행동 수정에 대한 환자 교육 등이 포함될 수 있다. 외과적 중재, 주로 제1늑골 절제술은 좋은 결과를 나타내는 것으로 나타났지만, 물리치료 중재가 실패했을 경우에만 고려해야 한다.

검사, 평가 및 진단

검사의 첫 번째 요소는 과거력을 철저하게 조사하는 것이다. "주 호소는 무엇입니까?"라는 질문에 환자가 증상을 느끼는 그대로 설명할 수 있도록 한다. 시각통증등급(visual analog scale, VAS)는 통증을 1~10점의 척도로 수치화하여 나타낸다. 급성 및 만성 통증측정을 위한 VAS의 검사-재검사 신뢰도는 0.97이다. 환자는 통증을 둔감함(dull)/예리함(sharp), 심부(deep)/표면(superficial), 지속적(constant)/간헐적(intermittent)으로 표현한다. 해부학적 통증을 묘사하고 나면 증상을 시각적으로 나타낼 수 있다. TOS의 증상으로는 경부와 팔의 통증, 묵직한 느낌이 있고, 이는 목, 어깨 및 견갑골 부위의 근육 불균형과 관련이 있다. 또한 환자는 전완(forearm)과 손의 척골신경 부위에 통증 또는 감각이상을 호소한다. 상완신경총의 압박은 대부분 C8과 T1 신경근 가지들로 구성된 상완신경총의 하부 신경줄기를 포함한다. 환자가 경부늑골 또는 첫 번째 늑골이 상승되었을 경우, 일반적으로 하부 신경줄기의 압박이 발생할 수 있다. 증상으로는 넷째, 다섯째 손가락에 통증 또는 감각이상이 있다. 심각할 경우 손의 내재근이 운동에 영향을 줄 수 있다. TOS 증상은 팔을 위로 들어 올리는 자세, 특히 상지가 외전되거나 외회전 상태일 경우 더욱 악화될 수 있다. TOS에 혈관과 관련된 요인이 있을 경우 환자는 피로감, 부종, 창백 또는 한기를 나타내기도 한다. 환자는 통증과 손의 저림 증상을 호소하며 잠에서 깨는 경우도 있다고 한다.

환자와 면담 시 수집해야 할 정보는 현재 상태, 증상의 악화 및 완화요인, 과거력 및 현재 약물복용 내용 등이 있다. 적절한 의료 전문가에게 의뢰하여 환자의 모든 위험신호 또는 증상 및 징후를 확인하며, 상태에 대한 검토가 수행되어야 한다. 이러한 체질적 증상에는 원인을 알 수 없는 발열, 발한증, 식은 땀, 오심, 구토, 설사, 창백, 실신, 피로감 및 최근 비의도적인 체중 감소가 있다. 방사선촬영, MRI, EMG 및 NCV 등의 진단검사가 시행되어야 한다.

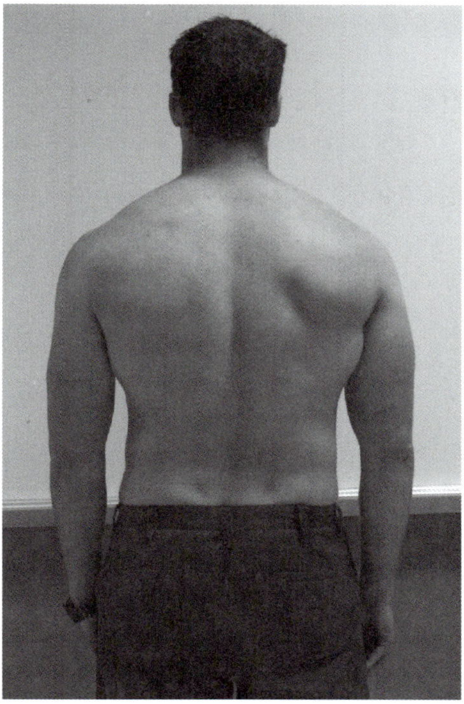

그림 24-1 우측 흉곽출구증후군 환자의 후면. 양측의 길어진 상부 승모근(upper trapezius), 견봉(acromion)의 낮은 외측 돌출부, 과도하게 발달된 광배근, 앞쪽으로 기울어진 우측 견갑골을 확인한다.

객관적 검사 및 측정은 비정상적인 자세가 TOS의 세 가지 범주에서 모두 중요한 기여요인이 될 수 있으므로, 자세 평가를 먼저 시행한다. 머리, 목뼈, 어깨, 견갑골, 상완골 정렬은 후방(**그림 24-1**), 외측(**그림 24-2**) 및 전방에서 평가해야 한다. 이번 사례에서 환자는 크고 비대해진 팔과 관절오목(glenoid fossa)의 앞면에 상완골두(humeral heads)가 위치한 내회전된(internally rotated) 어깨와 양측으로 발달된 광배근(latissimus dorsi muscle)을 가지고 있었다. 우측 견갑골이 기울어져 있어 윗부분은 앞쪽에, 하부 각은 뒤쪽에 위치해 있는 것이 명확하게 나타났다.

환자는 견갑골이 하강되고 상부 승모근이 길어진 상태를 확인할 수 있다. 견봉의 외측 돌출부는 낮았고, 견갑골은 어깨가 상승되었을 때도 낮은 상

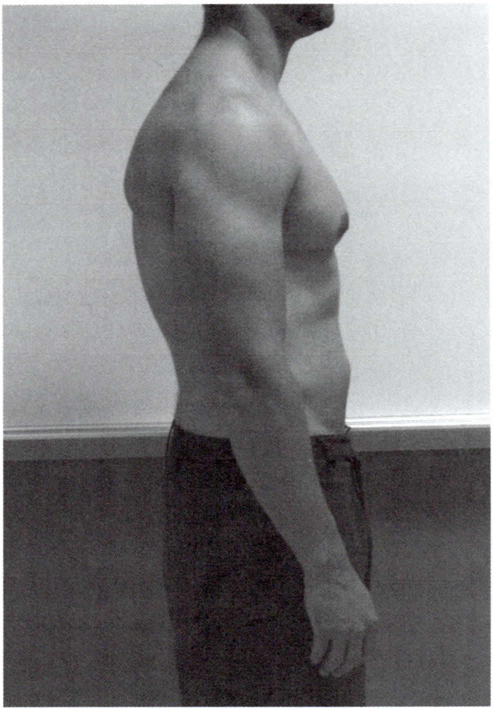

그림 24-2 우측 흉곽출구증후군 환자의 측면. 관절오목(glenoid fossa)의 앞면에 상완골두가 위치한 내회전된 어깨를 확인한다.

태로 유지되었다. Sahrmann은 이것을 견갑골 하강과 상완 내회전증후군(humeral medial rotation syndrome)으로 확인된 자세의 기능장애로 설명하였다. Swift는 이 자세상의 기능장애를 '늘어진 어깨증후군(droopy shoulder syndrome)'이라고 하였다. 이러한 자세의 이상은 수영선수와 같이 상완의 내회전과 함께 반복적인 팔 들어올리기 활동을 필요로 하는 사람들에게서 잘 나타난다고 한다. 경추, 어깨 및 견갑골 부위의 근 불균형으로 인한 자세증후군은 잠재적으로 상완신경총을 압박하는 특정 근육군의 비후 또는 섬유화를 유발할 수 있다. 짧아지거나 비대해진 근육은 아래쪽 구조를 압박할 수 있다. 예를 들어, 짧아진 소흉근은 흉근하(가슴근 밑, subpectoral) 부위의 상완신경총을 밀어낼 수 있다.

근손상이 의심되면 근력, 근육길이 및 ROM을 측정하여 확인해야 한다. 수영과 같은 반복적인 상완 내회전을 필요로 하는 스포츠에 참여하는 환자들에서 광배근, 큰원근(teres major muscle), 대흉근(pectoralis major muscle) 및 소흉근이 우세하거나 단축되는 것은 일반적이다. Borstad는 오훼돌기와 4번째 늑골 사이의 구간에 줄자를 사용하여 소흉근의 안정 시 길이를 신뢰성 있게 측정할 수 있다고 하였다(검사-재검사 신뢰도 0.96의 ICC). 소흉근의 단축은 수동 장력(passive tension)을 증가시키고 견갑골이 앞쪽으로 기울어지게 하며, 이 경우 상완신경총의 압박을 유발할 수 있다. 이 환자는 우측 소흉근이 단축되었고, 이는 견갑골이 앞쪽으로 기울어져 있음을 의미한다(그림 24-2). 내회전의 단축은 관절상완(glenohumeral)을 들어올릴 때 상완에 부족한 외회전을 발생시킨다. 치료사는 상완의 내회전을 확인할 수 있는 방법으로 팔꿈치와 어깨를 굽힌 상태에서 팔꿈치를 옆으로 움직일 수 있는지를 본다. 치료사는 환자가 서있는 상태에서 어깨를 굽힌 후, 상완 외회전의 감소, 광배근 단축을 의미하는 요추전만증(lumbar lordosis)이 보이는 경향 및 대흉근 단축을 의미하는 흉강(가슴우리, rib cage) 상승이 나타나는지 관찰한다. 환자는 테이블 위에 요추를 편평하게 하여 반듯이 누운 상태에서 겨우 160°로 어깨를 굽히는 것이 가능했다. 이 결과는 광배근, 대흉근/소흉근의 단축을 의미한다. 각도 측정 판독 값은 어깨 외회전의 80°만을 나타냈다. 또한 환자는 상완골 외회전 및 전방거근(serratus anterior muscle)의 약화를 나타냈다. 생리학적 제한으로 늘어난 근육은 수축 요소의 긴장-생성을 방해하고 약화를 유도하여 근원섬유(myofilament)의 정렬을 방해한다. 이 환자의 경우 늘어난 승모근(trapezius muscle)이 경추를 지속적으로 긴장시켜서 제한된 경추 ROM을 나타냈다. 전방과 중간 사각근의 단축은 첫 번째 늑골의 원위부를 부착시켜 늑골의 상승을 유발시킨다. 이 환자 또한 첫 번째 늑골이 상승됨을 보였다. 환자는 전완, 손목 또는 악력 등의 힘이 제한적이지 않았지만, TOS 환자는 손목 내재근을 포함하여 영향을 받는 사지의 근육조직이 다소 약해질 수 있다.

많은 TOS 환자가 상지마비나 저림 증상을 호소하기 때문에 감각검사 및 상지의 심부건반사(deep tendon reflex)를 포함한 철저한 신경학적 검사를 실시해야 한다. Novak 등은 TOS 사례의 98%에서 2점 식별검사(two-point discrimination, TPD test) 결과가 정상으로 나타났다. 또 다른 신경학적 평가요소는 상지 신경가동술검사(Upper Limb Neurodynamic Testing, ULNT)이다. TOS 환자는 척골 ULNT에서 정중신경이 편향된 증상이 경미하게 나타날 수 있다. Wainner 등은 ULNT가 신경근병증(radiculopathy)을 배제하기 위한 검사도구로써 사용되었을 때 정중신경과 요골신경의 편향에서 각각 0.76과 0.83의 카파값(kappa) 및 97%와 72%의 민감도(sensitivity)를 나타냈다. Coppieters 등은 신경성 TOS 환자뿐만 아니라 무증상 환자에서 같은 검사 기간(ICC = 0.98, 0.95) 및 48시간 후 0.86의 중등도 ICC 이내에서 정중신경 움직임을 검사할 때 우수한 검사 신뢰도를 나타냈다. 정중신경의 신경학적 검사의 여러 변형에 대해 수행하는 동안 저자는 통증이 발생되는 시작점에서 팔꿈치 범위를 측정하고, 피험자가 '상당한 불편감'을 표현했을 때 팔꿈치 각도는 7.5°로 증가되었고 이는 신경 움직임의 개선을 의미하는 것으로 해석하였다. 관련된 신경학적 기능장애가 신경학적 검사 시 양성 결과를 나타낼 수 있음을 고려하면, ULNT 양성반응은 환자의 증상과 비대칭적 반응의 재생과 연관되어야 한다. TOS에서 심부건반사는 일반적이며, 가벼운 접촉(light touch)에 대한 감각은 그대로 남아 있다. 현재 환자는 척골신경 치우침과 함께 네 번째와 다섯 번째 손가락에 감각이상 증상이 경미하게 나타났으며 심부건반사 및 감각검사는 정상이었다.

수동 관절 동작검사에서 아래쪽 방향으로의 미끄러짐 운동 저하로 인해 첫 번째 늑골이 상승됨을 나타냈다. Lindgren 등은 외측 굴곡과 결합된 경추 회전은 첫 번째 늑골의 아탈구(subluxation)로 인해 가장 제한된 방향이라는 것을 발견했다. 첫 번째 늑골의 아래쪽 미끄러짐 운동의 저하를 발견하기 위한 우수한 카파 분석(kappa = 1)과 첫 번째 늑골 위치의 방사선검사

(kappa=0.84)에 비해 좋은 일치를 보였다. Smedmark 등은 '뻣뻣함' 또는 '뻣뻣하지 않음'으로 분류하여 첫 번째 늑골의 움직임 평가 시 두 명의 물리치료사는 카파검사를 조사했고, 중등도 카파계수 0.43을 발견했다. 환자는 상두 흉추의 저운동성과 상완와관절(glenohumeral joint)의 과운동성, 특히 감소된 견갑골의 움직임과 관련된 상완골 전방 활주(glide) 증상이 나타났다.

TOS 환자들은 사각근간 삼각형에서 상완신경총에 쇄골 상부의 압통이 나타날 수 있다. 보통 연부조직(soft tissue)의 촉진은 가는 근섬유가 생리학적 한계 이상으로 늘어나 긴장된 근육의 압통을 나타낸다. 이 환자는 승모근 및 전방/중간 사각근에서 가장 두드러진 압통을 나타냈다. 부정확한 자세로 인해 지속적으로 단축되거나 기계적으로 자극되는 근육은 유발지점(trigger points)을 촉진해야 한다. 이 환자는 승모근과 전방 사각근에서 유발지점이 나타났다. 근육에 있는 이러한 과민성 결절은 국소적인 수축반응(twitch response)을 일으키고 방사통(referred pain)을 유발한다. 근육근막의 유발지점에 대한 치료 과정 중 하나는 직접적으로 압박하는 것[허혈성압력(ischemic pressure)]이다. 위 승모근(upper trapezius)과 경추(cervical spine) 근육구조에서의 유발지점을 수동적 압력으로 효과적으로 치료할 수 있다는 근거가 있다.

TOS에 대한 유발검사가 많이 있지만 불행히도 대부분은 검사도구의 신뢰도는 높지 않다. 요골동맥박(radial pulse)이 감소되거나 사라지고 환자의 증상이 이러한 실전적 검사 수행 중에 재발생되면 Adson's, Roos, hyper-abduction, Wright 및 Allen 검사 모두가 양성으로 간주된다. 이 검사는 TOS의 모든 유형에 대해 타당한 예측치를 갖는 것으로 나타났다. 혈관압박(vascular compression) 정도를 확인 가능한 도플러초음파검사(Doppler ultrasonography)와 비교할 때 평균적인 개인의 민감도와 특이도는 각각 72%와 53%이다. Nord 등은 TOS에 대한 많은 특수검사들이 정상인 피검사자에서도 높은 거짓양성(false-positive)과 낮은 특이도를 나타낸다고 보고했다. Rayan과 Jensen은 이러한 특수검사가 무증상 개체군(asymptomatic populations)에서 혈관반응 양성을 나타낼 수 있다고 언급했다. 검사자가 쇄골 위쪽의 상완신경총 다발에 압축 견인력(compressive traction force)을 가하는 상완신경총 압박검사는 신경근육성 증상이 재발하면 양성으로 간주된다. Uchihara 등은 이 검사의 민감도가 69%, 특이도가 83%라고 보고했다. Plewa와 Delinger는 상완신경총 압박검사가 양성으로 간주되는 것에 따라 다른 특이성을 가지고 있다고 보고했다. 특이도는 각각 혈관 변화의 경우 79%, 감각이상의 경우 85%, 통증의 경우 98%였다. 따라서 상완신경총 압박검사는 상지, 목 또는 머리의 통증에 대해 양성 결과로 나타났을 때 상당히 낮은 거짓양성률(false-positive rate)을 보인다. 그러나 상완신경총 압박검사가 TOS와 경추신경병증을 구별할 수 있는지 여부는 여전히 의문의 여지가 있으므로 진단을 내릴 때 환자의 임상적 양상을 철저히 고려해야 한다.

활동과 기능의 향상을 문서로 남기기 위해 기능 활동 조사를 포함하는 것이 좋다. 팔, 어깨, 손의 장애에 관한 설문지[Disability of the Arm, Shoulder, and Hand(DASH) Questionnaire]는 상지의 기능과 증상을 확인하기 위해 개발된 30문항의 자체 진단 설문지이다. DASH는 0(문제 없음)~100점(심각한 수준)으로 채점된다. DASH는 건강과 관련된 삶의 질에 대해 측정하는 척도인 Short-Form(SF)-12 항목과 긍정적인 연관성이 있다. DASH의 검사-재검사 신뢰도는 ICC가 0.92~0.962이며, TOS의 외과적 및 보존적 치료에 따른 환자의 결과를 문서화하기 위해 많은 연구에서 DASH가 활용되고 있다.

치료 계획과 중재

TOS에 대한 구체적인 치료 중재는 TOS 유형에 따라 다르지만 보존적 치료가 모든 유형의 TOS에 대한 첫 번째 관리방법으로 권장된다. 비특이적 TOS에 대한 물리치료 중재의 초점은 비정상적인 자세와 목, 어깨와 견갑골 부위의 근육손상을 교정하는 것이다.

단축된 근육 스트레칭은 도수 신장방법과 셀프 신장방법으로 수행할 수 있다. 환자는 단축된 근육과 손상된 근육을 모두 다루는 교정된 운동 패턴을 하루 동안 자주 수행하도록 교육받는다. 이 사례 연구에서 환자에게 스트레칭 3단계 방법을 처방할 수 있다. (1) 광배근과 상완 내회전근의 경우 환자는 요추를 벽에 대어 평평하게 하고 서서 팔꿈치를 90°로 하고 전완(forearm)을 회외(supination)시킨다. 반복적으로 어깨를 구부리고 팔꿈치를 펴고 시상면(sagittal plane)에서 유지하며, 1세트 마무리 시점에서 견갑골을 모두 뒤당김한다. (2) 대흉근의 경우 이 운동을 반복하되, 관상면(coronal plane)에서는 팔을 사용하여 시행한다. (3) 광배근과 흉근(pectoralis muscle)의 경우, 환자는 앙와위(supine)로 누워 요추를 평평하게 하고 팔을 머리 위로 들어올린다. Muraki 등은 앉은 자세에서 30°로 어깨를 구부린 수동적 견갑골 뒤당김 스트레칭을 통해 소흉근의 길이가 가장 크게 증가한다는 것을 발견했다.

자세이상으로 인해 약해진 근육은 치료적 운동으로 선택적으로 강화시켜야 한다. 극하근(infraspinatus muscle)과 소원근(teres minor) 근력강화는 내회전근 스트레칭을 하면서 동시에 외회전근 근력강화를 실시한다. 엎드린 자세(prone position)에서 환자는 외회전근을 수축하기 전에 견갑 내전근(scapular adductors)과 전방거근(serratus anterior)을 수축하며 안정화시키는 방법을 배워야 한다. Reinold 등은 근전도검사(EMG)에서 극하근과 소원근의 가장 높은 근육 활동은 팔꿈치 아래에 수건 롤을 넣고 옆으로 누운 상태에서 시행할 때 나타났다.

TOS 환자 교육에는 어깨를 굽힐 때 관절 상완 내회전을 최소화하고, 어깨가 올라갈 때 어깨띠(shoulder girdle)를 어깨 높이에 맞추기 위해 상부 삼각근을 효과적으로 모으도록 교육하는 것이 포함된다. 물리치료사는 환자가 팔을 지지할 수 있도록 좌석의 팔걸이에 팔을 올리고, 무거운 물건을 들지 않도록 하는 등의 행동 교정방법을 가르쳐야 한다. TOS 증상을 완화하고 아래쪽으로 어깨가 당겨지는 증상을 감소시키기 위해 디자인된 어깨 뒤 당김 보조기(shoulder retraction orthosis)를 착용한 환자를 대상으로 한 연구에서는 임상적인 효과를 발견하지 못했다.

최근 계통적 고찰(system review) 연구에서는 TOS 증상을 감소시키는 물리치료 중재의 효과를 뒷받침하는 두 가지 전향적 연구를 소개했다. Hanif 등은 Roos검사 및 NCV/EMG검사 시 양성으로 확인된 50명의 신경성 TOS 환자에게 전향적 연구를 시행했다. 피실험자들은 항염증제를 복용하고 6주 동안 2주마다 치료 운동 프로그램에 참여했고, HEP의 일환으로 매일 활동적인 스트레칭과 강화 운동을 했다. 6개월 후, 통증이 감소하고 NCV가 향상되는 등 통계적으로 유의미한 결과가 나타났다. Kenny 등은 에드슨검사(Adson's test)에서 양성, NCV에서 음성을 나타낸 8명의 혈관성 TOS 환자들에게 3주간 매일 손에 역기(weight)를 들고 어깨를 으쓱하는 활동을 꾸준히 반복하게 한 후 전향적으로 연구했다. 모든 피실험자는 통증이 통계적으로 유의하게 감소했으며 치료 후 경추와 어깨의 관절가동범위 운동을 정상적으로 수행할 수 있었다. 물리치료 중재 후 TOS 환자의 통증과 증상이 완화되는 사례가 많이 있다.

TOS에 대한 물리치료 중재의 효능을 평가하는 무작위 대조 연구는 없었지만, 몇 가지 전향적 코호트 연구는 스트레칭과 강화에 초점을 맞추는 지도식 운동과 HEP에서 일반적으로 긍정적인 결과가 나타났다. 환자가 장기간에 걸친 처방된 행동 교정 및 HEP를 이행하는지 확인하는 것이 가장 중요하다. 관절가동술은 TOS 환자의 피막(capsular) 저운동(hypomobility)을 다루는 데 활용할 수 있다. 상승되거나 가동성이 저하된 제1늑골이 TOS 발생에 기여하는 것으로 의심되는 경우 제1늑골 가동술(first rib mobilization)이 매우 효율적인 기술이 될 수 있다. 온열치료와 경피적 전기신경자극(transcutaneous electrical nerve stimulation, TENS) 치료가 통증 조절에 도움이 될 수 있다. 기계적 견인에 대한 효과는 아직 근거가 부족하다.

신경의 이상 긴장에 대한 치료는 신경조직이 매우 민감하고 쉽게 자극 받기 때문에 시행하기 어렵다. 따라서 물리치료 기술의 적용 가능성과 치료의 정도 및 범위를 결정하기 위해 증상의 과민성을 평가해야 한다. 신경가동술(neural mobilization)의 목표는 증상을 감소시키고 신경구조의 기능적 움직임을 향상시키는 것이다. Butler는 신경조직동원은 신경장력기술(neural tension techniques)과 관절가동술(joint mobilization)을 통해 신경조직을 직접적으로 동원시킴으로써 수행될 수 있다고 했다. Coppieters 등은 TOS 환자가 경추에 측면 활공(외측으로 미끄러짐) 동원을 받은 후 성공적인 결과를 얻은 사례 연구를 문서화했다. 신경가동술은 자세 교정과 인체공학적 교정과 함께 시행이 가능하다. 그리고 운동, 전기치료, 관절가동술, 연부조직가동술(soft tissue mobilization)을 통한 관절, 근육, 근막, 피부가 포함된 조직 치료와 함께 간접적으로 시행이 가능하다.

신경성 및 혈관성 TOS를 치료하기 위한 외과적 중재는 보통 제1늑골을 절제하는 것이다. 외과적 중재의 결과는 다양하지만 문서화된 많은 연구에서 신경성 TOS 치료에 대한 수술 결과가 성공적이라고 하였다. 그러나 결과가 오히려 좋지 않다는 연구 결과들도 있다. 수술의 외과적 특성과 잠재적인 합병증 위험성을 고려하면, TOS 치료를 위한 외과적 중재는 일반적으로 보존적 치료가 실패했을 때 적용이 가능한 선택사항이다. 비록 제1늑골 절제술이 신경성 TOS의 치료에 긍정적인 결과를 나타냈다고 할지라도 문서화된 비특이적 TOS의 치료에 대한 결과는 아직까지 보고되어 있지 않다.

근거 중심 임상적 추천

SORT: 추천 분류의 장점

A 일관된, 양질의 환자 지향적 근거

B 일관되지 않거나 제한된 질적 수준의 환자 지향적 근거

C 동의, 질병 중심의 근거, 일반적인 관행, 전문가의 의견 또는 사례 시리즈

1. 비특이적 TOS의 진단 제외 기준은 다음과 같다: NCV 및 EMG검사 결과에서 음성, 상지의 통증 또는 감각이상[특히 손의 척골측(ulna side) 분포에서 가장 두드러짐], 상완신경총을 압박할 수 있는 해부학적 또는 자세적 이상. **B 등급**
2. 물리치료사는 TOS의 외과적 또는 보존적 치료 후에 상지의 증상 및 기능의 변화를 안정적으로 측정하기 위해 DASH 설문지를 사용할 수 있다. **A 등급**
3. 근육 스트레칭과 근력강화, 수기 치료 및 바른 자세와 행동 교정에 대한 교육을 통해 자세적 기능장애 교정을 포함하는 복합 치료 프로그램은 비특이적 TOS 환자의 예후를 좋게 한다. **B 등급**

종합 질문

24.1 물리치료사는 비특이적 TOS를 진단받은 환자를 치료하고 있다. 다음 중 가장 관련 있는 검사 결과는?

A. 비정상적인 신경전도속도검사

B. 짧아진 소흉근

C. 비정상적인 2점 감각식별검사

D. 에드손검사 양성반응

24.2 상지의 향상된 기능 및 증상에 대한 신뢰할 수 있고 유효한 측정이 가능한 결과 도구는 무엇인가?

A. 에드손검사

B. 일상생활의 기능척도 설문지

C. 상완신경총 압박검사

D. 팔, 어깨, 손의 장애 설문지

정답

24.1 **B.** 신경성 TOS 환자는 NCV 및 2점 감각식별검사(A, C)에서 비정상적 결과를 나타낸다. 혈관성 TOS 환자는 비록 검사가 타당한 예측치(predicitive value)와 높은 위양성 비율(false-positive rate)을 나타낼지라도 에드손검사(D)에서 양성으로 나타난다. 비특이적 TOS 진단은 제외하는 것을 근거로 한다. 보통, 환자는 단축된 소흉근(pectoralis minor)을 포함하여 근육의 길이와 힘의 손상으로 인해 비정상적인 자세를 보인다.

24.2 **D.** DASH는 SF-12에 비해 우수한 검사-재검사 신뢰성 및 구조적 유효성을 가지고 있다. 에드손검사와 상완신경총 압박검사는 TOS(A, C)를 모두 진단하기 위해 사용된 자극검사이다. 일상생활의 기능척도 설문지(Oswestry Disability Questionnaire)는 요통으로 인한 손상을 평가하는 데 사용된다(B).

견갑상신경병증

Suprascapular Neuropathy

Margaret A. Wicinski

CASE 25

오른손잡이 17세, 고등학교 여자배구선수가 우측 후방 어깨의 약화와 만성 통증을 호소하여 물리치료실을 방문하였다. 약화 증상은 어깨 외회전 시 가장 눈에 띄게 나타났다. 환자는 지난 한 달 동안 어깨의 지속적인 약화 및 통증과 양측 어깨의 비대칭 증상을 나타냈다. 이러한 문제가 하나의 원인에 의해서 나타난 것은 아니라고 환자는 생각했다. 이전의 병력은 전신 질환, 수술 과거력 또는 어깨손상에 대한 과거력이 있으나 이들 모두 특별한 것은 아니었다. 초기 물리치료 검진를 통해 극상근(supraspinatus muscles), 극하근(infraspinatus muscles)의 약화, 어깨 외회전과 외전의 활동성이 감소된 것을 확인하였다. 어깨 수동 수평 내전(adduction) 움직임 시 근방어 끝느낌(muscle guarding end feel)으로 통증이 다시 나타났다.

- ▶ 예상되는 진단과 관련된 검사징후는 무엇인가?
- ▶ 어떤 검사를 우선적으로 해야 하는가?
- ▶ 재활에 대한 예후가 어떠할 것 같은가?
- ▶ 가장 적절한 물리치료 중재는 무엇인가?

주요 정의

- **위축**(atrophy): 근육조직의 소실
- **포착**(entrapment): 내인성 요인(예: 뼈의 비정상) 또는 외인성 요인(예: 반복적으로 머리 위로 팔을 올리는 활동)으로 인한 단일 신경에 대해 작용하는 직접적인 압력
- **신경절 낭종**(ganglion cyst): 관절을 감싸거나 힘줄을 덮는 비정상적인 액체로 채워진 구조
- **견갑상신경병증**(suprascapular neuropathy): 견갑상(suprascapular)신경에 의해 감각 및 근육이 자극되는 구조의 강도 저하와 감각 저하를 유발하는 견갑상신경의 손상

목표

1. 견갑상신경병증 또는 견갑상신경포착증후군(suprascapular nerve entrapment)으로 의심되는 진단을 내릴 수 있는 검사 결과를 설명한다.
2. 견갑상신경의 포착 기전을 설명한다.
3. 회전근개 병변(rotator cuff pathology)과 견갑상신경병증을 구별하는 감별진단 과정을 설명한다.
4. 견갑상신경병증에 대한 감별진단을 설명한다.
5. 견갑상신경병증에 대한 진단검사를 설명한다.
6. 견갑상신경병증이 있는 환자의 손상을 다루기 위한 물리치료 중재에 대해 설명한다.

물리치료 시 고려사항

견갑상신경병증으로 인한 근력약화, 견갑골 운동이상(dyskinesia) 및 자세적 문제가 있는 환자를 관리하는 데 고려할 점:

▶ **일반적인 물리치료 계획/목표:** 근력강화 및 향상–근육 유연성 증가, 정상적인 관절 및 연부조직 역학 회복

▶ **물리치료 중재**: 근력강화, 견갑골의 안정화, 연부조직 및 관절동원

▶ **물리치료 시 주의사항**: 치료에 대한 환자의 생리학적 반응 모니터링

▶ **물리치료를 방해하는 요인**: 레크리에이션이나 직업 활동을 위해 반복적으로 팔을 머리 위로 들어 올리는 자세, 가정 운동 프로그램 및 행동 교정의 불이행

건강 상태에 대한 이해

견갑상신경(suprascapular nerve)은 C5와 C6 신경근(nerve root)에서 시작되며 C4 신경근에서도 부분 신경지배를 한다. 견갑상신경은 극하근(infraspinatus muscles)과 극상근(supraspinatus muscles)을 자극하고, 오훼견봉인대(coracoacromial ligament), 견봉쇄골관절(acromioclavicular joints), 상완와관절(glenohumeral joints), 견봉하낭(subacromial bursa), 견갑골 및 견관절낭(shoulder joint capsule)에 감각섬유를 제공한다. 개인의 15%에서는 팔의 외측에 감각을 공급하는 견갑상신경의 피부가지(cutaneous branch)를 가지고 있다고 추정된다.

견갑상신경에 대한 손상을 이해하기 위해 신경의 해부학적 경로를 이해하는 것이 도움이 된다. 견갑상신경은 승모근 아래에 위치한 견갑설골근(omohyoid muscle)을 끼고 견갑골의 상부 가장자리까지 이어지고, 오훼돌기(coracoid process)의 안쪽에서 기저부까지 뼈가 함몰된 견갑상절흔(suprascapular notch)을 통과한다. 견갑횡인대(가로어깨인대, transverse scapular ligament)는 신경의 위쪽 부분을 둘러싸고 있다. 견갑상신경(어깨위신경)이 견갑상절흔(견갑상 패임)을 통과하면 신경가지는 극상근(가시위근)을 자극시키고, 신경은 극상와(가시오목, supraspinous fossa)와 견갑극(어깨뼈가시, spine of scapula)의 외측 가장자리에 있는 극하근(가시아래근)을 자극시

키는 극관절와절흔(spinoglenoid notch)으로 연결된다. 관절가지(articular branch)는 극상와를 지나 견갑상신경에서 갈라진 후 견봉쇄골관절(봉우리빗장관절)과 상완와관절로 이어진다. 또한 이 견갑상신경은 오훼쇄골인대와 오훼상완골인대(부리 위팔뼈 인대, coracohumeral ligament)뿐만 아니라 견봉하낭(봉우리 밑주머니, subacromial bursa)을 자극시킨다. 견갑상신경을 따라 고정된 두 지점으로는 시작 지점인 C5의 윗부분과 끝 지점인 극하근이 있다. 손상 위험성이 있는 곳은 견갑극의 외측 가장자리와 견갑상절흔 두 지점이 있다. 일반적으로 견갑상신경은 견갑골과 함께 평행하게 움직이지만, 반복적인 압력으로 인해 손상될 수 있다.

유병률은 낮으며 일부 저자들은 모든 어깨통증의 1~2%가 견갑상신경의 신경병증에 기인한다고 하였다. 운동선수의 경우에서 보고된 유병률은 12~33%로 높게 나타났고, 회전근개(rotator cuff)가 파열된 환자에서는 8~100%로 나타났다. 어깨훈련을 전담하는 의사는 1년에 견갑상신경병증 환자의 발생률이 4%(937명 중 92명)라는 것을 보고했다. 일반적으로 견갑상신경병증은 20~50세 사이에서 발생한다. 주로 40세 미만에서 많이 발생하며 신경의 견인이나 압박손상 혹은 신경과 다른 손상이 결합하여 유발된다.

해부학적인 변이, 공간을 점유한 병변 및 상지의 과사용을 포함하여 견갑상신경병증을 유발하는 다양한 기전과 요인이 있다. 해부학적 구조와 손상 기전은 견갑상신경을 압박할 수 있다. 말초신경의 신장 또는 압축은 허혈(ischemia), 부종(edema), 주위의 미세한 변화 및 전도장애를 초래할 수 있다. 견갑상신경은 신경경로를 따라 어느 지점에서든 압축되거나 연결될 수 있지만, 가장 일반적인 두 지점은 극관절와절흔과 견갑상절흔이다. 개인의 임상증상 호소는 손상 부위에 따라 다양하다. 예를 들면, 원위부에서 신경압박이 있다면 극하근이 영향을 받은 것이고, 극하근에만 영향을 주는 몇몇 포착의 경우에는 통증이 발생하지 않는다.

골격과 인대구조의 해부학적 변형은 견갑상신경의 손상을 초래할 수 있다.

견갑상절흔의 형태는 견갑상신경의 손상이나 자극을 유발한다. 견갑상절흔의 뼈 위치는 6가지의 형태학적인 변형 가능성이 있다. 견갑상절흔은 함몰된 것으로 얕은 V자형, U자형 또는 깊은 V자형이 있고, 견갑횡인대는 극관절와인대로 인해 부분적으로 또는 완전히 골화될 수 있다. 연조직이나 뼈와 같이 공간을 차지한 병변은 견갑상신경을 압박한다. 병변은 견갑상절흔이나 극관절와절흔 또는 신경 자체의 경로에 따라 위치할 수 있다. 여성보다 남성에서 신경절 낭종(ganglion cyst)이 견갑상신경을 더 압박한다. 견갑상신경을 압박할 수 있는 다른 구조로는 전방 견갑골 오훼돌기 인대(anterior coracoscapular ligament), 비대한 견갑하인대(infrascapular ligament)의 가장자리 부분 또는 극관절와 중격(spinoglenoid septum) 등이 있다.

견갑상신경손상은 또한 어깨 탈구와 회전근개 찢어짐뿐만 아니라 견갑골, 상완골 및 쇄골 등 어깨이음구조(shoulder girdle)의 골절과 연관될 수 있다. 부정유합이나 하드웨어와 연관되면 신경을 자극하고 신장 또는 압축할 수 있다. 특히 고령 환자에서 심각한 회전근개 파열로 인해 함몰된 극상근 또는 극하근은 견갑상신경가지를 견인할 수 있다. 외상과 관통상은 견갑상신경(어깨위 신경)을 손상시킬 수 있다. 후방 접근법을 이용한 어깨 부위의 수술 중 신경손상이 발생할 수 있다.

반복적으로 팔을 머리 위로 올리는 활동으로 인해 상지를 과도하게 사용하면 견갑상신경의 견인과 견갑상절흔 또는 극관절와절흔의 미세한 외상을 초래할 수 있다. **표 25-1**은 문헌을 통해 확인된 견갑상신경의 손상을 유발하는 직업 및 운동 목록이다.

반복적인 견갑골 운동은 신경의 견인과 접촉을 발생시키는데, 그 이유는 신경이 경추는 근위부에서, 견갑상절흔과 극관절와절흔을 통과하는 견갑골에서는 원위부에서 고정되기 때문이다. 또한 견갑하근의 과도한 발달은 견갑상신경의 손상에 영향을 미친다. 견갑하근은 내측 회전근 및 상완와관절의 내전근(adductor)이며, 배구선수와 야구선수처럼 머리 위로 팔을 들어 올리는 활동

표 25-1 • 견갑상신경손상을 유발하는 직업 및 운동
야구 투수(Baseball pitchers)
복싱선수(Boxers)
무용수/댄서(Dancers)
전기기사(Electricians)
피겨 스케이터(Figure skaters)
사냥꾼(Hunters)
도장공/화가(Painters)
심장 재활 중인 환자(Patients in cardiac rehabilitation)
사진작가/사진사(Photographers)
사격선수(Skeet shooters)
수영선수(Swimmers)
테니스선수(Tennis players)
던지는 행동[Throwing (general)]
투창 던지기(Throwing javelin)
배구선수(Volleyball players)
역도선수(Weightlifters)
생산직 근로자(Workers on a conveyor line)

을 필수로 하는 경우에는 견갑하근이 종종 비대해진다. 견갑상신경의 압박은 비대해진 견갑하근이 견갑상절흔의 전방 표면을 덮을 때 발생한다. 반복적이거나 지속적으로 팔을 머리 위로 들어 올리는 활동은 신경압박 또는 견인에 의해 견갑하근을 손상시킬 수 있다. 어깨 외회전 및 운동의 마무리 동작을 하며 과다하게 외전한 채 머리 위로 던지는 자세일 때, 극관절와인대(spinoglenoid ligament)가 팽팽해지며 견갑상신경의 압력을 증가시킨다. 이는 손을 어깨 위

로 올려 서브하는 배구선수나 공을 치는 야구선수에서 발생할 수 있다. 견갑상신경의 긴장으로 인해 마찰이 증가되고 신경의 견인에 대한 위험성도 증가된다. 던지기 마무리 동작 중 견갑골 당김과 극하근수축이 동시에 나타나면 과도한 신경 운동을 야기하는 견인성신경병증(traction neuropathy)과 함께 견갑극(scapular spine) 주위의 신경을 강하게 당긴다.

상완와관절의 움직임이 합쳐지면 견갑상신경손상의 위험을 증가시킨다. 첫째, 십자형 내전, 굽힘 및 외회전의 조합은 절흔이나 인대의 내벽으로 신경을 당기고, 상완골의 외회전은 절흔의 외측 가장자리로 신경을 당긴다. 둘째, 상완와관절의 회전(rotation)과 올림(elevation)이 결합되면 견갑상신경의 길이가 늘어난다.

물리치료 환자/고객 관리

물리치료사는 개인의 기능적 상태를 제한하는 손상에 대해 확인해야 한다. 주된 목적은 신경병증의 원인을 확인하고 이전 수준의 기능으로 회복할 수 있도록 개인의 능력을 극대화하는 계획을 수립하는 것이다. 공간을 점유하는 병변이 없을 경우, 대부분은 외과적 중재를 시행하기 전에 보존적 치료를 지속하는 것을 권장한다. 견갑상신경병증의 대부분의 사례에서 보존적 치료는 팔을 머리 위로 들어 올리는 자세를 피하도록 하는 행동 교정, 비스테로이드성 항염증제(NSAIDs)와 물리치료가 포함된다. 비수술적 중재의 성공률은 명확하게 나타나있지 않지만, 견갑상신경병증으로 인한 손상을 다루기 위한 몇 가지 물리치료 중재는 비수술적 사례에서 그 효과성이 입증되었다.

검사, 평가 및 진단

주관적 병력에는 악화 및 완화요인을 포함하여 환자의 손상 및 통증기전에 관하여 질문하는 것이 포함된다. 환자는 손상 발생의 구체적인 기전에 대해 알고 있거나 모를 수도 있다. 물리치료사는 최근의 외상이나 손상, 일과 여가 활동, 과거 병력, 전체적인 증상 및 팔다리의 기능적 움직임과 관련한 변화 유무에 대해 확인하는 것이 중요하다. 팔을 머리 위로 들어 올리는 활동에 따라 증가하는 어깨의 후방 또는 상방에서의 둔한 통증은 견갑상신경병증의 증상과 일치한다. 또한 환자는 이러한 활동으로 약화나 피로감을 호소할 수 있다. 통증은 후방 외측 어깨에서 깊고 광범위하거나 타는 듯한 느낌으로 묘사되기도 한다. 때로는 목이나 팔의 외측에서 통증이 방사되기도 한다. 야간통증 및 수면 중 통증 발생은 환자의 숙면 자세에 따라 다르게 나타난다. 영향을 받은 쪽으로 수면을 취하면 통증이 악화될 수 있다.

신체검사에는 환자의 구조 및 움직임 양상, 촉진, 능동 및 수동 관절가동범위 평가, 부수적인 수동적 움직임(accessory passive motion) 평가, 근력 평가 및 특수검사 수행 등이 포함된다. 물리치료사는 견갑골의 위치를 표시하고 확인하며 대칭성을 검사하고, 견갑극이 보인다면 눈에 띄는 극상근 및 극하근의 위축을 확인하기 위해 후면에서 환자를 관찰하는 것으로 검사를 시작한다. 측면에서 보았을 때, 물리치료사는 거북목증후군(forward head posture)이 있는지 확인하기 위해 머리와 어깨의 위치를 기록한다. 앞쪽에서 머리 위치에 따른 쇄골의 대칭성과 어깨의 높이를 확인해야 한다.

이후, 물리치료사는 어깨를 확인하고 촉진하여 열감, 부종, 위축, 멍, 피부 조직의 변화, 이전의 손상이나 수술로 인한 상처 유무를 확인한다. 견갑상신경병증이 오랜 기간 동안 지속되었다면, 극상근 및 극하근의 위축이 나타날 수 있다. 극상근 및 극하근의 위축은 전형적으로 견갑상절흔의 신경 근위부손상을 나타낸다. 극하근 위축은 보통 후방 상부 관절면에 통증을 유발하는 극관절와 절흔 포착을 의미하며, 이는 신경절 낭종의 결과이다.

견갑상신경병증이 있는 경우, 상완와관절의 능동 관절가동범위는 외전 및 외회전 시 통증이 있고 제한적이며, 굽힘도 제한적이다. 견갑골 운동은 통증을 증가시킬 수 있다. 능동 관절가동범위 운동을 하는 동안 견갑골의 반복적인 변화를 주의 깊게 관찰해야 한다. 어깨 굽힘 30° 이상에서 견갑골은 상완와관절과 1:2의 비율로 외전 및 상향 회전한다. 상완와관절 굽힘이 90°에 이르면 비율은 1:1로 변한다. 견갑골 리듬(scapular rhythm)은 회전근개 근육의 길이와 긴장의 관계에 영향을 미친다. 극상근 및 극하근의 약화와 관련된 견갑상신경병증에서는 환자가 팔을 들어 올렸을 때 증가된 견갑골 높이를 알 수 있다. 수동적인 상완와관절 내전은 전형적으로 극관절와인대의 죄임으로 인한 불편감을 증가시킨다. 상완와관절과 견갑흉부관절(scapulothoracic joints)에서 관절 보조근의 움직임이 손상 기전에 따라 제한될 수 있다. 환자가 극하근약화나 마비가 있다면, 치료사는 상완골두의 하방 활주(inferior glide) 가동성 저하를 인지해야 한다. 이것은 주요 상완골두 하강근의 기능 저하와 삼각근 및 짧은 회전근에 의해 형성된 힘의 잠재적인 불균형으로 인한 결과이다.

다른 회전근개 근육의 검사에 이어서 극상근 및 극하근의 견갑상신경에 의해 자극되는 근육의 강도를 검사하는 것이 우선순위이다. 신경병증의 정도와 기간에 따라 환자는 외회전, 외전, 신전 및 굴곡 시 약화를 나타낼 수 있다. 신경병증이 극하근만 손상시키는 경우, 액와신경(axillary nerve)에 의해 신경이 작용되는 소원근의 기능으로 인해 힘이 약화되지 않을 수 있다. 능형근, 위쪽/중간/아래쪽 부분의 승모근과 전거근을 포함하여 견갑골 안정화 근육의 근력을 평가하는 것은 견갑골의 정적 및 동적인 움직임을 변화시키는 근육의 불균형을 확인할 수 있게 한다.

다음으로 물리치료사는 압통을 이끌어내도록 어깨와 견갑골을 조심스럽게 촉지한다. 환자는 극상와(supraspinatus fossa) 내부 또는 견갑상절흔 주위나 내부에서 압통을 느낄 수 있다. 견갑상신경이 손상된 부위에 따라 견봉쇄골관절(acromioclavicular joint)의 후면, 쇄골과 견갑극 사이의 근위부 신경병변의 쇄골 후면 또는 극관절와절흔에서 압통이 발생할 수 있다.

견갑상신경손상에 대한 특별한 검사는 거의 없다. 가장 일반적으로 권장되는 검사는 어깨 수평 내전검사(cross-body adduction test)이다. 이 검사에서 물리치료사는 환자의 팔을 움직여 가슴의 중앙선을 가로질러 내전되도록 한다. 통증이 어깨의 후면에서 발생된다면 검사 결과는 양성이다. 어깨 수평 내전검사는 견갑골을 흉곽에서 멀어지게 하여 견갑상신경을 긴장시킨다. 다른 견갑상신경병증 유발검사는 견갑골 견인검사(scapular traction test)로, 환자가 영향을 받는 팔의 손을 반대쪽 어깨에 놓고 능동적으로 팔꿈치를 수평면으로 들어 올리는 것이다. 다음으로 검사자는 팔꿈치를 영향을 받지 않은 쪽을 향해 당긴다. 견갑상신경의 압박 신경병증이 있으면 통증이 유발된다. Sahu 등은 최근에 견갑골신경병증을 진단하기 위한 또 다른 임상시험을 발표했다.

환자가 앉은 상태에서 검사자는 영향을 받은 어깨에서 반대 방향으로 환자의 머리를 옆으로 회전시키면서 동시에 영향을 받는 어깨를 수축시킨다. 양성 반응은 견갑골 후면에서 통증이 증가된다.

Butler는 견갑상신경의 물리적 '건강'을 결정하기 위한 또 다른 검사를 발표했다. 물리치료사는 환자의 앞에서 통증이 있는 어깨의 반대편에 선다. 치료사는 환자의 팔을 수평으로 내전시키고 팔꿈치가 치료사의 흉골(sternum)에 놓여 있는 상태가 되도록 한다. 환자는 목을 통증이 있는 어깨의 반대편으로 돌려 외측으로 굽히고, 물리치료사는 환자의 상완골체(humeral shaft)를 밀고, 어깨이음구조를 누르고 견갑골을 회전시킨다. 통증이나 환자의 증상이 재발생되는 것은 손상이나 견갑상신경 포착을 의미하는 것으로 판단한다.

물리치료사는 환자의 손상을 유발하는 다른 조건은 배제해야 한다. 치료사는 어깨이음구조, 상완와관절, 경추 및 상부 흉추(upper thoracic spinal) 부위에 대하여 철저하게 평가해야 한다. 견갑상신경손상은 일반적인 병리로 오인될 수 있으므로 어깨, 경추 및 흉추 병리와 구별되어야 한다(표 25-2).

표 25-2 • 견갑상신경병증의 감별진단
유착관절낭염(Adhesive capsulitis)
상완신경총병증(위팔신경얼기병증, Brachioplexopathy)
윤활낭염(주머니염, Bursitis)
경부 신경근병증(목뼈신경뿌리병증, Cervical radiculopathy)
경추나 디스크 질환(Cervical spine and/or disc disease)
퇴행성 관절 질환(Degenerative joint disease)
광범위한 말초신경병증(Diffuse peripheral neuropathy)
상완와관절염(Glenohumeral arthritis)
관절의 불안정성(Joint instability)
관절순 병리(Labral pathology)
근골격계 염좌(Musculoskeletal strain)
판코스트 종양(Pancoast tumor)
파르소니지 터너 증후군(Parsonage–Turner syndrome)
회전근개 파열/손상(Rotator cuff tears and/or injury)
견갑늑골증후군(Scapulocostal syndrome)
견봉하충돌증후군(Subacrominal impingement)
건염(힘줄염, Tendonitis)
흉곽출구증후군(가슴문증후군, Thoracic outlet syndrome)

견갑상신경병증과 회전근개 근육손상을 구별하는 것은 임상적인 의미가 있다. 회전근개 근육 병리에 대해서 아는 것이 정확한 진단과 치료를 위해 중요하다. 회전근개 근육의 건염이 있으면 통증은 근수축을 동반하고 촉진할 수 있다. 힘줄을 늘어나면 증상은 더 크게 나타난다. 회전근개 건의 부분적인 파열과 함께 연관된 힘줄의 촉진으로 인한 압통에 따라 근육의 통증과 약화가 나타난다. 힘줄을 늘이면 발생되는 증상 또한 증가된다. 전체적인 회전근개 힘줄의 파열

이 있으면 통증 없는 근약화(도수근력검사 0/5 등급)가 가장 많이 발생된다.

환자는 물리치료사와 상의하기 전에 진단적 영상검사를 시행했을 수도 있다. 가능하면 치료사는 신경병증이 내인성 요인에 의해 유발되는 것인지를 확인하고 예상되는 기간과 상태에 대해 결정하기 위해 영상진단을 검토해야 한다. 신경병증이 뼈의 이상이나 해부학적 변형으로 인한 것이라면, 물리치료 중재는 효과적이지 않을 수 있다. 진단적 검사에는 일반적인 방사선검사, 자기공명영상(magnetic resonance imaging, MRI), 컴퓨터단층촬영(computed tomography, CT), 초음파(ultrasonography), 견갑상신경차단술(suprascapular nerve block), 근전도(electromyography) 및 신경전도속도(nerve conduction velocity, NCV)검사가 포함된다. 방사선검사는 견갑상신경병증의 뼈와 관련된 원인들을 배제하기 위해 사용될 수 있다. Stryker notch view는 견갑상절흔을 시각화하여 특히 유용하다. 반면에 CT스캔으로 연부조직 덩어리를 평가할 수 있지만 MRI가 연부조직을 평가하는데 가장 좋은 방법이다. MRI를 통해 신경차단(근육위축과 지방침윤)으로 인한 극상근과 극하근의 변화와 신경절 낭종을 확인할 수 있다. 연부조직 병변을 확인하는 것 외에도 MRI를 통해 다른 병리적 요인을 확인하고 신경의 경로를 시각화할 수 있다. 초음파검사를 통해서는 어깨의 신경절 낭종이나 다른 덩어리를 확인할 수 있다. 초음파검사는 저렴하지만, 민감도와 특이성이 연구를 수행하는 개인에 따라 크게 달라진다. 마취 약물을 견갑상절흔에 주입하는 신경차단술은 견갑상신경병증 진단에 유용하다. 견갑상신경병증의 양성반응은 주사 후 통증이 감소되거나 수평 내전(horizontal adduction)이 증가된 견갑골의 움직임이 있는 경우이다. 그러나 음성반응은 견갑상절흔에 주사했다는 것을 확인하기 어렵기 때문에 견갑상신경병증을 완전히 배제하지는 않는다. Callahan 등은 27건의 사례에서 신경차단은 환자들에게 가장 민감한 진단적 검사라고 했다. 견갑상신경병증의 진단을 위한 최적화된 기준은 근전도검사(EMG)와 신경전도속도검사(NCV)이다. 근전도검사는 손상된 근육의 자발적 활동 섬유성 연축 및 예리한 양성 파형을 나타낼 수 있다. 다른 변화로는 유발전위(외부 자극에 의하여 신경세포에 발생하는 활동전위)의 진폭이 감소된 다상 활동(polyphasic activity)이 있다. NCV검사에서는 속도 지연이 증가된 것을 나타냈다.

치료 계획과 중재

공간을 차지하는 병변(space-occupying lesion), 지속적인 통증 및 비수술적 중재가 실패했던 경우를 제외하고, 신경병증에는 비수술적 치료가 권장된다. 물리치료 목표는 초기 검사 결과, 개인의 현재 상태, 일상에서의 기능적 요구도, 레크리에이션 활동 및 환자의 목표에 따라 달라진다. 손상, 기능장애, 근약화와 같은 기능적 한계, 어깨 관절운동범위 감소, 자세적 문제, 일상에서나 여가활동 또는 기능적 활동 시 발생하는 통증의 확인은 치료사가 적절한 목표와 중재를 결정하는 데 도움을 준다. 일반적인 중재에는 환자 교육, 활동 교정, 치료적 운동 및 기능적인 기동성 훈련이 포함된다.

어깨의 재활은 견갑골 안정화 근육과 회전근개 근육의 활동 교정과 근력강화를 포함한다. 중재는 어깨 관절가동범위 유지 또는 향상, 견갑골 안정성 강화 그리고 팔을 머리 위로 들어 올리는 운동 및 활동과 같은 악화요인을 피하는 것을 중점으로 한다. 운동은 특히 좋은 신체 선열을 유지하며 견갑골을 수축시키고 승모근, 능형근과 전방거근을 강화시킨다. 팔을 머리 위로 들어 올리는 활동을 하는 운동선수의 경우, 견갑골손상을 다루는 것은 전형적인 재활의 시작점이다. 견갑상신경의 움직임을 다루는 중재가 시작되기 전에 견갑부 근육의 불균형을 치료하기 위한 운동이 선행되어야 한다. 견갑골의 함몰과 수축을 촉진하기 위해 견갑골 안정화의 내구성을 강화하고 증가시키면 견갑골의 동적인 움직임이 증가되고 견갑상신경에 가해지는 압력이 감소되어 신경자극이 줄어들고 극상근과 극하근을 강화하기 전에 치유되게 한다. 근력강화는 어깨를 둘러싸는 근육조직의 지속성을 증가시키고, 스포츠에 특화되고 빠른 속도와 강한 움직임을 나타내게 한다. 일반적으로 이는 신경근 제어를 위한 등척성 운동으로 시작하여 닫힌 사슬 활동(closed chain activities)으로 진행된다. 닫힌 사슬 활동에서 가벼운 휴대용 웨이트와 저항밴드를 사용하여 구심성 운동으로 시작하고 원심성 운동으로 진행한 다음 스포츠에 특화된 활동에 초점을 맞춘 플라이오메트릭(plyometrics, 근육의 신장반사를 불러일으키는 등척성 운동에 과부하를 주는 운동)으로 진행한다.

치료사는 환자에게 전방거근(serratus anterior muscle)과 하부 승모근(trapezius muscle)의 신경근 제어 향상을 위해 등척성 운동을 시작하도록 교육한다. 이러한 근육에 초점을 맞춘 두 가지 운동은 다음과 같다. (1) 앉은 상태에서 팔을 90°로 외전하고 표면에 주먹이 닿도록 한 후, 견갑골을 5초간 아래쪽으로 하강시켜 등척성 운동을 유지한다. (2) 서 있는 상태에서 팔꿈치를 완전히 펴고 전완(forearm)을 내전시키고 표면에 손바닥을 대어 누른 후, 몸을 펴고 손으로 표면을 밀어내며 견갑골 하강과 수축을 5초간 유지하도록 교육한다. 다음으로 닫힌 사슬 운동은 견갑골 내림과 뒤당김을 촉진하기 위해 실시되어야 한다. 환자가 고양이 자세(네발기기 자세)로 있을 때, 치료사는 견갑골을 중립 위치에서 유지하기 위해 언어적 또는 청각적 신호를 제공한다. 정적인 운동은 근위부를 안정되게 하고 손과 같은 원위부가 고정된 표면에서 움직이는 동적인 활동을 실시한다. 예를 들어, 환자는 견갑골을 과하게 내밀지 않은 중립적인 자세로 작은 원을 그리면서 손에 있는 수건을 움직이라는 지시를 받는다. 환자의 신경근 제어가 향상되기 때문에 팔의 각도는 높낮이 탁자의 높이를 변경하고 벽까지 진행하면 팔의 각도를 증가시킬 수 있다. 환자의 기능적 요구사항에 따라 범위가 달라질 수 있다. 원형 외에도 환자는 내-외측뿐만 아니라 세로형으로도 움직이게 할 수 있다. 견갑상신경을 활주(gliding)하는 것은 초기에 있었던 염증 과정이 감소하고 견갑상 안정성 강화가 향상된 후에만 나타난다. 신경활주의 목표는 견갑골절흔을 쉽게 통과할 수 있도록 견갑상신경의 움직임을 촉진하는 것이다. 견갑상신경활주를 위해 물리치료사는 견갑골 내밈을 따라 상완와관절을 내회전시키며 수평적으로 내전하고, 견갑골절흔을 따라 신경을 당기기 위해 목 측면 스트레칭을 수행하게 한다. 견갑상신경을 활주하는 다른 방법은 견갑골을 내밀고 수축시켜 신경이 절흔(notch)을 따라 활주하게 하며, 팔을 수평으로 내전시키는 것이다. 신경을 활주하는 동안 치료사는 계속해서 이 치료법에 대한 환자 및 조직의 반응을 평가한다. 치료법은 환자와 조직 반응에 따라서 15~20초의 짧은 시간동안 유지되고 여러 번 반복될 수 있다. 증상은 중재 후 증가되지 않아야 한다. 견갑골 안정화 근육의 힘과 지속성이 증가되고 신경활주 중재로 인해 견갑상신경의 움직임이 향상되면 극상근과 극하근 강화 운동을 시작할 수 있다. 이는 팔 밑에 수건 롤을 놓은 채 약 20°로 어깨를 외전하고 상완와관절로 외회전을 유지하며 등척성 운동을 시작한다. 같은 방식으로 저항밴드를 사용하여 어깨 외회전 강화를 할 수 있다. 상완와관절의 위치는 증가하는 각도에 맞춰 회전근(rotator)의 목표를 20~90° 외전으로 증가시킬 수 있다. 90° 외전 시 적절한 환자의 자세는 상완와관절과 견봉 사이의 어깨 충돌을 피하는 것이 중요하다. 극상근은 어깨 내회전 시 팔이 어깨면(어깨면을 따라 팔을 올리는 것)에 놓여 있게 함으로써 더 강화될 수 있다. 이 운동을 시작할 때 T-bar("T" 모양의 가벼운 바)를 사용하면 이동 패턴을 유도할 수 있다. T-bar를 사용하지 않고 내회전할 경우 상완와관절을 이용하여 어깨면을 따라 팔을 움직이고 웨이트나 저항밴드를 추가할 수 있다. 극상근을 활성화시키기 위해 바벨을 팔과 어깨의 힘만으로 머리 위로 들어 올리는 밀리터리 프레스(military press)와 엎드려 누워서 팔을 100°까지 들어 올리는 엎드려서 수평면에서 어깨 외전의 두 가지의 추가적인 운동이 있다. 극하근 강화를 위한 운동으로는 상완와관절을 외회전하며 엎드려 수평면에서 어깨 외전을 수행하고 휴대용 웨이트나 저항밴드를 추가하여 진행하는 것이 있다.

배구선수에서 상지의 조건을 살펴보면, 이 환자는 어깨 회전의 다양한 각도에서 90° 이상의 어깨 외전 시 빠르고 강하게 움직일 수 있어야 한다. 원심성 운동과 최종적으로는 플라이오메트릭(plyometrics)으로 진행되는 구심성 운동을 통해 이러한 수준에서 운동하는 것이 중요하다. 팔의 각도가 90° 이상인 상태에서 저항밴드로 구심성 운동, 저항성 운동, 내회전 및 외회전을 수행해야 한다. 저항밴드는 공의 패스, 세팅, 스파이크 또는 서브를 모방하는 활동을 할 때 사용할 수 있다. 플라이오메트릭훈련은 치료적 목적의 무게가 있는 공을 머리 위로 던지거나 받는 것, 다양한 각도로 고정할 수 있는 미니 트램펄린이나 다른 사람에게 던지는 것 등이 포함된다.

근거 중심 임상적 추천

SORT: 추천 분류의 장점

A 일관된, 양질의 환자 지향적 근거

B 일관되지 않거나 제한된 질적 수준의 환자 지향적 근거

C 동의, 질병 중심의 근거, 일반적인 관행, 전문가의 의견 또는 사례 시리즈

1. 어깨 수평 내전검사(cross-body adduction special test)로 견갑상신경병증을 확인할 수 있다. C 등급

2. 근전도검사(electromyography, EMG)와 신경전도속도(nerve conduction velocity, NCV)검사는 견갑상신경병증을 진단하기 위한 최적화된 기준이다. A 등급

3. 견갑골의 안정성을 강화하고 상완와관절과 견갑상신경의 움직임을 증가시키도록 고안된 환자 교육, 활동 교정 및 운동은 견갑상신경병증에 대한 효과적인 중재이다. C 등급

종합 질문

25.1 물리치료사는 극하근의 약화로 인해 발생된 견갑상신경병증을 진단받은 환자를 치료하고 있다. 팔을 머리 위로 들어 올리는 기능적 움직임 시, 다음 중 가장 가능성 있는 관절운동장애는 무엇인가?

A. 관절와에서 상완골두의 전방 활주 감소

B. 관절와에서 상완골두의 내회전 감소

C. 관절와에서 상완골두의 아래 활주 감소

D. 관절와에서 상완골두의 후방 활주 감소

25.2 물리치료사는 견갑상신경병을 진단받은 운동선수를 치료하고 있다. 다음 중 견갑상신경에 증가된 긴장을 주지 않도록 하려면 어떤 근육에 대한 신장을 피해야 하는가?

A. 극하근

B. 광배근

C. 대흉근, 흉골 부분

D. 전거근

정답

25.1 **C.** 극하근은 상완골두를 아래 쪽으로 미끄러지게 한다. 극하근의 손상은 견봉(acromion)과 상완골두 사이에 충돌을 발생시키는 관절와의 위쪽에 상완골두가 위치하게 하여 극상근 건병증(supraspinatus tendinopathy)을 일으킬 수 있다.

25.2 **A.** 극하근을 신장시키는 일반적인 방법은 반대편 팔을 더 내전시킬 때 발생하는 외부 압력을 통해 어깨 수평 내전 자세(cross-body horizontal adduction)로 위치시키는 것이다. 이 자세는 극상근신경의 견인 위치를 다시 만들어 낸다.

복합부위통증증후군
Complex Regional Pain Syndrome

Beth Phillips

CASE 26

27세 여성 환자는 10주 전 말초신경의 침범 없는 단순 콜레스 골절(Colles' fracture)의 병력이 있다. 석고붕대 제거 4주 후 오른손과 원위부 아래팔에 작열감(burning pain), 손목과 손가락을 움직일 때 통증이 나타났고 온도에 과민반응을 나타냈다. 환자가 물리치료실을 내방했을 때의 모습은 오른팔은 뻣뻣하게 유지했고 어깨를 심하게 움츠리고 있었다. 검사 동안 그녀는 통증 때문에 오른쪽 상지에 어떤 신체적 접촉도 꺼려 했다. 그녀의 오른쪽 아래팔과 손은 부종, 홍반, 얼룩덜룩하였으며 피부는 윤이 났으며 왼쪽 편에 비해 경미하게 털이 더 자랐다.

▶ 이 환자가 복합부위통증증후군(CRPS)이라는 것을 결정하는 가장 적합한 검사는 무엇인가?

▶ CRPS 유형과 단계에 따라 가장 적합한 물리치료 중재는 무엇인가?

▶ 물리치료 중 주의해야 할 사항은 무엇인가?

▶ CRPS 환자 관리에 반드시 포함되어야 하는 의료 팀 구성원들에 대하여 알아본다.

주요 정의

- **이질통**(무해자극통증, allodynia): 정상 피부에 가해진 무해한 자극으로부터 오는 통증 인지
- **작열통**(causalgia): 신경섬유손상으로 인한 피부와 손톱의 영양 변화 그리고 작열감(burning pain)
- **반사교감신경이상증**(reflex sympathetic dystrophy): 교감신경계(sympathetic nervous system, SNS)의 과다 활동으로 인해 증상이 유발됨. CRPS 이전 용어로 사용
- **한선운동성**(sudomotor): 땀샘 활동을 자극하는 관련 신경
- **영양성 변화**(trophic changes): 영양공급 감소로 피부와 손톱의 변화(탈모, 갈라진 손톱 등); 영양과 성장에 관여하는 날신경섬유(efferent fiber)의 기능손상

목표

1. CRPS 유형 I, II에 대해서 설명하고 국제통증학회(International Association for the Study of Pain)에서 정의한 기준을 설명한다.
2. CRPS로 인하여 나타나는 영양성 변화를 확인한다.
3. CRPS와 밀접한 관계가 있는 인구 통계학적 · 의학적 · 심리사회적 발생요인에 대해서 설명한다.
4. CPRS의 기능 호전을 평가하기 위해 사용될 수 있는 측정방법을 하나 이상 설명한다.
5. CRPS 예방 및 치료를 위한 적절한 물리치료 중재에 대해서 설명한다.

물리치료 시 고려사항

CRPS 환자 관리 중 물리치료사가 고려할 점:

- ▶ **일반적인 물리치료 계획/목표**: 통증, 부종 및 이질통(allodynia) 감소; 관절가동범위, 근력 및 관련 사지의 기능적 사용의 회복
- ▶ **물리치료 중재**: 수동 관절가동범위(PROM)로 시작해서 능동 보조 관절가동

범위(AAROM)와 능동 관절가동범위 그리고 저항 관절가동운동과 고유수용성 신경근촉진법(PNF)으로의 진행; 감각 충격(sensory bombardment); 관절가동술; 관절가동범위를 증가시키기 위한 유지-이완(hold-relax) 기법 사용; 근력강화와 지구력훈련; 전기치료[경피적 전기자극 및 생체되먹임(biofeedback) 치료]; 거울 치료(mirror therapy)/운동 상상(mctor imagery) 훈련과 같은 신경근 재교육훈련; 통증이 발생되는 이유, 통증 인지, 상태 진행, 전반적인 건강함, 건강 및 스트레스 관리에 대한 환자 교육

▶ **물리치료 시 주의사항**: 통증 발생에 대한 부분을 항상 체크한다. 물리치료 초기에 통증이 유발될 수도 있다. 그러나 치료 후에는 통증 감소가 있어야 한다.

▶ **물리치료를 방해하는 요인**: 교육을 통해서 움직임과 통증에 대한 공포를 제거하는 데는 시간이 많이 소요된다. 이미 존재하는 심리적 상태는 병의 진전에 나쁜 영향을 미친다. 환자의 심리적 요인들이 치료 가능성이나 CRPS 진행 예측을 하는 데 사용되면 안 된다.

건강 상태의 이해

CRPS를 악화시키는 조건으로는 불확실한 병태생리학(pathophysiology), 불명확한 진단기준 그리고 일관성 없는 중재 전략 등이다. CRPS는 I형(신경손상이 없는) 또는 II형(신경에 직접적인 손상을 입음)으로 분류되고 증상으로는 심한 작열감(burning), 부종, 발한(sweating), 통증, 촉각과 온도에 대한 민감성, 변색이나 피부에 영양성 변화가 나타난다. CRPS I형이나 II형은 뇌졸중 이후나 절단 이후, 크거나 작은 정형외과적 외상, 특히 골절 뒤에 보통 관찰된다. CRPS의 정확한 발병률은 확인하기 어렵다. 왜냐하면 증상이 매우 다양하고 오진이 빈발하기 때문이다. CRPS는 50~70세 사이의 연령대에서 가장 많

이 발병한다. 여성이 남성보다 더 많이 호발하고 상지가 하지에 비해 더 자주 발병한다. 네덜란드의 역학 연구에서 연간 발생률은 10만 명당 16.8건(진단을 위해 그 분야의 전문가 평가를 한 경우)과 10만 명당 26.2건(임상결과만으로 진단된 경우) 사이이다. 연구자들은 여성이 남성보다 3배 정도 많이 발생한다는 것을 알았다. 유사한 발병률이 미국에서 추정된다면 매년 수만 건의 새로운 사례가 발생한다는 의미이다.

CRPS I형(CRPS1)은 이전에 반사교감신경이상증(reflex sympathetic dystrophy)으로 불렸는데, 그 이유는 CRPS 환자들이 SNS 조절 문제가 관찰되었기 때문이다. 1990년대 세계통증학회(International Association for the Study of Pain, IASP)에서는 CRPS가 교감신경 조절 문제로 인해서 발생된다는 과학적 근거가 부족하고 실제 교감신경에 문제가 없는 경우도 있어서 병명이 CRPS로 바뀌었다. IASP는 CRPS 진단을 위한 구체적인 기준을 제시한다. 개인의 유해한 사건 또는 원인인자(신경병변 유무와 상관없이), 다른 어떠한 상태에 대해 보고할 수 있으며 통증 및 기능장애로 여겨지지 않는다면 배제되어야 한다. IASP 기준은 모든 개인이 CRPS로 진단받기 위해서는 다음과 같은 증상이 나타나야 한다: (1)계속적인 통증, 통각과민(hyperalgesia) 또는 실제 부상 위치와 일치하지 않는 통증; (2)부종, 변색, 통증 있는 사지에서 비정상적인 발한. IASP에서의 CRPS 기준에 대한 설명 이후 연구자들은 CRPS 진단에 사용되는 연구대상자의 객관적인 선정기준을 수정하거나 추가하였다. Veldman, Harden과 Bruehl 기준을 포함한다. 현재까지 한 세트의 기준을 다른 기준에 비해 사용하는 근거는 확립되지 않았다.

국립신경장애 및 뇌졸중학회(National institute of Neurological Disorders and Stroke)에서는 CRPS병 진행을 3단계로 나누었다. CRPS는 3단계에서의 증상의 기간과 상태가 다양해서 병의 진행을 3단계로 나누는 것이 명확하지는 않지만 병의 심각성 정도나 치료적 중재를 계획하는 데 유용하다. 단계 1(급성기: 1~3개월)은 심한 작열감, 근경련, 관절 강직, 환측에 갑작스러운 모발이 자라는 증상 및 혈관의 변화로 피부 온도 및 피부색 변화를 일으킨다. 단계 2(영양장애 단계: 3~6개월)는 부종, 통증, 관절 강직, 모발이 급격하게 자라는 증상이 사라짐, 근약화, 손톱의 영양 변화(손톱에 금이 생기거나 부서짐), 골 연화 증상 등이 나타난다. 단계 3(만성/위축 단계), 사지 근육위축 증상, 근긴장이상(dystonia), 팔다리의 뒤틀림 증상, 피부의 창백해짐, 운동 기능의 심각한 소실이 나타난다. CRPS 확진을 예측할 수 있는 요소들이 모든 환자들에게 일관되게 나타나지는 않는다.

de Mos 연구진은 CRPS 환자 600,000명의 데이터를 분석하였다. 그 결과 CRPS를 유발하는 가장 큰 요인은 낙상이었고 두 연구에서는 폐경기 여성에서 병이 호발된다고 보고하였다. 뇌졸중 이후 CRPS 발병은 전체 뇌졸중 환자의 1.5~12.5%에서 발병하였다. 단순 골절 환자 596명에 대한 전향적 코호트 연구(prospective Cohort study)에서 연구자들은 발목골절, 탈구골절 및 관절내 골절이 CRPS 발병 가능성에 크게 영향을 미쳤다. CRPS 발병 후 나타나는 우울증, 불안, 무력감과 같은 심리적 상태가 병의 진행에 연관성이 있지만 아직까지 근거가 많이 부족하다. CRPS에 대한 병태생리학적 기전에 대한 설명은 아직 명확하지 않다.

최근 몇 년 동안 CRPS와 관련된 신경학적, 피질(cortical) 및 화학적 변화에 대한 연구들이 진행되었다. 연구에서는 전도 속도가 느리고 기계적 및 열적 자극에 민감하게 반응하는 직경이 작은 C섬유가 CRPS와 강하게 연관되어 있다고 하였다. 또한 CRPS 환자에게서 칼시토닌(calcitonin)과 물질 P(substance P)와 같은 신경펩티드(neuropeptides)의 농도가 비정상적으로 높아져 있는 것을 발견하였다. 신경병증성(neuropathic) 통증을 나타내는 환자들에게서 손상된 C섬유가 혈관수축을 유도하는 카테콜라민(catecholamine)을 과민감하게 하여 통증 인지에 변화를 주었다. 교감신경계의 탈신경 이후, 조직은 카테콜라민 순환 민감도를 증가시킬 수 있다.

이러한 결과에 관계없이, 시스템 '재설정(re-set)'과 SNS 침범으로 인한 통증 발생을 치료하기 위한 교감신경차단술(sympathetic nerve block)은 현재 많이 사용되고 있다. 또한 C섬유는 척수뒷뿔(dorsal horn)의 통각 및 비통각 정보 처리에 민감하게 영향을 받는다. C섬유로부터의 구심성 입력(afferent input)을 억제하기 위해 척수 옆에 전기자극을 이식하는 것은 환자의 통증 완화에 도움이 되나 이러한 방법은 심각한 만성 단계의 환자에게만 치료방법으로 사용이 된다.

CRPS 환자에게서 나타나는 특징은 중추 운동(central motor) 처리장애, 침범된 사지의 체성감각피질 영역 감소, 변화된 신체도식(body schema), 자율신경계 반응의 조절장애 등이다. Schilder와 동료 연구팀은 CRPS 환자의 침범측과 비침범측 사지에 손가락 두드림 과제를 하는 동안 자발적인 운동 조절 기능이 손상되었다는 것을 발견하였다. CRPS를 가진 대상자는 변형된 신체 운동 경로와 자율신경계 반응이 나타났다. CRPS 환자는 건강한 일반인에 비해 통증이 심하게 나타났다. 또한 침범측 사지에서 비대칭적인 자율혈관 운동반응이 나타났고, 심지어는 비침범측 사지에도 증상이 전이되어 나타났다. CRPS 환자에게서 특정 바이오마커(biomarkers)가 확인된다. 이러한 바이오마커는 CRPS 병태생리학에 대한 이해와 새로운 치료 접근법 개발에 도움이 된다. 성별, 연령이 비슷한 건강한 일반인에 비하여 CRPS를 지닌 148명의 환자를 비교해 보면 신경인성 염증 및 면역계 사이토카인(cytokines), 케모카인(chemokines) 및 관련 가용성 수용체의 혈장 농도가 증가한 것으로 나타났다. 이들 물질의 축적된 혈장 농도는 질병 진행에 대한 중요한 표시로 사용할 수 있다. 그리고 이 농도는 CRPS의 중증도 및 질병 기간과 상관관계가 있다. 병리학적 질병 과정의 진단 및 이해에 도움을 주는 CRPS에서 나타나는 화학적 변화는 일차 구심성신경(primary afferent neuron)으로부터 방출되는 물질 P이다.

물질 P는 비만세포(mast cell) 축적과 탈과립(degranulation) 과정을 조절한다. CRPS 환자에게서 물질 P의 양이 정상인에 비해 비정상적으로 높다고 밝혀졌으며 이는 통각수용기(nociceptor)의 과도한 활동에 영향을 준다. 신경학적·화학적 변화에 대한 부분이 CRPS 증상을 설명하는 데 충분한 근거가 될 수 있지만 이런 증상들이 어떤 사람은 발병하고 어떤 환자는 발병하지 않는 이유는 불분명하다. 즉, CRPS 환자 중 합병증 없이 치유되는 경우가 있는데 그 이유에 대해서는 아직까지 밝혀지지 않았다. 유전적 요인이 CRPS의 발병 원인이 될 수 있다. 지속된 통증 기간 동안 두려움이 증가하면 CRPS의 경우 기능적 제한에 기여할 수 있다. 스트레스 정도, 이완 기술(relaxation techniques), 명상과 같은 스트레스 감소 습관의 유무에 따라 통증증후군 증상이 왜 심해지는지에 대해서 설명할 수 있다. 그리고 비슷한 원인에 의해 나타나는 증상들을 관리하는 데 이용할 수 있다. 예후는 개인에 따라서나 기능장애의 정도에 따라 다르게 나타난다. 명확한 예후 지표를 개발하기 위해서는 대규모 연구가 필요하겠지만, 병의 초기 발견 및 치료가 장애의 정도를 줄이는 데 도움이 될 수 있다. CRPS 증상이 자연스럽게 해결되는 경우도 있고 또는 치료에도 불구하고 계속적으로 통증을 나타내는 경우도 있다.

물리치료 환자/고객 관리

CRPS 환자들은 대개 전체 사지를 포함하여 심각한 통증, 움직임 제한, 근약화, 관절 저운동성, 피부 감각장애가 나타난다. 뇌졸중, 골절, 조직 외상과 같은 과거력 이후에 나타날 수도 있고 신경의 손상이 있거나 없는 경우에도 CRPS 증상이 나타날 수 있다. 이러한 정보들이 CRPS 제1형 또는 제2형인지를 결정하는 데 도움이 되므로 주관적인 검사에서 자세하게 조사되어야 한다. 물리치료사는 CRPS의 발달 잠재 원인, 증상 및 징후 그리고 상태가 악화되기 이전에 회복을 위한 치료방법, 예방할 수 있는 중재방법에 대해서 교육을 받는 것이 중요하다. CRPS는 신체를 쇠약한 상태로 만들 수 있기 때문에 뇌졸중, 절단, 골절, 외상, 심지어 징후가 나타나지 않은 모든 환자에게 교육 및 예방할 수 있는 중재방법들을 훈련하는 것도 도움이 될 것이다.

CRPS 관리 계획에는 통증 조절, 부종 감소, 정상적인 감각반응을 회복하고 관절의 움직임과 관련 사지의 움직임에 필요한 근력 회복시키는 중재들이 포함된다. 장기 목표는 환자의 기능 회복 요구에 따라 설정되어야겠지만, 단기 목표로는 환자의 자신감과 감각 기능 회복에 초점을 맞추어야 한다. 진통제, 신경차단, 심리치료, 침요법과 명상과 같은 보완적인 치료방법들도 회복에 영향을 줄 수 있다. 의학적인 처치, 심리치료, 침, 명상과 같은 보완적인 치료방법들의 일차적인 목표는 기능 회복에 가장 필요한 물리치료를 위한 환자들의 내성(tolerance)을 향상시키는 데 있다.

검사, 평가 및 진단

환자 검사에는 주관적인 병력과 의료기록의 검토가 필요하다. 표준화된 진단 검사가 없다면 주관적이고 객관적인 검사로 진단을 내려야 한다. 뇌졸중, 예전 사고와 같은 과거 질병, 현재 증상의 진행 상황, 기능적 활동장애의 세부사항, 사회심리적 영향, 약물, 교감신경차단 또는 척수자극기 이식 사용과 같은 이전이나 현재에 하고 있는 의학적 처치에 대한 내용들이 환자 면담에 포함되어야 한다.

통증 평가는 증상 변화를 평가하고 확인하는 데 사용된다. McGill 통증질문지(McGill Pain Questionnaire, MPQ)는 CRPS 환자의 통증 정도를 검사하는 데 가장 많이 사용된다. 시각통증등급(visual analog scale, VAS)도 통증측정 도구로 많이 사용되고 있다. 이 방법은 1~10의 척도로 통증을 수치화하여 나타내는 방법이다. 급성 및 만성 통증측정에 대한 VAS의 검사-재검사 신뢰도(test-retest reliability)는 0.97로 상당히 높은 신뢰도를 나타낸다. 실제 CRPS

환자들의 통증 감소에 시간이 오래 걸리는 경우가 많아서, 기능과 활동능력의 시간에 따른 변화를 조사하는 것도 평가에 중요하다. 팔, 어깨, 손 장애설문지[Disability of the Arm, Shoulder, and Hand Questionnaire(DASH)]는 상지 기능과 증상을 측정하기 위해 개발된 평가이고 30개의 항목으로 구성되어 있다. DASH는 '장애 없음'을 나타내는 0에서부터 '최고 장애'를 나타내는 100까지 점수가 매겨진다. DASH 평가의 검사-재검사 신뢰도는 상당히 우수하다(ICC=0.92-0.96). DASH는 건강 관련 Short-Form 삶의 질 점수(Short-Form quality of life) 12점과 높은 상관관계를 나타내었으며 좋은 구성 타당도를 나타내었다.

객관적 검사에서는 부종, 관절가동범위, 근력을 평가한다. 감각 기능에 대한 검사가 중요한데 이는 상태의 심각성 정도와 병의 진행 상황을 말해주기 때문이다. 감별진단으로는 신경포착(nerve entrapment), 대상포진후신경통(post-herpetic neuralgia), 신경총병증(plexopathy), 결합조직 질환(connective tissue disease), 혈관장애(vascular disorders), 류마티스(rheumatic) 또는 염증성 관절염, 이동성 골다공증(migratory osteoporosis) 또는 치료가 지연된 정형외과적 상태 등이다. 환자는 가벼운 접촉과 이차 식별검사(two-point discrimination tests)에 과민반응을 나타낼 수 있다. 그리고 감각 변화는 말초감각신경지배 영역과 일치하지 않는다. 심부건반사는 정상일 수도 아닐 수도 있다. 그러나 보통 과민반응은 나타나지 않는다. 감각검사와 촉지 동안, 치료사는 비정상적인 탈모 또는 머리카락이 과도하게 자라는 증상, 손톱 갈라짐과 같은 영양 변화 및 피부 변색 등이 나타나는지 잘 관찰해야 한다. 피부 온도, 질감, 색상의 변화 그리고 발한의 정도를 관찰하고 기록해야 한다. 교감신경 활동 저하가 되면 피부가 따뜻하고 붉은 색깔을 나타내고 과도한 교감신경 기능항진의 경우 피부가 차갑고, 색깔이 얼룩덜룩해지거나 창백하거나 푸른 빛을 나타낼 수 있다. 혈관 운동 조절(vasomotor autonomic)의 문제는 열감지 테이프(thermosensitive tape)나 열감지 장치(spot-temperature device)

로 측정이 가능하다. CRPS 환자의 환측에 차갑거나 따뜻한 온도에 대한 환자의 반응을 평가하고 건측 사지의 피부와 비교한다. 이는 사지의 피부에 과민증(hypersensitivity)이나 이질통증(allodynia)이 있는지를 판단하는 데 도움이 될 수 있다. 정량적으로 평가할 수는 없지만, 증가된 발한을 평가하는 방법은 환측과 건측의 땀 정도를 비교한다. 방법은 건측의 건조한 피부에 비해서 환측 피부는 발한으로 미끄럽다. 중앙 처리장애(central processing disturbances)는 만성 CRPS 환자에게서 나타나는 문제이다. 그래서 운동 조절검사는 CRPS의 진단에 아주 중요하다. 손가락 두드리기와 같은 간단한 검사로 건측과 환측 사지의 움직임, 속도 및 시간에 따른 피로감에 문제가 있는지 확인할 수 있다.

CRPS의 진단은 관절가동범위와 근력의 감소, 부종, 통증, 손톱의 영양 변화, 감각 또는 운동장애의 임상검사 결과가 다른 감별진단이 배제된 경우라면 손상의 병력을 고려할 때 합리적으로 예상한 것보다 더 큰 크기와 지속 시간을 가질 때 물리치료사가 의심할 수 있다. 의료 진단검사는 CRPS를 확인하는 데 도움이 될 수 있으나 논문에서는 아직까지 검사의 신뢰도에 대한 찬반이 나뉜다. CRPS 진단을 확정할 수 있는 절대적인 검사방법은 아직 없다. 이 말은 한 가지 검사 결과만 가지고 CRPS라고 진단하기는 어렵다는 뜻이다. 3상(three-phase) 뼈 스캔을 통해 특정 단계의 CRPS 환자 몸속 뼈의 구조적, 혈류 변화를 확인할 수 있다. 그러나 현재 문헌에서는 이와 같은 검사방법이 진단적 가치가 낮고 때로는 CRPS 진단에 부정적인 영향을 미친다고 한다. 신경전도속도검사(nerve conduction velocity test)는 대개 CRPS 환자들에게서 침범되지 않는 큰 직경 유수신경섬유(large myelinated nerve fibers)는 제한된 샘플 추출 때문에 유용하지 않다. 작은 직경 C섬유(small diameter C-fibers)의 활성 정도가 CRPS와 연관되어 있기 때문에 열 민감도 측정 질문지와 통증 역치에 대한 검사방법이 진단 방법으로 좋다.

치료 계획과 중재

치료 계획과 목표는 환자의 CRPS 증상의 심각성과 기간을 밝혀주는 검사 결과에 따라 달라진다. 중재는 통증 조절, 부종 관리, 감각장애를 줄이는 것 그리고 ROM 회복과 관련된 사지의 기능적 사용을 위한 근력강화에 초점을 맞추어야 한다. 통증과 스트레스를 관리하기 위해 스트레스를 감소시키는 긍정적인 건강 행동을 훈련하는 것은 물론 통증반응 기전의 생리학적 과정에 대한 환자 교육도 필요하다. 다양한 병태생리학적 기전, 증상 보고 및 중재 프로토콜을 토대로 보게 되면 단일 치료 전략은 효과적이지 않다고 한다. 상태를 다양한 측면에서 봐야 하므로 건강관리 전문가들이 CRPS 재활에 포함된다. 물리치료는 가장 기본적인 치료 구성요소에 들어간다.

Oerlemans와 그의 동료에 의한 2건의 연구에서 물리치료는 CRPS 환자의 통증 감소와 운동 개선 효과가 있다고 밝혔다. 이 연구에서 군을 물리치료를 받는 군(PT), 작업 치료를 받는 군(OT) 그리고 사회 활동을 하는 군(대조군)으로 나누어서 서로 비교했다. 모든 피험자들은 의학적 관리, 일관된 약리 요법을 받았고 그러한 조건에 대해서 사전에 정보를 들었다. 물리치료(PT) 그룹은 교육, 이완 기술(relaxation technique), 결합조직 마사지, 경피적 전기자극, 기계수용기(mechanoreceptor) 자극에 의한 통증 감소가 목적인 운동 및 활동 교정 또는 운동 수정을 받았다.

작업치료(OT) 그룹은 염증 조절과 침범 부위를 보호하기 위해 부목고정을 하였고 감각을 정상화시키기 위해 고유수용성 활동을 하였다. 그리고 정상적인 운동 활동을 하기 위해 대체할 수 있는 장치들을 사용했다. 한 연구에서는 PT 그룹이 사회 활동 그룹보다 더 빨리 통증 감소를 경험했음을 나타냈다. 또한 PT 그룹은 OT 그룹 또는 대조군 그룹보다 McGill 통증질문지(McGill Pain Questionnaire, MPQ) 결과에서 유의미한 개선 효과를 나타내었다. 대조군은 물리치료(PT) 그룹에 비해 유의하게 느린 향상을 나타냈다. PT 그룹은 OT

그룹보다 MPQ 결과에서 더 빠른 개선을 보여 주었으며 비용적인 측면에서도 좋은 결과를 나타냈다. 그러나 1년 이상 증상이 지속된 환자는 PT, OT 또는 대조군 간 영구적 손상 평가에 대한 미국 의학협회의 지침(American Medical Association's Guides to the Evaluation of Permanent Impairment)에 따라 측정했을 때 유의미한 차이가 없었다. Kemler의 비무작위 연구에서는 다음과 같이 보고하였다. 이전에 척수자극을 받은 후 6개월간 물리치료를 받은 만성 단계의 CRPS 환자 54명의 기능 상태 개선 정도를 분석하였으나 임상적 변화를 발견하지는 못했다. 연구자들은 증상이 심하지 않는 환자의 기능 개선이 가장 높았다고 한다. 물리치료 빈도에 관한 연구 프로토콜을 보면 일관된 결과를 나타낸 것은 없었다. 그러나 소아 환자들에 대한 연구에 따르면 주당 1회 치료나 3회 치료를 받았는지 여부에 상관없이 통증과 기능 변화를 측정한 결과 모두 유의미한 향상을 나타내었다.

초기 단계의 CRPS 환자의 물리치료 중재의 목적은 통증 및 부종 완화 그리고 감각을 정상화시키는 것이다. 환측 사지를 심장보다 높게 올리면 정맥수축(venoconstriction)과 모세혈관막 누출(capillary membrane leakage)로 인한 정수압(hydrostatic pressure) 감소를 나타낸다. 도수 림프 배출법(manual lymphatic drainage)과 병행하면 통증 감소와 정상적인 감각을 회복하는 데 도움이 될 수 있다. 다른 통증 관리 및 감각 탈민감 기법(sensory desensitization techniques)으로는 차가운 온도의 이산화탄소 욕조 및 온도차가 점진적으로 확대되는 온냉교대목욕(contrast baths)이 있다. 촉각과 고유 수용자극에 대한 적절한 중앙 처리반응을 복원하기 위해 여러 가지 감각충격 기술(sensory bombardment technique)이 도움이 될 수 있다. 여기에는 피부에 가볍거나 깊은 압력, 진동 또는 천(예: 실크, 마른 수건, 면, 습식 및 건식 스폰지 등)을 이용한 다양한 노출시키는 방법이다. 냉동요법(cryotherapy)은 부종 및 통증을 조절하는 데 도움이 될 수 있다. 조직 온도가 2℃ 상승하면 혈관확장이 일어나기 때문에 피부 온도를 16℃ 이하로 낮추지 않도록 해야 한다. 열을 이용한 요법(heat modalities)은 부종이 증가될 수 있으므로 피해야 한다.

경피적 전기신경자극(transcutaneous electrical nerve stimulation, TENS)은 CRPS 환자의 통증 조절에 자주 사용된다. 몇몇 연구에서 언급되고 있지만, 일부 연구자들의 연구 결과를 보면 중앙 통증기전(central pain mechanism)이 활성화된 경우 TENS가 통증을 악화시킬 수 있다고 한다. 고주파 단 펄스(high-frequency short pulse) 및 침술 같은 느린 펄스(slower pulse) 저주파수가 시행될 수 있다. 그러나 C섬유 자극이 가능한 저빈도 TENS는 CRPS 치료에 효과적이다. 쥐 모델 연구 결과는 다음과 같다. 고빈도 그리고 저빈도 TENS의 조합이 제2형 CRPS에서 무해자극통증을 가장 효과적으로 통제할 수 있다. 전극 배치는 가장 고통을 느끼는 부위 방향으로 점진적으로 이동해야 한다. 첫째, 물리치료사는 침범된 측과 연관된 척추분절을 따라 전극을 놓아야 한다. 다음은 통증을 호소하는 사지의 근위부, 통증 부위 위·아래 그리고 과민성 부위에 직접적으로 전극을 놓아야 한다.

환자들은 걱정, 공포심으로 인해 야기된 문제를 피하기 위해 진통제, 신경차단제, 심리적인 지원 등이 이용되는 물리치료사는 치료동안 의사와 계속적인 소통이 필요하다. 약물 및 신경차단과 같은 의학적 조치의 목표는 물리치료가 가능한 환경을 조성하기 위해서다. 의료 및 치료 중재의 조합은 비정상적인 중추신경통 처리(central pain processing) 과정의 재설정과 사지의 정상적인 지각능력 회복에 효과적이다.

통증 조절이 시작되면 관절가동범위와 근력의 회복이 환자 관리에 중요한 요소가 된다. 치료는 조심스러운 수동 관절가동범위(passive ROM), 능동 보조 관절가동범위(active assisted ROM, AAROM), 저항 운동(resisted ROM), PNF, 기능 강화 및 약한 강도의 체중부하 활동부터 시작한다. Carlson과 Watson의 스트레스 부하 프로그램(Stress-Loading Program)에 설명하듯이 상지병변이 있는 환자는 가방의 무게를 증가시켜나가는 방법을 쓰고 하지 병변인 경우 부분 체중부하 보행 활동에서 전체 체중지지로 발전해 나가는 방법이 효과적이다. 생체되먹임(biofeedback)훈련은 정상적인 운동 패턴을 학습과 기능적인 움직임의 인식에 도움이 되어 CRPS 환자의 치료 프로토콜에 포함된다. 고정식 보조기는 회복에 도움이 되지 않는다고 밝혀졌다. 그러나 동적 보조기(dynamic splint)는 재활 후기 단계에 관절가동범위 회복에 도움이 된다. 심한 근력강화훈련은 강직(stiffness)을 악화시키고 관절가동범위를 감소시킬 수 있기 때문에 주의해야 한다. 재활의 진행은 여유를 가지고 천천히 진행하여야 한다. 목표는 기능적인 사용이 가능하고 지구력 및 일상생활활동을 잘 할 수 있도록 만드는 것이다. 부동성(immobility)이 관절운동학(arthrokinematics)에 영향을 미치는 관절낭 팽팽함(capsular tightening) 문제를 유발시킬 때는 관절수동가동술(joint passive accessory mobilization)이 도움이 된다. 등급 I, II 관절수동가동술은 통증 감소에 도움이 되고, 등급 III, IV 관절수동가동술은 움직임 회복에 도움이 된다. 전반적인 건강 관리 습관은 CRPS 환자에게 중요하다. 유산소 활동의 필요성, 금연, 스트레스 관리 및 이완 기술, 영양 상담(예: 비타민 C 500mg/일 섭취는 잠재적으로 CRPS 후유증 예방에 도움이 됨)은 CRPS 환자에게 도움이 된다. 스트레스가 건강에 미치는 부정적인 영향은 이미 알려져 있다.

스트레스를 해소하는 데 좋은 방법 중의 하나가 명상이다. 명상요법과 주의깊은 명상은 만성 통증의 감소, 교감신경계 활동의 감소, 면역 기능의 향상, 스트레스 호르몬 감소, 질병 예방 등 CRPS와 관련된 다양한 징후와 증상을 관리하는 데 효과가 있음을 보여 준다. 정상적인 젊은 성인으로 한 연구에서 하루 2회 20분간 명상요법이 급성 및 만성 스트레스를 통해 증가된 부신피질호르몬의 감소에 영향을 미친다고 보고하였다. 명상은 CRPS 환자가 겪는 스트레스와 관련된 합병증을 상쇄시키는 데 중요한 영향을 미친다.

SNS와 뇌의 통증 지각에 명상이 미치는 영향에 대한 부분은 CRPS와 관련하여 더 많은 연구가 필요하다. David Orme-Johnson은 명상을 즐겨하는 사람들과 비명상자(non-mediator) 간의 전기피부반응(galvanic skin responses, GSR)을 비교하였다. GSR은 CRPS의 진단신호 중 하나로 발한에 반응하는 교감신경 매개반응(sympathetic-mediated response)을 측정한다. 그는 소음에 노출한 뒤 명상을 하지 않는 사람들에게서 GSR이 더 오래 나타나는 것을 발견하였다. 명상을 하지 않은 이들은 추가적인 자극이 없을 때 GSR의 '거짓 경보(false-alarm)'의 증가를 나타내었다. 기능적 자기공명영상(functional magnetic resonance imaging, fMRI) 연구에서 두 그룹 모두 비슷한 통증 수준일지라도 명상을 즐겨하는 자의 손가락이 매우 뜨거운 물속에 노출되었을 때 비명상자보다 통증(예: 시상)과 관련된 뇌 영역에서 더 적은 활동도(40~50%)를 나타낸다. 이 연구의 저자들은 명상가가 좀 더 편안한 SNS를 가지고 있으므로 고통에 주의를 덜 기울였다고 결론을 내렸다. 더 흥미로운 내용은 나중에 명상하는 것을 배운 비명상자가 단 5개월의 명상 후에 통증에 대한 뇌 반응이 45~50% 감소하였다고 한다. Zeidan 연구팀은 주의 깊은 명상이 통증에 의해 생기는 고통과 불안심리를 감소시킨다고 하였다. CRPS와 명상에 대한 대규모 조사에서 통증에 대한 명상이 유익한 효과를 나타낸다고 하였다. 따라서 환자군에 명상 사용이 임상적 효과가 있다고 말할 수 있다.

환자가 두려움에 빠지거나 자신의 상태가 점차 악화되는 것에 대해 불안해지면 정신적 또는 정서적 상태가 나쁜 방향으로 진행될 수 있기 때문에 심리학적 검사 및 상담이 필요하다. de Jong 등의 연구에서 통증 관련 공포심은 초기 CRPS 환자의 기능을 손상시킨다고 하였고 만성 CRPS 환자의 경우 움직임이 인체에 유해하다고 인지하고 결국 기능을 더욱 악화시킨다고 하였다. 이러한 발견을 토대로 통증 노출 치료 프로그램이 통증 관련해서 공포를 느끼는 환자들의 기능적 회복을 시키는 데 필요한 내용이라는 점이다. Ek 연구팀의 연구에서는 CRPS 환자를 대상으로 한 물리치료 프로그램에서 등급화된 통증 노출의 사용이 치료적 효과가 있다고 보고하였다.

진짜 조직손상이나 위험이 없는 통증은 생성, 유지 또는 무시할 수 있는 통증(또는 통증에 대한 인식)에 대한 두뇌 적응능력의 반영이다. 중추신경계의 정보처리 과정을 무시하기 위한 거울 치료와 운동 상상의 사용은 감각되먹임, 운동 출력 그리고 전운동피질 활성화 조절을 야기시킨다. 거울 치료는 거울 뒤에 숨은 환측 부위의 움직임을 대신하기 위해 건측 부위를 움직인다. 운동 상상은 실제 움직임이 없는 상태에서 움직인다는 생각만 하더라도 실제 비슷한 피질 영역의 활성화를 보였다는 것이다. 거울 치료와 운동 상상에 관한 여러 연구를 보면 CRPS 초기 단계에 거울 치료가 통증, 경직 및 운동장애 감소에 긍정적인 영향을 미친다고 하였다. 그러나 Ezendam 연구팀에 의한 체계적 고찰(systematic review) 연구의 결론은 다음과 같다. 거울 치료에 관한 연구들이 방법적인 부분에 약점이 있다고 하였다. 지각과 두뇌반응을 수정하는 치료방법과 함께 물리치료사는 통증이 발생하는 기전과 통증이 발생하는 이유에 대해서 환자에게 교육하여야 한다. 환자들은 통증이 복잡한 의식적인 경험이라는 것을 이해하고 적극적으로 재활에 참여하도록 유도하는 것이 필요하다.

마지막으로 침술이 CRPS 치료에 효과가 있다는 흥미로운 연구 결과들이 있다. 비록 이러한 연구논문들은 사례 연구이지만, 연구 결과는 충분히 임상적 가치가 있고 앞으로 지속적인 연구 가치가 있다. 한 사례 연구에서는 34세 만성 CRPS 여성 환자가 침술 치료 후 장애 정도, 통증 및 우울증 증상이 개선되는 효과를 나타내었다. 그녀는 침술 치료 후 Sheehan Disability Scale이 17점에서 4점으로 유의미한 감소를 나타내었고 MPQ 점수도 67점에서 10점으로 유의미한 감소를 나타내었다. 그리고 Beck 우울척도(Beck Depression Inventory)도 12점에서 0점으로 유의하게 감소를 나타내었다. 또 다른 연구에서 침술 치료를 받은 3명의 CRPS 소아 환자 중 두 명은 100%의 통증 감소 그리고 한 명은 80%의 통증 감소를 나타내었다. 침술 치료가 CRPS 환자에게 효과적인 치료방법으로 증명되기 위해서는 대규모 연구가 필요하다.

모든 물리치료사가 중재 전략을 짜기 위해서는 CRPS 환자들의 징후와 증상에 대한 교육이 필요하고 환자 집단과 함께 시도할 수 있는 다양한 중재 전략을 짜는데 익숙해져야 한다. 그리고 여러 전문 분야와의 협업이 요구된다는 것도 명심해야 한다. 물리치료사에게 CRPS는 이해하고 치료하기 아주 어려운 질환일 수 있다. 조기 발견 및 중재(특히 50세 이상의 여성과 같은 고위험군)는 만성 복합통증 문제로 진행 예방에 도움이 된다. 대체적인 접근방법인 명상은 임상적 효과가 있다고 많은 연구에서 언급되고 있다.

근거 중심 임상적 추천

SORT: 추천 분류의 장점

A 일관된, 양질의 환자 지향적 근거

B 일관되지 않거나 제한된 질적 수준의 환자 지향적 근거

C 동의, 질병 중심의 근거, 일반적인 관행, 전문가의 의견 또는 사례 시리즈

1. 물리치료를 포함한 종합적인 치료 프로그램이 CRPS 치료에 적합하다. **A 등급**
2. 상지에 증상을 나타내는 CRPS 환자의 경우, 팔, 어깨 및 손의 장애(Disability of the Arm, Shoulder, and Hand, DASH) 평가는 상지 기능 및 증상의 변화를 확인하는 신뢰할 수 있는 측정법이다. **A 등급**
3. 거울 치료는 CRPS 관련 침범된 사지의 기능적 사용을 증가시키는 효과적인 접근법이다. **C 등급**
4. 침술과 명상은 만성 CRPS 통증 치료에 도움이 된다. **침술(C 등급), 명상(B 등급)**

종합 질문

26.1 다음 중 CRPS 타입 I의 징후와 증상이 아닌 것은 무엇인가?

A. 약간의 갈라진 손톱

B. 비정상적인 발한

C. 접촉에 대한 과민성

D 말초신경손상

26.2 다음의 의학적 또는 심리적 요인 중 CRPS 발병과 가장 관련이 있는 것은 무엇인가?

A. 관절 내 골절

B. 우울증 과거력

C. 발병 전 큰 사건에 대한 기억

D. A와 C 모두

정답

26.1 **D.** 갈라진 손톱, 비정상 발한 및 접촉 과민은 모두 CRPS 타입 I의 특징이다. 신경의 직접적인 손상은 CRPS 타입 II의 특징이다.

26.2 **D.** CRPS 발병 전 관절 내 골절 및 발병 전 큰 사건은 CRPS 발병과 관련이 있다.

스타틴유발근병증

Statin-Induced Myopathy

Annie Burke-Doe

CASE 27

68세, 비만 여성 A씨는 하체통증과 근약화 증상으로 외래 물리치료를 받았다. 그녀의 직업은 학교 선생님으로 최근 무거운 상자를 들어 올리려다 무릎을 다친 적이 있다. 그녀는 자신의 무릎을 냉치료, 하지거상, 압박 및 진통제로 치료를 했지만 몇 주 전부터 하지의 근약화와 통증을 호소했다. 그녀의 주치의는 이러한 증상에 대해 물리치료를 의뢰했고 콜레스테롤 및 저밀도 지방 단백질(LDL) 혈장 수치를 낮추기 위해 gemfibrozil, niacin, atorvastatin calcium(Lipitor; 40mg)을 사용하였다. 그녀는 약초치료사(herbalist)가 '나쁜 콜레스테롤'을 줄이기 위한 자연요법으로 추천한 홍국(적색 효모 쌀)을 현재 복용하고 있다. 물리치료를 받은 2주 동안 양측의 사지 근육과 관절통은 변하지 않았으며 그녀는 팔 근력이 약해졌음을 느꼈다. 그녀는 일상생활을 하면서 이전에 경험하지 못했던 피로감 증세가 심해졌다고 호소하였다. 환자의 진행성 통증과 근약화, 호흡곤란 증세, 현재의 약물 및 보충제 사용을 감안할 때 물리치료사는 환자의 추가 평가를 위해 주치의에게 의뢰했다. 혈액 및 미오글로빈뇨(myoglobinuria)에서 증가된 크레아틴키나아제(creatine kinase)가 나타났다. 그녀는 약물에 의해 야기된 근병증으로 진단 받았다.

- ▶ 어떤 검사징후가 이 진단과 연관이 있는가?
- ▶ 가장 적절한 진단검사는 무엇인가?
- ▶ 통증과 기능 변화에 가장 적합한 물리치료 결과 측정방법은 무엇인가?
- ▶ 그녀의 재활 예후는 어떠한가?
- ▶ 물리치료를 방해할 수 있는 합병증은 무엇인가?

주요 정의

- **젬피브로질**(gemfibrozil) : 고지혈증 트리글리세라이드의 치료에 사용되는 항고지혈증제
- **미오글로빈뇨**(myoglobinuria): 근육의 분해 생성물인 미오글로빈(myoglobin)의 배설로 인한 붉은 소변
- **근육병**(myopathy): 근육조직의 비정상적인 상태 또는 질병
- **나이아신**(niacin): 탄수화물 대사에 중요한 수용성 B 복합체 비타민; 나이아신 보충제가 혈중 트리글리세라이드와 저밀도 지방 단백질(LDL) 콜레스테롤 농도를 감소시키고 고밀도 지방 단백질(HDL) 콜레스테롤 농도를 증가시킴
- **홍국**(red yeast rice): 쌀에서 자라는 곰팡이인 식이 보조제. 콜레스테롤 저하제인 로바스타틴과 동일한 모나콜린 K 함유

목표

1. 스타틴유발근병증(statin-induced myopathy)에 대해서 설명한다.
2. 스타틴유발근병증의 징후, 증상 및 위험인자를 설명한다.
3. 운동 유발 근병증과 약물 유발 근병증을 확인하기 위한 물리치료검사에 대해 논의한다.
4. 스타틴유발근병증이 의심 환자를 위한 중요한 질문들을 설명한다.

물리치료 시 고려사항

스타틴유발근병증이 있는 환자를 관리하는 데 고려할 점:

- ▶ **일반적인 물리치료 계획/목표**: 스타틴유발근병증의 위험인자 확인, 관절가동범위(ROM), 근력, 긴장도, 감각, 반사 작용, 기능 평가
- ▶ **물리치료 중재**: 근병증의 원인을 확인하기 위한 평가를 의사에게 의뢰; 운동방법 수정; 기능 측정 및 근력의 정기적인 재평가
- ▶ **물리치료 시 주의사항**: 간호제공자에게 스타틴유발근병증의 징후/증상을

보고

▶ **물리치료를 방해하는 요인**: 근육통과 근약화, 일반적인 피로감, 정신사회적 요인, 동반 질병(comorbidities), 스타틴의 부작용(adverse drug reaction, ADR)

건강 상태의 이해

약 3,360만 명의 미국인이 240mg/dL 이상의 총 콜레스테롤 수치를 나타내는 고지혈증(hyperlipidemia)을 앓고 있다. 고지혈증은 죽상동맥경화증(atherosclerosis), 뇌졸중 및 심장병의 위험을 증가시킨다. 치료에는 식이 변화, 신체적 활동 증가, 여러 종류의 항고지혈증 치료제 사용이 포함된다. 가장 일반적으로 처방되는 항고지혈증 치료제는 HMG-CoA 환원효소 억제제 또는 스타틴(statins)이다. 스타틴은 콜레스테롤 생산에 관여하는 주요 효소인 HMG-CoA 환원효소의 활성을 억제한다. 평균적으로 스타틴은 저밀도 지방 단백질(LDL) 콜레스테롤 수치를 20~40% 감소시킨다. 약 9,410만 명의 미국 성인이 스타틴을 처방받았다. 스타틴 사용이 심혈관질환 발병률과 사망률을 약 25% 감소시킨다. 위 통계 자료를 근거로 스타틴을 처방전 없이 약국에서 판매하라는 권장사항까지 제시했다. 관찰 연구에서는 스타틴 복용군이 발생하는 근육통증의 빈도가 대조군보다 높다는 것을 보여준다. 이 연구들은 스타틴유발근병증의 빈도가 9~20% 사이임을 의미한다. 그러나 합병증에 걸리기 쉬운 환자는 종종 임상시험에서 제외되기 때문에 통제된 임상시험에서 보고된 것보다 스타틴 관련 근병증이 더 널리 퍼져 있다고 생각된다.

이 합병증의 미진단에 영향을 줄 수 있는 스타틴유발근병증의 정의에 대해서는 거의 합의가 이루어지지 않았다. 미국 심장협회, 미국 심장학회, 국립심장폐혈액연구소, 국립지질협회 및 미국 식품의약품안전청은 각각 스타틴 유발 병리의 징후 및 증상의 범위에 대해 약간 다르게 정의하고 있는데 근육통(myalgia), 근병증(myopathy), 근육염(myositis), 횡문근융해(rhabdomyolysis) 등이 있다. 처방된 스타틴을 복용하는 사람의 10%까지 영향을 미칠 수 있는 근육통은 근력 저하의 표시인 혈장 크레아틴키나아제(creatine kinase, CK)의 상승 없이 통증 또는 약화로 나타난다. 근병증은 근육통, 약화 또는 경련의 증상이 있는 근육 질환과 정상 상한치의 10배 이상인 크레아틴키나아제에서 다르게 설명할 수 없는 고도를 나타내는 일반적인 용어이다. 근육염은 혈장 크레아틴키나아제 상승을 가진 근육 증상으로 정의된다.

횡문근융해는 스타틴으로 인한 가장 희귀하고 심각한 부작용이다. 이 상태는 골격근섬유의 급성 괴사로 인해 세포 내용물이 순환 및 소변(미오글로빈뇨)으로 누출되는 결과이다. 횡문근융해는 크레아틴키나아제의 상승 또는 전해질 불균형, 급성 신부전 및 파종된 혈관 내 응고의 극단적인 크레아틴키나아제 상승과 관련된 생명을 위협하는 증상으로 무증상 질환을 유발할 수 있다. 횡문근융해는 일반적으로 스타틴 사용이 중지된 후에는 사망을 일으킬 정도로 심각한 경우가 아니라면 해결된다. 연구 전 최소 3개월 동안 고용량 스타틴 요법을 받은 약 8,000명의 고지혈증 환자를 대상으로 한 대규모 프랑스 관찰 연구에서 10.5%는 12개월에 걸쳐 근육 관련 증상을 보고했으며, 스타틴 복용 개시 후 1개월의 증상 발병 시간을 보였다. 근병증을 앓은 환자들 중 주요 통증 부위는 허벅지와 종아리였으며 약 25%의 환자가 근육통을 호소했다. 스타틴 관련 근육통과 근병증은 일반적으로 스타틴 치료가 중단된 후 몇 주 이내에 해결된다.

스타틴유발근병증(statin-induced myopathy) 및 횡문근융해의 위험인자로는 스타틴 과다 복용, 다중약물요법(polypharmacy),간과 신장의 기능장애, 당뇨병, 치료받지 않은 갑상선기능저하증, 65세 이상의 고령, 체력약화, 감염, 여성, 최근 수술 병력, 약물 상호작용 및 과도한 알코올 섭취이다. 신체 운동은 스타틴을 복용 중인 환자에서 근병증을 일으킬 가능성을 높인다는 연구 결과가 있다. 스타틴 복용자 중 운동하는 사람의 25%는 근피로, 체력 저하, 통증 및 경련을 경험하였다. Sinzinger와 O'Grady는 22명의 엘리트 운동선수에 대한 후행성 연구에서 운동으로 인해 통증이 악화되기 때문에 스타틴 복용을 중지하였다고 한다.

물리치료 환자/고객 관리

스타틴유발근병증이 있는 사람들은 통증, 약화 및 기능상의 어려움에 대한 불만을 물리치료사에게 호소한다. 수술과 같은 증상을 악화시키는 유발 사건들이 있거나 환자가 다른 콜레스테롤 저하 약물[피브레이트(fibrates), 니코틴산(nicotinic acid)], 아졸계 항진균제(azole antifungal agents), 매크로라이드계 항생제, HIV 프로테아제억제제(protease inhibitors), 항우울제(antidepressants), 면역억제제, 항부정맥제(antiarrhythmics), 칼슘통로차단제(calcium channel blockers) 및 하루에 1L 이상의 자몽주스 섭취(스타틴 대사를 억제하는 물질 포함)와 같은 스타틴과 상호작용하는 약물을 동반한 위험인자 및/또는 병용 요법이 있을 수 있다. 모든 물리치료사가 근골격계 환자를 관찰하고 치료하기 때문에 약물 유발 근육 증상에 대한 인식이 중요하다. 물리치료사는 운동 유발 근육통(exercise-induced muscle pain)과 약물 유발 근병증(drug-induced myopathy)을 구별할 수 있어야 한다. 근육에 익숙하지 않은 부하를 유발하는 운동은 지연된 발병 근육통증(delayed onset muscle soreness, DOMS)의 원인이 될 수 있다. 운동 유발 근육통은 일반적으로 운동 직후에 발생하지 않는다. 대신, 영향을 받은 근육 그룹의 관절가동범위가 제한적인 진행성 근육통증은 운동 후 12~48시간 후에 발생하며 96시간 이내에 진정된다. 대조적으로 스타틴유발근병증이 있는 사람들은 근육통, 통증, 동통, 경련, 경직, 약화 또는 운동으로 인한 초기 근육피로와 같은 증상을 종종 호소한다. 스타틴 유발 근육은 주로 대칭성 근위부 근육군들이 주로 침범된다. 그리고 상지보다는 주로 하지근육이 영향을 받는다. 스타틴에 의한 근병증은 스타틴 투여 시작 후 6주 이내에 발생한다. 스타틴 복용량이 증가하거나 스타틴 신진대사에 영향을 미치는 다른 약물을 섭취하였을 때 발생한다.

검사, 평가 및 진단

환자 검사 시 주관적인 병력 청취가 필요하다. 예를 들면 약물 사용, 신체 활동, 직업, 음주량 및 약물 사용에 대해 질문하여야 한다. 합성대사스테로이드(anabolic steroid), 카페인(caffeine), 구아라나(guarana) 및 기타 각성제(stimulants)와 같은 물질이 격렬한 근 운동과 결합이 되면 횡문근용해증이 나타난다는 연구 보고도 있기 때문에 식이 및 운동 보조제 사용에 대한 정보도 중요하다. 알코올 소비와 비타민 E 사용 또한 스타틴 치료로 인해 잘못된 근육 증상의 원인이 될 수 있다. 이 환자의 경우 "자연적인" 콜레스테롤 강하제인 홍국(red yeast rice)을 복용했다고 하였다, 홍국은 로바스타틴(lovastatin)으로 리피토(lipitor)와 적색 효모로부터 높은 양의 스타틴을 섭취하고 있기 때문에 스타틴유발근병증의 위험이 증가한 것으로 유추된다. 감별진단을 위해 환자의 발단, 패턴 및 근력약화 지속 기간 및 현재 운동 처방과 관련된 추가 질문을 해야 한다. 영향을 받는 근력강화훈련으로 인해 근육 특유의 약화(예: DOMS)나 피곤함에 대한 통증이 운동 후 48~72시간 사이에 해결되어야 하며, 이 시간 이후에도 통증이 지속되면 치료사는 운동 유발 근육통을 배제할 수 있다. 그는 관절가동범위, 근력, 유연성, 감각, 반사 작용 및 기능검사뿐 아니라 증상이 있는 근육의 촉진검사를 해야 한다.

근골격계 검사는 건염(tendinopathies), 관절병(arthropathies), 섬유근통(fibromyalgia) 및 근막통증증후군(myofascial pain syndrome)과 같은 근육

통을 유발하는 다른 조건을 제외시키는 데 중점을 둔다. 근력측정계와 악력계는 회복 정도를 정량적으로 확인할 수 있는 방법이다. 근력측정이 근병증 회복뿐만 아니라 이후의 스타틴 재사용을 추적하는 데 도움이 되므로 의사에게 환자를 다시 안내할 때 도움이 될 수 있다. 평가 중 치료사는 약화를 나타내는 패턴을 확인해야 한다. 예외는 있지만 주로 근위부의 약화는 일반적으로 근병증 장애를 나타내는 반면, 원위부 약화는 신경병증 상태를 나타낼 수 있다. 다초점 분포(multifocal distribution)에서 선택된 근분절을 포함하는 분절 약화는 운동신경병증[앞뿔세포(anterior horn cell)의 장애]과 관련이 있을 수 있다. 이러한 약화는 신경근 전달장애를 야기시킨다. 스타틴에 의한 근력약화는 최근에 운동하지 않은 근육들에게서 증상이 나타날 수 있으며 며칠간 쉬었을지라도 증상이 호전되지 않는 경우도 있다. 스타틴 유발 근육 증상은 대퇴, 비복 또는 두 가지 모두에 주요 통증 부위가 있는 커다란 대칭 근위 근육 그룹을 종종 포함한다.

기능 평가에는 계단 오르기검사와 6분 걷기검사(Six-Minute Walk Test)가 포함될 수 있다. 이 검사는 연령과 일치하는 기준(age-matched norms) 또는 예상치 못한 환자의 기능 상태 저하보다 낮은 수준을 나타낸다. 이 검사는 근위부 근력약화는 물론 하지통증과 약화를 포함하는 스타틴 관련 근병증의 임상 양상을 기능적으로 측정할 수 있다는 이점이 있다.

현재의 경우, 환자의 통증은 하지에서 시작하여 상지로 진행된다. 따라서 그녀는 일반화된 약화 패턴을 제시했다. 그리고 그녀는 일상생활활동으로 피로감을 호소했다.

운동으로 인한 근육피로와 동통은 이전에 운동을 한 근육에서만 증상이 나타나는데 대부분 며칠 이내에 증상이 해소되나 그렇지 않은 경우가 있다. 이 환자의 경우 스타틴유발근병증의 주요 위험인자로는 스타틴(붉은 효모 쌀과 리피토), 다른 콜레스테롤 저하제(gemfibrozil, niacin)의 혼합 사용, 성별(여성) 및 노년층이 위험요인이다.

치료 계획과 중재

스타틴 사용의 부작용 징후 및 증상에 대한 환자 교육이 필요하다. 물리치료사는 물리치료 평가 결과에 대해서 의사에게 알리고 환자의 증상에 대해 추가 평가를 요청해야 한다. 의료검사에서 스타틴 관련 근병증이 확인되면 의사와 물리치료사 모두 환자의 부작용 회복에 적합한 치료 계획을 세워야 한다. 포화지방과 콜레스테롤의 감소, 신체 활동 증가 및 체중 조절을 포함한 치료적 생활 습관 변화에 관한 상담은 고콜레스테롤혈증 또는 심장혈관질환이 있는 모든 환자 관리의 일부가 되어야 한다.

수백만 명의 미국인이 고지혈증을 줄이기 위해 스타틴을 처방받기 때문에 물리치료사는 스타틴에 의해 유발된 근병증을 탐지하고 환자의 상태, 예후를 확인하여 심각한 장애의 가능성을 줄이는 데 필요한 정보를 제공한다.

근거 중심 임상적 추천

SORT: 추천 분류의 장점

A 일관된, 양질의 환자 지향적 근거

B 일관되지 않거나 제한된 질적 수준의 환자 지향적 근거

C 동의, 질병 중심의 근거, 일반적인 관행, 전문가의 의견 또는 사례 시리즈

1. 다량의 스타틴에 의해 근병증 및 횡문근융해의 위험이 증가한다. **A 등급**
2. 스타틴유발근병증의 증상은 상지보다는 근위부 하지근육에 잘 침범된다. 대칭적으로 잘 나타나고 근육통, 통증, 경련, 경직 또는 근약화 증상이 나타난다. **B 등급**
3. 정량적인 근력측정은 회복 정도를 예측하는 데 도움이 된다. **C 등급**

종합 질문

27.1 스타틴유발근병증은 다음과 같은 위험인자 중 어떤 것과 관련이 있는가?

A. 고령

B. 여성

C. 다량의 스타틴

D. 모두 정답

27.2 다음 중 고지혈증으로 간주되는 혈청 콜레스테롤 수치는?

A. 120mg/dL

B. 180mg/dL

C. 200mg/dL

D. 240mg/dL

정답

27.1 **D.** 전문가들은 스타틴 관련 근육통증의 빈도는 사람과 동물 모델에서 스타틴 혈청 농도가 증가함에 따라 증가한다고 한다. 혈액 및 근육에서 스타틴 농도의 증가가 근육통증과 연관성이 있다. 여기에는 스타틴 용량 및 시토크롬 P450(CYP) 또는 글루크론산화(glucuronidation) 공정을 통한 스타틴 대사 방해에 수반되는 약물 사용이 포함된다. 고령자와 여성은 스타틴유발근병증의 위험인자이다.

27.2 **D.** 총 혈중 콜레스테롤 농도가 240mg/dL 이상인 경우 고지혈증으로 진단을 내린다.

뇌성마비

Cerebral Palsy

Sheryl A. Low

CASE 28

5세 여자아이는 유치원에 입학하기 전 물리치료사에게 평가가 의뢰되었다. 그녀의 의료 차트에는 뇌성마비-경직성 양측마비장애로 기록되어 있다. 그녀는 3년 동안 집에서 재활 서비스(신체적, 직업적, 언어 치료)를 받았다. 아이는 최대 30피트의 거리를 발목-발 보조기(ankle foot orthosis, AFO)를 착용한 후 휴대용 후방 보행기(posterior walker)를 이용하여 매우 느린 속도로 이동이 가능하다. 의자에 앉을 수 있지만 자세 조절은 양(fair) 수준이다. 그녀는 의자에서 보행기에 서는 데 약간의 시간이 필요하며 장애물 주위에서 보행기를 이동하는 데 어려움이 있다. 물리치료사는 아이를 평가하고 가족 및 교사와 상의하여 학교환경에서 기능적 운동 결과를 얻기 위한 물리치료 계획을 개발해야 한다. 이 보고서는 개별 교육 계획(Individualized Education Plan, IEP)의 일부가 될 것이다. IEP팀과 함께 물리치료사는 아동 교육 계획의 일부분으로 받을 물리치료 서비스의 수준을 결정한다.

- ▶ 환자의 신체 상태를 기반으로, 이후 활동 제한에 영향을 미치는 인자는 무엇이라 생각하는가?
- ▶ 우선적으로 해야 하는 검사는 무엇인가?
- ▶ 경직성 하지마비 아이의 기능적 이동을 측정하는 가장 적절한 물리치료 평가방법은 무엇인가?
- ▶ 뇌성마비 아이에게 나타나는 이차적인 손상은 무엇인가?

주요 정의

- **뇌성마비**(cerebral palsy, CP): 발달 중인 태아 또는 유아 뇌에서 발생하는 비진행성 장애인 운동 및 자세 발달의 장애로 활동 제한을 나타내는 질환; 운동장애는 종종 감각, 인지, 의사소통, 지각, 행동, 간질 및 이차적인 근골격계 문제 동반
- **개별 교육 계획**(individualized education plan, IEP): 장애인교육법(individuals with disabilities education act, IDEA)이라는 미국연방법에 따라 운영되며, 아동의 기능 수준에 따라 가정, 학교 직원 및 직업, 물리 및 언어치료사에 의해 매년 개발되고 있는 계획; 만약 팀의 아이들이 교육적 목표를 달성하는 데 도움이 필요하면 학교환경에서 물리치료 서비스 제공

목표

1. 뇌성마비 아이에게 영향을 미치는 손상과 기능 및 활동 제한에 대해서 설명한다.
2. 물리치료 계획에서 아동과 가족의 우선순위를 결정하는 주요 질문에 대해서 설명한다.
3. 학교에서 아동의 이동성과 기능 수준을 측정할 수 있는 신뢰할 수 있고 유효한 평가도구를 설명한다.
4. 뇌성마비 아이를 위한 적절한 검사법에 대해서 설명한다.

물리치료 시 고려사항

뇌성마비로 인한 경직성 양측마비의 경우 이동성, 활동 및 참여 제한을 가진 아동을 관리하는 데 고려할 점:

▶ **일반적인 물리치료 계획/목표:** 교실 좌석, 욕실/화장실 및 식사/간식 시간의 이동을 포함하여 학교환경에서 걷기 및 이동성 평가; 필요한 장비 및 적응의 평가; 이차적인 장애를 최소화하면서 기능적 독립성과 안전성을 갖춘 학교 관련 활동에 참여할 수 있는 아동의 능력을 최대화한다.

▶ **물리치료 중재**: 과제의 안전한 수행을 위해 필요한 지원 수준에 대한 환자/교사/가정 교육; 강화, 가정 스트레칭 프로그램, 균형 및 자세 조절 활동, 기능 이동훈련, 지구력 조절을 위한 부분 체중부하 트레이드밀훈련; IEF 팀과의 협력 및 의사소통

▶ **물리치료 시 주의사항**: 가능한 합병증(예: 발작장애); 근구축, 고관절탈구, 골 변형 및 낮은 활동 수준으로 인한 심혈관 지구력 부족과 같은 이차적 장애

▶ **물리치료를 방해하는 요인**: 아동의 인지 수준과 동기 부여; 가족의 우선 순위와 아동의 장애와 잠재력에 대한 문화적 이해; 성장 속도에 따라 장비 및 보장구의 적절한 적합성 및 움직임에 영향을 미치는 근길이의 변화를 점검할 필요가 있음

건강 상태의 이해

뇌성마비는 신경계 및 운동, 학습, 청력, 시각 및 사고를 포함한 뇌 기능과 관련된 장애를 설명하는 포괄적인 용어이다. 뇌성마비 아이들은 움직임, 근 조절, 협응, 근긴장도, 반사, 자세 및 균형, 대근육 및 소근육 운동능력 및 구강운동 수행에 영향을 미치는 운동 행동을 담당하는 뇌 영역의 손상과 관련된 운동장애를 나타낸다. 자세와 운동장애는 시간이 지남에 따라 변화하지만 손상받은 원래의 뇌는 비진행성이다. 병변의 정도는 변하지 않으나, 후유증은 운동 및 자세 조절의 감소와 운동 학습의 결함을 보완하기 위해 아동이 사용하는 비정상적인 운동 패턴으로 인해 나이에 따라 다양하게 나타난다. 비정상적인 움직임의 패턴은 매우 다양하며 초기 손상의 원인, 부위 및 정도에 따라 상당히 달라진다.

뇌성마비는 발달 중인 뇌의 특정 부위가 손상된 결과이며, 뇌가 아직 발

달 중일 때, 자궁 내에 있을 때 또는 생후 몇 년 이내에 발생할 수 있다. 그것은 산전, 산후 또는 출생 후의 다양한 요인들로 인해 발생할 수 있다. 뇌성마비의 위험인자로는 저체중, 임신 중 산모감염, 조기 출산, 자궁내 뇌로의 산소 또는 혈류 불충분, Rh 질환, 다분만(multiparity), 두부 외상, 진통과 분만 중 합병증, 낮은 Apgar 점수, 발작 및 유아의 황달 등을 포함한다. 최근 문헌에 따르면 저체중, 자궁내감염(intrauterine infection) 및 다태임신(multiple gestation)과 같은 위험인자가 가장 중요하다. 지난 40년 동안의 문헌 검토에서 Odding과 그의 동료들은 출생 시 체중이 10번째 백분위 수 이하인 32~42주생은 출생 체중이 25~75번째 백분위 수 유아보다 뇌성마비가 6배 더 높았다. 만삭까지 자궁내감염에 노출된 유아는 뇌성마비 위험이 4.7%이며, 출생체중이 낮은 유아에게 자궁내감염이 발생하면 위험은 4배 증가한다. 다분만은 뇌성마비 위험도를 증가시킨다. 쌍둥이인 경우 유병률이 1,000명당 12.6명이며, 세쌍둥이인 경우 1,000명당 44.8명이다.

미국의 경우 1,000명당 2~3명의 어린이가 뇌성마비이다. 미국 뇌성마비협회는 미국에서 뇌성마비 인구는 80만 명이라고 추정한다. 뇌성마비 유병률에는 성별, 민족성, 사회 경제적 지위와 상관관계가 없다. 현재 뇌성마비 환자의 평균 수명은 29~37세이다. 평균 수명은 사람의 이동성 수준과 심각도에 따라 달라진다. 뇌성마비 발병률은 신생아 의료 서비스의 발전으로 인한 미숙아 생존율 증가로 지난 40년 동안 크게 증가했다.

뇌성마비는 다양한 종류의 장애와 기능 제한이 있다. 일반적인 장애에는 운동범위 감소, 근력 부족, 운동 조절능력 감소, 비정상적인 근긴장도, 손상된 균형반응 및 비정상적인 반사 등이 있다. Odding 등은 뇌성마비로 진단받은 사람들의 100%가 운동장애가 있으며 가장 흔하게 나타나는 증상이 경직(spasticity)이라고 하였다.

경직의 심각성 정도는 뇌성마비의 유형과 뇌손상의 정도에 따라 다양하다. 경직은 개인의 기능적 이동성과 식사, 목욕, 옷 입고 벗기 및 화장실 사용을 포함한 일상생활동작의 수행 정도에 따라 달라진다. 경직으로 인해 통증, 구축, 장 및 방광 문제, 수면장애 등이 나타날 수 있다. 뇌성마비와 관련된 장애로는 인지장애(23~44%), 언어장애(42~81%), 시각장애(62~71%), 청력장애(25%), 발작(22~40%), 섭식(feeding) 및 성장장애, 발작, 행동 및 정서장애가 나타날 수 있다.

뇌성마비 진단은 최종적으로 의사가 내리지만 물리치료사는 진단 과정에서 중요한 역할을 할 수 있다. 예를 들어, 물리치료사는 지연된 뻗기(reaching), 앉기(sitting), 구르기(rolling), 네발기기(crawling) 또는 걷기와 같은 기능의 발달지연을 나타낼 수 있다. 발달지연이 발견되면 의사에 의한 영상진단 등을 통하여 병의 진단을 받을 수 있다. 뇌성마비의 진단을 위한 표준화된 기준은 없다. 의사는 먼저 비정상적인 근긴장도, 발달지연 및 자세이상을 비롯하여 가장 전형적인 증상을 관찰한다. 그리고 아동의 운동능력을 평가한다. 둘째, 다른 운동장애를 배제하고 뇌손상 부위와 상태를 결정하기 위해 뇌영상(neuroimaging)[뇌 초음파(US), 전산화단층촬영법(CT) 스캔 또는 자기공명영상(MRI)]을 시행할 수 있다.

뇌영상은 현재 뇌성마비를 진단하는 주된 방법이다. 많은 의사들이 세부적인 부분까지 확인할 수 있는 MRI를 선호한다. 2004년 Mirmiran 등의 연구에서 뇌성마비 진단을 받은 20개월 소아의 MRI 민감도와 특이도는 각각 71%와 91%였고, 31개월의 소아에서는 86%와 89%를 나타내었다. 또한 이 연구는 뇌성마비를 예측하는 방법으로서 뇌 초음파의 민감도와 특이도를 연구하였는데 20개월 소아에서 29%와 86%의 민감도와 특이도를 나타내었으며, 31개월 아동에서 43%와 82%의 민감도와 특이도를 나타내었다. 2010년에 Hnatyszyn 등은 MRI를 사용하여 47명의 만삭 및 조산아에서 뇌성마비를 예측하는 민감도는 100%를 나타내었고 특이도 또한 높았다(각각 75% 및 72%).

뇌성마비의 진단은 대개 운동장애의 형태에 따라 경직형, 운동장애성(dyskinetic), 운동실조형(ataxia)의 세 가지로 분류된다. 경직형 뇌성마비는 운동 중

뻣뻣한 근육이 특징이다. 경직형 뇌성마비의 상지는 보통 한쪽 팔과 손의 침범을 보이기 때문에 편마비(hemiplegia) 또는 반신불완전마비(hemiparesis)로 분류된다. 경련의 편마비, 반신불완전마비도 다리에 영향을 미칠 수 있다. 보행은 종종 지연되며 아이들은 발뒤꿈치가 짧기 때문에 이차적으로 발가락으로 자주 걷는다. 경직성 뇌성마비에서 지능은 보통 정상이지만 언어는 발달이 지연되는 경향을 나타낸다. 경직성 양측마비의 경직은 주로 양쪽 다리에 나타난다. 훨씬 덜 심각하지만 팔과 손도 영향을 받을 수 있다. 뇌성마비의 가장 심각한 형태는 경직성 사지마비(quadriplegia), 사지불완전마비(quadriparesis)이다. 그것은 종종 정신지체(mental retardation)와 관련이 있다. 말하는 능력뿐만 아니라 이해력 또한 떨어진다. 일반적으로 뇌성마비는 목근육의 저긴장성(hypotonicity)과 사지의 상당한 경직을 나타내어 보행이 힘들다. 운동장애성 뇌성마비는 근육긴장항진(hypertonia)과 근긴장저하(hypotonia)와 함께 나타나는 특징을 가지며 손, 발, 팔 또는 다리의 느리고 제어되지 않는 몸부림치는 움직임이 나타나는 것이 특징이다. 혼합된 긴장도는 바른 자세를 유지하는데 어려움을 초래하고 섬세한 움직임 제어를 어렵게 만든다. 말하기에 필요한 근협응능력이 약해지고 과활동적인 혀와 안면근육의 찡그리기 또는 침을 흘리는 것이 특징이다. 뇌성마비 중 운동실조형은 드물다. 이는 소뇌 영향에 의해서 나타나고 떨림과 근육긴장저하 증상이 특징이다. 협응능력 결핍 또한 나타난다. 운동실조형 뇌성마비 아이는 빠르고 정확한 움직임에 어려움을 겪고 의도성 떨림(intention tremor)이 나타날 수도 있다. 보행의 어려움을 나타낸다. 보행 시 불안정하고 비정상적으로 큰 지지면을 가지는 특징이 있다. 운동실조 아이들의 증상이 일반 뇌성마비 아이들과 비슷하지 않는 것이 일반적이다(예: 일부 근육의 과도한 경직 및 다른 근육의 긴장 저하). 특정 분류가 명확하지 않은 경우 '혼합 유형 뇌성마비'로 분류한다.

뇌성마비 아이들은 현재의 장애 개념, 기능적 제한 및 연령에 맞는 관련 활동에 참여할 수 있는 능력에 따른 운동 기능 수준에 따라 분류된다. GMFCS

표 28-1 • 뇌성마비 대운동 기능 분류 시스템	
1단계	실 · 내외 제한 없이 보행 가능
2단계	보조장비 없이 보행 가능; 실내 · 외 보행 제한
3단계	보조장비를 사용하면 이동이 가능함; 실내 · 외 이동이 제한됨. 독립적으로 앉기 가능
4단계	자가 이동 가능하나 제한적임; 실내 · 외 이동 시 보행기나 전동 휠체어가 필요함. 앉기 시 도움이 필요함
5단계	머리와 체간 조절이 어렵고 보조장비를 활용해도 자가 이동이 매우 어려움

(Gross Motor Function Classification System)는 1997년 캐나다 McMaster 대학의 CanChild Center for Childrenhood Disability 연구원이 개발했다. GMFCS는 기능적 능력, 장애 제한, 이동성 및 자립능력에 따라 뇌성마비를 5단계로 분류한다(**표 28-1**). 4년 동안 Rosenbaum 등은 GMFCS 척도의 객관성을 평가하기 위해 657명의 어린이를 대상으로 연구하였으며 각 단계별 운동발달 곡선을 만들었다. 이를 통해 물리치료사와 의사는 대다수의 어린이가 자신의 운동 기능 잠재력의 90%에 도달할 때를 예측할 수 있게 되었다. 예를 들어 초기에 GMFCS 등급 II로 분류된 경우, 운동발달 곡선에 따르면 해당 분류의 어린이 중 50%는 평균 4.5세에 최고 수준의 운동 기능 수준에 도달한다. 이 예측은 치료사가 나이와 분류에 따라 치료 중재 유형과 목표를 계획하는 데 도움을 준다. 또 다른 연구는 GMFCS 등급과 대근육기능검사(Gross Motor Function Measure, GMFM)를 사용한 아이들의 수행 정도 간의 상관관계 연구이다.

물리치료 환자/고객 관리

뇌성마비를 가진 어린이는 효과적으로 걷고 놀이 및 스포츠 활동에 참여하는 능력이 떨어지므로 충분한 힘과 심폐기능을 유지하기 어렵다. 뇌성마비가 있는 어린이의 75%가 보행이 가능하다고 추산한다(GMFCS 등급 III 또는 그 이상에서의 기능을 나타내는 뇌성마비). 걷지 못 하거나 걷기가 제한적인 어린이는 제한 없이 걷는 어린이와 비교하였을 때 친구와의 사교 활동에 적게 참여한다. 연구원은 585명의 뇌성마비 부모에게 활동과 참여를 위한 가족 우선순위를 확인했다. 61%의 사람들이 이동성을 우선순위로 지정했다[다음으로 셀프 케어(self-care)]. 물리치료사와 IEP 팀이 일상생활동작에 대한 충분한 힘을 유지하고, 심폐기능을 향상시키고, 학교와 사회 활동 참여능력을 향상하여 아동의 전반적인 삶의 질을 높이기 위해 이동성과 기능을 개선하기 위한 최적의 치료 중재가 무엇인지 파악하는 것이 중요하다. 장애인교육법에 따르면 아이들은 교육을 받을 수 있는 능력을 최대화하기 위해 물리치료 서비스를 받을 권리가 있다. 이 법에 따라 자격 조건을 갖춘 아동은 물리치료 서비스를 평가받고 가족 및 교육 팀과 함께 학년 목표를 결정하고 물리치료사는 교육 목표를 달성하기 위해 직접 및 자문 서비스를 제공한다.

검사, 평가 및 진단

물리치료사는 의무기록 및 부모 또는 간병인과의 인터뷰를 통해 정보를 수집해야 한다. 관련 정보에는 자녀의 출생 내력, 운동 기록, 모든 진단검사, 부모의 요구사항 및 아동의 현재 발달 수준이 포함된다. 또한 아동의 연령과 인지능력은 아동과 그의 부모의 우선순위를 결정하는 중요 요소이다. 기능적 이동(functional mobility) 결과를 얻기 위해 경직성 양하지 뇌성마비(CP-Spastic Diplegia) 아동을 위한 물리치료사 지침 및 최근 임상 관리 지침에 따라 가정과 학교에서의 아동의 기능 이동성 수준에 대한 질문으로 검사를 시작해야 한다. 검사는 장애, 기능 제한 및 동일 연령 아동의 활동 및 참여 제한을 결정하

표 28-2 • 학교환경에서 학생들을 평가하는 질문 예시
아이가 버스에서 독립적으로 승하차할 수 있습니까?
아이가 학교에서 독립적으로 화장실을 사용할 수 있습니까?
아이가 계단을 독립적으로 오르내릴 수 있습니까?
아이가 교실과 바깥에 접근하기 위해 무거운 문을 열고 드나들 수 있습니까?
교사와 돌봄 교사는 아이의 기능적 기술을 향상시키고 도움을 줄 수 있습니까?
학생의 운동능력을 최대화하기 위해서는 어떤 종류의 훈련과 지원이 필요합니까?
아이는 얼마나 오랜 시간동안 책상에 앉아서 수업을 받을 수 있습니까? 그리고 아이는 교실 활동에 참여할 수 있도록 자세 수정이 필요합니까?
아이는 놀이터를 드나들 수 있으며 휴식 시간 동안 활동을 개선하기 위해 어떤 수정이 필요합니까?

기 위해 시스템 리뷰와 특정검사 및 측정 사용을 포함한다. GMFCS 수준을 결정하는 것 외에도 치료사는 GMFM을 사용하여 아이의 운동 기능을 평가할 수 있다.

GMFM은 눕기, 구르기, 앉기, 네발기기 및 무릎 꿇기, 서기 및 걷기, 달리기, 뛰기 등 5가지 차원에서 변화를 측정한다. GMFM은 뇌성마비의 운동능력 변화를 알아내는 데 표준화된 신뢰도가 높고 유효한 측정도구로써 사용된다. 아이의 현재 기능 수준을 확인하기 위해 물리치료사는 PEDI(Pediatric Evaluation of Disability Inventory)를 사용할 수 있다. PEDI는 가정과 공동체 환경에서의 자기 관리, 이동성 및 사회적 기능 영역에서 기능 수행과 간병인 지원을 측정하는 표준화된 평가도구이며, 6개월~7세까지의 장애를 가진 어린이에게 유효하다. 물리치료사는 프로그램 계획을 위한 목표 설정을 돕기 위해 학교 기능 평가(School Function Assessment, SFA)를 사용할 수 있다. SFA는 유사한 평가도구이지만, 유치원부터 6학년까지의 장애 아동에게 유효하며, 학교환경에서 모든 이동성을 포함하는 참여, 과제 지원, 활동 수행 세 영역으로 구성된다. 기능적 제한과 참여를 평가하기 위해 물리치료사는 가정과 학교환경을 포함하여 아동의 일상적인 이동경로를 관찰해야 한다. 물리치료사는 또한 보조/적응 장치 및 보조기가 어떻게 이동에 영향을 미치는지 확인해야 한다. 평가되어야 하는 업무의 예가 **표 28-2**에 있다.

치료 계획과 중재

구체적인 물리치료 목표는 평가 후에 설정되며 IEP 팀의 전반적인 교육 목표에 부합해야 한다. 목표는 당해 학년 내에서 달성 가능하고 측정 가능해야 하며 아동의 나이와 모든 상황에 대해 고려해야 한다. 이를 위해서는 일차 장애(impairments), 기능장애(dysfunction) 및 걷기 속도 제한, 걷기에서 앉기로의 전환, 앉기 지구력 및 자세뿐 아니라 같은 연령대의 아동과 비교하여 활동 및 참여 제한과 같은 기능 제한이 필요하다. 물리치료사는 관절가동범위의 감소, 경직근육의 근수축, 척추측만증으로 인한 자세 변형 및 하지의 골 변형 등의 이차 손상 위험을 점검해야 한다. 경직성 양하지 뇌성마비 아동 치료에 가장 일반적으로 사용되는 물리치료 중재에는 기능적 운동 프로그램을 통한 근력강화, 전기자극, 자전거 타기, 수치료 및 재활 승마 치료가 있다. 향상된 강도는 뇌성마비 아동의 자세와 균형 개선과 관련이 있다. 다른 치료 중재로는 신경발달 치료기술(neurodevelopmental therapy techniques), 공을 이용한 운동 또는 고르지 않거나 거친 표면에서의 운동 수행을 통해 생체역학적 정렬, 균형 및 자세 활동을 개선하기 위한 자세 교육 및 스트레칭 등이다. 트레이드밀에서의 부분 체중지지훈련은 보행 매개변수를 개선하고 뇌성마비의 전반적인 심혈관 지구력을 향상시키는 것으로 나타났다.

근거 중심 임상적 추천

SORT: 추천 분류의 장점

A 일관된, 양질의 환자 지향적 근거

B 일관되지 않거나 제한된 질적 수준의 환자 지향적 근거

C 동의, 질병 중심의 근거, 일반적인 관행, 전문가의 의견 또는 사례 시리즈

1. 뇌성마비 아동은 GMFCS를 사용하여 기능적 이동성 수준에 따라 분류할 수 있다. **A 등급**
2. 물리치료사는 GMFM을 사용하여 뇌성마비 아동의 운동 기능 변화를 점차적으로 측정할 수 있다. **A 등급**
3. 물리치료사는 학교환경에서의 기능적 이동성, 성인으로부터 필요한 도움, 최적의 기능을 위한 환경의 변화를 확인하기 위해 학교 기능 평가(School Function Assessment, SFA)를 사용할 수 있다. **B 등급**
4. 근력강화, 기능 이동훈련 및 트레이드밀훈련은 뇌성마비 아동의 보행과 지구력을 향상시킨다. **B 등급**

종합 질문

28.1 뇌성마비는 대개 처음 몇 년 안에 진단되며 여러 가지 방법으로 분류될 수 있다. 비정상적인 자세반응, 선택적 운동 조절의 제한 및 주로 하지근육의 경직 또는 뻣뻣함이 나타나는 임상징후 및 증상을 통해 진단될 가능성이 높은 뇌성마비 유형은 어느 것인가?

A. 운동실조형
B. 운동장애성
C. 사지마비형
D. 경직성 양하지마비형

28.2 경직성 양하지 마비로 진단받은 뇌성마비 아동의 학교에서 물리치료사는 이차적 장애를 고려해야 한다. 아동이 성장함에 따라 나타나는 전형적인 문제는 다음 중 어느 것인가?

A. 비만 및 당뇨

B. 욕창 및 근육비대

C. 근육구축, 척추측만증, 골 변형

D. 삼킴장애, 연하곤란

정답

28.1 **D.** 뻣뻣한 근육을 가진 아이들은 움직이려고 시도할 때 근육이 경직되는 증상을 나타낸다. 근육은 경직으로 뻣뻣하지만 일반적으로 근력은 약하고 몸의 한쪽 근력이 더 약한 증상을 나타낸다. 상지보다 다리의 근력이 더 약한 증상을 나타내고 경직이 있는 아이를 경직성 양하지 뇌성마비로 분류한다. 그들의 주요 운동장애는 운동 기능의 부족이다.

28.2 **C.** 뇌성마비는 장기간의 경직과 자세 약화로 이차 손상의 위험이 있다. 아이들은 나이가 들수록 몸통과 자세가 약하기 때문에 척추측만증뿐만 아니라 발뒤꿈치와 허벅지 근육의 구축이 나타날 수 있다. 물리치료사는 예방차원에서 가정에서의 스트레칭과 근력강화 프로그램을 개발하고 이차 손상이 나타날 수 있는 부위를 지속적으로 점검해야 한다.

이분척추증

Spina Bifida

Sheryl A. Low

CASE 29

초등학교 6학년인 11세 소녀가 L4/L5 이분척추증(척추갈림증, spina bifida)으로 인해 이동 시 수동 휠체어를 사용하고 있다. 소녀는 사교적이며 대화도 잘하고 학교에 많은 친구들도 있다. 출생 직후, 그녀는 허리 아래 부분의 척수수막류(myelomeningocele)를 닫는 수술을 받았고 뇌수종(물뇌증, hydrocephalus) 예방을 위해 뇌실복강 뇌척수액 션트(ventriculoperitoneal cerebrospinal fluid shunt)를 받았다. 그 이후로, 감염으로 인해 두 번 션트(shunt)시술을 받았고 요로감염을 여러 번 겪었다. 그녀는 생후 8개월에 구르기를 시작했고 11개월이 되어서야 스스로 앉았다. 그녀는 16개월에 기기를 하였고, 3세 때부터 수동 휠체어를 사용해 왔다. 그리고 갓난아기 때부터 정기적으로 물리치료 서비스를 받아왔다. 현재 그녀는 학교에서 수업을 받는 동안에는 도뇨관(catheterization)을 사용하지 않는다. 그녀를 치료하는 물리치료사는 장하지 보조기(긴 다리 보조기, long leg brace)를 이용한 걷기 프로그램으로 그녀의 지구력 극대화를 위한 훈련들을 실시하였다. 그러나 그녀는 집과 교실에서 목발로 10m 정도만 걸을 수 있고 친구들에 비해 매우 느린 속도로 보행하였다. 그녀는 내년에 중학교에 입학하는 데 그 학교는 경사가 높은 지형에 위치하고 있으며 하루 종일 교실들을 옮겨 다니면서 수업을 해야 하는 환경이었다. 그녀는 학년이 높아짐에 따라 체중도 늘어나 보행과 휠체어 조작이 점점 더 어려워졌다. 물리치료사는 적절한 신체 교육을 위한 목 표 확립에 도움을 주고 다른 중학교로의 전학을 권하기 위해 그녀의 가족들과 학교 담당자와 의논하고 있는 중이다.

- ▶ 어떤 검사를 우선적으로 해야 하는가?
- ▶ 가장 적절한 검사는 무엇인가?
- ▶ 환자 관리에 현재 상태가 어떤 영향을 미치는가?
- ▶ 환자의 기능적 제한에 대해 설명한다.

주요 정의

- **개별 교육 계획**(individualized education plan, IEP): 장애인교육법(individuals with disabilities education act, IDEA)이라는 미국연방법에 따라 운영되며, 아동의 기능 수준에 따라 가정, 학교 직원 및 직업, 물리 및 언어치료사에 의해 매년 개발되고 있는 계획; 만약 팀의 아이들이 교육적 목표를 달성하는 데 도움이 필요하면 학교환경에서 물리치료 서비스 제공

목표

1. 일차 및 이차 장애와 이분척추증이 있는 아동에게 영향을 미치는 기능 및 활동 제한을 설명한다.
2. 물리치료 계획에서 자녀와 가족의 우선순위를 결정하는 주요 질문을 설명한다.
3. 자녀의 이동성과 학교에서의 기능 수준을 측정하기 위한 신뢰할 수 있고 유효한 결과 도구에 대해서 설명한다.
4. 가능한 검사에 대해서 설명한다.
5. 이분척추증을 앓고 있는 아동에 대한 보조기기와 장비의 권장사항에 대해서 설명한다.
6. 이분척추증을 앓고 있는 사춘기 이전 아동에 대해 달성 가능한 연령별 목표를 설명한다.

물리치료 시 고려사항

이분척추증으로 인해 학교환경에서 이동성, 활동 및 참여 제한을 가진 아동을 관리하는 데 고려할 점:

▶ **일반적인 물리치료 계획/목표:** 학교, 욕실/화장실, 식사/간식시간에 이동하는 것을 포함하여 학교환경에서의 보행과 이동성을 평가한다; 학교환경에서 필요한 장비와 적응능력 평가; 기능적 독립성과 안전성을 확보하는 동시에 이차적 장애를 최소화하면서 아동이 학교 관련 활동에 참여하는 능력

극대화

▶ **물리치료 중재**: 업무의 안전한 수행을 위해 필요한 지원 수준에 대한 환자/교사/가정교육; 근력강화; 가정에서 할 수 있는 스트레칭 프로그램; 균형과 자세 조절 활동; 기능적 이동성 훈련; 지구력을 위한 심혈관훈련 프로그램; IEP 팀과 협조 및 의사소통

▶ **물리치료 시 주의사항**: 욕창(pressure ulcer)이 나타나는지 매일 확인; 골다공증 증상, 낙상으로 인한 골절 위험

▶ **물리치료를 방해하는 요인**: 요로감염, 션트 오작동(shunt malfunctions), 감소된 심혈관 지구력, 척주측만증(scoliosis), 비만, 장비 또는 보조기의 부적절한 착용

건강 상태에 대한 이해

이분척추증은 골수이형성증(척수형성이상, myelodysplasia)의 다양한 형태를 설명할 때 흔히 사용되는 용어이며, 태아발달 중 척추 폐쇄의 결함이 발생되는 질환이다. 이분척추증 장애는 보이는 열린(aperta) 장애 또는 숨은(occulta) 장애로 분류될 수 있다. 열린 병변이 생기면 신생아의 경우 수막(뇌막, meninges)의 척수가 돌출된 상태이므로 신생아의 분만 중 신경과 척수가 손상될 위험이 증가한다. 일반적으로 병변 수준 또는 그 이하에서 감각 및 운동 손실이 발생하여 마비(paralysis), 만곡증(clubfeet), 신경성 장 및 방광, 수두증(뇌수종, hydrocephalus)과 같은 주요 신경학적 장애를 유발한다. 이분척추증은 일생 동안 지속되는 장애를 가진 선천성 질환이다. 척수수막류(myelomeningocele, MM)는 이분척추증의 가장 심각한 상태로 척추 폐쇄의 결함으로 수막과 척수가 등쪽으로 탈출하는 질환이다. 정상인의 경우 임신 8주 초에 신경조직은 신경관(neural tube)을 형성하기 위해 자체적으로 접힌

다. 나중에 신경관은 중추신경계 구조로 발전한다. 척추의 특정 부분의 신경화 과정 실패는 열린 결함(open defect)의 원인이 된다. 척수수막류 같은 신경 결함은 임신 중 유전적 기형(genetic malformation), 알코올이나 발프로산(valproic acid)에 노출되거나 산모 식단의 엽산(folic acid) 부족이 원인이 될 수 있다.

모체 알파-페토프로테인 선별(materal alpha-fetoprotein screening)검사와 초음파 기술은 신경관 결함의 조기 발견을 가능하게 한다. 최근에 실시된 무작위 임상시험(randomized clinical trial)에서는 158명 아기들의 척수수막류의 출생 전 수술과 출생 후 수술의 비교를 보여준다. 출생 전 수술을 시행한 아이들은 전체 40%에서 션트 시술이 필요했고 출생 후 수술을 시행한 아이들은 전체 82%에서 션트 시술을 필요로 했다. 이 수술은 여전히 몇몇 센터에서만 시행되고 있지만 더 많은 외과의사들에게 기술 보급이 필요하다. 미국에서 척수수막류 발생률은 1,000명의 정상 출생당 0.17~6.39명 사이이다. 성별에 따른 발생률을 보게 되면 여자가 남자보다 척수수막류에 의한 영향을 더 많이 받는다. 지역에 따른 발생률 차이를 보면 미국 서부에 비해 동부와 남부에서의 발생률이 더 높다.

척수수막류는 아이가 결함 부위에 수막이 팽창되어 있는 증상을 통해 쉽게 질병을 확인할 수 있다. 일반적으로 결함 부위를 폐쇄하는 수술은 출생 후에 시행한다. 또한 아이는 수두증, 신장 및 비뇨기과적인 결핍 및 중추신경계의 다른 기형에 대해 선별검사를 받는다. 척수수막류로 태어난 아이들 중 25%는 수두증을 앓고 있으며 그렇지 않은 아이들 중 60%는 병변 부위 폐쇄 수술 이후에 수두증 증세를 나타낸다.

만약 수두증이 있는 경우 과도한 뇌척수액을 뇌에서 림프계로 재흡수시키기 위해 뇌복막션트(ventriculoperitoneal shunt)를 시행한다. 션트가 있는 아동은 션트 오작동이 계속 발생할 위험이 있어 즉각적인 수술이 필요하다. 션트 오작동의 징후로는 부종, 구토, 과민성(irritability), 무기력(lethargy), 발작,

사시(strabismus), 두통, 션트 경로에 따라 피부색이 붉게 바뀌는 증상, 성격 변화, 기억 변화, 글씨체 변화, 놀이나 학교에서의 활동량 감소 등을 겪게 된다.

소아가 만곡족 변형을 갖고 있는 경우 보조기 그리고 체중부하 운동을 통해 발의 변형을 최대한 막아야 한다. 만약 보조기가 성공적이지 않으면, 아이들은 발 변형 교정을 위해 외과적 중재가 필요할 수 있다. 척수수막류를 가진 아이들은 물리치료 서비스를 최대한 빨리 받아야 한다.

척수수막류에서 일차적 장애는 태어날 때 분명하게 나타나며 신경관의 열린 결함으로 인해 중추 및 말초신경 시스템 손상으로 인한 직접적인 결과이다. 소아들은 보통 일차적 병변의 수준에서는 이완성 마비 증세를 나타낸다. 감각과 운동 기능 소실이 비대칭적으로 나타날 수 있고 자궁내의 태아 위치가 관절가동범위 결함과 하지의 발육부전에 원인이 될 수 있다. 운동 수준을 명명할 때는 손상되지 않은 가장 낮은 수준의 피부분절 또는 근육분절로 지정한다. 장애 수준을 분류하기 위한 방법들이 있다. 일반적으로 Hoffer 등의 방법이 사용된다. Hoffer 등은 보행 상태에 따라 아이들의 척수수막류를 분류한다. 5~42세 사이의 척수수막류 환자 56명을 대상으로 한 연구에서 피부분절 및 신경분포 수준에서 기능에 따라 보행자를 분류하는 기능적 방법을 개발하였다. Hoffer 등이 개발한 4가지 유형 보행자 분류는 보행 불가능자(nonambulators), 비기능적 보행자(nonfucntional ambulators), 가정내 보행 가능자(household ambulators), 지역 보행 가능자(community ambulators)이다. 보행 불가능자는 휠체어를 통해서만 이동이 가능하고 독립적으로 가능한 것은 의자에서 침대로 이동 정도이다. 비기능적 보행자는 집, 학교, 병원과 같은 장소에서 치료기간 동안 보행이 가능하고 그 외의 다른 장소에서는 휠체어를 이용해서 이동이 가능하다. 가정내 보행 가능자는 보조기를 이용하여 실내에서만 이동이 가능하다. 보조기 없이도 의자나 침대로의 이동은 가능하다. 집이나 학교에서 실내 활동을 할 때 휠체어를 사용할 수도 있지만, 지역사회의 모든 활동을 위해 휠체어를 사용할 수 있다. 지역 보행 가능자는 대부분의 실내·외 일상생활에서 걷는 것이 가능하고 이동 시 목발이나 보조기 또는 둘 다 필요할 수 있지만 장거리 여행 동안에만 휠체어를 사용한다.

시간이 지남에 따라 척수수막류를 가진 아이들에게 이차 장애가 발생할 수 있다. 척추측만, 비만, 경직, 감소된 심근 지구력(cardiac endurance), 인지장애, 상지 공조운동보행장애(upper limb dyscoordination), 피부손상, 근수축, 뇌성마비, 언어장애, 만성요로감염, 시각-지각장애, 라텍스 알레르기(latex allergy), 계류척수증후군(결박척수증후군, tethered cord syndrome) 등이 나타날 수 있다. 이 아이들은 장과 방광에 장애가 있기 때문에 요로감염에 걸리는 경우가 빈번하며 이 질환으로 입원하는 경우가 종종 있다. 이차적 장애는 척수수막류 수명을 단축시킬 수도 있다. 척수수막류 아이들에 대한 25년간의 후속 연구에서 Bowman과 동료들은 75%의 아이들이 성인이 될 때까지 살아남는다는 것을 확인했고 그들 중 대부분은 고등학교나 대학에 다녔다. 대부분의 사람들은 부모와 함께 살고 있고, 50%는 척추측만증을 앓고 있고, 30%는 라텍스 알레르기를 갖고 있으며 일부는 션트 오작동과 계류척수증후군 관련 문제를 갖고 있는 것이다.

장애 모델의 최근 변화는 물리치료사들이 어린이가 필요로 하는 기술에 중점을 두는 것에서 사회 독립성과 참여에 중점을 둔 수명연장 접근 방식(lifespan enablement approach)으로 바뀌어가고 있는 것이다. 국제기능장애건강분류(International Classification of Function, Disability and Health, ICF)는 치료사들이 장애가 있는 개인에 대한 치료 계획을 수면연장에 집중하여 분류하는 모델이다. 이 모델에는 신체기능과 구조, 활동 참여의 세 가지 영역이 있다. 이 모델은 건강과 기능을 연관시켜 질병이 기능과 구조의 장애로 인해서 나타나는 병리학적 결과로 보는 것이다. 이는 결국 연령과 관련된 활동과 참여를 제한시킨다.

물리치료 환자/고객 관리

척수수막류 아동은 가능한 높은 수준의 기능을 달성하기 위해 학교나 외래 진료소에서 정기적으로 물리치료를 받는다. IDEA는 물리치료가 학부모, 교사 및 교육 담당자를 포함한 IEP의 일부라고 규정하고 있다. 6학년 아이들도 학교에서 IDEA하에 물리치료 서비스를 받을 것이다. 11세는 새로운 환경에서 그녀의 능력을 결정하기 위한 종합적인 물리치료 시험과 평가를 필요로 하는 과도기적 시점이다. 고등학교에서는 물리치료사의 역할은 장애를 일으키는 과정을 줄이고 척수수막류를 가진 청소년들이 독립적인 삶을 살아갈 수 있도록 돕는 데 치료의 초점을 맞추고 있다. 과도기적인 문제들에는 대학을 위한 직업 훈련이나 계획, 더 큰 캠퍼스나 지역사회에서의 접근성의 문제, 추가적인 지원 요원들의 훈련이 포함된다. 장애가 있는 성인을 위한 간병이 가족들에게 매우 스트레스를 주므로 소아과 의사와 보건 담당자들이 가족들을 돕는 데에 지지적인 역할을 해야 한다고 제안했다. 어머니들은 보통 척수수막류를 앓고 있는 성인들에게 매우 큰 신체적 부담을 느끼고 있다. 척수수막류 청소년을 대상으로 한 단면 연구에서 Bartonek과 Saraste는 기능 상실과 신경학적 퇴화 및 션트 개정 사이의 상관관계를 발견했다. Hirst에 따르면 기능 상실과 다른 이들에 대한 의존은 사회적 핸디캡에 영향을 미친다. 다른 연구 결과에 따르면 장애가 있는 대부분의 젊은이들은 직업이 없고, 미혼이며, 사회적으로 고립되어 있다. 물리치료사는 이러한 과도기 동안 아이들이 자립성을 높이고 가족들의 간병 부담을 덜어주는 데 중요한 역할을 해야 한다.

검사, 평가 및 진단

고등학교 진학을 준비하는 현재의 목표를 감안할 때 물리치료사는 철저한 재검사와 평가를 실시해야 한다. 표준화된 시험은 아이의 일상생활 이동성과 기능적 활동을 평가하는 데 사용되어야 한다. 장애목록의 물리적 평가(Physical Evaluation of Disability Inventory, PEDI)는 자기관리와 일상활동에 필요한 지원 수준을 결정하는 데 유용한 도구이다. 자기관리 및 이동성 능력과 성능을 측정하는 이 도구는 자가관리, 이동성 및 사회적 기능의 세 가지 영역을 포함한다.

학교 기능 평가(School Function Assessment, SFA)는 학교환경에서 아이들의 기능 수준을 결정하는 데 사용될 수 있다. SFA는 학교환경 내에 장애가 있는 학생을 위한 기능 및 지침 프로그램 계획을 평가하기 위한 신뢰할 수 있는 참고 도구이다. 평가되는 영역은 학교환경의 모든 이동성을 포함하여 참여, 과제 지원, 활동 수행이다. 또한 아동은 물리치료사 지침에 따라 일차 및 이차 장애에 대한 모든 분야의 검사를 받아야 한다. 척수수막류를 가진 11세 아동에 대해 평가되어야 하는 것은 마비 또는 감각이상 유무, 관절가동범위의 변화 및 앉아 있거나 누워 있는 자세 정렬의 변화에 대한 것이다. 평가할 이차적 장애는 휠체어 추진 또는 보조장비와 함께 걷는 동안 심폐혈관 지구력과 운동 자각을 포함한다. 폐기능검사 또한 아이가 폐 용량에 영향을 미치는 자세 변화가 있는 경우에 필요하다. 물리치료사는 ICF 활용 모델(ICF model of enablement)에 따라 아동의 활동과 참여도를 평가해야 한다. 실제로 Goldstein 등은 아이들이 무엇을 못하는지를 보는 것보다 무엇을 할 수 있는지에 초점을 맞추자고 제안했다. 이는 물리치료사가 자녀가 친구들과 활동을 참여할 수 있도록 선택과 적응방법을 조사하는 것이 필요하다. 어린시절부터 사춘기 직전까지 고려하여야 할 사항은 대소변을 독립적으로 해결할 수 있는 능력, 학교에서 친구들과 잘 어울릴 수 있는 능력, 이동 시 독립성, 심혈과 지구력 유지 및 비만 예방, 압력 경감 및 피부 관리, 근수축 방지 등에 대한 것이다.

시간이 지남에 따라 척수수막류를 앓고 있는 아이들은 몸무게가 늘어나고 심지어 보조기 착용을 하더라도 보행능력을 유지하기가 더 어려워진다. 보조장비로 이동하는 데 소비되는 에너지 사용을 많이 하는 아이들이 그렇지 않은 아이들보다 학교에서 인지 과제 수행 정도가 떨어진다. 보조장치로 이동하는 데 소비되는 에너지 사용이 증가하면 척수수막류를 가진 학생이 이동을 위해 휠체어를 사용할 때보다 인지 과제에 대한 학교 성과가 낮게 나타난다. 따라서 물리치료사는 내구성, 효율성, 안전성 그리고 아동 보행의 효율성을 평가해야 한다. 전체적인 목표는 가장 에너지 효율적인 방식으로 또래들과 보조를 맞추는 것이다. 이상적인 평가방법으로 치료사는 아이가 수업 중 학교에서 얼마나 잘 그리고 오랫동안 휠체어를 손으로 조작할 수 있는지에 대한 아동의 능력을 평가한다. Meiser 등은 경량 휠체어(평균 무게 20kg)와 초경량 휠체어(평균 무게 14kg)를 비교하여 사용했을 때 이분척추증을 앓고 있는 2명의 아동을 대상으로 2분간의 추진력 테스트 동안 에너지 소비와 운동 자각을 비교한 결과 경량 휠체어를 사용할 때 운동 및 피로감이 더 많이 증가하는 것으로 나타났다. 치료사가 아이를 새 캠퍼스로 데려가는 것이 불가능한 경우 치료사는 이 작업 동안 아이의 운동자각(perceived exertion)을 측정하면서 이동에 필요한 거리와 시간을 대략 계산한다. 아동에 대한 운동자각은 아동용 OMNI의 운동 척도(Children's OMNI Perceived Exertion Scale)를 사용해서 측정할 수 있다. 이 척도는 운동 자각을 평가하기 위해 4개의 운동 사진이 있는 10점 척도이다. 이 척도는 다른 민족의 건강한 아이들의 광범위한 대사 강도에 대해 입증되었으며 외상 후 뇌손상과 이분척추증을 앓고 있는 아이들에게도 사용되었다. 에너지 소비량은 추진 심장박동수(heart rate, HR)에 대해 속도로 나눈 나머지 HR을 뺀 에너지 소모지수(energy expenditure index, EEI)를 사용하여 계산할 수 있다. 이 아이의 기능 수행을 결정하는 또 다른 방법은 그녀가 수동 휠체어를 15m의 거리에 놓고 추진하는 시간을 측정하여 동료와의 걷기 속도와 비교하는 것이다. David와 Sullivan은 370명의 아이들이 학교 안에서 15m 거리를 이동하는 동안 평균 속도를 측정한 결과 평균 10.6초의 시간이 걸렸다. 만약 아이가 수동 휠체어를 조작할 충분한 힘과 지구력이 떨어진다면 전동 휠체어가 필요할 수 있다. 전동 휠체어 사용을 뒷받침하는 근거로 시간 기록 휠

표 29-1 • 척수수막류를 앓고 있는 아동에 대한 질문
1. 새로운 학교환경은 어떤가요?(오르막 또는 평지; 교실 사이 거리 등)
2. 쉬는 시간 동안 수동 휠체어로 학교 주변을 이동하는 데 어려움은 없나요?
3. 하루 종일 휠체어에 앉아 있나요? 또는 수업 중에는 휠체어에서 의자로 옮겨 앉나요?
4. 이동시 혼자 독립적으로 이동하나요?
5. 낮 시간 동안 감압완화기기(pressure relief)를 사용할 수 있나요?
6. 혼자서 카테터 삽입을 할 수 있나요? 카테터 삽입을 어느 곳에서 하나요?
7. 학교에서 체육 활동을 하는데 참여를 제한하는 요소들이 무엇인가요?
8. 어떤 스포츠 또는 레저 활동에 관심이 있나요?
9. 과외 활동에 참여하고 있나요?
10. 가정 프로그램의 수정이 필요한가요?
11. 집에서는 걷거나 서는 활동을 계속 해야 하나요?
12. 심혈관계를 건강하게 유지해 주는 활동으로 무엇이 있나요?
13. 또래 친구와의 활동에 더 많은 참여를 할 수 있도록 무엇이 수정될 수 있나요?
14. 어떤 자세와 구조적 문제에 대해서 설명이 필요한가요?(예: 척추, 다리)

체어 추진검사(wheelchair propulsion test) 동안 아동용 OMNI 운동척도 및 EEI에 대한 운동 등급이 제공될 수 있다. 그리고 그녀의 친구들과 비교 시 보행속도 비교도 근거로 이용될 수 있다.

지방 교육청의 고문으로서 물리치료사는 접근성에 필요한 환경 변화에 대한 부분을 권고할 수 있다. 물리치료사는 아동을 위한 이동성 및 서 있기 프로그램 및 적응 장비 사용과 관련하여 교사들 또는 직원을 훈련시킨다. 척수수막류를 앓고 있는 아동은 간헐적 카테터 삽입 및 적응형 신체 교육이 필요할 수도 있다. 검사 과정 중에 고려해야 할 질문은 **표 29-1**에 나와 있다.

치료 계획과 중재

ICF 활성화 모델 적용이 물리치료사의 중재 계획을 결정하는 데 도움이 된다. 아이가 성장함에 따라 물리치료사의 역할은 가족과 아이들이 성인을 준비할 수 있도록 돕는 것에 더 초점을 맞추어야 한다. 그래서 치료 서비스의 빈도가 줄어들고, 일시적이게 되며, 더 구체적인 목표에 집중되는 것은 드물지 않다. 초기에 치료사는 아이들의 일일 교육 프로그램에 필요한 이동, 장비 수요, 적용에 대한 부분을 교육시키기 위해 교사, 간호사와 함께 일하여야 한다. 일반적인 교실 프로그램으로 피부검사(skin check), 간헐적인 카테터 삽입(intermittent catheterization), 압력 경감 그리고 적응된 신체 교육을 위한 특별 프로그램이 포함될 수 있다. 아이가 교실에서 쉽게 이동할 수 있도록 하기 위해서는 전동 또는 수동 휠체어 사용이 가능한 특수한 책상이 필요할 수 있다. 그리고 학교와 집에 두 세트의 교과서를 두는 것도 아이의 생활에 불편함을 줄여줄 것이다.

물리치료사는 프로그램이 정확하게 수행되고 있는지 상시 점검해야 하며 필요하다면 프로그램 변경도 즉시 이루어져야 한다. 이차적 장애를 예방하기 위해서는 물리치료사와 환자 가족들의 노력이 필요하다. 빠른 성장을 하는 아이들은 뼈의 성장이 근육 발달보다 빨라서 구축이 발생될 수 있다. 척수수막류 아이들은 보통 휠체어에 앉아 있는 시간이 길기 때문에 관절 구축 위험이 더 높다. 물리치료사는 아이들의 관절가동범위를 면밀히 관찰하고 구축의 발달을 예방하기 위해 가정 스트레칭이나 서 있는 프로그램과 같은 중재에 집중해야 한다.

아이들이 학교와 사회 활동으로 더 바쁠 수 있기 때문에 여가 활동이 치료를 대신할 수도 있다. 심혈관기능을 유지하는 데 도움이 되는 활동에는 수영, 사이클링 프로그램 또는 핸드 바이크가 포함될 수 있으며, 치료용 말 타기, 스키, 카약, 보트 타기, 캠핑, 요가와 같은 스포츠 활동이 있다. 물리치료사의 역할은 그녀가 스포츠와 레크리에이션 활동에 참여 동안 적절한 상태를 유지하고, 준비운동, 정리운동하는 것을 아이들에게 가르치는 것이다. 상지 근력강화는 기능과 신진대사를 개선하는 데 도움을 줄 수 있다. 스포츠 활동 참여가 사회 참여를 독려하고 장애와 사회적 고립을 줄여준다. **그림 29-1**은 척수수막류 아동에게 ICF 모델을 적용한 내용이다.

마지막으로 물리치료사의 역할은 최대한의 기능적 상태를 유지하면서 살아갈 수 있도록 환자와 그녀의 가족들을 계속 도와주는 것이다. 장애 아동을 위한 물리치료 목표는 사회 활동에 참여하고 기능을 할 수 있는 성인으로 만드는

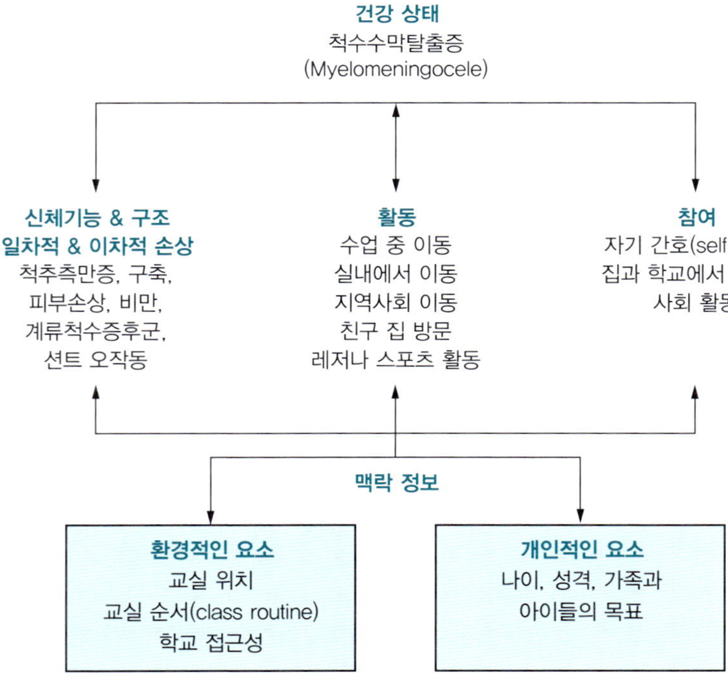

그림 29-1 국제기능장애건강분류(International Classification of Functioning, ICF)는 척수수막탈출증 아이들에게 적용 가능한 모델을 제시하였다(Modified with permission from World Health Organization. International Classification of Functioning, Disability and Health [ICF]; 2001. http://www.who.int/classifications/icf/en/. Accessed June 25, 2012.).

데 도움을 주는 것이다.

근거 중심 임상적 추천

SORT: 추천 분류의 장점

A 일관된, 양질의 환자 지향적 근거

B 일관되지 않거나 제한된 질적 수준의 환자 지향적 근거

C 동의, 질병 중심의 근거, 일반적인 관행, 전문가의 의견 또는 사례 시리즈

1. 운동 수준 분류는 척수수막류 아이의 기능적 보행 수준을 기록하는 것보다 덜 중요하다. **B 등급**
2. 욕창, 진행성 신경계 손실, 골다공증, 션트 오작동과 비뇨기과 감염과 같은 이차적 장애는 척수수막류를 가진 십대와 젊은 성인들에게 일반적인 문제이다. **A 등급**
3. 물리치료사는 최적의 기능 수행에 필요한 환경 적응과 수정 그리고 성인의 도움이 필요한 학교환경의 기능적 이동성을 파악하는 데 학교 기능 평가(School Function Assessment, SFA)가 도움이 된다. **B 등급**
4. 물리치료사는 척수수막류 아이들이 성장함에 따라 사회 활동과 참여 증가에 초점을 맞추어서 치료를 계획해야 한다. **C 등급**
5. 척수수막류 아이들의 기능적 이동에는 정상 아이와의 걸음걸이(또는 휠체어 추진력) 속도 비교, 어린이 OMNI의 운동자각척도 및 추정된 에너지 소비를 사용하여 운동자각평가가 포함되어야 한다. **B 등급**

종합 질문

29.1 척수수막류 아동은 어떤 이차적 장애가 발생되기 쉬운가?

A. 척추측만증

B. 계류척수

C. 비만

D. 모두 정답

29.2 중학교로 진학하는 아동에게 강조되어야 하는 물리치료는 무엇인가?

A. 보행능력 유지

B. 휠체어 지구력 프로그램

C. 학교에서 다른 학생들과의 활동 참여

D. 가정 스트레칭 프로그램

정답

29.1 **D.** 척수수막류 아이들은 근력약화와 신생아부터 구조적인 척추기형의 비대칭성으로 인해 척추측만증에 걸릴 위험이 높다. 외과적 치료 또는 선천성 기형으로 인한 상처로 인해 아이가 자라면서 계류척수가 생길 수 있다. 척수수막류 아동은 흔히 이동성을 위해 휠체어를 사용하기 때문에 에너지 소비가 정상 아동에 비해 훨씬 낮아서 십대일 때 비만이 되기 쉽다.

29.2 **C.** 초등학교에서 중학교로 가는 시점에 재활의 초점은 직접적인 치료적 중재에서 학교 친구들과의 참여를 증가시키는 것으로 바뀌어야 한다. 척수수막류 아동은 나이가 들어감에 따라 더 크고 복잡한 학교라는 환경으로 이동하면서 그들의 보행 상태를 유지할 수 있는 능력이 감소한다. 스트레칭 프로그램은 중요하지만(D) 더 이상 치료의 초점이 아니다. 목표는 아동의 독립성과 학교환경에서 또래 아이들과 함께할 수 있는 능력을 향상시키는 것이다.

다운증후군

Down Syndrome

Cornelia Lieb-Lundell

CASE 30

다운증후군 진단을 받은 7세 소녀는 악화되는 걸음걸이로 인해 외래 물리치료를 받고 보조기 처방도 받았다. 그의 어머니에 의하면 아이가 6개월 전에 양쪽에 엄지건막류절제술(bunionectomies)을 받았고, 수술 후에 걸음걸이가 잠시 호전되었다고 한다. 하지만, 지난 3개월 동안 그녀의 걸음걸이는 퇴행되었고, 현재는 수술 전 상태로 돌아갔다. 아이의 이전 병력은 부모가 제공한 정보와 의무기록을 통해 수집되었다. 그녀는 약 2.8kg의 체중으로 태어났고, 아프가 점수(Apgar score)가 6과 8(각각 1분과 5분)이었으며 출생 시 다운증후군이라는 진단을 받았다. 그 후 Trisomy 유전자검사를 시행하였다. 다른 의학적 합병증은 발견되지 않았고 신생아 청각검사는 통과했다. 그녀는 태어난 지 48시간 만에 퇴원했고 어머니는 그의 오빠보다 아이의 발달이 느리다고 말했다. 그녀는 출생 후 1년이 지나서 독립적으로 앉았고 22개월에 첫 걸음을 내딛기 시작했다. 그 무렵, 어머니는 아이의 무릎이 간헐적으로 붉어지고 약간의 염증이 발생하는 경향이 있다는 것을 발견했고 가끔 아이에게 이부프로펜(ibuprofen)을 주었다. 무릎이 붓는 증상이 1년 정도 간헐적으로 계속되었고 어머니가 그녀를 소아과 의사에게 데려갔을 때는 증상이 사라져 있었다. 아이가 4세가 되었을 때, 소아과 의사는 그녀를 정형외과에 의뢰했다. 진단서에는 다운증후군의 진단과 일치하는 일반적인 문제 외에 특별한 문제점은 발견되지 않았다고 하였다. 4~6세 사이에 그녀는 갑상선 기능장애검사를 받았고 그 결과 정상으로 평가되었다. 그때쯤 그녀의 어머니는 딸이 약간 ‘발을 끄는(shuffling)’ 보행 증세를 나타낸다는 것을 발견하였다. 어머니는 딸의 양쪽 첫 번째 중족골(metatarsal) 관절에 뚜렷한 건막류가 생겼기 때문에 보조기가 필요할지도 모른다고 걱정하였다. 학교 기록을 검토해 보니 5~7세 사이에 적응형 체육 교육(Adaptive Physical Education, APE)의 진전이 없었고 다른 학생들에 비해 2년 정도 발달이 늦었다. 그녀의 어머니는 아이의 보행 문제 때문에 그녀를 발 전문 외과의사에게 데려갔고 엄지건막류절제술을 권고받았다. 수술은 합병증 없이 잘 되었다. 그녀는 5일간 입원 후 정기적으로 치료를 받았다. 어머니의 진술에 의하면 퇴원 시점이 되어서야 뻣뻣함이 줄어들면서 걸었다고 했다.

수술 후 약 3개월이 지나서 하지경직성은 다시 증가하였고 이것을 치료하기 위해 물리치료실에 방문하였다. 물리치료사는 아이가 주차된 차에서 진료소 정문까지 15m를 가로질러 건너는 데 15분이 소요된 것에 확인했다.

- ▶ 위 진단과 연관된 검사징후는 무엇인가?
- ▶ 환자의 신체 상태를 기반으로, 이후 활동 제한에 영향을 미치는 인자는 무엇이라 생각하는가?
- ▶ 어떤 검사를 우선적으로 해야 하는가?
- ▶ 물리치료사 외에 어떤 전문가의 도움이 필요한지 설명한다.
- ▶ 가장 적절한 물리치료 중재는 무엇인가?
- ▶ 이 환자와 그의 상태에 가장 적합한 결과 측정방법은 무엇인가?

주요 정의

- **적응 체육 교육**(adaptive physical education, APE): 장애 아동들이 이용할 수 있도록 체육 활동을 수정하여 만들어진 장애 아동을 위한 특별 활동 프로그램; 연방정부의 특별 교육 서비스 의무 구성요소
- **엄지건막류절제술**(buionectomy): 발의 첫 번째 중족골관절(metatarsal joint)의 돌출된 뼈 돌기의 외과적 제거

목표

1. 다운증후군 아동의 전형적인 발달을 설명한다.
2. 다운증후군과 관련된 일반적인 정형외과적 문제를 설명한다.
3. 물리치료 진단을 위해 필요한 핵심 질문을 설명한다.
4. 발달 또는 기능적 수준, 관절가동범위, 근력 및 보행장애를 평가하기 위해 다운증후군 아동에게 적절한 검사 및 결과 측정방법을 설명한다.
5. 물리치료 평가 관련 구성요소를 설명한다.

물리치료 시 고려사항

보행 문제와 하지의 약한 근력과 이동성을 보이는 다운증후군 아동을 관리하는 데 고려할 점:

▶ **일반적인 물리치료 계획/목표**: 반사검사(reflex testing), Peabody나 Bruininks-Oseretsky 운동능숙도검사(Peabody or Bruininks-Oseretsky Test of Motor Proficiency, BOT-2); 관절가동범위, 근력, 자세, 균형, 통증, 지구력, 보행검사

▶ **물리치료 중재**: 코어 근력강화를 위한 근력훈련, 하지 체중 이동과 골반 안정성; 카덴스(cadence), 보폭(step length), 지지면(base of support)을

증가시키기 위한 트레드밀에서의 보행훈련

▶ **물리치료 시 주의사항**: 통증, 지구력 감소, 낙상 위험

▶ **물리치료를 방해하는 요인**: 피로, 낙상, 통증

건강 상태의 이해

다운증후군은 삼염색체(trisomy) 이상을 가진 질환 중 가장 흔하게 보이는 질환으로 출생 후에 바로 진단이 가능하다. 다운증후군은 정상 염색체 외에 21번의 염색체가 여분의 염색체를 1개 더 가지게 되어 생기는데 약 4%의 경우가 유전에 의해서 나타난다. 다운증후군은 중추성 저긴장증(central hypotonia)과 인대 이완(laxity) 같은 특징을 나타낸다. 그리고 선천성 심장질환(40~50%), 소화기계 문제, 갑상선기능저하증(hypothyroidism), 심각한 인대 이완으로 인한 고리중쇠(atlantoaxial)관절 불안정을 나타낸다.

다운증후군 아이들은 일반적인 관절 불안정성과 과도한 발 회내(pronation), 슬개골 불안정성을 나타낸다. C1/C2 척추의 아탈구 증상은 피로감, 바뀐 보행패턴, 제한된 움직임으로 인한 목통증, 사경(torticollis), 대소변 기능 문제, 감각장애를 나타낸다. 다운증후군에서 소아 특발성 관절염(juvenile idiopathic arthritis, JIA)의 동시 유병률이 높다. 소아 특발성 관절염 증상으로는 간헐적인 관절통증과 부종, 뻣뻣함, 통증성 보행 패턴, 관절가동범위 감소 등이다. 소아 특발성 관절염은 자가면역질환으로 가장 흔한 관절염 중 하나이다. 주로 16세 이하 어린이에게서 나타나고 관절 염증이 6주 이상 나타나게 되면 소아 특발성 관절염으로 진단을 내린다.

다운증후군은 일생 동안 다양한 기관의 의학적 합병증에 걸릴 위험이 높다. 그들은 알츠하이머병이 조기 발병될 위험이 높고 청각과 시각이 조기 퇴화될 위험이 높다. 다운증후군의 가장 흔한 운동발달 특징은 대근육 운동 기

술(gross motor skills)이 일반인에 비해 늦어서 독립적인 보행이 보통 18~21개월에 가능하고 몇몇 아이들은 3세까지 걷는 것이 어려운 경우도 있다. 하지만 시간이 지나면 일반인처럼 걷기, 뛰기, 자전거 타기, 스포츠 참여 등이 모두 가능하다. 언어발달은 일반적으로 늦은 편이고, 특히 이해하는 수용성 언어능력(receptive language skills)이 표현성 언어능력(expressive language skills)보다 좋은 편이다.

물리치료 환자/고객 관리

식사, 운동발달지연, 언어발달지연을 나타내는 다운증후군 아이들은 물리치료, 작업치료, 언어치료를 받게 된다. 운동발달지연을 나타내는 아이들은 물리치료를 받는 것을 추천하는 데 실제로는 많은 다운증후군 가족들이 비타민 치료, 줄기세포 치료, 인지강화 치료와 같은 대체요법으로 치료를 받고 있다. 물리치료사는 다운증후군 아이들의 근골격계 질환관리, 신경학적 안정성, 대근육 발달 관리, 환경에 잘 적응할 수 있도록 치료 및 교육이 필요하다. 물리치료사는 관절, 근육 염증을 조사하기 위해 류마티스 전문 의사에게 의뢰해야 하고 보조기가 필요한지에 대해서 보조기 전문가와 상의해야 한다.

검사, 평가 및 진단

다운증후군 아이들은 관절 과가동성, 대근육 운동발달지연과 같은 전반적인 저긴장증(hypotonia)을 나타내고 제한된 자세 조절 전략을 나타낸다. 7세가 되면 다양한 지면에서 자세 유지가 가능하고 달리기, 정상적인 보행도 가능하다. 아이들이 근골격계, 신경근, 심폐, 피부 영역에 기능부전을 나타낸다면 물리치료사는 반드시 평가를 해야 한다.

부모는 현재 아이들이 가지고 있는 문제와 관련 병력에 대해서 알고 있어야 한다. 치료사는 출생 병력에 대한 검토뿐만 아니라 과거 질병, 입원, 과거와 현재 복용하는 약물, 임상병리검사나 진단방사선영상과 같은 의학적 정보에 대해서도 물어봐야 한다. 심부건반사검사, 자세반사, 근력, 관절가동범위, 균형, 기능 평가와 같은 검사를 시행한다. 운동발달과 능숙도 평가에는 Bruininks-Oseretsky 운동능숙도검사(Bruininks-Oseretsky Test of Motor Proficiency, BOT-2)를 실시한다.

7세 다운증후군 아이들의 전형적인 자세는 발목 회내(pronation), 무릎 과신전, 고관절 굴곡, 복부가 앞으로 나온 과도한 요추전만, 어깨 안정성이 떨어진 자세를 나타낸다. 전반적인 근력은 도수근력검사에서 3/5 이상을 나타내나 같은 나이의 정상 아이들에 비해 약간 낮게 나타난다. 휴대용 악력계 사용이 신뢰도, 타당도가 높은 근력 평가방법이다. 발, 발목, 무릎, 고관절, 어깨, 팔꿈치, 손가락의 관절 과운동성이 특징으로 나타내는데, 정상 범위를 크게 벗어나는 경향을 나타낸다. 안정적인 운동 기술을 수행하고 기능적인 자세 조절을 할 수 있도록 하는 것이 다운증후군 환자에게 중요하다. 치료사는 표준화된 검사방법으로 아이들의 운동발달 수준을 평가한 후에 자세 안정성과 운동성의 수준을 평가해야 한다. 성인에게 유용한 자세 조절검사방법은 다양한데 비해 아이들에게 유용한 방법들은 부족하다. 치료사는 소아 버그균형척도(Pediatric Berg Balance Scale)와 보행관찰척도(Observational Gait Scale)로 검사를 시작해야 할 것이다.

운동 기술에 대한 평가는 여러 번 검사가 필요해서 BOT-2가 적절한 평가방법이 된다. 이 검사는 아이들의 운동 기술을 평가하기 위해 널리 사용되고 있고 평가에 대략 45~60분 정도가 소요된다.

치료 계획과 중재

물리치료사는 기능적 훈련과 치료적 운동 모두를 중재로 시행해야 한다. 치료사는 건강관리 제공자에게 검사 결과를 설명하고 류마티스전문 의사와도 치료에 관한 상의를 해야 한다. 치료사는 학제 간의 접근법을 시작해야 한다. 중재를 통한 예상 결과는 아이들의 이동성, 근력, 안정성/균형, 전반적인 발달 수

표 30-1 • 운동치료 계획

중점 요소	활동 예
발달 (Development)	• 손과 발을 사용하여 다양한 구조에 올라가는 것을 평가함 • 다양한 면에서 걷는 것을 연습 • 자전거 타는 것을 연습하는데 바닥에 발을 놓고 자전거 타는 것을 연습하다가 서서히 발을 페달에 놓고 타는 연습 시행
균형 (Balance)	• 짐볼 위에 앉은 자세로 다양한 균형 운동 시행 • 균형판(balance pad) 위에서 선 자세로 균형훈련을 시행하고 익숙해지면 한 다리 들고 시행함; 공 주고받기 • 계단 오르내리기 • 선 자세로 코트나 스웨터 입고 벗기 연습 • 선 자세에서 앞으로 뻗기 시행
보행 효율성 (Gait efficiency)	• 보폭(step length)을 다양화하기 위해 시각적 자극을 이용함 • 발가락, 뒤꿈치, 계상보행(steppage gait) 연습하기 • 보행속도를 다양화하기 위해 음악이나 메트로놈(metronome)을 이용 • 3분 걷기를 시작하고, 이를 6분까지 발전시킴
관절가동범위 (Range of motion)	• 통증 관리 일정과 관련한 관절가동범위 일정 예약 • 자가 관절가동범위 운동(self-ranging activities)을 교육함 • 앉은 자세에서 신발, 양말 신는 연습 시행 • 통증이 있으면 능동 보조 관절가동범위(active assisted ROM) 시행
지구력 (Endurance)	• 5, 6초에 앉은 자세에서 선 자세, 선 자세에서 앉은 자세 연습 • 복부 운동; 볼 위에 앉기 • 보행 효율성 훈련과 동일한 운동 시행

준이 향상되어야 할 것이다. 그리고 이를 통해 그녀의 집, 학교, 사회에서의 독립성이 향상을 이끄는 것이다.

표 30-1은 발달, 균형능력, 보행의 효율성, 관절가동범위, 지구력을 향상시키기 위한 운동들에 대해서 설명한다. 마지막으로 치료사의 팀 접근에서 중요한 점은 아이들의 가정, 학교, 사회 참여를 증가시키기 위한 환경 적응의 중요성에 대해서 보호자와 아이들을 교육해야 한다.

근거 중심 임상적 추천

SORT: 추천 분류의 장점

A 일관된, 양질의 환자 지향적 근거

B 일관되지 않거나 제한된 질적 수준의 환자 지향적 근거

C 동의, 질병 중심의 근거, 일반적인 관행, 전문가의 의견 또는 사례 시리즈

1. 소아 특발성 관절염(juvenile idiopathic arthritis, JIA)은 다운증후군 아이들이 동반 질환으로 가지고 있는 질환으로 증상은 간헐적인 관절통증과 부종, 일반적인 뻣뻣함, 통증성 보행 패턴, 모든 관절에 감소된 관절가동범위를 나타낸다. **B 등급**
2. BOT-2는 경도와 중증도 사이의 발달지연을 나타내는 다운증후군 아이들의 대근육 및 소근육 운동발달검사에 적합하다. **A 등급**
3. 정상 발달, 지구력, 균형, 보행 효율성, 관절가동범위 향상에 초점을 맞춘 운동치료방법은 아이들의 운동성, 근력, 안정성, 전반적인 발달 수준을 향상시키는 데 도움이 된다. **C 등급**

종합 질문

30.1 올해 7세로 다운증후군을 앓고 있는 A군은 2년 이상 보행기능이 떨어져서 물리치료사를 통해 검사를 했다. 치료사는 다음 중 어떤 결과를 가장 중요하게 생각할 것인가?

A. 계단 오르기 능력 부족

B. 낮은 근력(MMT 3/5 이하)

C. 하지 심부건반사(deep tendon reflex)의 과활동

D. 소아균형검사(Pediatric Balance Scale)에서 낮은 점수

30.2 올해 7세로 다운증후군을 앓고 있는 A군은 2년 이상 보행기능이 떨어지는 것을 호소해서 물리치료사를 통해 검사를 했다. 평가에서 평균 근력, 모든 관절에서 감소된 관절가동범위, 간헐적인 관절통증, 발뒤꿈치딛기가 잘 되지 않는 느림 보행을 나타냈다. 그리고 감각소실이 없고 대·소변 습관에는 큰 변화가 없었다. 치료사는 어떤 전문가에게 의뢰를 해야 하는가?

A. 위장병전문의(Gastroenterologist)

B. 신경학자(Neurologist)

C. 정형외과의사(Orthopaedist)

D. 류마티스병전문의(Rheumatologist)

30.3 다음 중 7세 다운증후군 아이의 운동발달 평가에 가장 적절한 것은 무엇인가?

A. Bruininks-Oseretsky 운동능숙도검사

B. 아이들의 발달 평가에 관한 보호자 면담

C. 보행관찰검사

D. 소아 버그균형척도

30.4 다운증후군 진단에 걸림돌은 무엇인가?

A. 인지장애, 5주 이상 나타나는 관절통증, 관절 과가동성

B. 대근육 운동발달지연, 관절 불안정성, NSAID 약물 사용으로 인한 통증 감소

C. 발달지연, 자세 안정성의 제한된 발달, 인대 이완

D. 정상적인 인지기능, 주요 관절의 과도한 불안정성, 배뇨장애

정답

30.1 **C.** 다운증후군 아이들의 약 14%에서 C1/C2 아탈구를 나타낸다. A, B는 무용성 위축 때문으로 설명될 수 있다. D는 학령기 아이들의 기능적 균형검사로 신뢰도가 높은 방법이기 때문에 7세 아이에게는 유용하지 않다. 이는 경도와 중증도 운동손상 아이들에게 적절하다.

30.2 **D.** 감각소실이 없고 대·소변 기능에 변화가 없다는 임상 증상을 통해 유추해 봤을 때 이 아이는 정형외과적 또는 신경학적 장애보다는 전신 질환을 예상한다.

30.3 **A.** BOT-2는 장애가 있거나 없는 4~9세 아이들의 대·소근육 운동검사로 신뢰도와 타당도가 높은 측정방법이다. 부모 면담은 평가에 중요한 요소이나 운동발달의 객관적인 측정방법은 아니다(B). 보행관찰척도와 소아 버그균형척도는 보행, 균형의 기능적인 평가로 사용되나 운동수행평가로는 적절하지 않다(C, D).

30.4 **C.** 발달지연, 자세 안정성의 제한된 발달, 인대 이완이 다운증후군 아이들의 공통된 특징이다. 지속적인 관절통증은 다운증후군 아이들의 전형적인 특징은 아니다(A), 대근육 운동발달지연과 관절 불안정성은 다운증후군의 특징이나 NSAID가 효과가 있다는 근거는 없고, 특히 다른 진통제보다 통증 감소에 효과가 있다는 관련 근거는 없다(B). D(관절의 과도한 불안정성)는 저긴장증을 가진 아이들의 공통된 문제점이다. 그러나 정상적인 인지기능은 다운증후군 진단에 일관성 있게 나타나지 않는다.

활택뇌증

Lissencephaly

Lisa Marie Luis

CASE 31

4세 남자아이가 선척적 발달지연으로 물리치료를 처방받았다. 아이는 경미한 활택뇌증(뇌이랑없음증, lissencephaly), 다른 이름으로 경뇌회증(큰뇌이랑증, pachygyria)으로 진단을 받았다. 소년의 어머니는 임신 기간 동안이나 출산 후 어떤 합병증이나 문제점은 없었다. 소년의 운동발달은 정상 아이보다 늦게 발달하였다. 생후 7개월만에 처음 구르기를 실시했고 12개월에 독립적으로 앉기가 가능했으며 18개월에 기기를 시작했다. 그리고 30개월에 처음 보행했으며, 42개월에 뛰는 것이 가능했다. 소년에게 다른 병력은 없었고 현재 어떤 약물도 복용하고 있지 않다. 특수 교육 프로그램을 운영하는 유치원에 다니고 있으며, 아이들의 특성에 맞춘 특수 교육 프로그램을 받고 있다. 소년은 현재 학교에서 물리, 작업, 언어치료를 받고 있으며 걷거나 활동 중일 때 양측 관절 단하지 보조기(발-발목 보조기)를 착용하고 있다. 외래 물리치료를 받는 이유는 소년이 자주 넘어지고 보행의 어려움을 호소하기 때문이다.

- ▶ 환자의 신체 상태를 기반으로, 이후 활동 제한에 영향을 미치는 인자는 무엇이라 생각하는가?
- ▶ 어떤 검사를 우선적으로 해야 하는가?
- ▶ 전체적 발달지연 아동의 기능적 운동성에 가장 적합한 결과 측정방법은 무엇인가?
- ▶ 경미한 활택뇌증을 가진 아이에게 가능한 이차적 장애는 무엇인가?

주요 정의

- **구획연습**(blocked practice): 과제훈련 시 하나의 작업을 수행한 후 다음 작업으로 순서에 맞추어서 연습하는 방법
- **자세 불안정**(postural insecurity): 자세 근력과 안정성이 요구되는 신체적 어려움 중 자세의 능력이 저하되어 극도의 주의를 보여주는 경우
- **무작위 연습**(random practice): 다양한 기술을 연습하면서 무작위로 정렬된 조건에서 연습하는 방법

목표

1. 물리치료 계획에서 환자와 가족의 우선순위를 결정하는 주요 질문들을 확인한다.
2. 발달지연 아동을 위한 검사의 적절한 구성요소를 토론한다.
3. 발달지연 아동을 위한 가장 적절한 물리치료 중재를 확인한다.
4. 물리치료검사 또는 중재 중에 취해야 할 예방 조치에 대해 토론한다.

물리치료 시 고려사항

경미한 활택뇌증으로 인한 이동성, 활동 및 참여 제한이 있는 아동을 관리하는 데 고려할 점:

- ▶ **일반적인 물리치료 계획/목표**: 보행, 이동성, 근력 및 일상생활에서 보조장비의 필요성 등을 평가한다. 그리고 기능적 독립성과 안정성으로 놀이, 가정 및 학교 활동에 참여하는 아동의 능력을 향상시킨다.
- ▶ **물리치료 중재**: 다양한 작업 실행을 제공하는 장애물 코스를 통한 구획연습(blocked practice) 및 무작위 연습(random practice); 근력강화 운동, 균형 개선과 자세 조절, 신장 운동, 기능적 놀이 활동, 자가 운동 프로그램

▶ **물리치료 시 주의사항**: 감소된 안전 인식 및 자세 불안정; 연령별 수준과 코어 근력(core strength) 그리고 낮은 동적 기립 균형능력 부족으로 자세 조절이 감소된 발작장애(seizure disorders), 흡인(aspiration), 폐렴(pneumonia), 이차적 장애 등으로 두 가지 이상의 만성 질환을 동시에 앓는 상태

▶ **물리치료를 방해하는 요인**: 아이의 인지 수준과 참여 동기; 자연적인 성숙이 관절가동범위와 근길이를 방해할 수 있기 때문에 적정한 장비가 맞는지 자주 확인; 가족의 치료 참여 감소, 발작으로 인한 기능 저하

건강 상태의 이해

활택뇌증은 문자 그대로 '매끄러운 뇌(smooth brain)'를 의미한다. 선척적 장애로 홈(sulcus)과 뇌이랑(gyrus)이 적은 수의 얕은 대뇌고랑(sulci)과 두꺼워진 경뇌회증(큰뇌이랑증, pachygyria)으로 뇌의 주름이 없어진 상태를 보인다. 고전적인 활택뇌증이 있는 아동은 정신지체와 혼합된 근긴장저하증이 초기에 계속 나타나며 나중에는 강직(spasticity), 활모양강직(반궁긴장, opisthotonus), 영양부족, 분비조절(control of secretions)장애, 운동지연 및 발작 등이 나타난다. 임신 중에 종종 위장기관이나 태아의 중추신경계에 영향을 미치는 선천적 결손증으로 인해 양수가 과도하게 축적된 경우(양수과다증, polyhydramnios) 이러한 질병이 발생될 수 있다.

활택뇌증이 있는 아동은 임신 연령에 비해 작은 경향이 있고, 잘 자라지 못하여 흡인, 위식도역류(gastroesophageal reflux)와 같은 증상이 나타날 수 있다. 수유 문제(feeding problems)는 처음 몇 달 안에 존재하지만 보통 몇 주에서 몇 달 사이에 해결된다. 흡인은 종종 강직이 증가함에 따라 악화되며, 유아 경련(infantile spasms)은 보통 3~12개월 사이에 발생한다. 활택뇌

표 31-1 • 활택뇌증의 등급	
등급 1	완전한 활택뇌증 (Complete agyria)
등급 2	전두엽 또는 후두엽으로 활택뇌증 분산 (Diffuse agyria with frontal or occipital undulations)
등급 3	뒤쪽의 활택뇌증과 앞쪽의 뇌이랑비대증(큰뇌이랑증, pachygyria) (Posterior agyria and anterior pachygyria)
등급 4	앞 또는 뒤로 우세한 혼합된 뇌이랑비대증 (Anterior or posterior preponderance with either mixed or diffuse pachygyria)
등급 5	하부피질 이소성으로 뇌이랑비대증이 진행됨 (Anterior to gradient of pachygyria with subcortical band heterotopias)
등급 6	오직 하부피질 이소성을 나타냄 (Subcortical band heterotopia only)

증이 있는 아이들의 대부분이 발작을 경험한다. 다발성 발작은 비정형 결여(atypical absence), 간대성 근경련(myoclonic), 긴장 그리고 종종 다루기 힘든 긴장간대발작(tonic-clonic seizures)으로 다양하다. 활택뇌증을 가진 아동의 특징은 이마 돌출, 양측 측두골의 함몰(bitemporal hollowing), 콧구멍이 위로 향한 짧은 코, 얼굴 가운데 부분이 편평함(flat midface), 돌출된 윗입술, 윗입술의 얇은 주홍색 경계, 작은 턱을 나타낸다. 수명이 대체적으로 짧다. 수명은 상태의 심각성과 관련이 있다. de Wit 등은 활택뇌증이 있는 환자의 생존율에 관한 연구를 진행하였으며 심각한 형태의 활택뇌증을 가진 24명의 환자 중 약 50%의 평균 수명은 14세였다. 그들은 또한 기대수명이 뇌영상에서 관찰되는 활택뇌증의 심각성과 관련 있다고 하였다. 표 31-1은 뇌영상에 기초하여 뇌 기형의 심각성을 판단하기 위한 척도인 활택뇌증의 6등급(six grades of lissencephaly)을 보여준다. 뇌영상에 낮은 등급은 활택뇌증의 가장 심각한 형태를 나타내고 생존율이 낮을 것으로 예상된다. 활택뇌증 1급이나 2급 아동

들은 심각한 정신 운동장애와 다루기 힘든 간질을 보인다.

활택뇌증은 상대적으로 희귀한 장애로 출생 10만 명 중 1명 이상이 발생하는 것으로 추정된다. 80%는 유전적 이상이 뚜렷하고 나머지 20%는 가족력으로 간주된다. 활택뇌증의 발병기전에 관련된 몇몇 유전자들이 있다. 활택뇌증 1(*L1S1*), Doulecortin(*DCX* or *XLIS*), Reelin(*RELN*), Aristlass-Related Homeobox(*ARX*)는 영향을 받는 주요 유전자들이다. 활택뇌증은 17번 염색체의 결실과 관련이 있고 항상 *L1S1* 유전자를 포함한다.

심각한 활택뇌증을 가진 모든 환자들은 심각한 정신지체 증상을 나타낸다. 활택뇌증을 가진 모든 아이들의 약 절반은 구르기와 바닥에서 짧은 거리 이동이 가능하고 물체를 향해 손을 뻗거나 앉을 수 있다. 발작을 잘 관리한다면 환자 스스로의 의도에 따른 움직임이 가능할 수 있다. 가장 흔한 합병증은 발작, 영양 부족, 폐렴이다. de Wit 등은 1형 활택뇌증 등급의 아동들은 대부분 심각한 지적, 운동장애 및 간질 증세를 나타낸다고 하였다. 그는 발작이 기능 손실과 죽음으로 이어질 수 있기 때문에 간질 치료가 중요하다고 하였다. 코호트 연구에서 기대수명이 낮은 것으로 보고되었으나 감염과 척추측만증 예방에 초점을 맞춘 치료를 받은 아이들은 상대적으로 성인까지 성장하였다.

물리치료 환자/고객 관리

활택뇌증을 가진 아동은 복잡한 병력을 가지고 있으며 다원적 치료를 필요로 한다. 임상증거는 정신지체, 혼합된 저긴장증(mixed hypotonia), 강직, 영양부족, 폐렴과 발작을 일으킬 수 있는 분비물의 통제 부족을 포함할 수 있다. 이 아이들은 또한 여러 가지 질병을 동반해서 가질 수 있다. 기능의 퇴행이나 심지어 죽음을 일으킬 수 있으므로 발작의 의학적 관리는 중요하다. 영양 문제, 연하장애, 분비 조절, 언어지연 및 폐렴 예방은 언어병리학자의 관리하에 가장 잘 관리될 수 있다. 정신지체 운동장애와 감각통합장애에 대해서는 작업치료사의 평가와 치료가 필요할 수 있다.

작업치료사는 움직임장애뿐만 아니라 자세와 중력에 대한 불안정함을 보이는 활택뇌증을 가진 아이들에게 중요한 역할을 한다. 전체적 운동지연, 경미한 강직과 혼합된 저긴장증 때문에 이 아이들은 척추측만증에 걸리기 쉬운데 물리치료사의 치료가 예방에 도움이 된다. 활택뇌증의 등급과 심각성에 기초한 정신지체 운동장애는 상당히 광범위하기 때문에 이러한 아동들은 전형적인 학교환경에 적응이 가능할 수도 있고 그렇지 않을 수도 있다. 생존율 또한 의학적 관리의 질에 따라 달라질 수 있다. de Wit 등의 연구에서 영양 유지를 위해 복부를 절개하는 수술인 위조루술(위창냄술, gastrostomy)이 가능해짐으로써 사망률이 크게 하락한 것을 확인하였다.

시간이 지남에 따라 신경 형성 변화가 활택뇌증을 가진 아동들에게 일어나는지는 아직 알려지지 않았다. 인간에 대한 *RELN*(Reelin) 유전자의 붕괴와 활택뇌증과 관련이 있다. *RELN*은 주변 영역에 위치한 특수 뉴런(Cajal-Retzius 세포라 불림)에 의해 분비되는 큰 세포 밖 매트릭스 단백질이다. *RELN*은 중추신경계의 배아발달 과정에서 뇌실밑구역으로 이동하는 신경세포에 대한 분자 지도 신호 역할을 한다. Banko과 그의 동료들은 쥐에게서 *RELN* 발현의 중요성을 연구했다. *RELN*은 자연발생적 돌연변이 리얼러(reeler) 쥐에서 변형된다. 리얼러 쥐들은 활택뇌증을 가진 아동들과 비슷한 특성을 가지고 있다. 그들은 비틀거리는 보행, 학습 및 기억장애와 대뇌 피질, 소뇌, 해마의 비정상적인 뇌층 형성을 나타낸다. *RELN*에 노출된 쥐는 양쪽 심실 관삽입(bilateral ventricle cannulation)을 통해 향상된 공간 및 연관 학습을 보여준다. 이것은 성인 *RELN* 신호의 변화가 해마의 형성과 인지능력에 영향을 미칠 수 있다는 것을 시사한다. 현재 활택뇌증에 대한 치료법이 없지만, 이 연구는 *RELN* 신호 결함이 있는 인간이 리얼러 쥐의 여러 개 현상적 특징을 공유한다는 것을 확인했다. 이 신호 결함은 *RELN*이 성인과 발달하는 뇌에 잠재적으로 중요한 역할에 대한 추가 조사가 필요함을 보여준다.

검사, 평가 및 진단

물리치료사는 의무기록 및 부모와의 인터뷰를 통해 자녀의 출생, 이전 진단검사 결과, 운동 이정표 및 자녀에 대한 부모의 생각 등을 파악한다. 추가 관련 질문은 다음과 같다: "아이는 혼자 걸을 수 있는지, 만일 걸을 수 있다면 어느 정도 걸을 수 있는가?", "형제나 또래 친구들과 함께 어떻게 지내는가?", 만약 아동이 장거리를 이동을 할 수 없다면 치료사는 이동 보조장비를 환자에게 추천해야 한다. 검사에는 일차 및 이차 장애, 기능 제한 및 참여 제한을 알아내기 위한 검사와 체계적 고찰이 포함되어야 한다.

자주 넘어지는지 계단에서 도움이 필요한지를 고려해야 한다. 보조장비나 보조기가 그들의 안전한 기능적 이동에 도움이 된다면 치료사들은 고려해 봐야 한다. 치료사는 이동 시 충분한 기능적 근력이 있는지 여부를 결정하기 위해 기능평가를 수행한다. 평가를 시작할 때, 몇 가지 질문을 아동에게 한다. 아동이 질문에 어떻게 대답하는지 잘 지켜본다. 대답을 통해 치료사는 그의 인지능력이 어느 수준인지를 평가할 수 있다. 만약 아동이 언어적인 지시를 이해하지 못하는 것 같으면, 치료사는 시연을 통해 아동의 이해를 도와줄 수도 있다. 관찰은 물리치료사가 소아과 의뢰인과 작업할 때 반드시 활용해야 하는 중요한 기술이다. 치료사가 부모와 인터뷰를 할 때 치료사는 아동이 걷고 움직이는 방식을 관찰한다. 이것은 아동에게 적절한 보조장비를 결정하는 데 좋은 정보를 제공한다.

물리치료사는 Peabody Developmental Motor Scales, 2nd edition (PDMS-2)을 사용하여 또래 아이들에 비해 아동의 기능 수준이 어떠한지 파악할 수 있다. PDMS-2의 전체적 운동 부분에서는 15일~71개월까지 연령대에 균등하게 분배된 151개의 항목으로 구성되어 있다. 항목은 반사, 고정, 이동,

대상 도수교정의 네 가지 기술 범주로 되어 있다. 항목은 3점 척도(0, 1, 2)이다. 점수가 0이면 기준에 맞지 않음을 의미하고, 1점은 행동이 나타나고 있지만 성공적인 성과에 대한 기준에 완전히 맞지 않음을 의미하고, 2점은 능력이 기준에 완전히 충족되었음을 나타낸다. PDMS-2는 운동지연에 대한 진단 정확도가 높으며 검사 결과가 운동지연을 약 98% 정확하게 진단할 수 있다고 보고된다.

치료 계획과 중재

현재 어떤 물리치료 중재가 경미한 활택뇌증을 가진 아이들에게 가장 효과적인지에 대한 연구 결과는 없다. 중재는 아이들의 장애, 기능 제한, 참여 제한 정도에 따라 달라진다. 비슷한 연령대의 아이들과 비교한 일차 및 이차 장애의 정도, 기능 제한 및 참여 제한 정도를 확인하는 것은 치료 목표를 세우기 위해 필요하다. 목표는 구체적이고, 측정 가능하고, 달성할 수 있고, 합리적이며, 시간 의존적이어야 한다. 경미한 활택뇌증을 가진 아이들을 위해 사용될 수 있는 물리치료 중재로는 근력강화 운동, 균형훈련, 자세, 스트레칭, 보행 그리고 기능적인 활동훈련 등이 도움이 된다. 치료 기간 동안 구획훈련(block practice)과 무작위훈련(random practice)을 사용하여 운동 학습과 학습 전달을 촉진할 수 있다. 치료환경이 실제 환경과 비슷하면 학습 전달 효과가 높다. 치료실은 경사로, 계단, 디딤판, 그네 및 다양한 장난감의 종류와 학교, 가정 및 지역환경을 모방하는 표면을 사용하여 설치할 수 있다. 일단 아이가 4인치 높이의 계단 보행이 능숙해지면 치료사는 아이가 올라가고 내려가는 계단의 높이와 수를 증가시켜서 난이도를 높일 수 있다. 이 과제는 활동에 있어 자세의 안정성을 높히고 하지근력을 증가시킨다.

장애와 관련된 다양한 업무를 제공하는 또 다른 중재 전략은 보행, 달리기,

스쿼트, 등산, 양쪽과 한쪽 다리 균형과 활동 협응을 개선하기 위한 장애물 코스 사용이다. 연습을 무작위로 하기 위해 장애물 코스를 역순으로 반복할 수도 있다. 이 경우의 아이는 높거나 고르지 않은 표면에서의 자세 불안, 양쪽 발목의 움직임 범위 감소, 기능적 근력의 감소를 보여 준다. 혼합 근긴장저하는 활택뇌증을 가진 아이들에게 흔하며, 이러한 아이들은 체중부하된 관절을 잠그거나 지지면(base of support)을 넓히는 자세 전략을 이용한다. 체중부하가 똑같이 분산되고 정렬이 중립적인지 확인하기 위해 앉아있기, 서기, 걷기, 달리기 자세에 특별한 주의를 기울여야 한다. 근긴장저하를 가지고 있는 아동은 일반적으로 운동 경험이 제한되어 있고 전형적으로 잘 적응된 감각체계로 발달하지 못하기 때문에 자세 불안정에 초점을 둔 활동을 포함하는 것이 중요하다.

근거 중심 임상적 추천

SORT: 추천 분류의 장점

A 일관된, 양질의 환자 지향적 근거

B 일관되지 않거나 제한된 질적 수준의 환자 지향적 근거

C 동의, 질병 중심의 근거, 일반적인 관행, 전문가의 의견 또는 사례 시리즈

1. 물리치료사들은 Peabody Developmental Motor Scales 2nd edition (PDMS-2)을 사용하여 운동장애가 있는 아동을 검사할 수 있다. **A 등급**
2. 물리치료사들은 장기적인 운동 학습과 학습의 전이(transfer) 효과를 향상시키기 위해 구획훈련과 무작위훈련을 사용할 수 있다. **B 등급**
3. 구획훈련과 무작위훈련은 활택뇌증을 가진 아동의 장기적인 운동학습능력 발달에 도움이 된다. **C 등급**

종합 질문

31.1 물리치료사가 활택뇌증을 가진 아동을 평가하고 치료할 때 반드시 확인해야 하는 내용은?

A. 당뇨병, 고혈압

B. 발작, 영양 부족, 폐렴

C. 심장부정맥

D. 척추측만증, 호흡 시 어려움

31.2 학습자가 학습하는 과제를 잘 이해하지 못할 때 가장 적절한 훈련방법은 무엇인가?

A. 무작위훈련

B. 많은 과제

C. 구획훈련

D. A와 C

정답

31.1 **B.** 발작, 영양 부족, 폐렴은 활택뇌증을 가진 아동에게 가장 흔한 합병증이다. 활택뇌증을 가진 아동은 대부분 발작 증세를 가지고 있다. 영양 부족 문제는 출생 후 몇 달 내에 종종 발견되고 보통 몇 주에서 몇 달 이내에 해결된다. 폐렴의 원인이 될 수 있는 흡인(aspiration)은 종종 강직이 증가함에 따라 악화된다.

31.2 **C.** 학습자가 학습 중인 과제를 이해할 때까지 구획연습이 가장 적절하다. 학습자가 과제를 이해했다면 무작위훈련이 운동 학습에 효과적이다.

찾아보기

G

H

I

M

N

P

R